中国妇幼保健协会放射医学专业委员会推荐

乳腺 MRI 解读：筛查和诊断

Breast MRI Interpretation
Text and Online Case Analysis for Screening and Diagnosis

主　编　Gillian M. Newstead

主　译　汪登斌

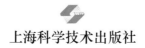

上海科学技术出版社

图书在版编目（CIP）数据

乳腺MRI解读：筛查和诊断 /（美）吉莉安·M.纽斯特德（Gillian M. Newstead）主编；汪登斌主译.
上海：上海科学技术出版社，2025. 1. -- ISBN 978-7-5478-6912-3

Ⅰ. R655.804
中国国家版本馆CIP数据核字第2024CD2009号

重 要 提 示

医学是一门不断发展、日新月异的科学。研究和临床经验不断地扩大我们的知识，特别是我们对正确治疗方面的认识。关于本书提到的剂量或应用，作者、编辑和出版商已经尽一切努力确保相关参考文献符合本书编写时的最佳认知。

然而，这并不涉及、暗示或表示出版商对本书中所述的任何剂量说明和使用方式有任何保证或责任。请每位使用者仔细检查每种药物随附的制造商说明书，如果有必要，请咨询医生或专家，检查其中提到的剂量表或制造商陈述的禁忌证是否与本书中的说明不同。这种检查对于很少使用或新上市的药物尤其重要。所使用的每一种剂量表或每一种的使用方式均由用户自行承担风险和责任。作者和出版商需要每个用户向出版商报告所发现的任何不准确之处。如果本书出版后发现错误，勘误表将会在 www.thieme.com 的产品描述页面上发布。

本书中提到的一些产品名称、专利和注册设计实际上是注册商标或专有名称，但在文中并没有具体提及这一事实。因此，文中出现的未指定为专有名称的不应被解释为出版商表示其属于公共领域。

封面用图由主译提供

上海市版权局著作权合同登记号 图字：09-2021-0682号

乳腺 MRI 解读：筛查和诊断

主　编　Gillian M. Newstead
主　译　汪登斌

上海世纪出版（集团）有限公司
上海科学技术出版社　出版、发行
（上海市闵行区号景路159弄A座9F-10F）
邮政编码201101　www.sstp.cn
山东韵杰文化科技有限公司印刷
开本 787×1092　1/16　印张 22
字数 490千字
2025年1月第1版　2025年1月第1次印刷
ISBN 978-7-5478-6912-3/R·3152
定价：228.00元

本书如有缺页、错装或坏损等严重质量问题，请向印刷厂联系调换谨以此书献给我的丈夫 Bob，感谢他始终如一的帮助和支持；献给我的女儿 Caroline 和 Jennifer，我的女婿 Alex，以及我的孙子女 Kosey、Henry 和 Charlotte，他们给我的生活带来了如此多的欢乐。当然，最重要的是，要献给患者们，这些年来，他们教会我如此之多。

内容提要

　　本书是一部高度精练的乳腺 MRI 解读与临床应用参考书。全书共 13 章。第 1 章概述乳腺 MRI 的临床应用和诊断效能，将乳腺 MRI 的临床应用分为筛查性检查和诊断性检查两个类型；第 2 章至第 4 章主要论述筛查性 MRI 检查，内容包括适用人群、图像采集方案、临床应用；第 5 章至第 10 章主要论述诊断性 MRI 检查，内容分为图像采集方案与质量控制、非浸润性与浸润性乳腺癌 MRI 特征、乳腺假体评估、MRI 引导活检技术及其临床应用；第 11 章至 13 章论述高级 MRI 成像技术，并探索乳腺 MRI 的未来应用，内容包括非对比剂增强成像、定量和半定量动态增强分析方法，以及基于乳腺 MRI 的影像组学和人工智能研究。

　　本书从乳腺 MRI 临床检查适应证、图像采集方案、图像后处理与解读、MRI 引导活检、高级 MRI 技术到乳腺 MRI 的未来发展方向，结合作者多年的 MRI 临床应用经验、大量典型临床案例与最新研究进展，对乳腺 MRI 进行了全面且深入的阐述。本书有助于改善乳腺 MRI 的工作流程，提高筛查、诊断效能，明确研究方向，特别适合影像科年轻医生、临床各科医生学习，尤其适合作为教学、培训用书。

编者名单

主 编

Gillian M. Newstead, MD, FACR
Director of Global Breast Imaging
Former Professor of Radiology
Department of Radiology
University of Chicago
Chicago, Illinois, USA

编 者

Hiroyuki Abe, MD, PhD
Professor of Radiology
Department of Radiology
Breast Imaging
University of Chicago
Chicago, Illinois, USA

Maryellen Giger, PhD
A.N. Protzker Professor of Radiology
The Committee on Medical Physics
The College Vice-Chair for Basic Science
    Research
Department of Radiology
University of Chicago
Chicago, Illinois, USA

Gregory Karczmar, PhD
Professor of Radiology
Committee on Medical Physics and the College
University of Chicago
Chicago, Illinois, USA

Milica Medved, PhD
Associate Professor of Radiology
Department of Radiology
University of Chicago
Chicago, Illinois, USA

Michael S. Middleton, MD, PhD
Project Scientist
Department of Radiology
University of California, San Diego
La Jolla, California, USA

Naoko Mori, MD
Department of Diagnostic Radiology
Tohoku University
Tohokudai
Sendai, Miyagi, Japan

Gillian M. Newstead, MD, FACR
Director of Global Breast Imaging
Former Professor of Radiology
Department of Radiology
University of Chicago
Chicago, Illinois, USA

Frederico D. Pineda, PhD
Department of Radiology
University of Chicago
Chicago, Illinois, USA

译者名单

主　译　汪登斌

副主译　王丽君

译　者（按姓氏汉语拼音排序）

边甜甜　青岛大学附属医院

陈艳虹　上海交通大学医学院附属新华医院

董　雪　上海交通大学医学院附属新华医院

耿小川　上海交通大学医学院附属仁济医院

管雯斌　上海交通大学医学院附属新华医院

蒋　玲　上海交通大学医学院附属国际和平妇幼保健院

李　锐　上海交通大学医学院附属新华医院

刘欢欢　上海交通大学医学院附属新华医院

路怡妹　上海交通大学医学院附属新华医院

罗　晨　上海交通大学医学院附属新华医院

罗　冉　上海交通大学医学院附属新华医院

茅依玲　上海交通大学医学院附属新华医院

邵真真　天津医科大学肿瘤医院

汪登斌　上海交通大学医学院附属新华医院

王　燕　上海交通大学医学院附属新华医院

王丽君　上海交通大学医学院附属新华医院

王思奇　江苏省人民医院（南京医科大学第一附属医院，江苏省妇幼保健院）

武新洋　飞利浦（中国）投资有限公司

夏冰清　上海交通大学医学院附属国际和平妇幼保健院

杨舒琰　上海交通大学医学院附属新华医院

张征委　上海交通大学医学院附属新华医院

邹薇薇　海军军医大学第二附属医院（上海长征医院）

中文版前言

磁共振成像（magnetic resonance imaging, MRI）自 1984 年获得美国食品药品监督管理局（FDA）批准并开始应用于临床实践以来，以其软组织分辨率高、多平面成像、多种成像序列联合应用等优势，在临床获得广泛应用，且随着 MRI 技术的快速更新迭代，其应用领域不断扩展延伸。临床上，常用的乳腺影像学技术包括乳腺 X 线摄影检查、超声检查、乳腺 MRI 检查等，其中乳腺 MRI 具有极高的灵敏度，能显示微小病灶，能检出微小乳腺癌，可是其特异度有时仍被质疑，特别是未接受良好训练的从业人员对乳腺 MRI 解读的特异度很难令人满意。究其原因，就是解读者没有接受过完整规范的、详细的有关乳腺 MRI 图像解读培训，从而无法把乳腺 MRI 征象与病理学改变联系起来，无法提供特异度高的诊断意见。因此，亟待开展乳腺 MRI 解读方面的培训。本书便应运而生！

本书是由美国著名乳腺影像专家 Gillian M. Newstead 撰写的一本系统的、内容精练的乳腺 MRI 解读参考书。全书共 13 章，含 323 组精美配图，系统地介绍了乳腺 MRI 在乳腺疾病诊疗各个环节中的应用及未来发展趋势。全书风格十分鲜明，把乳腺 MRI 检查分成筛查性和诊断性，将所见影像征象梳理得条理清晰、重点突出，强调基础，病例经典，是一部内容丰富、行文精练、可读性强的乳腺影像临床参考书，非常适合年轻的乳腺影像专业医生作为第一本乳腺 MRI 解读专著来学习，同时对其他临床各科医生也大有裨益。

因此，中国妇幼保健协会放射医学专业委员会组织了来自 8 家委员单位的 23 位乳腺影像医学专家和青年才俊翻译了本书，以飨读者。译稿经多次逐字逐句修改、审阅、校对方最终定稿。在此，要特别感谢各位译者的辛勤付出！

限于水平，译稿中难免会存在不足，欢迎广大读者批评指正。

汪登斌

2024 年 5 月

英文版序言

　　20 世纪 90 年代初，在见证了磁共振成像（MRI）迅速而广泛地革新了全身各种疾病的评估之后，我开始关注 MRI 在乳腺癌诊断中的应用。然而，我的专长是 MRI，而不是乳腺癌。幸运的是，我的一位同事，Gillian M. Newstead，她不仅是乳腺癌影像学方面的权威专家，而且还对其充满热情，并对现有影像学手段的优势与局限性有深刻的理解。更重要的是，她对 MRI 的潜在变革性作用抱持求知和开放的态度。我们与病理科医生 Jerry Waisman 一起，互相交流、学习各自学科的专业知识。经过多年的成功合作，我最终转向其他研究领域，但 Gillian 仍旧坚持不懈地做乳腺 MRI 研究，在 21 世纪做出重要贡献，其中就包括她对医学教育的巨大贡献。本书即是她在医学教学方面的革新性和长期性贡献的证明，其不断地推动着 MRI 在乳腺癌诊断中正确应用。

Jeffrey C. Weinreb, MD, FACR, FISMRM, FSCBT/MR

Professor of Radiology and Biomedical Imaging

Yale School of Medicine

New Haven, Connecticut, USA

英文版前言

掌握乳腺 MRI 知识是对所有从事乳腺癌筛查和治疗工作者的基本要求。乳腺 MRI 并不是一项新技术。自 20 世纪 80 年代中期以来，MRI 技术取得了重大进展，技术的突破首次促成了一种新的癌症检测方法。这些新进展主要是通过开发乳房表面线圈、具有小翻转角的快速梯度回波成像序列，以及使用顺磁性对比剂而实现的。在随后的几年里，德国的 Sylvia Heywang 和 Wilfried Kaiser 开创了乳腺 MRI 临床研究和应用的先河。1991 年，在 Jeffrey Weinreb 的指导下，我开始在纽约大学研究这项技术，从那时起，乳腺 MRI 在大部分影像学实践中开始应用并迅速扩展。随着新技术和软硬件的不断发展、进步与革新，乳腺 MRI 目前已在临床中常规使用。它为影像科医生提供了具有出色的空间分辨率和时间分辨率的图像，从而改进了疾病的检出和诊断。MRI 已被证明在检测非侵袭性和侵袭性癌症方面优于所有其他影像学方法，并将逐渐成为乳腺癌筛查及新诊断癌症患者的治疗和随访的最重要的成像方法。

本书旨在为参与乳腺 MRI 图像采集和诊断的所有同行提供实用信息。我相信，在许多方面，我们都回避了这项使得工作更为烦琐的技术。我们需要简化常规研究，以获得最佳的临床实用性和成本效益。基于可靠的动态增强 MRI（DCE-MRI）技术简化乳腺方案，应能在 10 分钟或更短时间内完成筛查性检查，在 20 分钟或更短的时间内完成诊断性检查，并取得良好效果。在常规实践中，我们最好专注于用最佳技术实现一个简单的筛查系列和一个标准诊断系列，而不是追求增加一些不常用的新序列。临床实践中的 MRI 序列通常很多且重复，有时需要 40 分钟甚至长达 1 小时才能完成扫描。学习如何最大限度地提高图像质量，以及如何简化、减少序列，仅保留必要序列，将大大改善工作流程和诊断效能。本书中显示的图像都是在芝加哥大学获得的，几乎都是在高场强（3.0 T）下获得的。这些图像是在横断面扫描获得的，整本书使用了相同的筛查和诊断方案，以便对所有病例和显示的所有病变进行一致的观察。本书中，对每个病例的展示，不只是显示一个选定的图像，还有不同时间点和不同成像参数的三维图像。这种使用简单工作站工具的标准化解释方法将有助于提高诊断性能。除了本书中显示的选定图像外，另外的重要案例将存储在云端，读者可以访问和查看完整的数据集。乳腺 MRI 检查的适应证分为筛查和诊断两个部分，每个部分都有具体的扫描方案。此外，图像采集和解读章节将分别侧重于筛查性和诊断性 MRI。随着乳腺 MRI 在乳腺癌筛查中的广泛应用，这种区别将变得越来越重要。乳腺 MRI 筛查使用更快的简化 MRI 序列。

我们正处于乳腺影像学快速变革的时期。未来几年，机器学习、生物标志物和基因指纹等领域的技术创新将越来越多地指导实践。本书的最后一章将综述先进的采集技术，并探索乳腺 MRI 的未来应用，包括非对比剂成像、定量动态增强成像和使用先进计算机分析方法的人工智能的可能性。我们的专业内容将筛查和诊断扩大到预测和预后，这将对我们所有人都充满挑战，但我们必须能够胜任这个任务，因为未来已至。

Gillian M. Newstead, MD, FACR

致　谢

独木不成林，我们从不孤军奋斗，尤其是在乳腺癌的诊断和治疗方面。乳腺筛查、诊断和治疗的患者管理可能是团队合作的典范。我特别感谢为本书做出突出贡献的同事们：Hiroyuki Abe、Maryellen L. Giger、Gregory S. Karczmar、Frederico D. Pineda、Milica Medved、Michael Middleton 和 Naoko Mori。我也得到了许多同事的帮助和支持，他们值得特别提出感谢：乳腺影像学诊断医生 David V. Schacht、Kirti M. Kulkarni、Deepa Sheth、Robert A. Schmidt 和已故的 Charlene Sennett。其他为我们乳腺影像学工作提供了极大信息和支持的主要医学同事包括外科医生 Nora Jaskowiak 和 Asha Chhablani，病理科医生 Jerry Waisman、Hussain Sattar 和 Jeffrey Mueller，以及肿瘤科医生 Samuel Hellman、Olufunmlayo Olopade 和 Gini Fleming。

如果没有这些敬业的技术人员、护士和研究人员的支持，这本书是不可能完成的。他们每天都在帮助患者，并为成功的乳腺影像学检查实践做出了巨大贡献，并提供了本书中所有的高质量图像。

我还要特别感谢一路以来，一直和我合作并不断激励我的同事们：Michael Linver、Ellen Mendelson、Hildegard Toth、Ulrich Bick、Christiane Kuhl、Christopher Comstock 和 Laszlo Tabar（虽在最后一位，但也是非常重要的）。Laszlo Tabar 教会我乳腺影像学和乳腺病理学的基础知识，这也是乳腺 MRI 的基础。

我还要感谢 Carole Segal 和 Segal 家族基金会对芝加哥大学乳腺影像学研究的大力支持。Carole 早在 15 年前就认识到使用 MRI 进行高级乳腺成像的重要性，并资助了许多乳腺影像学和乳腺病理学研究员。她在帮助开发成像数据库、协调多项基金提案方面发挥了重要作用，并担任我们多项美国国立卫生研究院（NIH）基金的支持者。我们非常感谢她，并永远感恩她的帮助。

还要特别感谢 Thieme 出版社的优秀编辑人员，感谢他们的谦恭、专业能力和宝贵的帮助，感谢我的编辑 Mary Wilson 和 Sarah Landis。

Gillian M. Newstead, MD, FACR

目　录

1

乳腺 MRI：概述

Gillian M. Newstead

王丽君　汪登斌　译

摘要

本章提供了有关乳腺磁共振成像（MRI）的临床应用和诊断效用的一般概述，以及用于筛查和诊断的特定检查序列。乳腺 X 线摄影检查存在一定的局限性，尤其是对于高危女性及致密型乳腺的患者，促进了简化 MRI 序列在乳腺癌筛查中的应用。本章将概述并讨论 MRI 检查的标准、序列和实践指南。MRI 是一种功能性成像技术，人们越来越关注使用动态增强 MRI（dynamic contrast-enhanced, DCE-MRI）建立功能性乳腺成像方法，并通过动力学分析（kinetic analyses）对肿瘤生物学进行分类，与基因表达相关联。MRI 很适合这种分析，可以识别可能反映肿瘤恶性潜能的影像学特征，提供可能在发展精准医疗和个性化癌症护理中发挥关键作用的影像学生物标志物。

乳腺 MRI 的诊断应用需要一个标准的完整扫描方案，根据每个患者的检查适应证不同，有的可能需要增加高级序列。诊断性 MRI 的适应证包括评估新诊断乳腺癌的病灶范围，分析癌灶切术后病灶残留情况，识别肿瘤复发和监测新辅助化疗的疗效。本章讨论的其他适应证包括解决临床及影像学疑难问题、乳头溢液、植入物评估和 MRI 引导活检。

关键词：乳腺 MRI 临床应用、MRI 筛查技术、乳腺 MRI 筛查的临床应用、乳腺 MRI 使用指南、乳腺 MRI 诊断应用、确诊癌症患者 MRI 应用、MRI 作为一项解决问题的工具、MRI 影像生物标志物。

1.1 引言

在过去的几十年里，乳腺影像学在乳腺癌管理的快速发展和更新中发挥了重要作用，不仅通过引入新的技术手段来帮助检测癌症和提高诊断，而且利用这些技术来提供指导治疗所需的诊断信息。在过去的几年里，影像科医生的角色发生了很大的变化。影像科医生使用多模态技术进行乳腺癌筛查，并增加对多学科会议的参与，从而改善了对乳腺癌患者的治疗。当在筛查时发现异常，或患者因临床症状被转诊时，影像科医生会进行诊断评估，与患者及其家人讨论检查结果，并且通常是第一个根据影像学发现决定是否需要进行活检的医生。在立体定位、超声或 MRI 的引导下，所有的介入手术都能对触诊阴性的病变做出准确、及时的诊断，与手术切除相比，还有一个优点就是患者的发病率（morbidity）较低。当活检结果为恶性或不确定病变时，影像科医生将与患者沟通活检结果，在许多情况下，指导患者一步就医处理。新的成像技术使患者受益，不仅可以发现更多的小乳腺癌，而且还提供了治疗所需的重要诊断信息，目标是为每个癌症患者提供最佳治疗。

几十年来，乳腺 X 线检查一直是久经考验的乳腺成像方法，对绝经后妇女的乳腺癌检测具有 80% 以上的灵敏度，如果与乳腺超声检查相结合，对有症状的人群具有更高的灵敏度[1]。因此，我们有理由问为什么还需要别的影像方法，如乳腺 MRI。众所周知，对于致密型乳腺，乳腺 X 线摄影的灵敏度大大降低。数字乳腺成像筛查试验（DMIST）结果显示，即使使用了全视野数字乳腺 X 线摄影（full-field digital mammography, FFDM），乳腺癌检出灵敏度也低于 50%[2]。乳腺 X 线摄影技术受到图像对比的固有限制。因此，许多可疑的病变是不确定的，需要进一步的检出评估和活检。乳腺 X 线摄影筛查的其他重要不足包括观察者的局限性，以及倾向于低侵袭病变的检出，可能导致对高侵袭性病变的低估。乳腺 X 线摄影不能发现一些高级别乳腺癌的主要原因是受乳腺组织的密度的影响，但也是由快速生长的、与生物学有关的癌症的性质决定的，这些癌症表现出与正常乳腺组织无法区分的影像学特征。如果在乳腺 X 线筛查时未能诊断出这些癌症，将导致疾病进展为晚期间期癌。乳腺超声现在普遍用于筛查，虽然超声可以检出乳腺 X 线摄影检查阴性的乳腺癌，但超声检出乳腺导管原位癌（ductal carcinoma in situ, DCIS）仍具有挑战性，而且超声诊断的特异度较低[3, 4]。乳腺癌仍然是女性癌症死亡的主要原因，因此仍要继续寻找改进的乳腺癌筛查方法。

在乳腺 X 线摄影和超声广泛使用的背景下，乳腺 MRI 技术在过去 30 年里得到了稳步的改善，很大程度上是依赖影像科医生、技术员、物理学家和行业科学家之间的研究合作。通过在提高诊断和患者治疗方面持续的研究和继续教育，使乳腺 MRI 作为妇女保健的重要临床资源得到更多的使用。临床使用 MRI 越来越多的主要原因是其极高的灵敏度，癌症检出率接近 100%。多项研究表明，用于乳腺标准的动态增强 MRI（DCE-MRI）在检出乳腺癌方面达到了所有成像方式中最高的灵敏度，而且不受乳腺密度、分期（DCIS 或浸润性）、肿瘤类型或术后改变的影响[5-8]。在乳腺 MRI 应用的早期，由于灵敏度极高，可以预料 MRI 由于诊断特异度低而被诟病。在目前的技术和方案下，MRI 的特异度和阳性预测值（positive predictive value, PPV）超过了乳腺超声和 X 线摄影。认识到良性和恶性疾病的 MRI 特征，以及与各种恶性疾病分子亚型相关的特定形态和动力学特征，影像科医生能够提供重要的诊断信息，从而指导临床治疗。1.5 T 和 3.0 T 的 DCE-MRI 方案提供了出色的空间分辨率和对病变形态的准确分析。专用的后处理分析软件可进行动态曲线半定量分析，并显示其内部强化特征，有助于提高诊断的特异度。测量病变内部对比剂在增强早期流入和延迟期情况，即时间-信号强度曲线（time-signal intensity curve, TIC）。这些计算机辅助的、半定量的动力学分析工具比较简单，可用于常规临床实践中，已在美国广泛使用。

1.2 乳腺 MRI 作为一个生物标志物

传统上，乳腺癌的治疗是由两个主要因素决定的：① 肿瘤组织学，根据分级和形态评估，如导管型、小叶型、黏液型和小管型等；② TNM 分期方法，基于癌灶大小、淋巴结状态和是否有远处转移。在过去 10 年左右的时间里，乳腺癌的分子亚型在治疗计划中发挥了更重要的作用，癌症分类已经超越了前几年的基本组织学评估，涉及基于肿瘤生物学和基因表达谱的分层治疗。人们越来越关注于使用乳腺功能成像的方法，使用 DCE-MRI 及其动态曲线和形态学分析，对肿瘤生物学行为进行分类，并与基因组标志物相关联。MRI 是一种功能成像技术，非常适合进行这种类型的探究。若想要 MRI 发挥出这种价值，仅使用目前临床实践中记录信号强度随时间变化的半定量分析方法是不够的，需要提供定量测量组织中对比剂浓度的方案。定量的动力学分析取决于病变的固有特征、采集参数和对比剂浓度，所有这些都对磁共振信号产生影响。如果我们想超越"这个病变是良性还是恶性"的二分类诊断，探究影像学上检出的肿瘤是否存在可能反映潜在生物学行为，并在精准医疗和个性化治疗中发挥关键作用的影像学特征，那么定量分析则是必要的。

因此，有必要进一步开发用于预测和预后的定量 MRI 生物标志物。开发影像生物标志物的目标是改善风险分层，在正确的时间为正确的患者提供正确的治疗，降低影像解读的变异性，并避免治疗中的试验和错误。然而，由于目前缺乏图像标准化，定量成像方法面临一个关键的挑战。需要进一步开发可重复的图像采集标准，以及可定量和广泛使用的信号强度测量方法。为什么影像学生物标志物如此重要？因为 MRI 能够对整个肿瘤进行分析，定量分析肿瘤异质性，提供非侵入性的图像数据，与体外检测相辅相成。定量分析能够评估肿瘤的异质性，提供连续的非侵入性的图像数据，与体外检测相辅相成。在治疗期间监测药物作用的临床试验依赖定量标准化的 MRI 数据。第 12 章将详细讨论图像标准化和定量分析这一主题。

1.3 乳腺 MRI 在美国的应用

在过去的 10 年中，乳腺 MRI 的总体使用量有所增加，2014 年在美国进行了 445 434 次乳腺 MRI 增强检查。虽然从 2002 年到 2011 年，乳腺成像设备的数量下降了近 7%，但设备认证却增加了。预计在未来几年，乳腺 MRI 的研究将适度增多，部分原因是越来越多的新的《乳腺密度通知法案》导致对致密型乳腺女性进行额外的补充筛查程序。这些法规使得人们对提高诊断准确性的新技术的需求不断增加[9]。

2014 年报道的一项观察性研究收集了 2005—2009 年 8 931 名 18～79 岁女性的 MRI 和乳腺 X 线摄影检查的数据[10]。这些数据来自 5 个国家乳腺癌监测联盟登记处。从 2005 年到 2009 年，乳腺 MRI 检查率几乎增加了 2 倍，从每 1 000 名女性中 42 次检查到 11.5 次检查，2005—2007 年增长率最为迅速（$P=0.02$）。MRI 检查适应证中，最常见的是诊断评估（40.3%），其次是筛查（31.7%）。与单独接受乳腺 X 线检查的女性相比，接受乳腺 MRI 筛查的女性更有可能年龄低于 50 岁、非西班牙裔白种人和未产妇。MRI 筛查组的女性更有可能有乳腺癌个人史、乳腺癌家族史和极致密型乳腺（P 均＜0.001）。在研究期间，使用乳腺 MRI 筛查的终身乳腺癌高危女性（＞20%）的比例从 2005 年的 9% 上升到 2009 年的 29%。研究结论显示，乳腺 MRI 在高危女性筛查中的使用正在增加，

有必要通过纳入更多可能从乳腺 MRI 筛查中获益的高危女性来增加适用范围。

另一篇论文报道了在新英格兰地区的一个非营利性健康计划和多专科医疗机构的回顾性队列研究，按临床适应证和年均百分比变化，研究了乳腺 MRI 的总体使用率[11]。这项研究招募了 10 518 名 20 岁及以上的女性参加健康计划，为期至少 1 年。2000 年 1 月 1 日至 2011 年 12 月 31 日，每位女性至少进行了一次乳腺 MRI 检查，乳腺 MRI 检查数量是从公布的数据中获得的。结果显示，乳腺 MRI 的使用量从 2005 年到 2009 年增加了 20 多倍，从每 1 000 名女性 6.5 次检查到 130.7 次，然后下降，到 2011 年稳定在每 1 000 名女性 104.8 次检查。Hwang 和 Bedrosian 对这两项研究发表的评论中指出，在 Wernli 的研究中[10]，在乳腺癌风险超过 20% 的女性中，只有不到 5% 的人真正接受了筛查，这表明 MRI 筛查在不符合筛查指南的女性中被过度使用，而在那些最可能受益的女性中却使用不足[12]。

最近报道的一项在 10 766 名老年女性中开展的诊断性 MRI 研究，比较了新诊断为乳腺癌的女性在诊断和术前准备中，所使用的影像学检查方法和活检的频率和顺序。该研究使用了 2004—2010 年的 SEER-Medicare 数据，结果显示，20% 的女性在诊断 / 术前接受了 MRI 检查，60% 接受了乳腺 X 线摄影和超声检查，20% 仅接受了乳腺 X 线摄影检查。MRI 的使用在整个研究期间都在增加，从 2005 年到 2009 年增加了 2 倍（9%～29%）。令人没有想到的是，在接受术前 MRI 检查的女性中，26% 的患者接受了后续活检，而在没有 MRI 检查的亚组中，这一比例为 51%[13]。

1.4 实践指南

美国放射学会（American College of Radiology, ACR）实践指南指出了针对特定人群进行乳腺 MRI 检查的益处。指南的推荐包括筛查研究，以早期发现癌症，提高生存率，以及诊断研究，以评估病灶范围，更好地改进治疗计划，以及早期预测治疗疗效。从已发表的数据中可以明显看出，

在筛查和诊断中，尽管现在已经有了明确的指南规定 MRI 可用于筛查和乳腺癌患者的临床管理，但在乳腺 MRI 研究中的推荐和应用方面仍存在很大差异。这一问题在诊断性 MRI 用于新诊断癌症女性术前检查中的差异显而易见。推荐方面的差异不仅存在于老年女性中，也存在于年轻女性中。有必要提高转诊的标准化程度，以优化所有女性的临床管理[14]。

近年来，美国半数以上的州通过了《乳腺密度通知法案》，要求告知女性额外的筛查方法可能带来的好处。因此，改善一般至中等风险妇女的筛查方法的必要性成为人们关注的焦点。从历史上看，MRI 使用的主要障碍包括有限的使用、成本高、检查时间长，以及对医疗界和患者关于 MRI 益处的宣传不足。在理想的情况下，癌症筛查应该是准确的、廉价的和可以广泛使用的。然而，许多影像科医生使用扫描时长 30 分钟或更长的乳腺 MRI 检查方案。而且，该检查在美国价格昂贵。在建议进行 MRI 筛查时，对高危妇女进行咨询是有益的，如今许多城市都为此设立了遗传咨询诊所。转诊医生和影像科医生也可以使用风险评估模型指导女性就医。

ACR 指南建议，对于终身乳腺癌风险大于 20% 的高危女性，从 30 岁开始进行 MRI 筛查。MRI 是检测早期淋巴结阴性乳腺癌的最佳方法，在美国和欧洲进行的许多临床试验显示，乳腺 MRI 对高危女性的癌症检出率明显提高，可以发现临床、乳腺 X 线摄影和超声检查均未发现的小乳腺癌（图 1.1）[5, 7, 15-22]。在美国，已有 28 个州（56%）通过了《乳腺密度通知法案》，而且这个数字还在不断增加。现在，各州的法律规定，如果乳腺 X 线摄影检查中显示女性的腺体密度为不均匀致密或极致密，应告知她们，可以考虑进行补充性乳腺癌筛查。鉴于大约 50% 的 50 岁以下女性和 33% 的 50 岁以上女性在乳腺 X 线摄影上显示为致密型乳腺，显然需要改进筛查方法。

1.5 MRI 筛查

随着乳腺 MRI 的使用发展成熟，现有证据表明，乳腺 MRI 的检查适应证将决定 MRI 扫描方案的类型。正如多年前乳腺 X 线摄影的检查适应证被分类为筛查适应证或诊断适应证一样，这种区别现在也可以应用于 MRI 检查。简化的筛查方案可用于无症状女性的癌症检测，而完整诊断方案可用于其他适应证，如在常规影像不确定的临床问题，以及新诊断乳腺癌患者的病灶范围评估。因此，影像科医生可以为筛查和诊断制定和实施专门的采集方案，并建立新的患者和成像工作流程。笔者认为可以这样说，在过去的 20 年里，尽管硬件和软件的进步使图像质量得到了极大的提高，但乳腺 MRI 基本的采集方案并没有发生很大的变化。目前，大多数乳腺 MRI 临床实践的适应证并不区分筛查和诊断。一般来说，筛查检查可以包括 3～10 分钟简化采集方案，以及 15～20 分钟的基本诊断性采集方案。MRI 筛查必须是高效的，并且成本低廉，成像时间短。设计可行的磁共振设备和组织良好的患者检查流程可以以较低的经济成本提供快速的筛查性检查。未来，有可能开发出专门的乳腺 MRI 系统，并在乳腺筛查实践中广泛使用，该系统在基于人群的分层筛查中得到了最大程度的优化。Kuhl 医生及其同事成功地开创了一项早期概念验证研究，该研究涉及对简化乳腺 MRI 方案（abbreviated breast MRI, AB-MR）的解释，并显示出与完整乳腺 MRI 方案相比，对轻到中度风险女性中癌症检出具有同等灵敏度[23]。其他涉及 AB-MR 方案的早期研究表明，与完整 MRI 相比，癌症检测的灵敏度相当，特异度只有极小的降低[24-28]。未来，需要对使用简化方案的筛查结果进行深入研究。

1.5.1 技术注意事项

标准方案

当我们审视任何乳腺 MRI 方案的关键技术组成部分时，很明显，一个优秀的 T1 加权（T1W）注射钆基对比剂（gadolinium-based contrast agent, GBCA）的动态增强序列对癌症的检测至关重要。这些对比剂的作用是降低微环境中的纵向弛豫时间（T1），增加 T1W 信号。因此，血流和渗透性

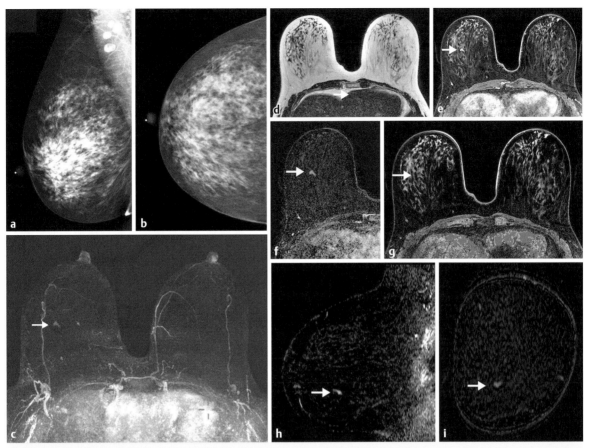

图 1.1 筛查性 MRI 检查：一名 57 岁无症状女性，有左乳 DCIS 个人史，2004 年接受保乳手术治疗。乳腺筛查的内外斜位（MLO 位）和头尾位（CC 位）显示乳腺组织极其致密，但无可疑病变（a、b）。最大信号强度投影（MIP）图像显示一个小的强化灶，形态不规则（c）。虽然横断位 T2WI 图像（d）没有显示异常发现，但对应的 T1WI 增强图像可见一个局灶分布的非肿块强化，9 mm×8 mm×6 mm，在 140 秒增强图像（e）、减影图像（f）、上升型（g）及在矢状位和冠状位重组的减影图像（h、i，箭）上可见。MRI 引导下的活检证实为 DCIS，实体型，高级别，ER（+），PR（−）。

增加的区域或病变比周围组织更多的对比剂聚集，导致信号增加更明显。由 ACR 发起的乳腺 MRI 标准中所列出的技术细节要求同时采用 T2 加权（T2W）序列和多期 T1W 序列。动态增强系列必须包括 T1W 平扫序列，在注射对比剂后 4 分钟内完成的早期增强阶段（第一次）T1W 序列[29]，以及与 T1W 平扫序列匹配特征的晚期 T1W 序列。乳腺病变内对比剂流入率和流出率的测量已被证明包含诊断上有价值的信息，TIC 的形状被广泛用于强化病变的鉴别[30]。

筛查方案

ACR 标准并没有为筛查提供具体的检查方案。考虑到这一点，可以通过将诊断性检查方案的动态增强部分缩短到 2～3 分钟，仅采集增强早期图像来构建 AB-MR 筛查方案。AB-MR 检查应满足以下要求：根据每千克体重使用高压注射器进行标准化对比剂注射，总扫描时间短于 10 分钟（包括定位相），一次平扫和注射对比剂后一到两次的梯度回波（gradient echo, GRE）脂肪抑制的 T1W 横断位采集，平面内分辨率 ≤ 1 mm，层厚 ≤ 3 mm。增加一个横断位 T2W 序列可以帮助提高特异度，其平面分辨率与 GRE 序列相匹配，层厚 ≤ 3 mm。诊断方案中的 T1W 动态增强序列将保持不变，传统的在注射对比剂后 5～7

分钟获取包括早期和延期的动态增强 DCE 数据，正如 ACR 标准中规定的那样。

然而，在近期，对基本 DCE T1W 序列的采用和修订的新关注已经产生了有前景的结果。使用 AB-MR 实现快速筛查和在初始动态增强阶段使用超快灌注成像都是相对较新的方法，均适用于筛查，并且已经开始在一些放射科中实施。一项新的 ECOG/ACRIN 试验"简化 MRI 和数字乳腺 X 线断层摄影在致密型乳腺女性乳腺癌筛查中的比较（EA1141）"于 2016 年 10 月开启，目前已完成首轮患者招募。用于筛查和诊断的检查方案细节将在随后的章节中叙述。

1.6 诊断性 MRI：临床应用

下面将讨论乳腺 MRI 在诊断中的应用，包括在新诊断癌症的病灶范围评估、癌灶术后残留灶的评估、识别肿瘤复发，以及监测正在接受新辅助化疗的癌症患者。其他适应证包括解决临床及影像难题、乳头溢液、植入物评估和 MRI 引导活检等问题[14]。高质量的图像是准确诊断乳腺疾病的关键。这一目标在 MRI 中具有挑战性，因为目前所有的乳腺检查方案都需要 DCE-MRI 序列、准确的对比剂给药和最佳的采集标准。癌症检测的灵敏度已经非常高，各种新的创新性采集方案，如扩散加权成像（diffusion weighted imaging, DWI）、短时反转恢复（short TI inversion recovery, STIR）、高光谱和空间分辨率（high spectral and spatial resolution, HiSS）成像的脂肪抑制方法，提高了未来提高诊断特异度和无需使用对比剂检出癌症的可能性。这些先进的成像技术将在第 11 章进一步讨论。

1.6.1 术前乳腺 MRI 检查

术前乳腺 MRI 可以通过对疾病范围的准确评估来帮助降低再手术率吗？多项研究表明，使用多模态成像，包括乳腺 X 线摄影、超声，尤其是 MRI，再加上经皮穿刺活检技术的使用，可以对乳腺病灶范围进行准确评估和定位，指导临床手术。尽管没有大型研究证明术前使用 MRI 能够

改善生存，而且在降低再次切除和复发率方面仍存质疑，但术前使用 MRI 检查的潜在获益时是有价值的。MRI 可以比其他影像学方法更灵敏地识别微小侵袭性病灶，从而精准检出多中心和多灶、侵袭性和非侵袭性病灶，否则这些疾病将无法被发现（图 1.2）。如果发现额外癌灶，可能会进行比原计划范围更大的肿块切除术，甚至乳腺切除术。外科医生需要知道乳头是否被恶性肿瘤累及，因为若乳头受累，通常需要切除乳头-乳晕复合体。MRI 可以检出 DCIS 病变，这些病变表现出线样强化，延伸到靠近乳头的乳晕后区域，而这些病变在乳腺 X 线摄影检查中是隐匿的（图 1.3）。

MRI 还可以显示腋窝和内乳淋巴结的病变，以及对手术和放疗造成影像的胸壁侵犯情况。以往，有些医生在没有事先进行组织学确认时，便已根据 MRI 的结果改变了手术计划。在大多数这类病例中，最佳的处理方法是在决定最终的治疗方案前，对 MRI 发现的位于已知恶性病灶之外的额外病变进行组织学活检。

对肿瘤负荷的完整评估不仅需要测量肿瘤的大小，还需要测量病灶的体积，包括浸润性癌和原位癌区域。多灶性病变可能只包括原位癌，被正常组织分隔的多个浸润性癌灶或多个伴有原位癌的浸润性癌灶（图 1.4）。肿瘤大小的精确测量对手术和肿瘤治疗计划的制定非常重要；不仅在最初发病时需要测量，而且在随后的化疗期间也需要监测。两项大型研究病理学连续切片仔细检查了新诊断乳腺癌，发现大多数肿瘤是多灶的（66% 和 63%），并且已经超出了已知癌灶范围[31, 32]。显然，在大多数情况下，MRI 上检出的多灶性肿瘤不能通过单一的最大直径测量癌症来准确评估。近期研究显示，计算机生成的体积和表面积反映了更准确的肿瘤负荷。影像科医生可在手术前，对额外病变处进行影像引导活检和放置标记夹，从而指导临床手术，促进所有恶性肿瘤组织的完整切除。然而，将影像学数据转化为手术环境可能具有一定的挑战性，尽管了解癌症的真实范围是成功手术的一个重要前提，但对于识别额外的同侧或对侧隐匿性恶性肿瘤是否能

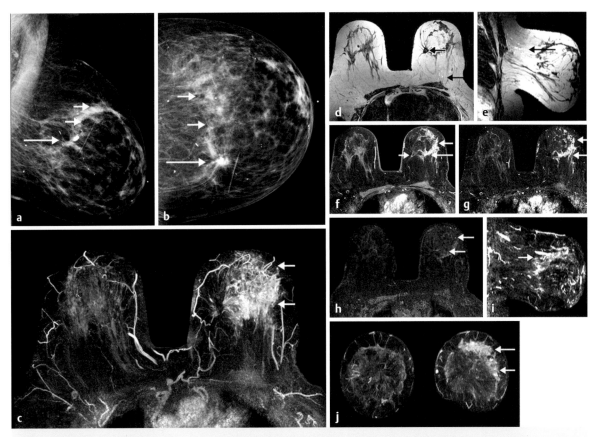

图 1.2　诊断性 MRI 检查：64 岁，因左乳外侧"增厚感"而转诊。2004 年确诊左乳低级别 DCIS，行左侧保乳手术。左侧 MLO 位和 CC 位图像（a、b）显示原肿块切除手术（长箭）区域的结构扭曲和钙化，以及左乳上部的进展不对称（短箭）。MIP 图像显示左乳弥漫分布的非肿块强化（c）。横断位 T2WI 图像显示左乳内侧的结构扭曲和一个小的手术后血清肿（短箭），以及从乳腺中部向后延伸的线样液体信号（扩张的淋巴管），在矢状位重建图像上也清晰显示（d、e，长箭）。对应的 T1WI 增强图像（120 秒时）可见原手术区域的结构扭曲（短箭）和乳腺前外侧弥漫分布的非肿块强化，在增强图像和减影图像也清晰显示病灶（f、g，长箭）。动态特征图（angiomap）显示大部分区域为上升型（h）。矢状位和冠状位重建图像（i、j）展示了肿瘤的三维空间范围。乳房切除术后的病理结果证实为弥漫浸润性和非浸润性导管癌 2 级。微乳头状 DCIS 范围为 9 cm，伴有散在局灶 ILC 和多形性 LCIS。

够获益，文献中的说法不一。

1.6.2　肿块切术术后切缘阳性

乳腺部分切除术的保乳治疗是美国最常见的癌症手术，估计 60%～75% 的乳腺癌患者接受部分乳腺切除术作为初始治疗[33]。乳腺影像科、外科、肿瘤科和病理科医生面临的挑战是采取循证策略，旨在尽可能保护乳房，尽量减少再次手术，并保持良好的美容效果。在任何特定的情况下，肿瘤切除的手术范围可能从简单切除到广泛的肿块切除或象限切除。

理想情况下，所有的癌灶都应该在初次手术切除时被切除，如果在初次手术中不能达到适当的病理边缘，通常需要进行再次手术[34-37]。对于肿瘤切除时组织学边缘较近的患者，适当的治疗方法尚未完全确定，大量的文献（大多是回顾性的）显示，在手术技术、标本处理和可接受边缘状态的结果报告的定义方面存在很大差异。临床实践中仍在使用"切缘 1 mm、2 mm、5 mm 或 10 mm 内无肿瘤"这样的定义。但在最近的一篇论文中，肿瘤外科学会－美国放疗肿瘤学会指南将"墨汁标记处无肿瘤"定义为适当的切缘[38]。导致手术切缘阳性的因素包括原发性肿

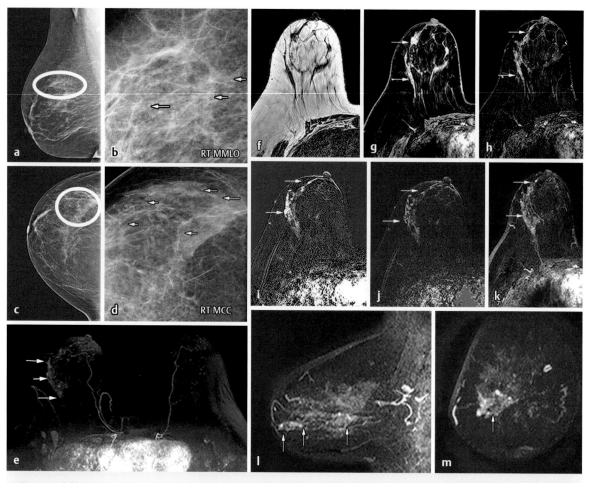

图 1.3　诊断性 MRI 检查：一名 48 岁无症状女性接受了乳腺 X 线摄影筛查。右乳外上发现了多形性钙化，呈段样分布（a～d）。立体定位活检证实为低级别和中级别 DCIS。使用 MRI 来评估病灶范围，MIP 图像显示右乳内大范围的非肿块强化，段样分布（e），与乳腺 X 线摄影上钙化灶分布范围一致。右乳 T2WI 图像上未见异常发现（f）。然而，T1WI 增强图像和减影图像（120 秒时）可见非肿块强化范围从后部延伸至乳头后区域（g～i），动态特征图上可见病灶强化特征为上升型（j）。薄层 MIP 图像和多平面重组图像显示了病灶的三维空间范围（k～m）。此类重组图像对于这种非肿块强化的范围展示非常有帮助。单纯乳房切除术证实病灶为筛状、乳头状和微乳头状的 DCIS，范围为 7 cm，伴钙化、坏死，并累及乳晕后大导管。发现了两处微浸润灶，腋窝淋巴结取样活检为阴性。

瘤的大小和位置，以及在浸润性导管癌（invasive ductal carcinoma, IDC）中存在广泛的导管内成分（extensive intraductal component, EIC）[31,39-41]。如果出现镜下切缘阳性，就必须重新进行切除手术，以降低局部复发风险[42-46]。

再次手术率

在不同的外科医生和机构中，癌症切除后的再手术率有很大的差异，美国的再手术率很高[47, 48]。目前，再次手术率在 30%～60%[42-45]。再次手术的负担相当大，对患者的危害和所需费用都会增加。额外的手术可能会推迟辅助治疗的使用，并给患者带来心理、身体和经济上的压力，尤其是当需要进行乳房切除术等更广泛的手术切除时。一旦进行了再次手术切除，文献综述表明，第二次手术切除标本中的肿瘤阳性率在 32%～63%，总体上只有约 50% 的患者出现镜下残留癌灶[40, 41]。研究显示，残留肿瘤与同侧乳腺癌（浸润性和非浸润性癌）复发风险增加相关。一些研究显示局部复发率增加[49, 50]，而其他研究则表明复发率没有增加[51-53]。

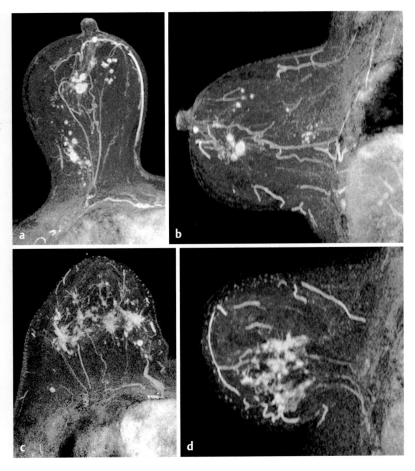

图 1.4 诊断性 MRI 检查：使用多平面重组和薄层 MIP 技术对显示疾病范围非常有帮助。使用这种技术，这是两例使用这种技术展示的多灶／多中心和弥漫性病变：多发浸润性癌表现为大小不一的肿块，中间夹杂正常组织（a、b）和弥漫性的浸润性小叶癌（c、d）。

如今，即使再手术率逐渐下降，仍有太多女性在部分乳房切除术后回到手术室接受再次手术。《新英格兰医学杂志》最近的一篇社论强调，再手术率可以而且应该降低，进一步指出，在全国范围内再次切除率即使只降低 10%，每年也能避免每 1 万～2 万名女性再次手术[54]。外科医生和机构之间再次手术率的差异表明，专业协会为外科医生及其受训者提供指导和进一步教育的必要性。

残留病灶的诊断

肿瘤切除后的乳腺临床检查通常是有限的，因为手术部位会出现局灶性增厚、疼痛和肿胀。患者不适、乳房水肿、术后炎症变化、术后血肿和血清肿等都可能限制了术后即刻乳腺 X 线摄影及超声检查的价值[55, 56]。然而，即使使用最小的压迫，乳腺 X 线摄影都可能检出残留恶性病灶内的微小钙化，可能在部分病例中有助于指导再次手术[57]。MRI 是残留病灶的主要评估方式。

可疑肿瘤残留的征象包括血清肿的壁不均匀增厚和邻近出现肿块或非肿块强化（图 1.5）。MRI 对于残留病灶的检测非常敏感，但正常的术后改变可能会限制某些病例中残留癌灶检出的阳性预测值和特异度。限制因素包括术后炎症反应和脂肪坏死引起的强化[58, 59]。尽管术后改变和恶性病变的影像特征会有重叠，但 DCE-MRI 已被证明是检出和定位残留灶的有用工具[60, 61]。

1.6.3 新辅助化疗的评估

在手术前进行新辅助化疗（neoadjuvant chemotherapy treatment, NACT）以控制病变区域，是局部晚期乳腺癌（Ⅲ 期 B 和 C）的标准推荐疗法。NACT 在浸润性癌的手术前被广泛使用，其目标是通过清除微小转移灶来提高总生存率，同时在治疗过程中还有肿瘤体积缩小的益处，从而可能允许进行更保守的手术治疗。大型的长期临

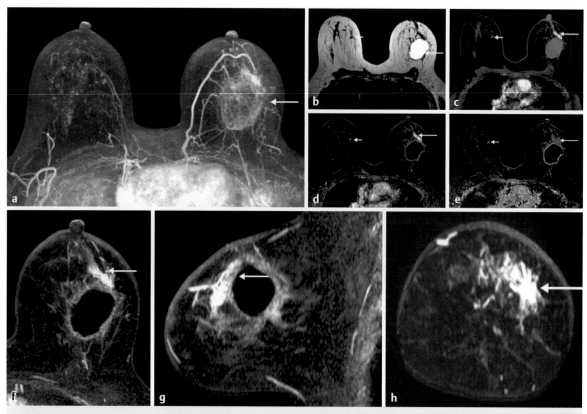

图 1.5　诊断性 MRI 检查：44 岁女性，因新诊断的左乳 IDC 2 级并伴有高级别 DCIS 而接受保乳手术，肿块切除术病理结果显示下段手术下方切缘浸润性癌阳性。手术前未做 MRI 检查。术后 MRI 的 MIP 图像显示左乳术后血清肿的范围从 12 点延伸到 2 点，大小 49 mm × 38 mm（a）。T2WI 图像显示血清肿（b）。T1WI 增强图像显示，在血清肿的洞壁前部、内下和外下边缘附近都可见不规则的非肿块强化，并具有上升型的动力学特征（c～e），表明手术后有残留癌灶（箭）。注意右乳内侧的良性病灶（c～e，短箭）。横断位薄层 MIP 图像（f）、矢状位和冠状位重组图像（g、h）有助于显示残留灶的位置和范围（箭）。再次肿块切除的病理结果证实有残留的 IDC 3 级，伴有导管原位癌，高核级，实体型和微乳头型，以及两个镜下的浸润性癌（最大 5 mm）。标本切缘阴性。

床试验（NSABP 18 和 27）[62] 显示，辅助治疗组和新辅助治疗组在无复发和总生存率方面没有统计学上的显著差异，但在 NACT 组中，年龄小于 50 岁的妇女有获益增加的趋势。Ⅱ 期和 Ⅲ A 期的患者也可能获益，因为在 NACT 之后，目标病灶缩小，使得成功保乳的可能性增加[63]。良好的长期预后不仅与 NACT 期间影像所示目标肿瘤缩小有关，而且与腋窝淋巴结病变的成功治疗有关。肿瘤大小的变化已被证明是衡量肿瘤反应的一个临床有用的指标，并能预测患者的生存。

　　MRI 是最准确的成像方法，用于监测治疗过程中的疗效，以及在治疗结束时，在手术治疗之前评估残余疾病的范围。使用 MRI 进行监测是无创的，使得医生可以测试治疗效果，并在无治疗无反应时改变治疗策略。MRI 检查一般要进行三次：① 治疗前的检查作为基线，用于与治疗后的检查结果进行比较；② 在第一次或两次治疗后进行第二次检查；③ 在最后一次治疗后、手术前进行第三次检查。治疗效果的评估基于准确的治疗前和治疗后的准确测量，即与治疗前的 MRI 相比，整个肿瘤的大小和体积的减小或增加。肿瘤对治疗的反应在影像学上的表现也是不一的。在 MRI 上表现为肿块的浸润性癌通常表现为向心性收缩，更容易测量，治疗后组织学和影像学一致性好（图 1.6）。其他浸润性癌，最初表现为多灶性病变或非肿块强化，治疗后可能表现为病灶总

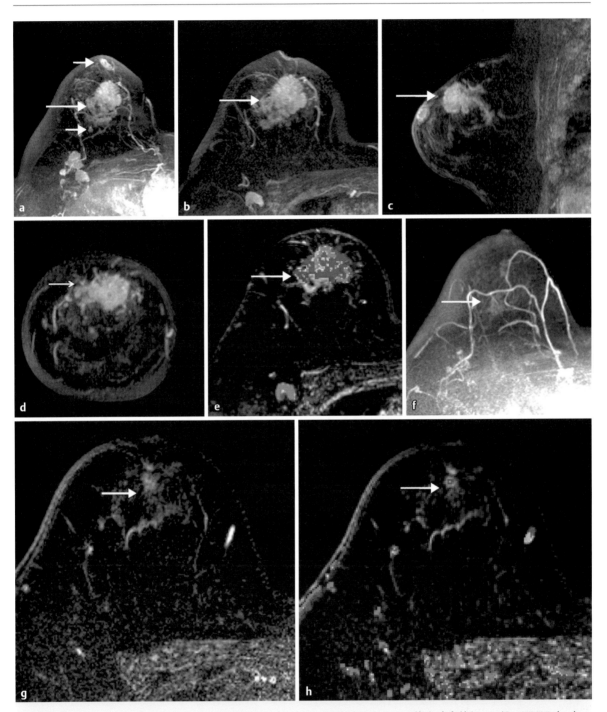

图 1.6 诊断性 MRI 检查：年龄 45 岁，右乳触及 1 枚肿块，活检结果为 IDC，伴小叶癌特征，2 级，ER/PR（+），HER2/neu（-）。本图为新辅助化疗治疗前后的 MRI 图像。肿块的大小为 2.6 cm（长箭），有卫星灶（短箭）和腋窝淋巴结肿大，有皮肤增厚、皮肤去强化和腋窝淋巴结转移（a）。多平面重组图像有助于准确测量病灶治疗前大小（b～d）。动态特征图可准确识别病变内动力学的异质性，可见流出型曲线（e）。化疗后，手术前的 MRI 显示肿块向心性收缩，MIP 图像上有极少残留的强化灶（f），腋窝淋巴结缩小，皮肤未见强化（g、h）。乳房切除术的最终病理检查发现有极少的散在 IDC 残留灶，4 枚腋窝结节转移阳性（4/33）。

体积缩小，肿瘤不均匀消退，但肿瘤最大径没有明显变化（图 1.7）。使用计算机分析软件对肿瘤体积和表面积进行测量，可以提供比传统的最大肿瘤直径的线性测量更准确的比较[63, 64]。MRI 记录的肿瘤对治疗反应如下：在原目标病变处无任何异常强化为完全缓解（complete response, CR）。目标癌灶大小减小 30% 以上为部分缓解（partial response, PR）。目标癌灶大小减小低于 30% 为无反应（no response, NR）。在第一个化疗周期后进行的 MRI 检查通常为影像科医生提供了评估肿瘤早期治疗反应的最佳机会。如果在第一次治疗后，肿瘤在影像上没有反应，甚至出现疾病进展，可以考虑改进治疗方案，从而避免患者进行长时间的无效化疗。

1.6.4 乳腺癌复发

保乳的主要目标是局部控制。乳腺保乳手术（breast-conserving surgery, BCS）后 10 年的局部复发率已经相当低，在淋巴结阴性患者中为 6%[65]，在淋巴结阳性患者中为 9%[66]。此外，现代乳腺癌的辅助治疗已经取得很大进步，以至于从局部复发率控制的角度，显示出疗效的改善已经变得非常有难度。如前所述，目前的手术规定，BCS 时墨汁标记的标本切缘不存在肿瘤，而且经常采取再次切除的方式来实现"墨汁标记切缘无肿

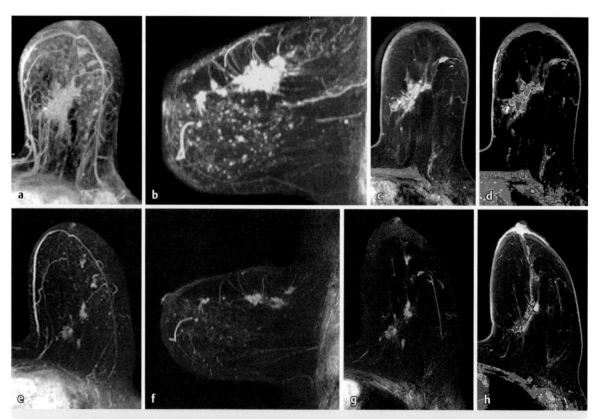

图 1.7 诊断性 MRI 检查：48 岁女性，左乳触及 1 枚肿块，活检结果为 IDC 3 级，ER/PR（−）HER2/neu（FISH）（+），Ki-67 25%。新辅助化疗前的 MRI 检查，横断位（a）和矢状位（b）MIP 图像上可见不规则、广泛的非肿块强化，从乳房后部延伸到乳头处。横断位 T1WI 增强图像（70 秒时）图像显示病变不均匀强化，伴皮肤增厚和皮肤强化（c），以及不均匀的内部强化，可见流出型曲线（d）。化疗结束后，手术前的 MRI 检查，横断位（e）和矢状位（f）的 T1WI 增强 MIP 图像显示肿瘤体积缩小，但肿瘤最大径未见变化。对应横断位增强图像（120 秒时）（g）和动态特征图（h）显示由于治疗而导致的病灶强化减低。乳房切除术的病理检查证实多灶 IDC 残留，3 级，最大的残留灶大小 1.1 cm，散布于整个瘤床，伴随高级别 DCIS，实体型伴坏死。肿瘤累及乳头-乳晕复合体，腋窝淋巴结阴性。

瘤"。此外，许多患者接受辅助性的全身化疗和 / 或长期抗激素治疗。因此，目前乳腺癌治疗的进展不太可能进一步降低复发率。

乳腺 MRI 是检测乳腺癌患者复发或新发恶性肿瘤的首选方法，尤其是当临床或其他影像学检查对复发的诊断有可疑或无法得出结论时，它非常有用。肿瘤可在治疗后的乳腺或乳房切除术后的自体重建乳腺中被发现。有乳腺癌个人史的女性在同侧或对侧乳腺中罹患额外癌症的风险很

高，而且越来越多的这些女性每年都接受 MRI 检查[67]。与对侧未接受治疗的乳腺相比，接受 BCS、放射治疗和化疗的乳腺表现出背景实质强化（background parenchymal enhancement, BPE）的不同程度的降低。这一发现在年轻女性中尤其明显，并且在随后的 MRI 检查中通常会持续存在（图 1.8）。Li 等[68] 回顾了接受 BCS 放射治疗的患者的 MRI 检查结果。他们发现，不仅治疗侧乳腺的 BPE 降低，反映放疗导致的血管减少，而且

图 1.8　筛查性 MRI 检查：38 岁无症状的女性，进行 MRI 筛查。2 年前有右乳保乳手术、放疗和化疗史，病理为 IDC/DCIS，3 级，ER/PR（-），HER2/neu（FISH）阳性。增强后 120 秒的横断位 MIP 图像显示，与右乳相比，左乳的非肿块强化更明显（a）。T2W 图像显示双乳实质分布不对称，左乳多于右乳（b），T1WI 增强和减影图像显示双乳背景实质强化不对称，可见强化的终末导管小叶单位（TDLU）（c、d），薄层 MIP 图像上也可见（e）。左乳 BPE 在延迟期表现出持续强化的上升型曲线（f）。在接受保乳手术、放疗和化疗的患者中，患侧乳腺典型表现为 BPE 降低。在之后的 MRI 随访中，患侧乳腺出现任何的强化病变都应该仔细评估以排除新出现的或复发的癌灶。

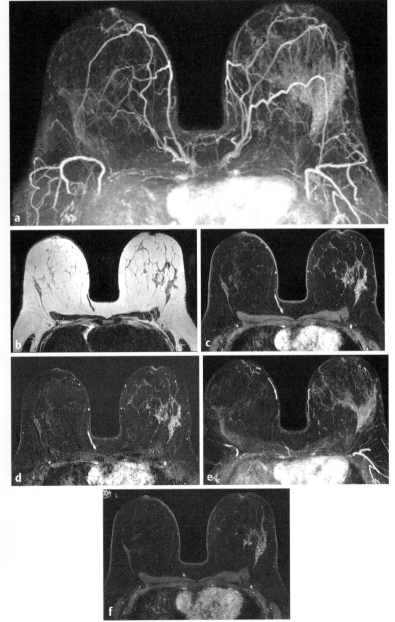

未治疗侧乳腺影响也有较小的降低效应，这表明内分泌治疗或化疗会产生额外全身性影响。

手术后 MRI 的正常改变包括放疗后水肿、皮肤和实质强化，以及手术部位环形强化的血清肿，这些血清肿可存在数月之久。良性的局灶强化或手术瘢痕的强化，伴有或不伴有结构扭曲，往往在术后很快就出现在肿块切除术区；然而，在部分病例中，这种变化可能比较轻微。术后改变通常在术后 3 个月达到高峰，6 个月后下降，并在 12～18 个月完全消退。在部分病例中，术区强化可能会持续数年，这意味着脂肪坏死的存在。在 BPE 降低的情况下，复发的肿瘤一般很容易被识别，表现为新出现的或进展的肿块或非肿块强化，需活检（图 1.9）。脂肪坏死可表现为不规则强化的肿块，需要进行活检以明确诊断（图 1.10）。在术区常有信号缺失，提示手术夹的存在（图 1.11）。

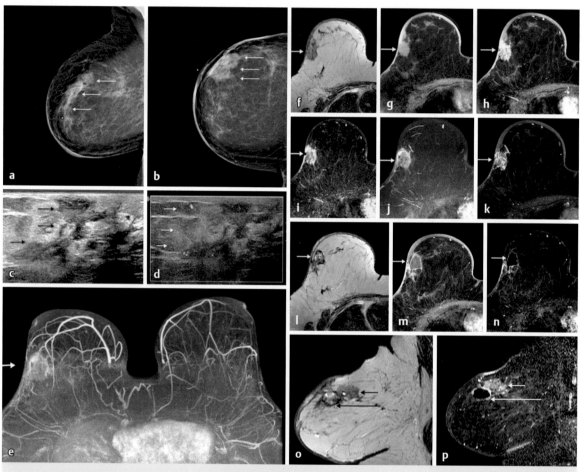

图 1.9 诊断性 MRI 检查：42 岁，右乳有三阴性 IDC 病史，5 年前接受保乳手术治疗，现在右乳外上出现"增厚感"。乳腺 X 线摄影检查内外侧位（ML 位）及 CC 位图像（a、b）显示在既往保乳手术的术区可见一局灶不对称病变，伴随结构扭曲和标记夹（箭）。该部位的靶向超声发现一个以高回声为主的病变，大小为 2.6 cm×1.8 cm×2.9 cm，内部有不规则的低回声 / 无回声区，周边血管增多，病变位于手术瘢痕的上方（c、d）。肿块空芯针活检结果证实为三阴性 IDC，推测为肿瘤复发。MRI 上可见两处病变毗邻：病灶 1 为一个强化的恶性肿块，位于原手术区域的上方和后方，在 MIP 图像上可以清楚显示（e）。T2WI 图像可见一等信号的不规则肿块，伴随术后皮肤的弥漫增厚（f）。T1WI 平扫、增强及减影图像（g～k）上可见一不规则的肿块，病变内动力学的异质性，可见流出型曲线，伴随局部皮肤强化，提示皮肤受侵。病灶 2 位于紧邻原来癌灶的下侧和前侧。T2WI 图像显示有术后血清肿 / 血肿（l）。T1WI 增强图像显示血清中的壁环形强化（m、n）。T2WI 和 T1WI 增强的矢状位重组图像（o、p）清楚地显示了强化的癌灶和术后伴有脂肪坏死的血清肿同时存在。

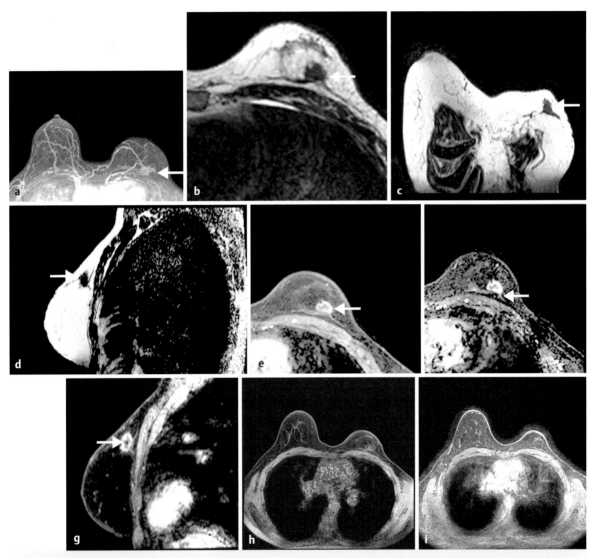

图 1.10　筛查性 MRI 检查：43 岁。10 年前接受了左侧乳腺切除术，因为当时乳腺 MRI 筛查发现了 DCIS 伴微浸润。此后患者每年接受 MRI 筛查。在本次检查的 5 年前进行了左乳的自体重建。本次 MIP 图像显示左乳后外侧有一个新发的肿块（a）。横断位、矢状位和冠状位 T2WI 图像（b~d）可见一个不规则的低信号肿块，内部无脂肪信号。横断位（e、f）和矢状位（g）T1WI 增强和减影图像可见一个不规则的环形强化的肿块，上升型曲线（h）。患者 1年前的前次 MRI 检查可见一个血清肿，其壁非常薄且光整（i），看起来是正常的。新的强化肿块的发现促使 MRI 引导的超声检查，超声可见此处病变，进行活检，病理证实为广泛脂肪坏死。

目前，尚不能确定通过使用术前 MRI 识别隐匿的恶性病灶能改善局部治疗失败和预后。Solin等[69] 和 Hwang 等[70] 分别开展了一项回顾性研究，入组病例分别为 756 例和 472 例，随访时间分别为 8 年和 4.5 年，分别比较了 BCS 后的两组患者预后，一组有术前 MRI；另一组没有术区 MRI。长期随访发现，两组之间的局部治疗失败率没有明显差异。这两项研究的局部治疗失

败率都很低，术前有 MRI 组的复发率分别为 3%和 2%，术前无 MRI 组的复发率为分别为 4% 和3%。另一项研究比较了两组患者之间的癌症复发率，一组 121 名患者，接受了术前乳腺 MRI检查；另一组 225 名患者手术切术，未接受术前MRI 检查。术前 MRI 组的局部复发率显著降低，为 1%，而无术前 MRI 组为 7%（$P < 0.001$）。本研究的局限性是随访期仅为 3.4 年，相对较短[71]。

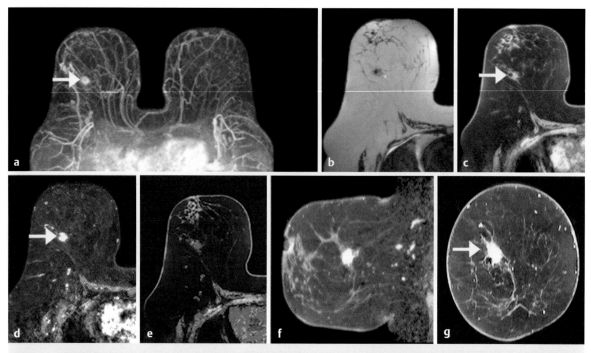

图 1.11　诊断性 MRI 检查：50 岁。乳腺 X 线摄影检查发现右乳外上象限中部可见一个肿块，部分边缘清楚，大小 15 mm。超声在对应位置发现了对应的肿块，形态不规则，边缘不清楚，后方回声增强。超声引导肿块活检后放置了标记夹。病理证实为三阴性 IDC，2 级和 3 级。建议进一步 MRI 检查评估病变范围。在 MIP 图像上也发现了这个不规则的、单灶的、强化的肿块，大小为 13 mm×14 mm×19 mm（a）。T2WI 图像显示肿块呈高信号，在肿块的外侧缘有一个圆形的低信号缺失，为标记夹（b，箭）。T1WI 平扫和减影图像（c、d）也可见外侧的这个标记夹。减影图像（d）显示肿块呈环形强化，动态特征图（e）显示癌灶内部为均匀流出型曲线。矢状位减影重组图像显示环形强化，未见标记夹（f）；然而，冠状位增强图像清楚地显示了环形强化的癌灶外侧，可见标记夹（g，箭）。

考虑到局部癌症复发率已经很低（10 年时为 5%～10%），使用局部复发率的潜在变化作为衡量术前 MRI 临床疗效的指标是没有意义的。一项长期的随访期研究发现，除了已经很低的失败率之外，复发率也有某种程度的改善。乳腺 MRI 检查应该是每一位考虑接受局部放疗患者的必备条件。使用 MRI 确定病灶的单灶性是非常有必要的，以排除多灶性或多中心性疾病的区域。因为采用部分区域放疗，这些病灶可能仍然没有得到治疗[72-75]。

1.7　MRI 作为解决问题的工具

1.7.1　原发癌灶不明（cancer of unknown primary，CUP）综合征

当诊断出转移性癌，且原发灶未知且怀疑为乳腺癌时，如果乳腺 X 线摄影和超声检查正常，可行 MRI 检查。这些患者通常表现为腋窝病变，没有其他原发性乳腺癌的影像学或查体异常。临床试验表明，无论乳腺 X 线摄影上的腺体密度如何，在超过一半的出现腋窝淋巴结转移和原发灶隐匿的患者中，MRI 可以定位出乳腺癌原发灶[76-79]（图 1.12）。除了乳腺以外，其他腺癌很少表现为孤立的腋窝淋巴结转移，因此通常不需要在其他地方广泛寻找病灶[80]。

1.7.2　乳头溢液

乳头溢液通常是良性的，也是临床上比较常见的主诉，占所有乳腺症状的 7%～10%[81, 82]。它可能由良性疾病引起，如导管内乳头状瘤、导管周围炎、导管扩张症、增生和纤维囊性改变。如果导管溢液是自发的、血性的或浆液性的，且来自单支导管，则需要进一步检查，因为在高达 25% 的病例中可能会发现潜在的恶性肿瘤[83, 84]。

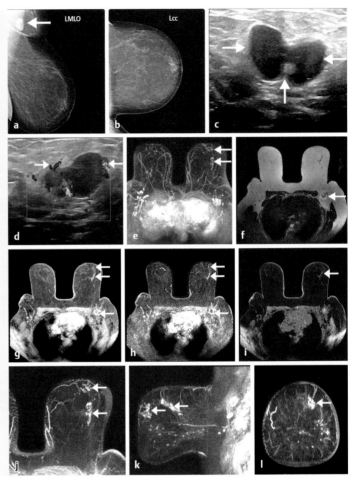

图 1.12 诊断性 MRI 检查，原发癌灶不明综合征，70 岁。临床查体发现左腋窝淋巴结肿大，活检证实为差分化癌，源自乳腺癌可能。左侧 MLO 位和 CC 位图像（a、b）显示乳腺几乎全为脂肪组织构成，除了 MLO 位（a）上发现的腋窝淋巴结肿大，未见任何其他异常发现。超声显示腋窝淋巴结肿大，伴弥漫性皮质增厚（c），彩色多普勒成像（d）显示非淋巴结区的血流增加。建议进一步 MRI 检查寻找乳腺原发癌。增强后 120 秒的 MIP 图像（e）左乳前外侧可见一线样非肿块强化，延伸至乳晕后区。T2WI 图像显示左侧腋下活检后的血清肿和周围的水肿（f），也可见于 T1WI 平扫和增强图像（g、h，长箭）。左乳前外侧可见一线样非肿块强化，延伸至乳晕后区（g、h，短箭），内动力学曲线混有上升型和流出型（i）。横断位、矢状位及冠状位薄层 MIP 图像（j~l）清楚地展示了非肿块强化灶的范围。MRI 引导对左乳 2 点处病灶进行活检，病理为浸润性导管癌，2~3 级，3 级病变周围伴有导管原位癌，中级别，实体型。p63 和肌球蛋白重链的免疫组化染色显示浸润性癌区域无肌上皮细胞，ER（+），PR（−），HER2/neu（+）。

在生理状况如妊娠或哺乳等情况下，血性乳头溢液可能为良性[85]。通常，乳腺 X 线摄影和超声检查是评估患者明显乳头溢液的首选方法。超声检查通常可以检出乳头附近的导管内肿块；然而，当乳腺 X 线摄影和超声检查都无法显示病灶，中央导管的手术盲切是目前此类患者的首选治疗方法。长期以来，乳腺导管造影一直被认为是乳头溢液诊断的金标准[86, 87]。它是一种安全且经济的方法，可以直接观察到扩张的导管，并检出管内病变。影像科医生需要专业技术和经验才能成功地进行导管造影。有些导管可能难以插管，尤其是当乳头内陷或导管溢液是间歇性时，无法在预定检查的日期引出。

从临床角度来看，大多数有血性或浆液性乳头溢液的患者并没有患乳腺癌；绝大多数人诊断为良性。中央导管切除术是一种侵入性的手术，

可能会造成不良的美容效果。在手术中，对有血性分泌物的特定导管进行插管，直到阻塞性病变的水平，如果无法引出血液，则进行盲法手术切除，切除乳头深处约 4 cm 的组织[88]。这种手术的副作用包括患者的创伤大、泌乳障碍、美容效果和成本增加。

导致乳头溢液患者无法确定病因的一个重要因素通常与病变的位置有关。导致乳头溢液的周围型病变在常规成像中可能无法显示，但在 MRI 上很容易显示，包括与导管病变相关的良性病变，如导管内乳头状瘤（图 1.13），以及原位和侵袭性恶性病变。当发现恶性肿瘤时，可以记录其病变范围，与手术盲切相比，可以使用影像引导的活检或钩丝定位来指导外科医生完整切除病变。

最近的一项研究评估了 103 名接受传统影像和 MRI 检查的乳头溢液女性。在这些患者中，

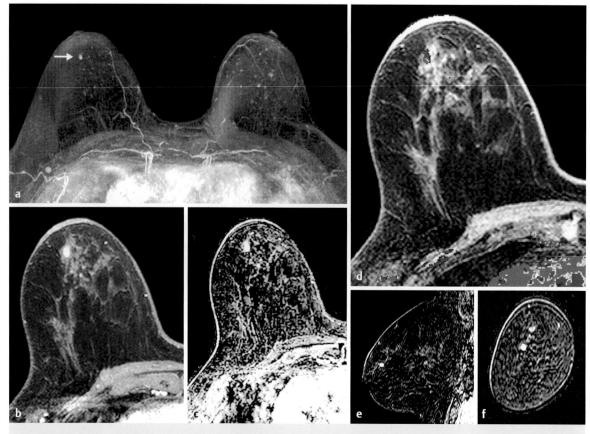

图 1.13　筛查性 MRI 检查：72 岁，有 *BRCA2* 基因突变，进行 MRI 筛查（第 10 次检查）。MIP 图像（a）显示右乳前部 10 点处有一个新出现的强化灶。对应的横断位 T1WI 增强和减影图像（b、c）显示一个 5 mm 的均匀强化的肿块，边缘清楚，流出型曲线（d）。矢状位和冠状位重组图像显示肿块的强化特征（e、f）。MRI 引导活检证实为大导管内的导管内乳头状瘤，不伴有不典型增生。乳晕后大导管内的导管内乳头状瘤常表现为小的、边缘清楚的肿块，动力学特征为流出型曲线。通常建议对高危患者的此类病变进行活检，MRI 引导活检通常为首选的活检方法。

88%（*n*=91）在接受了手术切除或发病后至少 2 年的临床和 / 或影像随访。在本研究中被诊断为恶性肿瘤的 11 名患者中，64%（*n*=7）的患者乳腺 X 线摄影和超声检查为阴性。MRI 对恶性肿瘤检出的灵敏度和特异度分别为 100%（11/11）和 68%（54/80）。阳性预测值（PPV）和阴性预测值（NPV）分别为 37% 和 100%[89]。本研究得出结论，当传统影像学检查为阴性时，MRI 是评估病理性乳头溢液的一种有价值的诊断工具，重要的是，在有此症状的人群中，MRI 阴性可能避免了导管内探查和手术切除。最近的第二份回顾性研究观察了 200 名血性乳头溢液且乳腺 X 线摄影和超声检查为正常的患者[90]。这些患者中，115

人被直接转诊到手术室，85 人在手术前接受了 MRI 检查。在无术前 MRI 检查组中，发现了 8 个（7%）癌（其中 7 个 DCIS）和 7 个高危病灶，8 个癌中的 6 个因切缘阳性而需要再次手术切除。在接受 MRI 检查的 85 名患者中，经空芯针活检或手术中发现了 8 个癌（9.4%），均为 DCIS。手术活检乳头发现 1 例癌（假阴性），并意外发现 3 例对侧癌（3.5%）。

对 MRI 的批评通常包括与假阳性诊断有关的经济成本。然而，Sanders 的论文[90]发现，不确定或可疑的发现仅促使 5 名患者（5.9%）进行额外的空芯针活检；其余患者接受手术，术前进行或不进行 MRI 发现病灶的钩针定位。MRI 的极高的阴性预测值，支持在大部分 MRI 阴性患者避免中央导管切术，除非有其他压倒性的临床因素。这些近期研究越来越多地支持 MRI 作为临床上有明显乳头溢液患者的主要诊断工具。MRI 具有很高的阴性预测值，在部分病例中，若 MRI 未见异常强化或临床症状不严重，用随访代替手术治疗是安全的。

1.7.3 意外发现的乳腺外病变

当影像科医生解读乳腺 MRI 时，阅片的重点是乳腺组织、胸壁、皮肤和腋窝淋巴结。然而，我们还需对扫描视野（field of view，FOV）内其他解剖结构进行审查，如上腹部、颈部、肺部、纵隔、脊柱、肋骨和胸骨。乳腺外病变很常见，可能需要额外的临床信息和 / 或额外的影像学检查来实现最终诊断。在开始进一步诊断流程之前，如果可能的话，应与老片对比，以评估病变的稳定性。最近的两篇论文发现，乳腺 MRI 检查中乳腺外病变出现率分别为 10.7%（140/1 305）和 16.8%（391/2 334）。这两项研究显示，良性的肝脏病变是最常见的发现，然而影响患者临床决策的重要病变分别仅在 8 名女性（0.6%）和 9 名女性（0.4%）中发现[91, 92]。

1.7.4 临床或影像疑难病例的诊断

诊断中基于解决问题的检查需要排除乳腺癌的诊断。根据目前的实践指南，MRI 对于任何类型的乳腺 X 线摄影或超声检查结果的进一步诊断评估的作用非常有限。尽管乳腺 MRI 的灵敏度和阴性预测值很高，但对于使用 MRI 作为进一步明确传统影像学上的模棱两可的病变的工具，目前还没有达成一致意见。当前 ACR 对于对比增强 MRI 检查的推荐是，在极少数情况下，当其他影像学检查如超声和乳腺 X 线摄影检查及体格检查不能确定是否存在乳腺癌，并且无法进行活检时（例如，可疑的结构扭曲仅见于乳腺 X 线摄影的一个体位，而且超声未发现对应区域的病变），可以进行乳腺 MRI 检查。其他建议认为，有临床体征及症状患者影像学检查或乳腺 X 线摄影筛查发现病变的进一步评估时，MRI 不应取代超声或

诊断性乳腺 X 线摄影检查[14]。此外，由于担心 MRI 会漏掉一些乳腺 X 线摄影检出的癌，指南建议 MRI 不能"推翻"基于异常乳腺 X 线摄影检查或临床检查而做出的活检决定，也不能在诊断中取代进一步解决问题的乳腺 X 线摄影体位和超声检查。欧洲指南还表明，当可以进行活检时，没有证据支持乳腺 MRI 可以用来鉴别传统成像中模棱两可的发现[88]。另一份报道建议，需要解决问题的情况明确乳腺 MRI 检查的适应证，因为在他们的研究中，在乳腺 X 线摄影和超声检查可疑病变的患者中发现了假阴性结果[93]。

最新研究表明，MRI 可以提高诊断的准确性，优于传统的影像学，并可能在某些情况下避免介入操作。在一项对 340 名无症状女性的前瞻性研究中，全面的、传统的影像学检查检出了 353 个乳腺影像报告和数据系统（BI-RADS）4 类病变，然后进一步行 MRI 检查。若 MRI 评估为 BI-RADS 4 或 5 类，则进行活检。然而，若 MRI 评估为 BI-RADS 1、2 或 3 类，则只有初始乳腺 X 线摄影检查中表现为微钙化的病变才进行活检，否则施行每隔 6 个月进行系统的影像随访方案，为期 2 年。这项研究的结果表明，MRI 帮助 92% 的女性（264/287）避免了"不必要的"活检，MRI 诊断出 3 名女性中未被发现的浸润性乳腺癌（与最初的传统影像学检查结果不相关的病变），未能诊断出 3 名女性的低级别的 DCIS 病变［假阴性率为 4%（3/66）][94]。

第二项研究探究了连续入组的 111 名传统乳腺成像诊断为 BI-RADS 0 类的患者，她们随后接受了 MRI 检查。MRI 的结果显示为：15 个真阳性，85 个真阴性，11 个假阳性，0 个假阴性。MRI 诊断此类病变的灵敏度为 100%（15/15），特异度为 88.5%（85/96），PPV 为 57.7%（15/26），NPV 为 100%（85/85）。乳腺密度和转诊原因对乳腺 MRI 诊断效能没有明显影响（$P > 0.05$）[95]。此项研究表明，MRI 能够可靠地排除恶性肿瘤，从而提高乳腺 X 线摄影和超声上检查无法得出定论的病变的诊断准确性。未来，还需要进一步的研究，然而未来可能会越来越多地使用 MRI 来提

高诊断的准确性，并改善需进行介入操作患者的分流。

1.8　MRI 引导活检

MRI 是一种重要的影像引导方法，可用于检出乳腺 X 线摄影和超声隐匿、仅 MRI 可见的病灶。介入性操作，如真空辅助活检（vacuum-assisted biopsy），是微创的，比开放性手术活检更适合诊断。经皮穿刺活检的优点包括：创伤小、美容效果好、组织瘢痕少，以及与开放性手术活检相媲美的准确度。MRI 引导活检适用于大部分 MRI 发现的可疑病变；然而，在临床实践中，通常在选择 MRI 引导活检前进行超声检查，寻找超声上与之对应一致的病灶。由 MRI 引导的超声检查也被称为第二眼超声检查，如果发现了一致病灶，那么进行超声引导活检将在成本、时间和患者舒适度方面具有很多优点。然而，某些病变类型在超声上显示不如 MRI，这些病变包括点状及 5 mm 以下小肿块病变和 10～15 mm 及以下的小的非肿块病变。当超声检查被认为不太可能发现一致病变时，可以直接进行 MRI 引导活检。若发现提示为 DCIS 的非肿块病变时，建议回顾之前的乳腺 X 线摄影图像，来寻找相关的钙化灶，可以进行乳腺 X 线摄影引导的立体定位活检。

成功实施 MRI 引导的乳腺介入手术依赖高质量的成像和 MRI 引导活检技术的经验。准确的病变定位和取样，以及组织病理一致，对于准确诊断是必要条件[96]。与任何影像引导的活检一样，必须检查影像学-病理学一致性，并由进行活检的医生在手术报告中记录当评估新诊断癌症患者的疾病范围时，影像科医生和病理科医生之间的协作尤为重要。MRI 通常会检出病理科医生初次可能无法识别的额外肿瘤，可能需要进行第二眼病理检查。当首次活检取样不满意导致无法诊断，或者当病理结果与有影像结果不一致时，可以选择二次 MRI 引导活检，再次取样，来代替手术开放活检。

MRI 引导的术前钩丝定位可用于引导仅 MRI 可见恶性病变的切除，或在 MRI 引导的真空辅助活检中发现不一致或无法诊断的结果时使用。当病变在技术上不易实施 MRI 引导空芯针活检，比如摆位困难，或者病变位置比较靠近胸壁时，可以实施 MRI 引导钩丝定位。在这些情况下，在 MRI 引导下，使用一根以上金属钩丝勾住病灶可以确保对病变进行精准的引导和完整的切除。

1.9　MRI 对假体的评估

MRI 是评估植入物完整性和诊断破裂的最佳方法。一般不建议对硅胶假体进行常规"筛查"，也不建议对盐水假体进行常规评估，因为临床查体和乳腺 X 线摄影检查可以做出假体破裂的诊断。另外，也不建议在乳腺 X 线摄影检查之前就进行 MRI 检查，乳腺 X 线摄影和 / 或超声已经诊断出假体破裂无需再进行 MRI 检查。在推荐 MRI 检查之前，应考虑到临床情况和 MRI 的影响。

1.10　总结

乳腺影像科医生现在承担着患者乳腺初级保健的大部分责任。这种保健的重点在于确定乳腺 X 线摄影上个体乳腺密度，选择筛查方法，以及评估个体癌症风险。此外，癌症筛查、影像学诊断、患者咨询、影像引导活检和病理结果咨询的监督和实施都属于乳腺影像科医生的职责范围。MRI 现在是乳腺影像学检查不可或缺的一部分，还将使用先进的计算机分析方法探索影像学相关的预后和预测生物标志物，从而帮助临床医生制定诊疗计划。这种基于 MRI 的对乳腺癌患者临床管理产生的新的、潜在的重要价值，将在未来几年内进一步加强乳腺 MRI 的临床应用。

参考文献

本篇文献详见 https://www.sstp.com.cn/video/20240926/1/list.html。

2

MRI 筛查：哪些人需要做乳腺 MRI 筛查

Gillian M. Newstead

张征委　译

摘要

　　乳腺 X 线摄影筛查试验表明，早期诊断可降低乳腺癌的死亡率。不过，仍需采用新的筛查手段，进一步改善预后。本章将讨论乳腺 X 线摄影（包括数字乳腺 X 线断层摄影）、手持式超声、自动化超声成像及 MRI 进行乳腺筛查在乳腺癌筛查中的效能。回顾使用上述单个或不同组合的方法进行的乳腺癌筛查试验结果。近年来，对高危女性的研究表明，与乳腺 X 线摄影和超声相比，DCE-MRI 是检测乳腺病变最敏感的方法，是一种极好的筛查工具。近期临床试验结果显示，使用 MRI 对中等风险女性（15%～20%）筛查显示出了极佳的结果，这些女性有乳腺癌个人史或为致密型乳腺，与其他检查方法相比，MRI 增加了癌灶的检出率。

　　本章不仅要讨论各种影像学检查手段检出癌灶数量的重要性，还要考虑到筛查检出癌灶的生物学特性，尤其是那些预后不良的病理类型。越来越清楚的是，在乳腺癌筛查中检出小的高侵袭性癌，将会最大可能地降低乳腺癌死亡率。从这方面来说，MRI 具有显著的优势。

　　关键词：乳腺 X 线摄影筛查、数字乳腺 X 线断层摄影筛查、乳腺密度评估、手持式超声筛查、自动乳腺容积超声成像筛查、高危女性 MRI 筛查试验、中等风险女性筛查（15%～20%）、有乳腺癌个人史女性的筛查、致密型乳腺女性的筛查、高危女性、平均风险女性（< 25%）。

2.1　引言

　　乳腺癌是发达国家和发展中国家女性中最常见的恶性肿瘤，也是女性癌症致死的第二大病因。根据国际癌症研究机构（IARC）的估计，2018 年全球新增乳腺癌病例约 120 万例，占女性癌症病例的近 1/4，约 62.6 万女性死于乳腺癌[1]。在美国，约 8 名女性中就有 1 名（约 12%）一生中会患上浸润性乳腺癌。2017 年，美国癌症学会（American Cancer Society, ACS）估计，美国将新增 252 710 例浸润性乳腺癌病例和 63 410 例原位癌病例[3, 4]。男性患乳腺癌的终身风险约为 1/1 000，ACS 估计 2017 年将新增 2 470 例男性浸润性乳腺癌。尽管乳腺癌死亡率自 1989 年以来有所下降，但在 2017 年美国仍有约 40 610 名女性死于该疾病。乳腺癌死亡率的下降很可能是通过筛查早期检出、提高认识和治疗水平进步的结果。截至 2017 年 3 月，美国有 310 多万有乳腺癌个人史的女性患者，包括目前正在接受治疗和已完成治疗的女性[3]。

　　众所周知，乳腺癌确诊时的分期与预后密切相关，即使排除了组织学类型和治疗方案差异的混杂因素时，也是如此。小乳腺癌（< 15 mm）治愈率非常高，患病女性 10 年生存率超过 90%。局限于区域的乳腺癌（仅累及乳腺和腋窝淋巴结）预后也相对较好，患病女性 10 年生存率约为 80%。然而，出现远处转移的患病女性的生存率则大大降低。通过乳腺 X 线摄影筛查可早期检

出乳腺癌，显著减少晚期乳腺癌的数量，提高疾病特异性生存率、无复发生存率和总体生存率。而且，乳腺癌的早期检出有效提高了保乳手术（breast-conserving surgery, BCS）的比例，需要高强度辅助治疗的患者更少了。

2.2 乳腺 X 线摄影筛查

过去 50 年里，乳腺 X 线摄影已经成为在一般女性人群中大规模筛查乳腺癌的主要检出手段。很多临床试验已经证实，早期检出乳腺癌可降低乳腺癌患者死亡率[5-8]。瑞典的临床试验结果显示，乳腺 X 线摄影筛查使得乳腺癌死亡率降低了约 30%，在临床症状出现前检出淋巴结阴性的小乳腺癌，可以改善患者的治疗选择，使得更温和的治疗方案为可能[5]。乳腺 X 线摄影筛查随机对照试验、临床观察及学术研究也都证实了，进行筛查可以降低 30% 乳腺癌死亡率。meta 分析研究证实，自筛查开始后 5～7 年，乳腺癌死亡率开始下降[6, 9]。然而，值得注意的是，在乳腺 X 线摄影筛查试验中，没有特地选择高危人群进行筛查。

乳腺 X 线摄影尽管在降低乳腺癌致死率方面取得了如此多重要进展，但仍存在许多局限性，尤其是在致密型乳腺的女性中敏感性降低。乳腺 X 线摄影技术通过二维 X 线投影图像而进行乳腺成像，不能有效地穿透致密的乳腺组织。因此，乳腺癌可能被掩盖在致密的重叠腺体组织中。ACRIN-DMIST 试验显示，在年轻的高危女性，且为致密型乳腺时，乳腺 X 线摄影检查敏感性较低。这样研究中招募了近 50 000 名女性，旨在比较传统 X 线摄影（使用胶片）和数字化乳腺 X 摄影的诊断效能[10]。对于 ACR 分类为 c 类（不均匀致密）和 d 类（极致密）的致密型乳腺，乳腺 X 线摄影筛查的总体灵敏度在 36%～38%。

多项回顾性和前瞻性筛查研究表明，乳腺 X 线摄影在高危患者尤其是 *BRCA* 突变患者中应用存在局限性。与平均风险女性中的散发性乳腺癌相比，高危女性（即具有遗传易感性的女性）的乳腺癌更难以被乳腺 X 线摄影检出。这些乳腺癌

的影像学特征和病理特征较为独特，通常见于年轻女性（绝经前），表现为肿块性病变，生长迅速，边缘膨隆，而非毛刺状或不规则，更像是良性的外观。这些高侵袭性乳腺癌通常不伴有钙化、高级别、激素受体阴性，更倾向于生长在腺体后部，因此更加难以发现[11]。这类乳腺癌在确诊时，大部分已经大于 1 cm，腋窝淋巴结转移率为 20%～56%[12, 13]。

2.2.1 乳腺密度

乳腺密度已被证实是乳腺癌的独立危险因素。2006 年的一项 meta 分析显示，与其他女性相比，致密型乳腺女性患乳腺癌的风险增加了 4～5 倍[14]。乳腺 X 线摄影检查的局限性促使美国大多数州通过了《乳腺密度通知法案》。这些法律通常要求，如果在乳腺 X 线摄影检查中发现了不均匀致密型或极致密型乳腺，应告知女性，并应考虑使用辅助性的影像学筛查方法[15]。这些法案影响了很大一部分女性，因为据估计，超过 50% 的女性属于致密型乳腺。对许多女性来说，乳腺 X 线摄影是一种有效的筛查方法，但它有一定的局限性，尤其是对于那些高危和致密型乳腺的女性，人们开始探索辅助性的补充筛查方法。任何作为替代的或补充的筛查手段都必须通过研究验证，证明其检出淋巴结阴性的小乳腺癌的能力。目前辅助的乳腺癌筛查的手段包括数字乳腺 X 线断层摄影（digital breast tomosynthesis, DBT）、超声和 MRI。

数字乳腺 X 线断层摄影筛查

DBT 是美国食品药物监督管理局（FDA）批准的乳腺 X 线摄影技术，是最近的一项改进的新技术，正逐渐取代传统的二维（2D）数字乳腺 X 线摄影。DBT 可获得乳腺的类似断层的 X 线图像，可以显示可能被致密纤维腺体组织遮蔽的肿块。几项大型临床研究表明，当 DBT 与标准的全视野数字乳腺 X 线摄影（full-field digital mammography, FFDM）筛查相比较时，每 1 000 名女性中，增加 1.25 个乳腺癌的检出，乳腺癌检出率平均增加了 30%。2019 年 Oslo 断层成像

筛查试验发现，在数字乳腺 X 线摄影基础上补充 DBT 检查，显著提高了筛查的敏感性和特异性。此外，合成乳腺 X 线摄影联合 DBT 与数字乳腺 X 线摄影联合 DBT 具有相似的敏感性和特异性[3]。DBT 在降低召回率、提高召回和建议活检的阳性预测值（PPV）方面也具有重要优势[16-18]。筛查项目的核心不仅要考虑检出的癌症数量，还要考虑检出癌症的生物学特性。还需要更多的研究证实，目前研究显示与 MRI 相比，DBT 更倾向于检出分化良好的低级别乳腺癌，MRI 倾向于发现小的高级别乳腺癌。

超声筛查

目前研究一致表明，在乳腺 X 线摄影发现的乳腺癌之外，每 1 000 名筛查女性中，全乳腺超声（whole breast ultrasound, WBUS）将额外检出 2～4 个癌[19-21]。除了乳腺 X 线摄影之外，进行补充性的 WBUS 检出是目前致密型乳腺女性最常用的筛查方法。多个前瞻性超声筛查研究发现，与同一组的乳腺 X 线摄影筛查人群相比，每 1 000 名女性中增加了约 4 个癌的检出，因此降低了间期癌发病率。

手持式超声筛查

美国放射学会影像网络（American College of Radiology Imaging Network, ACRIN）赞助的 6666 号试验评估了手持式超声（handheld ultrasound, HHUS）筛查对具有不均匀致密型或极致密型乳腺和至少一种其他中等或高危因素女性的附加筛查价值[19]。Berg 及其同事调查了 2 662 名女性，她们在 2004 年 4 月至 2006 年 2 月接受了 3 轮年度乳腺 X 线摄影和 HHUS 筛查。结果显示，共检出乳腺癌 111 例，其中 33 例（30%）仅由乳腺 X 线摄影检出，32 例（29%）仅由超声检出，26 例（23%）由两种方法均检出；11 例（12%）使用两种方法均未检出。补充超声筛查约增加了 3.7/1 000 的检出。在仅由超声发现的乳腺癌中，94% 为浸润性癌，中位大小为 10 mm，96% 的病例淋巴结阴性。间期癌发病率较低，为 8%。然而，仅超声筛查可见病变的活检率较高（5%），而恶性率较低（7.4%）。值得注意的是，612 名女

性经过 3 轮阴性的连续乳腺 X 线摄影和超声筛查后，接受了一次 MRI 筛查。这些女性的癌症检出率为 14.7/1 000，较同一队列中此前接受乳腺 X 线摄影和超声筛查的检出率（4.2/1 000）显著增加。MRI 检出的乳腺癌中，89% 是浸润性癌，中位大小为 8.5 mm，接受淋巴结分期的病例中 100% 为淋巴结阴性。

自动乳腺容积超声成像筛查

2009—2011 年，一项大型多中心研究对 15 318 名腺体不均匀致密或极致密型乳腺的女性开展了筛查，对比乳腺 X 线摄影和自动乳腺容积超声成像（automated breast ultrasound, ABUS）技术的筛查效能。结果显示，共发现 112 例癌症，其中 82 例由乳腺 X 线摄影检出，30 例由超声检出。超声发现额外癌检出率为 1.9/1 000。乳腺 X 线摄影检出的癌症中，62.2% 是浸润性的，而 ABUS 检出的癌症中，93.3% 是浸润性的。超声将召回率从 15% 提高到 28.5%（285/1 000）。每 28.1 次乳腺 X 线摄影召回发现 1 例癌症，每 68.7 次超声召回发现 1 例癌症。552 次仅超声可见病例的额外活检中，发现 30 例仅超声检出的癌症[20]。

超声筛查的局限性

目前对致密型乳腺女性的筛查是每年进行一次乳腺 X 线摄影检查，并辅以 WBUS 检查，但仍存在一些局限性。主要是 WBUS 筛查的高活检率和大量的短期随访率，以及影像科医生的阅片时间延长[19, 20]。其他局限性包括检查时间，平均而言，在 ACRIN 赞助的 6666 号试验中，双侧乳房超声检查时间为 20 分钟内。WBUS 建议活检的 PPV 较低，短期随访率较高，导致后续成本增加[21]。Sprague 等估计，质量调整生命年（quality-adjusted life year, QALY）进行女性乳腺 X 线摄影和补充超声筛查需要花费的成本为 32 万美元，这是健康保健成本的一个巨大负担[22]。

由于上述 WBUS 的局限性，针对致密型乳腺女性开展了替代性补充筛查研究，较为著名的是 AB-MR。研究显示，快速 MRI 扫描（扫描时间减至 10 分钟以内）在时间和成本上与乳腺 X 线摄影和 WBUS 的标准组合相似。早期涉及

AB-MR 诊断效能的研究显示，与全标准 MRI 相比，其对癌症检出的灵敏度相当，特异度略有降低[23, 24]。越来越多的证据表明，扩大简化乳腺 MRI 的女性使用人群，将产生巨大获益。第 3 章将进一步讨论简化 MRI 技术。

2.3 高危女性的 MRI 筛查

近年来，研究已经证实，与乳腺 X 线摄影和超声相比，DCE-MRI 是检出乳腺病变最灵敏的方法，是一种极佳的筛查工具。MRI 检查技术利用磁场产生软组织结构的断层图像。正常乳腺组织由脂肪和纤维腺体结构组成。正常组织与乳腺病灶之间的对比，取决于这些组织中水和脂肪中氢原子的运动性和磁性环境。MRI 检查时静脉注射钆基对比剂（GBCA）来提高对乳腺癌和其他病变的检出[25-27]。MRI 的优点包括浸润性癌和大多数原位癌检出的灵敏度高，与乳腺 X 线摄影不同，MRI 的灵敏度不受乳腺密度、术后或放疗后改变或假体植入物的限制。

乳腺 MRI 与其他乳腺成像方法相比具有更高的灵敏度，这一点已在有乳腺癌家族史的高危女性群体中得到证实。这促使 ACS、美国国家综合癌症网络（NCCN）、美国乳腺影像学会（Society of Breast Imaging, SBI）和 ACR 联合推荐，将 MRI 作为乳腺 X 线摄影筛查的辅助手段，以提高高危女性中乳腺癌的检出率[28-32]。推荐对携带 BRCA1、BRCA2 基因突变的女性、BRCA 基因突变的一级亲属（检测或未检测）、终身风险为 20%～25% 或更高的女性，以及年龄在 10～30 岁有胸部照射史的女性，进行乳腺 MRI 补充筛查[31, 33]。对于不太常见、特异性基因突变的女性，如利-弗劳梅尼综合征（Li-Fraumeni 综合征）、多发性错构瘤综合征（Cowden 综合征）和班纳扬-赖利-鲁瓦卡巴综合征（Bannayan-Riley-Ruvalcaba 综合征，TP53 基因突变）或她们的一级亲属，也推荐每年进行 MRI 和乳腺 X 线摄影筛查。

2.3.1 有乳腺癌遗传易感性的女性

表明女性可能处于高风险的临床特征包括：

该女性 50 岁之前有乳腺癌或卵巢癌病史的近亲（两个或两个以上），这些癌的发生是由高倾向性基因导致的。BRCA 肿瘤抑制基因的有害突变会导致终身癌症风险明显增加，尤其是乳腺癌和卵巢癌，占所有新诊断乳腺癌的 5%～10%[34]。BRCA 基因突变可以从父母任何一方遗传，并以常染色体显性遗传模式传递给女儿和儿子。BRCA 基因突变携带者的每个一级亲属有 50% 的概率携带突变基因。没有已知危险因素的女性终身乳腺癌的风险为 12.3%，然而，BRCA 突变的女性到 70 岁时患乳腺癌的风险为 55%～65%（BRCA1）和 45%（BRCA2）。患有 BRCA1 相关乳腺癌的女性患第二同侧乳腺癌或对侧乳腺癌的风险增加高达 63%，在 40 岁之前诊断为原发性癌症的女性风险最高[35-38]。一个女性若一级亲属（母亲、姐妹和女儿）有乳腺癌病史，那么其患乳腺癌的风险几乎翻了一番。对于携带 BRCA 基因突变风险增加的女性，建议进行遗传咨询。

乳腺癌患者中，只有不到 15% 的女性有家庭成员乳腺癌病史。乳腺癌非裔美国女性比白种人女性更常见。当女性患乳腺癌确诊年龄低于 45 岁时，其死于乳腺癌的可能性也更高。亚裔、西班牙裔和美洲原住民女性患乳腺癌和死于乳腺癌的风险较低。已知基因突变的女性终身罹患乳腺癌的风险较高，为 50%～80%。BRCA 基因突变携带者应较早启动补充 MRI 筛查，这对癌症早期诊断及准确诊断至关重要。BRCA 基因突变女性的管理包括增强 MRI 筛查、预防性乳房切除术和/或卵巢切除术，以及化学预防。对于已知 BRCA1 或 BRCA2 突变携带者的女性，使用三苯氧胺可降低其激素受体阳性肿瘤的风险。

BRCA1 基因

位于 17 号染色体上的 BRCA1 基因被认为与遗传性乳腺癌和卵巢癌综合征（hereditary breast and ovarian cancer syndrome, HBOC）有关。BRCA1 相关乳腺癌占家族性乳腺癌的 50%，占所有乳腺癌的 5%～8%。随着年龄的增长，这些相关癌症风险会降低。这些乳腺癌通常是高级别和浸润性的，与散发性乳腺癌不同，它们通常是非整倍体，属于基底样型、三阴性乳腺癌[39, 40]，19% 的浸润性导管癌（invasive ductal carcinoma, IDC）为髓样癌，这种类型是在散发性癌症女性中很少见的亚型（< 1%）。*BRCA1* 相关乳腺癌约占女性髓样癌的 15%。

BRCA2 基因

BRCA2 基因位于 13 号染色体，大约占家族性乳腺癌的 35%。众所周知，*BRCA2* 携带者患其他癌症的风险很高，包括前列腺癌、结肠癌、膀胱癌、胰腺癌、输卵管癌和男性乳腺癌。*BRCA2* 相关的乳腺癌为雌激素受体阳性（> 75%）和三阴性（16%）[41]。在年龄匹配的对照研究中发现，与散发性癌症相比，它们的组织学级别更高[42]，其相关导管原位癌（ductal carcinoma in situ, DCIS）的发生率与散发性乳腺癌中相似[43, 44]。IDC 的髓样癌亚型发生率未见增加。其他不太常见的基因突变，如 *TP53* 和 *PTEN* 基因，也被认为是乳腺癌的高危基因，有这些基因突变的女性补充 MRI 筛查，也将使其收益。

判断乳腺癌筛查成功与否的重要指标，不仅包括癌症检出的敏感度和确诊时肿瘤的大小，还包括间期癌（interval cancer）的发生率。对于平均风险女性，乳腺 X 线摄影筛查的间期癌发生率为 30%～50%，乳腺超声筛查的间期癌发生率约为 20%，而高危女性人群 MRI 筛查的间期癌发生率为 0～6%。MRI 筛查中，低的间期癌发病率尤其重要，因为这些癌往往生长迅速，并具有高侵袭性。肿瘤生长速度较快是乳腺 X 线摄影筛查间期癌发病率较高的原因，尤其是年轻的 *BRCA* 基因突变携带者，其检出率是非携带者的 2 倍[13, 45]。

终身风险为 20%～25% 或以上的女性

如何识别风险在 20%～25% 或更高的女性？选择接受 MRI 补充筛查的大多数高危女性没有确定的基因突变，而是有明确的乳腺癌家族史。乳腺癌风险的估计通常通过应用评估家族史的模型来计算。乳腺癌预测模型是一个数学方程，旨在量化某个女性在特定时期内患乳腺癌的风险。临床实践中，常用的风险预测模型包括 Gail 模型、Claus 模型和 Tyler-Cuzick 模型、BOADECA 模型和 BRCRAPRO 模型[46-50]。在各个乳腺癌风险预测模型中，被纳入风险因素有所不同。例如，Gail 模型仅考虑一级亲属[46]，而 Tyler-Cuzick 模型则考虑到家族史和个人高危病变史［小叶原位癌（LCIS）和不典型导管增生（ADH）］，其他风险预测模型不考虑这些因素。最近的一项 meta 分析包括 18 个预测模型和 7 个验证性研究，结果显示，乳腺癌风险预测模型之间的一致性和准确性存在一定的局限性。由此发现，内部和外部验证的分辨准确度为差到中等，并认识到开发新的可靠的风险预测模型的重要性[51]。

然而，尽管目前的风险模型确实不够完美，但它们仍然是评估大多数女性乳腺癌风险的标准方法。事实上，关于乳腺 MRI 筛查的灵敏度和特异度的大型前瞻性研究，大多数入组女性都是通过这些模型进行风险评估的。2000 年和 2005 年的美国国家健康调查和国家癌症研究所乳腺癌风险评估机构（Gail 模型 2）估计，880 063 名（1.09%）30～84 岁的美国女性终身罹患乳腺癌风险为 20% 及以上，因此适合进行乳腺 MRI 筛查[52]。

高危女性的 MRI 筛查试验

Kual 等在 2000 年发表了一项早期 MRI 筛查研究，该研究在 192 名已知或疑似乳腺癌基因突变携带的女性，发现了 9 例乳腺癌，其中有 6 例仅在 MRI 上可见，乳腺 X 线摄影和超声检查阴性[53]。Kriege 及其同事在 2004 年发表了最大的 MRI 筛查试验，将 1 909 名女性患者分为基因突变携带者（50%～85% 的终身风险）、因家族史而有高风险者（20%～29% 的终身风险）和中等风险组（15%～20% 风险）。乳腺癌（包括浸润性癌和原位癌）的总检出率为 9.5/1 000，已知基因突变的女性检出率最高，为 26.5/1 000。MRI 的诊断灵敏度为 79.5%，而临床查体和乳腺 X 线摄影的灵敏度分别为 17.9% 和 33%[28]。

在这些早期探索之后，学者们陆续开展了很多针对高危人群的前瞻性筛查研究，目的都是比较 MRI 与筛查性乳腺 X 线摄影（使用或不使用超声）的诊断准确性（表 2.1）。参与这些后续研究的女性的风险因素差异很大，包括已知或可能存在基因突变的女性、有很强乳腺癌家族史或个人史的女性，以及高危病变个人史（LCIS 或 ADH）的女性[29, 30, 54-56]。尽管风险评估标准存在差异，但这些得出了一致的结果，即 MRI 筛查始终比乳腺 X 线摄影和超声筛查更准确。在这些研究中，乳腺 MRI 的灵敏度约为 90%（范围：71%～100%），显著高于乳腺 X 线摄影（13%～59%）。一项入组了 11 项研究的 meta 分析研究发现，单一采用 MRI 总体灵敏度为 77%，联合 MRI 和乳腺 X 线摄影的总体灵敏度为 94%，单一采用乳腺 X 线摄影的总体灵敏度为 39%[57]。早期筛查试验中观察到的 MRI 相对较低的灵敏度（71%～77%），部分原因可能是 MRI 对于部分 DCIS 诊断假阴性。造成这一问题的原因可能是，较老的设备空间分辨率较低，以及缺乏对表现为小的非肿块病变的 DCIS 的认识和阅片知识。对

于 MRI 用于高危筛查试验的诟病主要为 MRI 的诊断特异性低于乳腺 X 线摄影。近年来，随着影像科医生诊断经验的增加，MRI 的特异性得到了提高。目前 MRI 推荐活检的阳性预测值（PPV3）和短期随访率与乳腺 X 线摄影相当。

2010 年发表的 EVA 试验，入组了中高危女性，探究了乳腺 X 线摄影、超声和 MRI 筛查对乳腺癌的诊断效能[58]。单用乳腺 X 线摄影对乳腺癌的灵敏度约为 33%，与 ACRIN DMIST 试验[10]中使用乳腺 X 线摄影，对 BI-RADS（c）和（d）类型致密型乳腺进行筛查的结果相似。联合乳腺 X 线摄影和超声对乳腺癌检出的灵敏度为 48%。然而，单用 MRI 进行筛查的灵敏度却高达 93%。本试验中，3 例低级别 DCIS 在 MRI 上未能检出。尽管如此，作者认为，MRI 单用为一种影像学检查方法，因为本试验中的漏诊癌均为低级别，被认为"无关紧要"。由此，可以防止过度诊断，即使随访也不对患者生命造成危害。在这

表 2.1 高危人群筛查：影像检查的灵敏度比较

作者（年）	乳腺癌	MG	超声	MRI	间期癌	仅 MRI 可见癌
Sardanelli（2011）[89]	52/501 10%	50%	52%	91%	3	16/501 3.2%
Rijnsburger（2010）[90]	97/2 157 4%	41%	—	71%	13	44/2 157 2%
Hagen（2007）[91]	25/491 5%	50%	—	86%	5	8/491 1.6%
Lehman（2007）[92]	6/171 3.5%	33%	—	100%	N/A	4/171 2.3%
Kuhl（2005）[29]	43/529 8%	33%	40%	91%	1	19/529 3.6%
Leach（2005）[30]	35/649 5%	40%	—	77%	2	19/649 2.9%
Kreige（2004）[28]	51/1 909[a] 3%	40%	—	71%	4	22/1 909 1.2%
Warner（2004）[93]	22/266 9%	36%	33%	77%	1	7/236 3%

注：[a]24. 51 例癌症中有 1 例是非霍奇金淋巴瘤。MG，乳腺 X 线摄影。

项研究中，MRI 对具有生物学高侵袭性癌的检出的高灵敏度可以避免漏诊带来的问题。MRI 可检出小的淋巴结阴性的高侵袭性癌，此类病变若漏诊，则会对患者造成危害。

Riedl 等在 2015 年开展了一项前瞻性、非随机对照研究，报道了 559 名女性，共 1 365 次完整的影像学检查（每位女性 2.45 次检查），她们每年接受乳腺 X 线摄影、超声和 MRI 筛查[59]。入组的均为高危女性，*BRCA1* 或 *BRCA2* 基因突变携带者（28%）（*n*=156）或根据家族史计算的超过 20% 的终身风险者。MRI 诊断灵敏度（90%）显著高于乳腺 X 线摄影（37.5%）、超声（37.5%）及乳腺 X 线摄影 + 超声（50%）的灵敏度（所有比较均 *P* < 0.001）。MRI 检出了所有 14 例 DCIS，乳腺 X 线摄影和超声各检出 5 例（35.7%），乳腺 X 线摄影 + 超声检出 7 例（50%）。没有发现仅超声可见的乳腺癌。作者得出结论，无论患者的年龄、乳房密度或风险状况如何，MRI 有助于高危女性乳腺癌的早期检出。还指出，当使用 MRI 筛查时，乳腺 X 线摄影的附加价值较小，而超声没有附加价值。

如今，针对乳腺癌终身风险较高的女性，推荐的筛查方案是：从 25 岁开始进行 MRI 筛查，从 30 岁开始进行 MRI 及乳腺 X 线摄影联合筛查。两次年度检查可安排为每 6 个月一次[60]。筛查方案中加入超声并未增加乳腺癌的检出率[58]。随着乳腺 MRI 专业知识的增加和技术的进步，在已经接受乳腺 MRI 筛查的高危女性中常规使用筛查性乳腺 X 线摄影受到质疑。加拿大的学者 Lo 及其同事于 2017 年发表一项临床研究，旨在评估高危女性接受 MRI 筛查时，乳腺 X 线摄影检查对癌症检出的额外价值[61]。结果显示，MRI 的癌症检出率为 21.8/1 000［95% 置信区间（*CI*）15.78，29.19］，而乳腺 X 线摄影为 7.2/1 000（95%*CI* 3.92，11.97，*P*=0.001）。MRI 检出的乳腺癌比乳腺 X 线摄影检出的癌更小。MRI 的诊断灵敏度和特异度分别为 96% 和 78%，而乳腺 X 线摄影诊断的灵敏度和特异度分别为 31% 和 89%（*P*=0.001）。MRI 和乳腺 X 线摄影召回病例的

PPV 分别为 9.3% 和 6.5%。没有发现乳腺 X 线摄影筛查的价值，即乳腺 X 线摄影并没有检出 MRI 漏诊的癌。作者认为，在接受乳腺 MRI 筛查的女性中，是否常规使用乳房 X 线摄影值得重新考虑。

2.4 有胸部放疗史的女性

乳腺癌是接受纵隔和胸部放疗长期存活患者的主要致死原因，其中许多人在年轻时接受了霍奇金淋巴瘤治疗。在 10～30 岁接受治疗的女性，患乳腺癌的风险最大，因为该年龄组的辐射灵敏度最高[62, 63]。在 20 世纪 60 年代初到 70 年代中期接受治疗的女性，患乳腺癌的风险最高，当时使用的辐射剂量比随后几年高[64]。研究表明，有放疗史的女性中乳腺癌发病率与 *BRCA* 突变的女性相似，有 13%～20% 的女性在 40～45 岁时发生乳腺癌。ACS、ACR 和美国儿童肿瘤学协作组（COG）推荐对有胸部放疗史的女性，使用 MRI 年度筛查作为乳腺 X 线摄影筛查的辅助检查手段[31]。对接受中剂量至高剂量纵隔和 / 或胸部放疗的女性，其筛查方案为从治疗结束后 8 年开始，每年进行乳腺 X 线摄影和 MRI 筛查，但无须在 25 岁之前进行筛查[65, 66]。累积辐射风险取决于辐射区的剂量和体积，以及治疗完成后的时间间隔。

两项回顾性研究报道了乳腺 MRI 筛查在有纵隔 / 胸部照射史的女性中的辅助效能。Sung 和同事对 91 名女性进行了 247 次筛查，结果显示，与乳腺 X 线摄影相比，MRI 的癌症检出率增加了 4.4%。在研究期间，10 例乳腺癌被检出，其中 2 例仅在 MRI 上可见（早期 T1 浸润性癌），3 例仅在乳腺 X 线摄影上可见（DCIS 和 DCIS 伴微浸润）。作者得出结论，对有此类病史的女性，MRI 是乳腺 X 线摄影筛查的有力补充[67]。其他研究人员回顾了 98 名既往有胸部放疗史的患者的病历，所有患者均在 2004 年 1 月至 2010 年 7 月接受了筛查乳腺 X 线摄影和 MRI 检查[68]。对 558 次筛查（296 例乳腺 X 线摄影和 262 例 MRI）结果的分析显示，乳腺癌检出率增加了 4.1%（95%*CI* 1.6%～10%）。在检出的 13 例乳腺癌中，

MRI 发现 12 例（92%），乳腺 X 线摄影发现 9 例（69%）。从完成放疗到乳腺癌检出的中位潜伏期为 18 年（范围：8～37 年）。因此，作者得出结论，MRI 和乳腺 X 线摄影都应该用于此类高危女性的筛查。

尽管有胸部放疗史的女性能够从乳腺 X 线摄影和 MRI 筛查中获益，但此类女性大多没有得到充分的筛查。一项儿童期癌症幸存者研究（Childhood Cancer Survivor Study, CCSS）发现，女性患者明显缺乏对 MRI 筛查建议的依从性，该研究入组的是 1970—1986 年诊断的北美长期幸存者队列[66]。这组女性患者中，25～39 岁群体中有 63.5% 的患者，40～50 岁群体中有 23.5% 的患者，在研究的前 2 年没有接受乳腺 X 线摄影。本研究并未包括 MRI 筛查。

2.5 中等风险女性（15%～20%）

这类女性包括有乳腺浸润性癌或原位癌个人史的女性，之前进行过活检或切除（提示有 ADH 或小叶内瘤变等高风险病变）的女性，以及在乳腺 X 线摄影中呈不均匀致密型或极致密型乳腺的女性。近期研究支持在中等风险乳腺癌患者中，除了乳腺 X 线摄影外，补充使用 MRI 筛查。2018 年版 ACR 乳腺 MRI 临床应用实践建议，对于中等（中度升高）风险（15%～20%）的女性的筛查，可考虑使用 MRI，作为乳腺 X 线摄影的补充。对于有乳腺癌个人史的女性、致密型乳腺的女性或 50 岁前患乳腺癌的女性，也建议每年进行一次 MRI 筛查[32]。当前的指南还建议，专门机构与转诊临床医生一起共同决定此类患者是否进行筛查最为恰当[69]。NCCN 和 SBI/ACR 指南也指出，这些中等风险患者应考虑进行 MRI 筛查。

2.5.1 有乳腺癌个人史的女性

有乳腺癌病史的女性通常被归类为中等风险；ASCO、ACS 和 NCCN 目前建议对有乳腺癌病史的女性进行临床查体和乳腺 X 线摄影[31, 33, 70, 71]。这些女性乳腺癌复发或患第二乳腺癌的风险更高，这取决于她们的乳腺癌确诊年龄和其他风险因素。

一项回顾性研究，对 144 名女性的 MRI 检出结果进行了总结，这些患者有乳腺癌个人史、无家族史，评估复发病变的分期。结果显示，12% 的患者（n=18）检出乳腺癌，其中 10/18 的乳腺癌仅在 MRI 上发现，在 10 例"仅 MRI 检出"的乳腺癌中，4/10 是非浸润性的，7/10 是微小乳腺癌（DCIS 或浸润性癌直径小于 1 cm 且淋巴结阴性）。MRI 筛查的 PPV 为 39%[72]。2008 年 1 月至 2012 年 3 月在韩国进行的另一项研究，追踪了 607 名接受保乳手术（BCS）的女性（中位年龄为 48 岁，年龄范围为 20～72 岁）。92% 的患者进行了术前 MRI 检查。所有患者的乳腺 X 线摄影和超声检查结果均为阴性，并接受了术后 MRI 随访。在 MRI 筛查发现的乳腺癌中，有 11 例额外的乳腺癌（每 1 000 名女性中有 18.1 例癌症），其中 8 例浸润性癌和 3 例 DCIS（浸润癌中位值：0.8 cm，范围：0.4～1.4 cm），所有患者淋巴结均为阴性。研究还发现显示，召回的患者中，PPV 为 9.4%；建议活检患者中，PPV 为 43.5%，灵敏度为 91.7%，特异度为 82.2%[73]。其他研究也为支持 MRI 筛查益处提供了强力证据，研究发现，若原发性肿瘤在乳腺 X 线摄影检查中隐匿，那么复发肿瘤在乳腺 X 线摄影中更可能隐匿[74]。Lehman 及其同事最近一份关于女性乳腺 MRI 筛查（n=1 521）的研究发现[75]，具有乳腺癌个人史但无已明确遗传或家族史的患者的癌症检出率，与家族史组乳腺癌患者的检出率同样高。MRI 对所有乳腺癌的检出的灵敏度为 79.4%，对浸润性癌检出灵敏度为 88.5%。个人史组假阳性率低于家族史组（12.3% vs.21.6%，P < 0.001），特异性更高（94% vs.86%，P < 0.001）。敏感度和检出率差异无统计学意义（P > 0.99）。检出的乳腺癌中，有一半以上是浸润性的，发生于治疗后的 5 年后。作者认为，与乳腺癌遗传或家族史的女性相比，乳腺 MRI 对有乳腺癌个人史的诊断效能更高。

上述研究为 MRI 对有乳腺癌个人史的女性进行筛查的获益提供了可靠的证据，证明 MRI 可帮助此类患者出较小的、淋巴结阴性及其他成像方法无法检出的乳腺癌（图 2.1）。

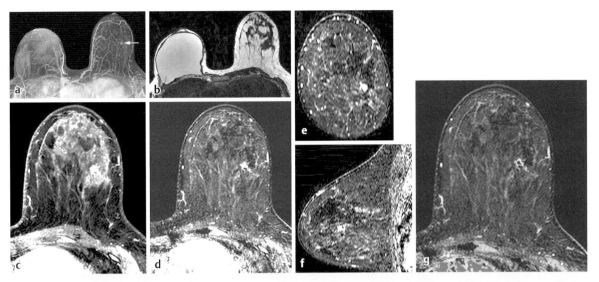

图 2.1　对有乳腺癌个人史的女性筛查发现的乳腺癌。患者年龄 37 岁，无乳腺癌家族史，2 年前因右乳 DCIS 接受了乳房切除术和硅胶植入物重建。MIP 图像（a，箭）显示左乳的一个 4 mm 不规则的小肿块性强化，T2WI 无相关发现。右乳可见硅胶植入物（b）。T1WI 增强图像（c）和减影图像（d）显示边缘不规则，动态特征图（e）上显示为肿块增强动力学曲线为上升型。矢状位和冠状位重组图像如图显示。MRI 引导活检，病例为中、高级别 DCIS（f、g）。

2.5.2　确诊有高危病变的女性

因乳腺 X 线摄影或超声检出的异常而进行的乳腺活检中，高危病变约占 10%，高危病变包括 ADH、LCIS、不典型小叶增生（ALH）或其他高危病变[76]。研究表明，随访 25 年，既往确诊高危病变的女性患乳腺癌的终身风险约为 30%[77-79]。临床实践中，通常建议对这些女性进行补充 MRI 筛查[80, 81]。

LCIS 通常是一种偶然的组织学诊断，影像无对应的病灶，在影像引导下经皮活检或手术切除中发现。确诊为 LCIS 的患者，其乳腺癌的相对风险增加 7～12 倍[82, 83]。LCIS 被认为后续乳腺癌的危险因素，也是侵袭性小叶癌的非特异性癌前病变[83, 84]。少数回顾性 MRI 研究分析了有 LCIS 病史的患者。其中一项对 198 例患者的 445 次检查的回顾性研究发现，在有 LCIS 病史中，MRI 检出了 3.8%（5/133）的乳腺癌，病灶中位大小为 0.8 cm。作者认为，乳腺 MRI 有助于检出有 LCIS 病史的患者中的乳腺癌，其检出率同常规建议 MRI 筛查的高危人群中相似[85]。另一项对 220 名有 LCIS 病史的女性进行 670 次筛查研

究进行回顾性总结，研究发现，在 MRI 筛查时发现 17 例乳腺癌，其中 12 例仅 MRI 可见，大多数为小乳腺癌（9 例浸润性癌；3 例 DCIS）。MRI 筛查使得此类人群乳腺癌检出率增加了 4.5%[80]。

关于 MRI 筛查在有 ADH 病史患者中的有效性资料很少，但美国许多中心都为有 ADH 病史的女性提供 MRI 筛查[86]。

2.6　平均风险女性（＜ 25%）

目前的指南不建议对终身风险低于 15% 的女性进行 MRI 乳腺癌筛查。然而，Kuhl 等于 2017 年研究了对平均终身风险（＜ 15%）女性进行补充乳腺 MRI 筛查的价值[87]。这项前瞻性观察性研究在两个乳腺中心实施，研究对象为 40～70 岁的女性，根据 Gail 模型计算出的终身乳腺癌风险为 6%～12% 的女性，邀请其中传统影像学检查正常（乳腺 X 线摄影筛查，使用或不使用超声）的女性进行补充性 MRI 筛查。该研究招募了 2 120 名女性，完成 3 861 次 MRI 检查。结果显示，MRI 检出了 60 例额外乳腺癌（20 例 DCIS，40 例浸润性癌），MRI 对额外乳腺癌的检出率为 15.5/1 000

（95%CI 11.9，20）。在首轮筛查中，MRI 检出了 48 个额外乳腺癌（检出率为 22.6/1 000）。在 1 741 次后续筛查中发现了 13 例乳腺癌，12 例仅 MRI 可见（检出率为 6.9/1 000）。MRI 诊断的乳腺癌较小（中位大小为 8 mm），93.4% 的病例为淋巴结阴性，41.7% 的病例在患病率筛查和 46% 的病例在发病率筛查中为高级别。本研究未发现间期癌。MRI 筛查具有高特异性（97.1%）和高 PPV（35.7%）。在平均风险女性中进行补充 MRI 筛查有助于早期发现乳腺癌，额外癌的检出率为 15.5/1 000，大大高于类似的队列研究中超声或 DBT 的检出率。本研究中 MRI 诊断的癌症的生物学特性及零间期癌的结果都表明，MRI 检出的乳腺癌与预后相关，如果未被检出，将发展为影响临床预后的疾病。

2.7 筛查 MRI 的生存获益

早期发现乳腺癌可能降低乳腺癌死亡率的假设是在瑞典的乳腺 X 线摄影筛查试验中得到的。这些试验表明，进行乳腺 X 线筛查可以降低 30% 的乳腺癌死亡率。因此，其他能够检出小的淋巴结阴性乳腺癌的筛查方法应该也可能降低乳腺癌的死亡率。尽管早期研究已经表明 MRI 是检出乳腺癌最敏感的方法，但迄今还没有进行 MRI 筛查的 RCT 研究。因此，肿瘤大小、间期癌发生率和淋巴结状态被用作死亡率的替代指标。Warner 及其同事于 2011 年报道了一项前瞻性临床试验，该试验调查了 1 275 名女性晚期乳腺癌的发生率，这些女性有或无 MRI 筛查[88]。有基因突变（BRCA1 和 BRCA2）的女性接受了乳腺 X 线摄影检查，其中一部分女性（n=445）接受了 MRI 检查。对所有女性进行了平均为期 3.2 年的随访，结果显示，第 6 年时 MRI 筛查组中 DCIS 或 I

期乳腺癌的累积发病率为 13.8%，对照组为 7.2%（P=0.01）。MRI 筛查组中，Ⅱ～Ⅳ期癌的累积发病率为 1.9%，对照组为 6.6%（P=0.02）。作者得出结论，对于 BRCA1 和 BRCA2 携带者的高危人群，年度 MRI 筛查可以显著降低晚期乳腺癌的发病率，未来需进一步进行研究，以评估 MRI 筛查对于降低乳腺癌特异性致死率。

2.8 总结

尽管进行了多年的筛查，乳腺癌仍然是女性癌症死亡的第二大原因，造成了女性"寿命"损失。乳腺 X 线筛查试验表明，早期诊断对死亡率降低有好处。尽管如此，仍有使用新的筛查方法（如 DBT、超声和 MRI）改进的空间。

近年来，对乳腺筛查的诟病集中在过度诊断上，即检出可能不会危及生命的非进展性、自限性乳腺癌。乳腺 X 线摄影（包括 DBT）更倾向于检出侵袭性较低的癌症类型。与肿瘤坏死或缺氧有关的钙化和结构扭曲，通常与较低的癌症级别和良好预后相关。快速增长的高侵袭性癌，通常无钙化，形态呈圆形或卵圆形。在致密型乳腺中，通常很难被乳腺 X 线摄影发现。MRI 检出乳腺癌的机制是乳腺癌新生血管生成，增强强化，因此 MRI 倾向于检出具有高增殖指数（Ki-67）和快速生长的肿瘤。MRI 筛查试验比较了乳腺 X 线摄影的附加价值，一致发现，MRI 未诊断出的乳腺癌通常是低级别肿瘤，如 DCIS，对预后的影响较小。

最后，我们不仅要关注影像学筛查手段发现的乳腺癌的数量，还应该关注筛查发现的乳腺癌的生物学特性，尤其是那些预后不良的病理类型。我们越来越清楚的是，在乳腺癌筛查中检出小的高侵袭性癌，将会最大可能地降低乳腺癌死亡率。从这方面来说，MRI 具有显著的优势。

参考文献

本篇文献详见 https://www.sstp.com.cn/video/20240926/1/list.html。

3

筛查性 MRI：DCE-MRI

Federico D. Pineda, Gregory S. Karczmar, and Naoko Mori

董 雪 译

摘要

DCE-MRI 是乳腺癌检出最有效的方法。静脉注射 MRI 对比剂，可显著缩短水的 T1 时间，增加 T1WI 图像中的信号强度。由于肿瘤的血液供应和毛细血管渗透性较正常组织增加，肿瘤组织较正常组织增强明显且快速。经验丰富的影像科医生可以使用 DCE-MRI 高效且准确地检出极有可能是癌症的病变。在这一章中，我们回顾了使用对比剂进行 MRI 增强的机制及其在乳腺微环境中的分布。然后，我们讨论了用于追踪对比剂流入和流出的 MRI 检出技术，以及从 DCE-MRI 获得的生理参数。我们讨论了新的采样和重建方法，可以加快图像采集速度，提高图像质量。在注射对比剂后的 60 秒内进行超快速的成像，称为超快（ultrafast, UF）DCE-MRI。超快 DCE-MRI 可以提高乳腺癌检出敏感度，促进定量、标准化的图像分析，并可测量新的生理和形态学参数。本文将讨论采集和重建超快 DCE-MRI 数据的各种技术。这些技术包括传统傅里叶采样、滑窗或视图共享，以及压缩感知技术。虽然常用来检测对比剂的 MRI 方法是使用 T1WI 图像，但对比剂也会产生较大的局部磁场梯度，可以被磁化率加权成像检测出来。我们将讨论动态磁敏感对比加权扫描的潜在优势。

关键词：DCE-MRI、T1W 成像、血流、毛细血管渗透性、图像重建、超快 DCE-MRI、视图共享重建、滑窗重建、压缩感知、动态磁敏感加权 MRI。

3.1 引言

解读 DCE-MRI 的基础是基于信号强度及其在注射对比剂后随时间的变化。病灶固有特征、采集参数和对比剂浓度对信号增强均有影响。虽然病灶动力学特征的简易分类已被证明有助于疾病诊断，然而研究人员发现，对于恶性病变的动态曲线描述，在不同机器和不同采集参数之间存在显著差异。在本章中，我们将回顾 DCE-MRI 成像的生理基础参数，介绍基于 MRI 硬件的显著进步及图像采样和重建的新方法而提出新策略。本文将讨论超快 DCE-MRI 采集的各种方法。

3.2 DCE-MRI 临床应用的基本原理

DCE-MRI 的成像原理是测量静脉注射 MRI 对比剂后，水中氢质子信号发生变化。在常规的临床实践中，对比剂不能被直接检测，而是通过其对水中氢质子弛豫时间的影响来进行检测。大多数临床实践中，使用低分子量钆（Gd）（Ⅲ）螯合物，从而缩短水分子的 T1 时间。Gd 具有很强的顺磁性，具有 7 个未成对的电子，因此具有较强的 MRI 对比度[1-3]。DCE-MRI 数据采集一般采用梯度回波序列，重复时间（TR）短，脉冲角相对较大，从而使氢质子磁化高度饱和[4, 5]。当对比剂通过供血的动脉到达每个图像体素，并从毛细血管中渗出到细胞外血管外间隙后，由于与 Gd 产生的较大的局部磁场波动，导致氢质子的 T1 时间缩短[2, 3]。这种改变产生的水分子信号的增强，非常容易被检测到，在常规的临床实践中，信号强度的增加通常高达基线强度的 300%。静脉注射后的增强率被用作灌注及其他生理和解剖参数（如对比剂分布体积）的替代测量。乳腺癌由于新生血管生成作用，其特点是血供和毛细血管渗透性均增加，从而更快、更强地强化[6]。因此，增强强化的程度和速度是 DCE-MRI 上癌症的主要特征。

许多研究和 meta 分析已经证实，乳腺 DCE-MRI 的灵敏度很高。Medeiros 等近期一项研究分析了 69 项不同研究，结果显示，DCE-MRI 的合并灵敏度为 90%（95%CI 88%～92%）[7]。各项研究报道 DCE-MRI 的灵敏度为 71%～100%，然而，其特异度的跨度更大，为 37%～89%[7]。Medeiros 等报道，DCE-MRI 的合并特异度为 73%（95%CI 67%～79%）。然而，这个数字是基于对高危女性的研究。美国预防工作组[8]认为，目前推荐 MRI 用于所有女性的筛查证据不足，主要基于以下几点原因：目前缺乏 MRI 对中等风险女性的研究、MRI 较乳腺 X 线摄影假阳性高、MRI 检查费用较高[9, 10]。

近期研究已经证明了 DCE-MRI 在筛查方面的潜力。本文上述引用研究结果大部分是 1.5 T MRI 的研究数据。虽然目前大多数乳腺 MRI 检查是在 1.5 T 磁场强度下进行的[11]，最近使用更高场强的机构有所增加，特别是 3 T MRI。Elsamaloty 等研究发现，3 T 场强下扫描 DCE-MRI 的灵敏度和特异度都有所提高，分别为 100% 和 93.9%[12]。作者指出，在本研究期间，MRI 诊断特异度从 92.8% 提高到了 94.5%。这表明在影像科医生乳腺影像学诊断经验的增长可能会整体提高 MRI 的特异度。在最近第一项开创性的研究中，Kuhl 等报道简化 MRI 方案进行筛查结果，该方案用于筛查轻到中度风险的女性[8]。此项研究的目的是明确用 MRI 筛查取代乳腺 X 线摄影检查的可行性。简化方案包括平扫和一期增强，扫描时间 10 分钟内，因此扫描的真实成本并不高。使用简化方案

对 443 名女性进行筛查，灵敏度为 100%，特异度为 94.3%。这些结果证明了这项技术在中度风险人群和 / 或致密型乳房的女性中进行乳腺癌筛查的潜能。

3.3 对比剂在乳腺中的分布

3.3.1 血流灌注、毛细血管渗透性和细胞外分布

对比剂在静脉注射后 5～15 秒到达乳腺内各区域，6～30 秒到达心脏后。由于乳腺癌血供增加、毛细血管渗透性增加，增强往往早于正常的乳腺实质[13]。临床使用的对比剂通常是 Gd 螯合物，既往被认为主要留在细胞外间隙内，但最近的研究表明，部分对比剂被细胞摄取[14]。常用的两室模型[15, 16]分析对比剂描述从血浆和细胞外血管外的渗透过程。假设两室在 MRI 扫描期间组织结构良好，每个室中对比剂的量可以用单一浓度来表示。第 12 章将对两室模型展开论述。

事实上，简单的两室模型可能不会完全一致地描述正常乳腺解剖和低分子对比剂的分布特征。在正常乳腺中，毛细血管网络穿过基质，到达乳腺导管周围的上皮边缘。对比剂分子最初进入基质中，然后渗透到上皮细胞的细胞外空间。有证据表明，对比剂在通过基质扩散到上皮细胞后，最终会进入导管腔[17, 18]。在母乳中发现对比剂也证明了这一点[19]。X 线荧光研究探究了钆在乳腺 / 乳腺癌小鼠模型中分布，该研究提供了关于对比剂在乳腺中随时间分布的重要信息。本研究使用 X 线荧光显微镜（X-ray fluorescent microscopic, XFM）记录乳腺微环境中钆剂浓度随时间变化，在注射对比剂后的不同时间处死小鼠，冷冻乳腺组织样本并进行拍摄[18, 20]。XFM 结果显示，对比剂分子（基于钆浓度）在导管腔周围的基质和上皮细胞中的分布非常不均匀（图 3.1）。这支持了 Yankeelov 等[21]的观点，对比剂在血管外间隙的扩散可能显著影响药代动力学分析的结果。此外，XFM 显示由于对比剂在导管腔内渗

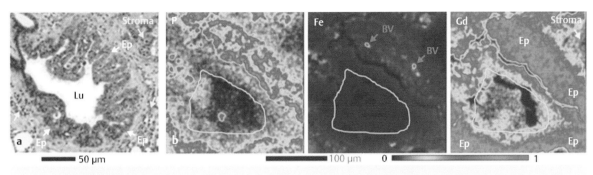

图 3.1 从患有早期原位癌的 SV40 小鼠切除的乳腺的体外 HE 和 XFM 图像。注射钆剂后 2 分钟处死小鼠。（a）小鼠乳腺的 HE 图像；标记上皮（EP）、管腔（Lu）和周围间质（箭）。（b）含原位癌的小鼠乳腺间质、上皮和管腔中，显示 P、Fe 和 Gd 分布的 XFM 图像（层内分辨率为 0.3 μm）。白线范围表示导管管腔。Gd 图中的高浓度区域位于上皮层，但管腔和间质中也有明显的 Gd，血管内（BV）在 Fe 图中用箭表示。

漏，原位癌的导管内对比剂浓度增加。这表明导管的渗透性有望作为侵袭前癌症的标志物。

XFM 测量结果显示，小鼠乳腺间质、上皮和管腔中对比剂的浓度相差很大，注射对比剂后，这些区域中对比剂的相对浓度随时间变化。如果人类乳腺中也是这种情况，那么简单的两室模型无法准确描述乳腺中对比剂的流入和流出情况。

后续研究提出并测试了更多更复杂的对比剂动力学模型[13, 16, 22]。添加更多的室可以提高数据的拟合，但这些模型中的室与乳腺各个结构元素的对应关系尚不清楚。此外，只有当信噪比（signal-to-noise ratio, SNR）很高时，才能有效地使用具有多个可调参数的复杂模型，而这在常规临床成像中比较少用。

单向模型（unidirectional flow model）是使用多室模型的替代方法[23-27]。该方法适用于在对比剂流入的早期阶段，近似于对比剂单向流动，仅从毛细血管流入组织，而回流极少。这是一种简单的分析方法，不需要详细了解对比剂在血管外空间的分布，但只能在超高的时间分辨率成像以检测早期动力学特征时使用（详见本章后续内容）。

3.4 数据采集方法

3.4.1 注射对比剂

使用自动注射器以 2～3 mL/s 的速度静脉注射对比剂。注射溶液中对比剂的浓度通常为 500 mM

（1 M=1 mol/L）钆。因此，以 0.1 mM/kg 的剂量进行注射，75 kg 的受检者注射大约 15 mL 的对比剂溶液，约 7.5 mM 钆，然后用 20 mL 生理盐水冲洗。整个剂量的注射时间为 10～15 秒。对比剂团注后，到达心、肺和脉管系统，因此当到达目标组织时，通常还需要 5～10 秒。因此，当对比剂的半高宽到达乳房需要 20～30 秒[28, 29]。然而，迄今唯一经批准专门用于乳腺成像的对比剂 Gadavist（gadobutrol）[30] 含有 1 M 钆，因此注射量约 7.5 mL 时，注射时间为 7～8 秒。因此，乳腺组织的动脉输入函数（arterial input function, AIF）形态可能会更尖锐。对于常规临床用的 DCE-MRI，每期图像的时间分辨率为 60～90 秒，其 AIF 较宽，没有诊断价值。然而，当使用超快 DCE-MRI 检测对比剂注射的早期动力学特征时，使用更高浓度的对比剂溶液进行快速注射可能更好[31-35]。

3.4.2 标准采集方案：60～120 秒图像的获得

标准 DCE-MRI 采集方案包括一系列 T1W（短的重复时间和回波时间）扰相梯度回波序列，在使用 GBCA 前后进行（见上文注射对比剂部分），可进行或不进行脂肪抑制。ACR 建议成像的平面内分辨率至少为 1 mm×1 mm，层厚不超过 3 mm，扫描双乳（即同一序列中同时获得双乳图像），并以 120 秒或更短的间隔多期扫描。DCE-MRI 序列的时间分辨率一般为 60～120 秒，注射对比剂后成像时间为 5 分钟或更长。表 3.1 比较了常规 DCE-MRI 和芝加哥大学目前临床上使用的超快方案的参数。

表 3.1 超快序列与传统高空间分辨率序列扫描参数差异

参 数	超快序列	传统高空间分辨率序列
TR/TE（ms）	3.2/1.6	4.8/2.4
采集体素大小（mm³）	1.5 × 1.5 × 3.0	0.8 × 0.8 × 1.6
SENSE 加速参数（RL）	4	2.5
SENSE 加速参数（FH）	2	2
Half-scan（Partial 傅里叶函数）	0.75（ky）；0.85（kz）	0.85（ky）；1（kz）
时间分辨率范围（s）	3.5～9.9	60～79.5
分层	100～120	187～225
翻转角	10°	10°
视野（mm）	300～370	300～370
脂肪抑制	SPAIR（TR：155 ms；反转延迟：80 ms）	SPAIR（TR：155 ms；反转延迟：80 ms）

注：TE，回波时间；TR，重复时间。

目前，已经开发了许多不同的方法来将水信号从高的脂肪信号中分离出来，并对癌灶中的含水量进行评估。频率选择性脂肪饱和（如 CHESS）[36-38] 利用脂肪和水的共振频率差使脂肪磁化率最小。为了进一步改善脂肪抑制效果，频率选择性反转恢复方法利用脂肪和水之间的频率和 T1 时间差异来进行脂肪抑制[36, 39, 40]。Dixon 类序列基于低频率分辨率成像进行水脂分离，目前已经开发出许多不同的算法来得到脂肪相和水相[41-43]。此外，高频谱分辨率成像，如高频谱和

空间分辨率成像（high spectral and spatial resolution imaging, HiSS）[44, 45]，扫描时间增加，改进了脂肪和水的分离。频率选择方法和光谱方法都对对比剂的 T2* 效应很敏感，在对比剂团注首次通过的过程中，由于 T2* 效应导致信号强度降低。所有这些方法都需要在脂肪抑制效率、对比剂 T2* 效应、能量沉积、信噪比和扫描时间之间进行权衡。根据 MRI 扫描仪的特性，特别是磁场强度，最佳脂肪抑制方法将有所不同。了解不同的脂肪抑制方法，有助于影像科医生选择最适合的临床实践的技术。

3.4.3 高时间分辨率（"超快"）DCE-MRI

标准的临床增强扫描采用高空间分辨率扫描，以便于对病变进行形态学评估和检测小乳腺癌[46-48]。高空间分辨率加上获取双侧图像所需的大视野扫描方案，导致时间分辨率较低。因此，重要的动力学特征信息被埋没了。

获得高时间分辨率的 DCE-MRI 很重要，因为它可以准确地对可疑病变中的对比剂动力学进行分析，有助于区分良恶性病变。此外，高时间分辨率允许准确测量每个患者的 AIF，这是定量药代动力学分析的关键步骤[29, 49-54]。然而，目前尚未完全探究清楚正常乳腺和病变组织的对比剂流入的早期详细过程。因此，很难知道适合乳腺 MRI 扫描的最佳时间分辨率。超快成像可以包含在筛查和诊断检查方案中。对于简化方案，超快序列加上随后的 1 期标准采集就足够了；然而对于诊断方案，要超快序列加上随后的 4～5 期标准。超快序列用于检查的标准方案见图 3.2。近期多个研究组报道了超快成像富有前景的结果[31-35, 54, 55]，一些研究组中已经使用一系列超快成像取代了标准方案中的第 1 期增强，结果详见本章后续内容。

超快序列——常规傅里叶采样方法

Jansen 等[35]、Pinker 等[54] 及 Planey 等[56] 使用传统的傅里叶采样方法以高时间分辨率成像，研究乳腺内对比剂的流入过程。这些研究中，时间分辨率的提高是以大大降低扫描范围或降低空

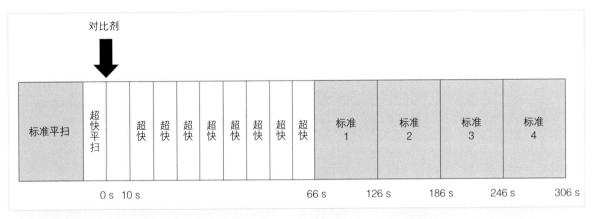

图 3.2 3 T 扫描方案（超快扫描，每期 7 秒）。

间分辨率为代价的（例如，Pinker 等将空间分辨率从 1 mm 的各向同性体素降低到 1.7 mm）[54]。然而，这些研究显示，与标准的低时间分辨率图像相比，这些研究在侵袭前病变的显示和药代动力学参数获得的估计方面具有优势。

芝加哥大学的研究揭示了动脉、静脉、恶性病变、良性病变和正常实质的早期增强特点，并评估早期动力学参数在鉴别良恶性病变中的表现，还探究了超快序列在病变检出率方面的潜在优势。该方案使用常规傅里叶采样进行稳健的定量分析，并使用一种新的分析方法来识别快速增强的病变。无论供应商或扫描仪类型如何，这些研究中使用的采集方案都可以在临床环境中轻松实现。在对比注射后的第 1 分钟内，以较低的空间分辨率和相对较高的敏感度编码（SENSE）加速因子（并行采集）获取图像，以生成双乳腺脂肪抑制图像，时间分辨率在 6.2～9.9 秒（使用此方案可以获得更高的时间分辨率，尤其是使用 3 T MRI 时）。在早期 60 秒的快速成像后，使用具有高的空间分辨率、中等 SENSE 因子和低时间分辨率的标准临床方案获取后续图像。可参见表 3.1 超快序列与传统高空间分辨率序列扫描参数差异。

超快序列提供了注射对比剂后 1 分钟内的动力学的信息，而随后的高空间分辨率采集则有助于评估小病灶的形态。研究显示，超快序列的增强早期 1 分钟内动力学的新特征及高时间分辨率成像的潜在诊断效能。

在一项早期研究中[31, 32]，使用超快 DCE-MRI 扫描了 23 例患者，这些患者经活检证实有病变或先前影像学检查发现病变（包括 DCIS、浸润性癌和良性病变）。此研究使用 3T-TX 扫描仪扫描，使用 16 通道双侧乳腺线圈。DCE 序列包括 1 次标准序列，注射对比剂后 50～80 秒的超快序列，然后是 4 次标准序列（使用扫描参数见表 3.1）。静脉注射对比剂（0.1 mM/kg，钆贝葡胺），速度为 2 mL/s。

最大信号强度投影（maximum intensity projection, MIP）可以很清楚地显示动脉的强化，从而确定对比剂到达乳腺的时间。因此，使用对比剂到达乳腺动脉的时间而非注射时间来测量病变强化的时间，消除了生理性因素（如心输出量）引起的变异。研究人员开发了一种数字化滤波器来识别强化的体素，并减少由于噪声或伪影引起的伪强化，并仅使用具有显著且稳定增强的体素进行动力学分析。

在影像科医生的指导下，在超快和标准图像（每个时间点）上绘制病灶的感兴趣区域（region of interest, ROI），并在每个时间点上测量平均信号强度。所有病例的背景实质强化（background parenchymal enhancement, BPE）都是通过手动分割无病变层面的中央区域，并测量每个时间点的平均信号强度。此外，还测量了每个时间点病变的供血动脉的信号强度。对于恶性病变、良性病变和实质，仅在高时间分辨率时间点计算信号强化百分比（percent signal enhancement, PSE）与简易（仅流入）经验数学模型（empirical mathematical model, EMM）[57-59]。

$$PSE(t) = A(1-\exp(-\alpha t)) \qquad (3.1)$$

其中，A 是强化百分比的上限，α 是流入率（秒）。根据 EMM 参数，计算出三个次级参数：① 强化-时间曲线下的初始面积（iAUC）[60]；② 达到 90% 最大强化率的时间（T90）；③ 初始斜率（定义为流入率与最大强化的乘积）。T90 被用作峰值时间强化的替代物。

通过计算每个时间点病变信号增加与正常实质信号增加的比例来量化病变的强化程度。

$$r(t) = \frac{\left[S(t)-S_0\right]_{病变}}{\left[S(t)-S_0\right]_{实质}} \qquad (3.2)$$

超快 DCE-MRI 减影图像和强化梯度减影生成的 MIP 图像（图 3.3a～d、g、h）可显示血管的强化，包括肿瘤周围扭曲的供血动脉的超早期强化，以及随后的肿瘤强化。强化梯度图像（后续图像减去前次图像）显示动脉中的信号缓慢增加，在图 3.3g 中，可见病变后方和侧方的血管影，在病变强化后立即出现，这可能是引流的静脉。对于大多数病例来说（19/20），在超快序列的第 2 期或第 3 期，内乳动脉有明显的强化（＞20%）。其中 3 例，病变供血动脉与内乳动脉同时开始强化。在其他病例中，供血动脉的强化晚于内乳动脉。

在注射后的第 1 个时间点（大多数情况下只有心脏开始强化），整个视野（FOV）中显著增强的体素的平均百分比占 0.4%，并在第 4 个时间点单调上升到 5.7%±1.9%，占整个视野的 7.3%±2.5%。这意味着对比剂注射后早期的强化非常轻微。

强化开始时间（time to enhancement, TTE）图有助于可视化病变开始强化的时间和病变内 TTE 的异质性。良性和恶性病变的 TTE 图的示例见图 3.4。恶性病变的平均 TTE（18.4±12.9 秒）比良性病变（43.5±36.1 秒）短得多（$P < 0.01$）。在这些图中还可以看出病变内 TTE 的异质性。在

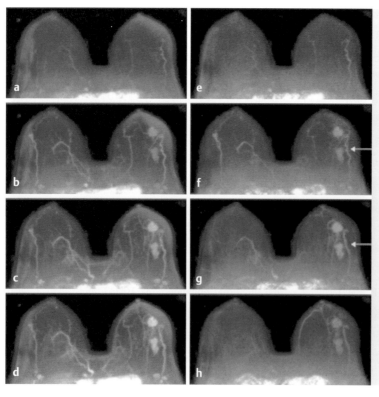

图 3.3 超快减影（a～d）和强化梯度（e、g、h）的 MIP 图像。每幅图像的右侧均可见 2 例浸润性导管癌。图像采集的时间分辨率为 9 秒。箭所指为病变的供血动脉（f）和引流静脉。

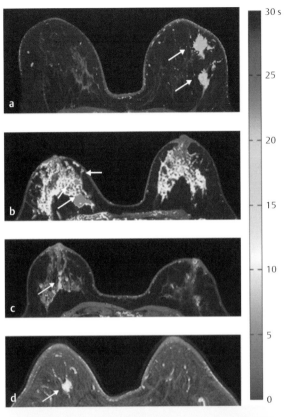

图 3.4 TTE 图，用箭标记的病变：（a、b）浸润性导管癌；（c）复杂硬化性病变；（d）纤维腺瘤。

良性病变 ROI 内，TTE 的平均病变内变异系数为 0.58 ± 0.37，在恶性病变中为 0.38 ± 0.51。因此，强化早期的异质性可能是癌症的另一个标志物，这个特征只能从超快 DCE-MRI 中获得。

开始注射对比剂后，ROI 内平均信号增加率的函数见图 3.5，图中含有恶性肿瘤（$n=18$）、良性病变（$n=15$）和 BPE（$n=20$）的强化随时间变化特征。平均而言，相对于良性病变和正常实质，恶性肿瘤在第 1 分钟内强化最明显。为了便于说明，使用动脉到达时间的平均值（相对于注射时间的 11.6 ± 5.8 秒），将平均 EMM 与恶性病变、良性病变和正常实质强化数据拟合的 EMM 图用实线表示。良性和恶性病变的 EMM 参数与早期增加率之间存在显著差异（Bonferroni 校正后）。

在早期超快采集期间，病变的可见性（与所有其他病变对比）最高，尤其是在注射后的第 4 个时间点时，其平均值为 11∶1。在 BPE 显著的病例中，超快序列与常规序列之间在病灶显示方面差异最为显著。对于这些病例来说，病变可见性最佳的时间出现的太早，因而无法在标准临床

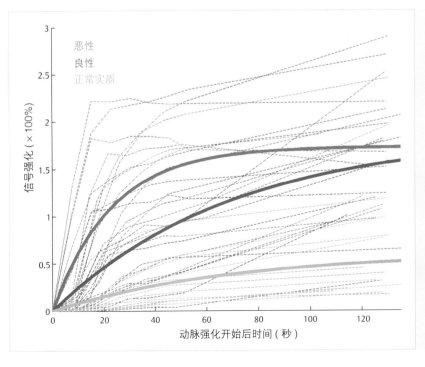

图 3.5 恶性病变、良性病变和正常实质强化的强化曲线图。虚线对应每个病变的曲线图；实线是使用经验数学模型的平均拟合结果。

方案中被检出。超快序列 3 个时间点的减影图像和标准临床方案的第 1 个时间点见图 3.6，该图展示了 1 例纤维腺瘤及其周围的浸润性导管癌。

这些初步研究结果表明，超快序列可以准确地测量病变、血管和乳腺实质的早期动力学参数。超快成像可以分析 TTE，并考虑到动脉开始强化的时间。此外，还可以测量动脉内造影剂的传播速度，并用于估计动脉血流速度。这在时间分辨率超过 1 分钟的常规 DCE-MRI 中是不可能实现的。因此，超快成像可以评估局部血管特征，同时减少心输出量等个体差异。结果表明，超快成像可以发现早于 BPE 的病变，从而使病变可见性更加明显，尤其对 BPE 显著的病灶显示非常有价值（多见于年轻女性）尤其有用[61-63]。这与早期通过 7 秒时间分辨率扫描有限数量层数（包括可疑病变及其周围）获得的结果一致，并证明该方法检测到 DCIS 早期强化与正常实质之间的显著差异，从而提高了小弥漫强化性乳腺癌的可见性。良性和恶性病变之间某些动力学参数的平均值差异很大，表明超快参数的动态范围很大。

虽然芝加哥大学目前临床上使用的方案可检

测动脉和静脉的大致"初始强化时间"，但时间分辨率不足以分辨对比剂的详细曲线特征。更高的时间分辨率将允许精确测量 AIF 和对比剂到达的精确时间。这些参数可以与对比剂流入的参数测量相结合，以提高诊断准确性。

这项研究是在 3 T 扫描仪上进行的，而美国大多数临床扫描是在 1.5 T 下进行的[11]。在 1.5 T 扫描仪上也开展了相似的快速扫描方案，时间分辨率（至少 9 秒）相对较低，图像质量良好。这里描述的方案被用作芝加哥大学的临床方案（1.5 T 和 3 T）。

Mori 等以 10 秒的时间分辨率在 1.5 T 下实现了类似的超快扫描（表 3.2）。在一项对 33 例患者的研究中，评估了病变的图像质量和动力学特征，其中共包括 33 个病变（15 个良性病变和 18 个恶性病变）。使用 Yu 等描述的方法计算每个病例的信噪比（SNR）[64]。超快 DCE-MRI 的 SNR 低于标准 DCE-MRI，但差异没有统计学意义。病变对比噪声比（CNR）是通过比较纤维腺组织和感兴趣的病变的信号来计算的（如 Song 等所描述的方法）[65]。首次发现主动脉强化时的 CNR 和随后

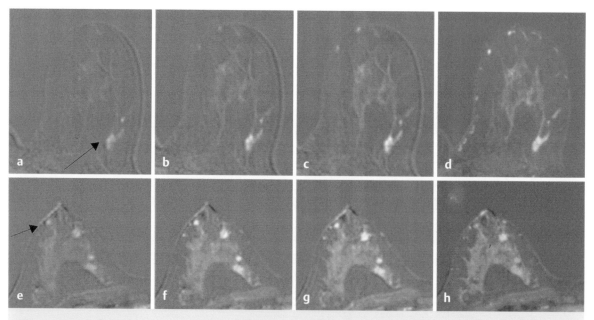

图 3.6　BPE 在稍晚时间点（a~c）和（e）降低病变（箭）可见性的病例；（f、g）是超快序列；（d）和（h）在 2 分钟获得的高空间分辨率强化图像。病变（a、b）和（d）纤维腺瘤，在早期图像中可见卵圆形边界肿块，（e~h）浸润性导管癌卫星灶，在（f）和（g）中清晰可见，但在（h）中显示相对欠清楚。

表 3.2　1.5 T 设备超快与标准扫描参数

参　数	超快序列	标准序列
TR/TE（ms）	4.7/2.3	5.5/2.7
采集体素大小（mm³）	1.5 × 1.5 × 3.5	0.8 × 0.8 × 2
SENSE 加速参数（RL）	4	3
SENSE 加速参数（FH）	2	2
Half-scan（傅里叶函数）	0.75（ky）；0.85（kz）	0.85（ky）；1（kz）
时间分辨率范围（s）	10	60
分层	110	200
翻转角	12°	
视野（mm）	360	
脂肪抑制	SPAIR（TR：245 ms；反转延迟：110 ms）	

注：TE，回波时间；TR，重复时间。

表 3.3　3.0 T 设备超快与标准扫描参数

参　数	超快序列	标准序列
TR/TE（ms）	2.8/1.5	5.2/2.6
采集体素大小（mm³）	1.1 × 1.7 × 4	0.7 × 1.2 × 1.8
SENSE 加速参数（RL）	3.2	1.6
SENSE 加速参数（FH）	2.2	1
Half-scan（傅里叶函数）	0.7（ky）；0.7（kz）	0.75（ky）；0.8（kz）
时间分辨率范围（s）	3	60
分层	80	170
翻转角	10°	
视野（mm）	350	
脂肪抑制	SPAIR（TR：153 ms；反转延迟：57 ms）	

注：TE，回波时间；TR，重复时间。

的时间点的 CNR 低于其余超快和标准 DCE 期相（图 3.7b）。研究还计算了病变相对于 BPE 的可见性；超快序列中的病变可见性（或对比度）高于早期标准序列。然而，这些差异并不显著（图 3.7c）。在 BPE 显著的病例中，超快序列与常规序列在病变可见性的差异最为明显。

在 Mori 等的另一项研究中[66]，这项研究是在 3 T 扫描仪上实施的（表 3.3），评估了使用病灶早期强化特点对病变进行鉴别诊断的效能。本文入组了 37 例患者，其中良性病变 15 例，恶性病变 22 例。在 3 T 下，使用时间分辨率为 3 秒的超快序列获得的横断位 MIP 图像见图 3.8。在每个病变的 ROI 中计算每个体素的相对强化率。通过分析整个 ROI 内的相对强化直方图，比较良、恶性病变在不同超快时相的强化率。对于每个病变，计算从直方图的第 50 百分位数到最大强化体素的值。结果显示，良、恶性病变的相对强化差异有统计学意义，尤其是在主动脉强化后的前 2 个时间点。例如，主动脉强化后第 1 个时间点的第 90 百分位数的值在恶性病变和良性病变分别为

111% ± 67% 和 26% ± 29%。在随后的期相，这些值在恶性病变和良性病变分别为 160% ± 61% 和 57% ± 53%。作者认为这两个阶段是检测良、恶性病变的对比剂流入差异的最有效的方法。

Pinker 等报道，结合高时间分辨率和高空间分辨率（类似前述）可以准确地检测和评估乳腺病变，灵敏度为 100%，特异度为 72.2%[54]。在本研究中入组了 34 名患者，以大约 13 秒的时间分辨率采集了超快 DCE 图像，并在注射对比剂后 3.5 分钟采集 TIC 信息。

超快成像除了具有提高灵敏度的潜能，还可以通过排除对比剂到达乳腺后的早期没有异常强化的病变来提高特异度。

滑窗和视图共享方法

为了提高 DCE-MRI 的时间分辨率，人们使用了许多非标准的采集方法。很多研究人员关注于视图共享或滑窗重建技术（如 DISCO、TWIST、TRICKS、4D-TRAK）[67-70]，这些技术需要较 k 空间外周区域，更频繁地填充 k 空间的中心区域，并组合来几个 k 空间数据以获得较高空间分辨率

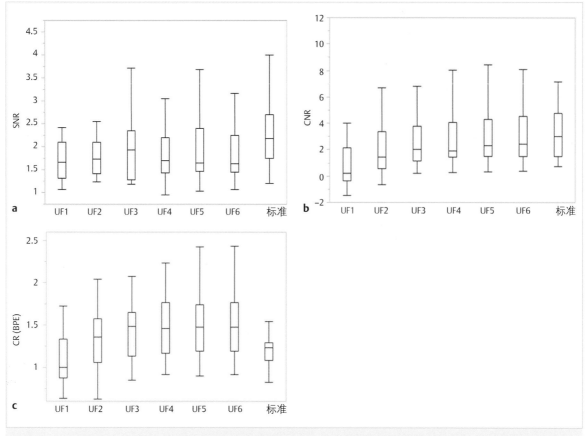

图 3.7　箱式图显示了超快 DCE-MRI（UF1～6）和标准 DCE-MRI 强化后与 SNR（a）、CNR（b）和对比度（CR）与 BPE（c）的关系。（a）超快 DCE-MRI（UF1～6）与标准 DCE-MRI 的 SNR 无显著差异。（b）UF1 和 UF2 的 CNR 低于 UF3、UF4、UF5、UF6 和标准 DCE-MRI。（c）显示 UF2～UF6 的 CR（BPE）高于标准 DCE-MRI。

的图像。这些采集方法之一的示意图见图 3.9，即其中以不同的时间分辨率采集 k 空间的不同区域，然后组合以形成全采样图像。

　　Mus 等[71] 使用时间分辨交叉随机轨迹显像（time-resolved angiography with interleaved stochastic trajectories, TWIST）技术[72]，在 DCE 序列的超早期实现了高时间分辨率（4.3 秒）双乳成像。结果显示，在超快和标准图像上都能显示所有病变，动力学曲线的最大强化斜率（maximum slope, MS）在病变良恶性分类方面表现良好，ROC 曲线下的面积为 0.83。Platel 等使用 TWIST 方案进行扫描，结果显示，在动力学参数中加入形态学特征提高了诊断准确率，较单用低时间分辨率图像诊断效能高。他们评估了"到达最大强化斜率时间"作为诊断恶性的一个标志物，在良性和恶

性病变鉴别诊断方面表现良好（Az=0.73）。Mus 等评估了使用 TWIST（时间分辨率 4.3 秒）获得 157 名女性的 DCE 数据，发现在区分良性和恶性病变方面，TTE 比动力学曲线诊断效能更好。这些研究结果证实了病变开始强化的时间和速度可能具有重要的临床意义。

　　基于笛卡尔采集的 k 空间共享三维容积快速动态成像（differential sub-sampling with cartesian ordering, DISCO）也被用于快速 DCE-MRI 成像。该序列对椭圆形 k 空间区域进行采样，以不同的采样频率对 k 空间的不同区域进行采样，并组合来自不同 k 空间区域的信号重建图像。Saranathan 等[73, 74] 使用这种方法以 9 秒的时间分辨率获取数据，同时保持 1.1 mm 的面内分辨率和 1.2 mm 的层厚。结果显示，与时间分辨率相同但空间分

图 3.8 新诊断为浸润性导管癌的 64 岁女性的术前 MRI。超快 DCE-MRI 的横断位 MIP 图像（超早期）显示，左乳有一个肿块性病变。（a）超快序列显示初始强化时相被称为 UF1。（b～e）随后的时相（每期 3 秒）称为 UF2、UF3 等。（b）检测到来自内乳动脉的供血动脉（箭）。（c～f）在 MIP 图像（每期 3 秒）中均可见肿块呈不均匀持续强化。（f）标准 DCE-MRI。UF2～UF6 的病灶与 BPE 的对比度高于标准 DCE-MRI。

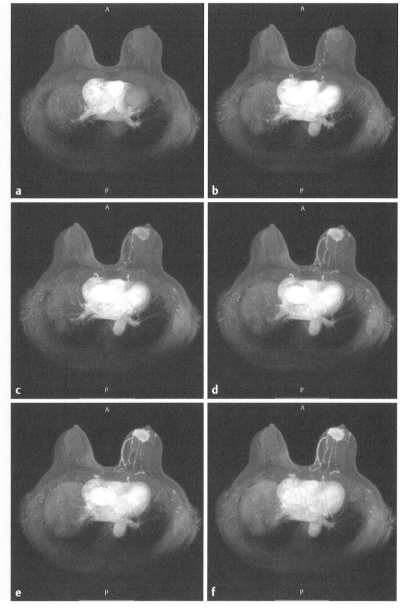

图 3.9 高时间分辨率成像的 TWIST 方案示意图，其中 k 空间被分成三个区域，即中心部分"A"和两个外周区域"B1 和 B2"。重建图像的有效帧速率取决于"A"获取之间的时间。每个重建图像由最接近给定中心区域的"A"区域、"B1"和"B2"区域组成。"B1 和 B2"的更新频率低于"A"。

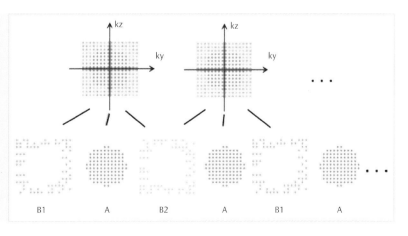

辨率较低的常规全采样采集相比，图像质量有所改善（根据影像科医生的评分）。

虽然这些方法获得了高质量的图像并捕捉到了病变中早期的强化特征，但它们以相对较低的时间分辨率采样 k 空间的外周部分，这使得强化的动力学特征难以解释，特别是包含高空间分辨率特征的小的特征。因此，采集的图像可能不能反映信号强度的真实变化，反而使得病变动力学的定量分析复杂化。

压缩感知

压缩感知（compressing sensing）也是被用于快速 DCE-MRI 成像的一个采集技术，在不显著降低空间分辨率的情况下，进行快速采集[75-78]。压缩感知利用采集数据的稀疏性（或者更具体地说，图像在某些适当的变换中是稀疏的）来从欠采样数据中重建图像。当数据被随机采样时，这些方法将获得有用的图像，因此不存在因欠采样而产生的相干伪影。对于乳腺 DCE-MRI，压缩感知技术的应用关注这样一个事实，即乳房注射对比剂后的强化相对稀疏的，因此图像可以分解为基线部分和稀疏的基于时间的分量。Wang 等[77]提出了一种基于参考图像的压缩感知（reference image based compressed sensing, RICS）技术，用于获取超快乳腺 DCE-MRI。在该方法中，使用全采样的数据（在注射对比剂之前和所有 DCE 系列之后获取）来形成参考图像。然后，注射对比剂后，进行随机欠采样数据采集。不同时间的图像由增强后数据减去参考图像进行重建获得。最后，通过将重建的 DCE 图像的时间信息添加到参考图像中，从而获得重建 DCE 序列图像。RICS 方法可获得与从全采样数据测量的曲线高度相关的对比剂流入曲线，并且在不显著降低空间分辨率的情况下，获得高达 10 倍的加速采集系数。

Otazo 等[79, 80]建议使用低秩稀疏（L+S）矩阵分解方法来加速乳腺 DCE-MRI 的采集。在这种方法中，在低秩分量中捕获图像的背景分量，在稀疏分量中捕获时间变化的信号。该方法用于获取时间分辨率为 2.6 秒、层面内分辨率约为

1.1 mm 且各向同性、层厚为 4 mm 的双侧图像。Otazo 等证明，与标准压缩感知相比，L+S 方法产生的图像更适合于乳房精细结构的显示。

虽然压缩感知技术可以获得高加速因子的高质量图像，但仍然存在一些缺陷。它们容易受到压缩感知重建往往不完全抑制的伪影的影响，特别是混叠伪影和类似于噪声的模糊[81, 82]。这个技术中的几种方法需要离线重建图像，这可能会影响临床工作流程。这些技术目前尚未广泛使用，也可能需要专门的软件补丁。压缩感知仍然是一个活跃的研究领域，其中一些挑战在未来几年可能没有意义，特别是在供应商将这些方法纳入标准采集软件的情况下。然而，为了了解这些方法对重建图像的影响，我们必须对压缩感知技术进行仔细分析。Smith 等[75]分析了压缩感知对从 DCE-MRI 数据中提取的定量参数的影响，并发现在加速因子为 4 倍时，以全采样数据为金标准，肿瘤的药代动力学参数 K^{trans} 的平均误差为 12%。这些结果强调了对加速 DCE-MRI 的新方法进行验证研究的重要性，特别是要对图像进行定量分析时。

本章讨论的超快 DCE-MRI 研究结果表明，早期增强的时机和速度是进行恶性疾病诊断的标志物。超快序列提供了病变相关早期增强对比度流入的动力学的新信息，这可能对乳腺疾病的良恶性鉴别诊断有价值，并在增强延迟期获得高空间分辨率图像时提供评估小病变形态分析所需的细节。有必要进行更大规模的临床试验，以评估从超快序列参数的诊断灵敏度和特异度。近期，Kuhl 等证明了一种简化 DCE-MRI 方案在乳腺癌筛查中的价值[8]。在简化方案中添加超快 DCE 成像，可以在不显著增加扫描时间的情况下，帮助病变检出和诊断。增强和减影的 MIP 图像及 TTE 图，可能为影像科医生提供一种有效方法，用于分析早期增强动力学特征。

3.4.4 动态磁敏感对比增强成像

大多数临床检查方案检测的是当对比剂流入可疑病变时，T1 时间的变化。然而，MRI 对

比剂由于具有高磁敏感性，也会产生局部磁场梯度。这一点在 Gd 基础对比剂中尤其明显。因此，对比剂降低了组织 T2*。在对比剂首过组织时，大多数对比剂分子在血管中，T2* 的变化最大，进而导致血管内和血管外空间的局部磁场有很大且迅速的变化。因此，可以利用 T2*W 的梯度回波序列来检测这些变化[83, 84]，该序列包括具有两个或更多回波的梯度回波序列。T2* 的变化可以用来跟踪对比剂进入病变的情况，并清楚地显示病变的血管结构。这种方法最初用于评估脑血流和脑组织的异常[84-86]，但也被一些研究小组用于检测和评估乳腺癌。Kuhl 等报道，在健康人的乳腺实质中，T2* 变化非常轻微，而在恶性肿瘤中 T2* 变化很大，推测是因为肿瘤内含有大量致密血管[87]。T2* 变化与对比剂浓度的关系取决于血管的空间形状，包括相对于主磁场的方向。因此，对动态磁敏感数据的定量分析是非常

具有挑战性的。然而，可以使用多梯度回波方法将动态磁敏感和常规 T1W 成像相结合，构建基于 T1 的变化和基于血管增加造成 T2* 变化的定量分析[83]。

3.5　总结

随着 MRI 硬件显著改进，特别是并行采集、增强的梯度性能、前置放大器和数字转换器的改进，以及图像采样和重建的新方法，DCE-MRI 的策略正在迅速变化。这项新技术大大提高了乳腺 MRI 的灵敏度和特异度，并有可能显著降低乳腺癌的危害和死亡率。然而，各种各样的新方法对开发标准化的定量指标提出了挑战，这些参数不受扫描仪的类型、数据采集和分析的方法的影响，进而可以广泛用于乳腺癌诊断的临床实践中。这个问题将通过数据定量分析来部分解决，详见第 12 章。

参考文献

本篇文献详见 https://www.sstp.com.cn/video/20240926/1/list.html。

4

筛查性 MRI：临床应用

Gillian M. Newstead

罗　舟　汪登斌　译

摘要

采用 AB-MR 技术对中等风险（15%～20%）和/或乳腺组织致密的女性进行乳房筛查，是一项创新性和具有挑战性的工作。本章将讨论实践中 AB-MR 的扫描协议、技术要求、招募和临床工作流程。为了达到最佳的筛查效果，乳腺成像机构需要重新考虑并调整 MRI 工作流程，以便在保持 MRI 技术参数和诊断最佳的同时，能够高效地完成大量人群筛查。约 50% 女性乳腺组织致密（BI-RADS 乳腺构成分类为 c 类或 d 类），这种情况下乳腺 X 线摄影检查的灵敏度降低，重叠的腺体组织可能会导致假阳性的召回增加。对于这些人群，AB-MR 筛查已被证明是一种更灵敏的筛查方法。

如果 AB-MR 乳腺筛查能降低成本、提高效率从而顺利开展，将对女性大有裨益。因为 AB-MR 较其他成像方法能够检出更多高级别癌、减少间期癌并降低淋巴结阳性率。不论采用的扫描序列是简化序列或完整序列，筛查 MRI 阅片的基本原则是类似的。本章将介绍如何使用 BI-RADS 术语描述背景实质强化和 MRI 检出的病灶（包括 10 例背景实质强化、21 例乳腺筛查检出的良恶性病灶）。

关键词：AB-MR 技术、AB-MR 设备、检查前安排和准备、AB-MR 成像程序、注意事项和禁忌证、AB-MR 筛查招募、AB-MR 筛查费用、MRI 筛查阅片、筛查 MRI 报告、乳腺影像审核。

4.1　引言

乳腺 MRI 已成为高危女性筛查的主要方法，相比乳腺 X 线摄影和超声，MRI 对乳腺癌的灵敏度更高。尽管多年来，更高的磁场场强、越来越多乳腺线圈通道数及先进图像分析方法，乳腺 MRI 成像得到很大改进，但用于乳腺筛查的主要成像方法基本保持不变。标准 MRI 方案包括 T2WI 平扫、DCE-MRI 序列（即静脉注射钆基对比剂前和注射对比剂后 5～7 分钟的多期 T1WI 成像）[1]。目前，不论是筛查或诊断性的医生转诊，患者都接受同一套扫描方案。几乎所有早期的高危女性人群筛查试验（采用诊断性 MRI 的完整扫描方案）都显示，MRI 的灵敏度高于乳腺 X 线摄影，但特异度较低。随着技术的成熟，由于成像技术的改进和影像科医生专业知识的提高，MRI 筛查的特异性也随之提高。目前，MRI 筛查建议 6 个月随访的概率、活检阳性率（PPV3）已与乳腺 X 线摄影筛查相仿。

《乳腺密度通知法案》改变了对致密型乳腺的女性筛查的现状，目前学界正在寻求新的方法进行补充筛查[2]。尽管 MRI 灵敏度高，但由于一些客观原因（主要包括检查时长和费用），MRI 筛查一般仅限于高危女性。完成一次标准 MRI 检查需要 30 分钟以上，检查费用远远高于乳腺 X 线摄影，而且大多数放射科的现行流程无法高效进行大规模 MRI 筛查。针对高危女性的大型前瞻性筛查研究采用每年一次乳腺 X 线摄影和每年一次

MRI，年度同步筛查可以方便地进行两种方法的互相对比，以进行解释和审核。

4.2 简化 MRI 序列

AB-MR 是一种低成本、高效率的筛查方法，工作流程简化、阅片时间短是任何基于图像的筛查的基本要求。简化的方案通常只包括 1～2 期增强图像，理论上第 1 期增强图像上癌灶的强化最明显且背景实质强化较弱。简化 MRI 的概念由 Khul 医生首创，她于 2014 年发表了一项利用简化 MRI 的前瞻性临床研究结果[3]。在这项研究中，先用 MIP 图像进行快速概览、判断是否存在明显强化，这一方法大大缩短了影像科医生的阅片时间。随后利用减影图像进一步审查异常强化灶，给出 BI-RADS 分类。虽然获得了完整的动态增强序列图像，但是快速强化病灶都是在第 1 期减影图像上确定的。该研究入组了 443 名乳腺癌一般风险至中等风险女性，共进行了 606 次乳腺 MRI 筛查。结果显示，在本研究发现的 11 个乳腺癌中，4 个（36%）为导管内癌，7 个（64%）为浸润性癌，中位大小 8 mm，均不伴淋巴结转移。所有受试者在入组时都接受了常规乳腺 X 线摄影检查，MRI 检出的额外乳腺癌为 18.3/1 000。影像科医生对 MIP 图像的阅片时间小于 3 秒（通过判断是否有明显强化），若 MIP 图像存在明显强化，进一步解读断层图像需时不超过 30 秒。AB-MR 阅片时间缩短，与乳腺 X 线摄影批量阅片需时相仿，大大短于断层摄影的阅片时间。尽管 AB-MR 很可能不足以作出完整诊断，但在筛查中，本研究显示出较高的检出率，而且假阳性率不高，这标志着这一方法是一项高质量的筛查。这些结论促使其他研究者考虑进一步开发更短的乳腺 MRI 扫描方案用于筛查。

随后使用 AB-MR 的研究进一步支持了缩短扫描时间的筛查理念。不同方案都采用了平扫加 1～2 期增强，有的增加了 T2W 序列。结果显示，AB-MR 与常规完整序列效果相当[3-6]。在美国，AB-MR 已被纳入部分临床实践，并根据北美常用的技术进行调整。AB-MR 筛查通常扫描时间少于 10 分钟，而完整的诊断性 MRI 序列需要 20～40 分钟。一般来说，AB-MR 只有 T2WI 扫描、T1WI 平扫及第 1 期增强。需要注意的是，由于没有进行延迟增强扫描，AB-MR 无法进行标准的动力学特征评估。美国和德国正在进行的一项 ECOG/ACRIN 临床试验（名为"AB-MR 和数字乳腺 X 线断层摄影在致密型乳腺女性乳腺癌筛查中的比较"，编号 EA1141）将为 AB-MR 筛查的有效性提供更多依据[7]。AB-MR 不仅有可能实现与完整诊断序列相媲美的诊断敏感性，而且还能缩短扫描时间，降低费用。引入这项有前景的乳腺 MRI 新应用将是一种挑战，唤起人们对早期乳腺 X 线摄影筛查的回忆，当时影像科医生对检查方法进行改革，以提高效率和接诊人次[8]。超快（加速）MRI 扫描可以缩短每期扫描时间（3～7 秒），并且可被纳入 AB-MR。已有各种不同的超快 MRI 技术发表（见前一章）。虽然大多数已发表的临床研究都是可行性研究，但有一项多中心研究比较了超快速筛查 MRI 与完整诊断方案[9]。结果显示，完整诊断方案与超快方案的敏感性没有明显差异（0.86 vs. 0.84，$P=0.50$），超快方案的特异性明显较高（0.76 完整方案 vs. 0.82 超快方案，$P=0.002$），阅片时间也显著缩短。

4.3 AB-MR 筛查适用人群

辅助性 AB-MR 年度筛查的目标人群将是 40 岁以上无症状的女性，其风险轻度至中度增加（15%～20%）和 / 或乳腺 X 线摄影发现为致密型乳腺。随着技术的进步，用 AB-MR 对高危女性进行 MRI 筛查可能也是有效的，但需要更多的数据来支持这一假设。如前所述，大约 50% 女性属于致密型乳腺（BI-RADS c 类或 d 类），在这种情况下，乳腺 X 线摄影检查敏感性降低，重叠的致密组织可能会导致假阳性的召回增加。在一些医疗实践中，影像科医生已经实施了他们自己的风险评估程序，在大型乳腺中心，可能还有专门的遗传咨询师协助影像团队的工作。近年来，美国有一半以上的州通过了强制性的《乳腺密度通知法案》，另外有几个州已提案[2]。这些法案通常建议，对于乳腺 X 线摄影检查发现乳腺组织致密的女性，应考虑进一步行辅助性的影像学筛查。根据《乳腺 X 线摄影质量标准法案》这一全国性法规[10]，医生应当以书面形式、用通俗语言向每一位乳腺组织致密的女性解释这种表现很常见，并非异常，但致密型乳腺组织会使乳腺 X 线摄影更难发现乳腺癌，乳腺癌的风险也可能更高。这些书面报告告知女性，并建议应与各自的医生讨论进一步辅助性筛查的利弊。

对于乳腺癌中高风险女性人群，提高检出率可使之获益，这些信息需要通过继续教育向医学界普及。可通过在社区医院、诊所及区域性或全国性乳腺健康组织举办研讨会、学术会议等形式，强调 AB-MR 的益处和高效性，以及筛查和诊断性 MRI 检查的区别。可向医生、遗传咨询师、参与乳腺诊疗的专业人士分发相关出版物；当地影像科可以给转诊医生分发小册子和文献，也可放置在检查等候室中供患者自取。对于既往已有全视野数字化乳腺 X 线摄影（FFDM）提示乳腺组织致密的女性，可在她们行常规乳腺 X 线摄影筛查时，直接告知进一步 AB-MR 筛查的价值。

4.3.1 设备

场强

多数乳腺动态增强 MRI 检查仍然使用 1.5 T 场强，然而近来高场强（3 T）及更多通道线圈的应用日益增多[7]。Elsamaloty 等的研究显示，在 3 T 场强下，DCE-MRI 的灵敏度、特异度都有所提高，分别为 100% 和 93.9%[8]。Rahbar 等的研究称与 1.5 T MRI 相比，3 T MRI 显示的导管原位癌（DCIS）病灶大小与最终病理大小相关度更高，据此得出结论，在术前评估病灶范围时，高场强 MRI 更准确[9]。尽管两种场强都可以满足 MRI 筛查，这些新近研究表明，随着高场强 MRI 应用增多，可能进一步提高 MRI 检查的灵敏度和特异度。

对比剂注射装置

建议使用高压注射器注射对比剂，它能设定钆基对比剂（GBCA）的注射时间，确保每个患者每次的注射速率一致。注射剂量根据体重计算，标准剂量为 0.1 mmol/kg，应以团注方式注射，注射速度为 2 mL/s，然后用至少 10 mL 生理盐水冲管[10]。标准化注射对接受年度筛查的女性特别重要，因为有必要直接比较两次检查的动力学参数，消除因注射速度不同导致的变化才能进行有效比较。

4.4　检查前安排和准备工作

精简的工作流程是组织良好的筛查的关键，一个高效的乳腺 MRI 筛查项目需要训练有素的调度和接待人员。FFDM 和 AB-MR 检查可以同时安排，这样就可以在 1 小时内完成两种检查。值得注意的是，目前 ACS 指南对高危妇女进行乳腺 MRI 筛查的建议并没有涉及 MRI 与 FFDM 的时间安排。因此，筛查方案根据患者喜好，可以选择每年同时接受两种检查，也可以选择每 6 个月交替进行 AB-MR 和 FFDM 检查。

为了在 AB-MR 检查当天实现高效的工作流程，事先的准备工作是至关重要的。应对患者进行预检，了解（通过电话或其他方式）其是否有幽闭恐惧症、过敏倾向或既往对对比剂的反应史、是否有植入性装置和肾脏疾病史。一些单位在预约日期前通过邮件或电子邮件向患者提供信息，内容包括检查时长、注射对比剂的必要性、后续需要进一步检查或活检的可能性；也可通过网页来提供这些信息。应在预约日之前通过电话与患者确认进行 MRI 检查的知情同意及相关付款和保险预授权等细节。一些女性在第一次进行乳腺 MRI 检查之前可能会有更多的问题，在确认检查预约之前，与影像科有资质的技术员或医生进行沟通可能会有帮助。

绝经前女性安排 MRI 筛查的时间需要特别注意。尽管绝经前妇女接受诊断性 MRI 检查时并不总是能根据月经周期来安排，但优先安排对筛查是有用的。通常建议乳腺 MRI 筛查应在月经周期的第 7~10 天进行，以减少背景实质强化（BPE），但最近的一些研究表明，BPE 的程度并不影响 MRI 的敏感性或特异性。研究显示，BPE

通常在月经周期的第 4 周增加，因此应尽可能避免在月经前行乳腺 MRI 检查。绝经后女性、接受放疗或抗雌激素治疗（三苯氧胺和芳香化酶抑制剂）的女性，BPE 会减弱。最好能够在正常乳腺纤维腺体的背景强化较低时进行检查，这时病灶强化更突出、假阳性更少[11-13]。为绝经前女性安排筛查预约需要灵活性，可能需要根据个人情况调整预约时间。使用口服避孕药的女性应遵守月经周期成像建议。某些女性可能会出现月经不调，特别是在围绝经期，不易选择适当的检查时机。在这些情况下，抽血估计血清孕酮水平有助于确定乳房 MRI 的最佳时间。若先前一次检查因 BPE 过于显著而无法诊断，这种方法此时就特别有用[14]。值得注意的是，最近的一份研究表明，激素替代疗法对绝经后妇女接受 MRI 检查时 BPE 的影响微乎其微[15]。

当被安排行 MRI 检查时，如果患者对她的体型是否能装入磁体孔和乳腺线圈有疑问，可以邀请她观看磁体和乳腺线圈并尝试摆位。如果摆位不成功，则应改为其他检查方式。如果可能，所有这些疑虑都应在筛查预约日之前解决。必须提前获取所有先前的影像学检查[16]，并在患者来参加筛查前将这些检查上传到 PACS 上。

4.5 检查流程

做 MRI 筛查的女性往往会焦虑，担心可能的恶性结果。单独的签到队列将最大限度地减少筛查患者与其他患者一起等待的焦虑，并加快工作流程。患者进入 MRI 室后，影像科技术员或护士应给患者明确的指示，并解释 MRI 检查程序。患者将按要求填写一份详细的问卷，以确认她对 MRI 检查或注射对比剂没有任何禁忌证，并签署知情同意书。然后，患者被引导到更衣区，换上患者的病号服，除去胸罩、珠宝、衣服拉链及其他金属物品。在 MRI 准备室，技术员或护士给患者打针开放静脉通道，并告知患者在注射期间和注射后手臂可能会有温热或刺痛感，可能向全身蔓延，患者在扫描期间必须保持静止，避免重复检查。患者俯卧于 MRI 检查台上，技术员将患者

乳房对称地置于线圈孔中，如果影像科医生要求，还可使用体表标志物标识乳头、可触及的肿块和瘢痕。应避免乳房组织在线圈边缘产生褶皱或重叠，可轻微压迫乳房以固定乳房，减少运动伪影。扫描过程中会产生间歇性噪声，应告知患者如果她希望在扫描过程中尽量减低噪声，可为她戴上能选择音乐的耳塞或耳机。重要的是，在扫描开始前，患者与影像科技术师或医生间应有口头交流的机会。应向患者提供警报装置，并告知患者当她启动警报时，将停止扫描并立即向她提供帮助。

扫描完成后拔出静脉针、压迫穿刺点，患者应在检查台上略坐一会儿再起身，避免眩晕，然后退出机房。患者换装后应在影像科留观 15 分钟左右，确认没有 GBCA 对比剂相关延迟反应再离开。

4.5.1 注意事项及禁忌证

幽闭恐怖症

一些患者进入 MRI 狭长的检查空间并保持不动大约 10 分钟后，会出现幽闭恐惧症[17]。幽闭恐惧症通常不严重，尤其当患者脚先入扫描仪而非头先入时，患者症状较轻。内置乳腺线圈的可移动推拉床设计为脚先入磁体，在这方面尤为有用（图 4.1）。当现场有两辆推拉床时还可以简化工作流程，一辆可以在机房扫描用，另一辆可以用在准备室为患者摆位。患者通常能够耐受检查，技术员可在扫描序列间与患者交谈，确保患者静止不动。在检查前观看机房和扫描仪可能对极度焦虑的女性有所帮助。曾有严重幽闭恐惧症的患者可能需要镇静剂，通常由为她开具检查的医生安排。当实施镇静时，必须安排另一人在检查后陪同患者回家。

过敏倾向

绝大多数接受 DCE-MRI 检查的患者对 GBCA 耐受良好。急性不良反应罕见，其概率低于碘对比剂。有多种过敏史、支气管哮喘或既往 GBCA 过敏史的女性发生过敏反应的风险更高。这些女性应向转诊医生告知过敏史。对此可以采取预防措施，包括检查前服用抗组胺药和皮质类固醇药

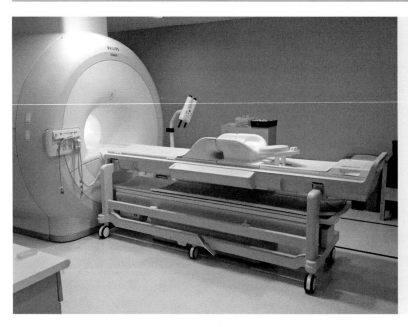

图 4.1 线圈推拉床。

物。对于有严重过敏症状的女性，应平衡 MRI 的潜在获益和严重过敏反应的潜在风险。然而，需要注意的是，GBCA 和碘对比剂之间没有交叉反应。

异物

MRI 的绝对禁忌证包括铁磁性颅内动脉瘤夹，以及与 MRI 不兼容的植入式电子设备（如起搏器、植入式心律转复除颤器和神经刺激器）。植入血管内支架、金属螺钉或金属板的女性在手术 6 周后可以安全地接受乳腺 MRI 检查。在进行任何 MRI 检查前，都要询问患者是否有被金属物体（金属片、金属屑）伤及眼睛的病史，在某些情况下，可能需要拍摄眼眶 X 线平片来检测是否存在金属异物。还应询问患者是否有文身或永久性化妆（包括眼线）。如果文身面积大或颜色很深，可能含有铁质颜料，文身组织射频加热可能导致局部灼伤。若文身组织位于用于射频传输的线圈范围内，则可能发生烧伤。MRI 检查过程中，在文身部位局部放置冷敷或冰袋可能减轻热效应。ACR 关于 MRI 安全操作的指导文件中有更多相关信息[18]。

肾功能

建议 60 岁以上女性，在行乳腺 MRI 筛查前的 30 天内，应进行肾功能检查，检测肌酐水平并估算肾小球滤过率（glomerular filtration rate, GFR）。有膀胱或肾脏疾病、糖尿病或心血管疾病史的年轻女性也应进行肾功能检查[19, 20]。肾功能严重受损的女性应避免进行 AB-MR 筛查，因为注射 GBCA 可能导致一种罕见的并发症——肾源性全身纤维化[21]。DCE-MRI 一般禁用于孕妇，在妊娠、哺乳期都应避免行 AB-MR 筛查[22]。

费用

尽管 MRI 可能最终成为乳腺癌监测的常规方法，但检查成本高目前是其广泛应用的一个主要障碍。迄今对年度 MRI 联合乳腺 X 线摄影筛查的成本效益研究，只纳入了乳腺癌高风险的女性群体。与其他筛查方法一样，MRI 筛查的相关费用不仅包括 MRI 检查本身，还有其他后续费用（包括 MRI 复查、第二眼超声检查、对筛查发现的乳腺病灶进行影像引导活检等）。

Plevritis 及其同事等 2006 年发表的一项研究表明，对 BRCA1 和 BRCA2 基因突变携带者，在筛查方案中增加乳腺 MRI 均具有成本效益[23]。他们指出，尽管两种突变类型的患者在 40～49 岁时的成本效益最大，但对于 35～54 岁女性来说，BRCA1 携带者的质量调整生命年（QALY）成本（55 420 美元）低于 BRCA2 携带者（130 695 美元）；如果考虑致密型的女性，BRCA1 携带者的成本（41 183

美元）和 *BRCA2* 携带者的成本（98 454 美元）有所下降。

Ahern 等于 2014 年发表的另一项研究比较了将乳腺 X 线摄影和 MRI 检查整合到筛查中的各种方案，这些方案适用于有显著乳腺癌家族史且终身患乳腺癌风险高于 25% 的女性。按照目前 MRI 检查的成本和 100 000 美元的 QALY 成本效益计算，他们发现最具成本效益的策略是 30～74 岁每年交替进行 MRI 和乳腺 X 线摄影检查，再加每年一次临床乳房查体。对于那些终身风险为 50% 的女性，推荐的策略是遵循相同的筛查方案，但筛查间隔是每 6 个月，进行交替进行检查，前提是 MRI 的费用能减少 70%。对于终身风险为 75% 的女性，推荐的策略是每两年一次的 MRI 检查，结合每 6 个月一次的乳腺 X 线摄影和临床乳房检查[24]。

各发达国家对乳腺 MRI 筛查费用报销标准不一。在考虑筛查中等或平均风险女性的成本时，必须缩短成像时间，提高工作流程的销量，以减少成本。未来对乳腺 AB-MR 筛查的成本效益分析需要考虑到 MRI 能够减少间期癌，增加高侵袭性癌的早期发现率（已经研究证实），与治疗较大的癌灶相比，这使得后续成本降低。还需考虑到的是，虽然超声检查成本较低，但超声的灵敏度低，并且与召回和活检的高成本相关。

4.6 筛查阅片

乳腺 MRI 筛查阅片是所有乳腺检查中要求最高的，优秀的检查技术和阅片经验非常重要。在高风险的年轻女性中常发现的良性外观的强化癌灶，其诊断对影像科医生来说极具挑战。许多 *BRCA* 相关的乳腺癌表现不典型，可能被误认为良性。乳腺 MRI 筛查阅片需要一个深度学习的过程，因此双阅片制度对刚刚接触乳腺 MRI 筛查阅片的医生来说很有帮助，能够帮助他们建立阅片信心。

相比乳腺常规 MRI 检查，AB-MR 的主要区别在于只获取 1 期、最多 2 期增强后序列。如果在第一个增强后时间点（1 分钟左右）使用超快（UF）技术，则可以在第二个增强后时间点使

用标准扫描，即在 10 分钟内完成 2 期增强扫描。AB-MR 不进行延迟强化扫描，因此不能利用标准的时间-信号强度曲线（TIC）来进行分析。AB-MR 早期增强序列可以显示小癌灶，然而目前对其强化的百分比阈值尚无固定标准。浸润性癌通常表现为 50% 甚至更高的早期强化率，超快技术的强化斜率计算、定量测量等方法仍处于研究阶段。

尽管研究显示在常规乳腺 MRI 检查中，良恶性病变的动力学特征模式有相当大重叠，但浸润性癌通常表现为早期、显著强化[25-27]。在绝经前女性中，良性肿瘤常常表现为快速强化，包括淋巴结、乳头状瘤和纤维腺瘤。因此，阅片应主要基于病变的形态和内部强化特征。仅 MRI 可见的肿块型浸润性癌通常较小（< 1 cm）。然而，表现为非肿块强化（NME）的原位癌可能较大较小，在乳腺 X 线摄影和超声上不可见。仔细的形态学分析是保持 AB-MR 高灵敏度和特异度的关键。

4.6.1 评估纤维腺体组织

第二版 BI-RADS 要求在 MRI 报告中描述乳腺纤维腺体组织（fibroglandular tissue, FGT）量[16]。FGT 量是正常乳腺实质的数量，与乳腺内正常脂肪组织的量有关，类似于乳腺 X 线摄影中评估乳腺密度。FGT 最好在非脂肪抑制 T1WI 或 T2WI 图像上评估，也可使用动态增强序列中脂肪抑制 T1WI 图像。根据脂肪和腺体的比例，FGT 量可分为四类：① 几乎全部为脂肪；② 散在分布的纤维腺体组织；③ 不均匀分布的纤维腺体组织；④ 致密纤维腺体组织（图 4.2）。

4.6.2 背景实质强化

正常乳腺组织强化的程度影响 MRI 阅片的准确性。乳腺实质强化通常早期缓慢强化、后期持续强化、TIC 曲线呈上升型，称为乳腺背景实质强化（BPE）。绝经前女性的乳腺组织激素反应随月经周期变化。明显的 BPE 会导致检查敏感度下降，因为强化的异常病灶可能不太明显，给诊断带来挑战。因此，建议绝经前女性最好在月经周期的第 2 周进行扫描，尽可能避免在第 4 周进

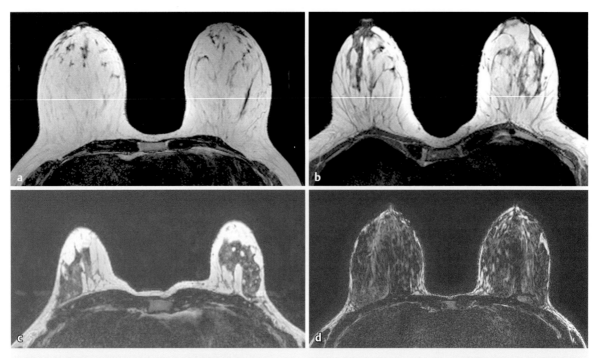

图 4.2　在脂肪抑制 T1WI 图像或非脂肪抑制 T1WI、T2WI 图像上评估 FGT 量。几乎全部为脂肪（a），散在 FGT（b），不均匀分布的 FGT（c），致密 FGT（d）。

行扫描。BI-RADS 建议 MRI 报告应描述 BPE 水平。BEP 是近似四分位数计算的正常乳腺实质强化的数量和程度，分为极少（＜ 25% 腺体强化）、轻度（25%～50% 强化）、中度（50%～75% 强化）和显著（＞ 75% 强化），以及对称或不对称（图 4.3）。

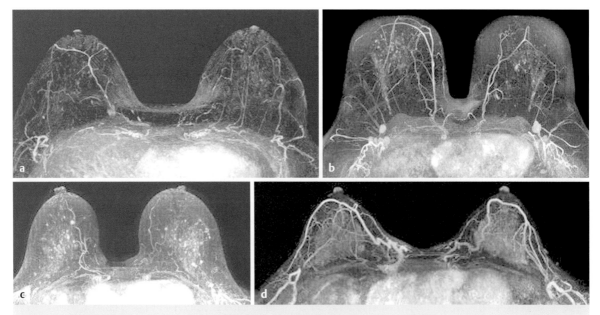

图 4.3　背景实质强化（BPE）。高危人群筛查：BPE 水平分别为极少（a）、轻度（b）、中度（c）和显著（d）。BPE 是正常乳腺纤维腺体组织的强化，应在增强第 1 期图像上评估。

值得注意的是，BPE 程度与 FGT 数量并不相关。腺体组织由导管终末小叶单位（TDLU）构成，受激素水平影响并在 MRI 上强化，与不强化的间质纤维区分开。非常致密的乳腺 FGT、BPE 可能为极少，而由大量脂肪和散在少量 FGT 构成的乳房，BPE 可能为中度甚至显著[28]。早期研究乳腺癌风险和 BPE 之间关系的文献表明，BPE 是一个风险标志物，乳腺癌风险随 BPE 增高而增加[29]。

BPE 通常表现为双侧散在强化灶（图 4.4），常倾向于表现为对称性强化，位于乳腺实质外周的纤维腺体/脂肪交界处（图 4.5）。乳房的动脉血供主要来自乳房组织的周围，也来自胸廓内动脉（内乳动脉）穿支、胸外侧动脉分支，以及肋间动脉的外侧皮肤分支。这种血供模式解释了 BPE 最先在乳腺组织外周强化，随后在中央区和乳晕后强化。BPE 通常表现为早期缓慢强化，延迟期持续强化[30]。BPE 可表现为不对称、区域性或局灶强化，在某些病例中，单侧不对称的局灶强化可能需要活检（图 4.6）。接受保乳手术（BCS）的患者由于放疗和纤维化、治疗后乳腺强化程度往往减弱（图 4.7 和图 4.8）。研究显示在接受芳香化酶抑制剂治疗的女性中也有类似表现[31]。双侧对称的强化区域，无论其分布如何，都是良性强化的特征，而非恶性的（图 4.9）。绝经后女性接受激素替代治疗时，BPE 会增加[32, 33]。哺乳期女性 BPE 明显增高，但通常会在哺乳期后完全消退（图 4.10）。查看增强和减影的 MIP 图像是一种很好的方法，可以全面展示双乳强化，评估 BPE 水平。

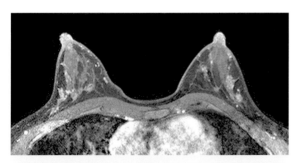

图 4.4 散在点状强化。高危人群筛查：横断位增强图像显示 BPE 为双侧散在点状强化。

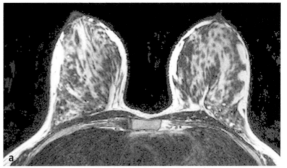

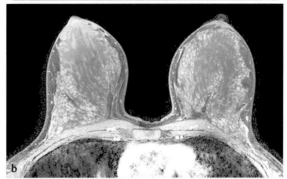

图 4.5 BPE：外周强化。高危人群筛查：非脂肪抑制 T2WI 平扫图像显示 FGT 极度致密（a）。T1WI 增强图像显示纤维腺体/脂肪交界处的外周强化（b）。

4.7 乳腺癌检出

一旦确定 FGT 含量和 BPE 水平，阅片的下一步就是识别任何不同于 BPE 增强模式的异常强化。除异常强化增加外，识别形态学的异常是诊断的关键。我们要意识到非常小的病变可能在 MIP 图像上不可见，而只能在横断位增强的原始图像上看到。MIP 图像是使用增强前后（通常用增强后第 1 期）图像通过处理后，将具有最高信号的像素投射到一个平面上得到的。T1WI 增强及减影图像显示病变的强化，反映了病变血供增加。

强化的病灶分为点状、肿块和非肿块强化三种类型。大多数仅 MRI 可见的浸润性癌病灶很小，通常表现为点状或小肿块。仅 MRI 可见的原位癌可能较大或较小，因为不伴钙化的 DCIS 可能在乳腺 X 线摄影上不可见。病灶表征基于病变形态、T1WI 和 T2WI 平扫图像特征及在 T1WI 增强和减影图像上的强化特征。AB-MR 阅片的难

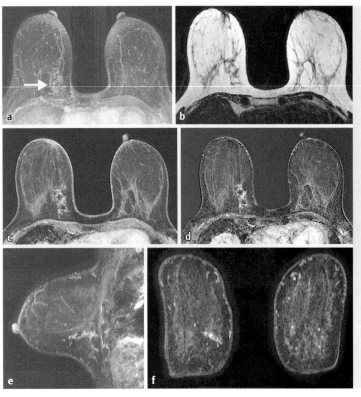

图 4.6　局灶不对称强化。高危人群筛查：MIP 图像显示轻度 BPE，伴右乳局灶不对称强化（a，箭）。T2WI 图像未见异常（b）。T1WI 增强及减影图像（c、d）显示右乳中后部局灶分布的 NME，亦见于矢状位、冠状位重组图像（e、f）。MRI 引导活检结果为正常乳腺间质，且后续 5 次年度 MRI 筛查中上述表现无变化。

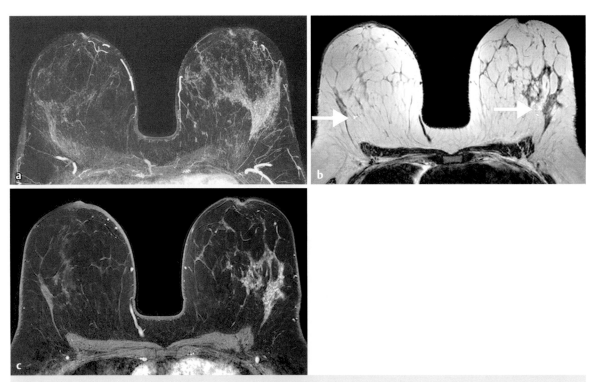

图 4.7　BPE：乳腺癌治疗后的不对称强化。高危人群筛查：增强图像显示左乳中等 BPE，右乳术后及放疗后、强化减弱（a）。T2WI 图像显示双乳腺体量不对称，双乳散在小囊肿（b，箭）。增强图像示正常纤维腺体组织内的点状强化（c）。

图 4.8 BPE：乳腺癌治疗后不对称强化。高危人群筛查：T1WI 增强图像显示左乳中度强化，右乳因保乳手术和放疗，腺体量减少，强化减弱。

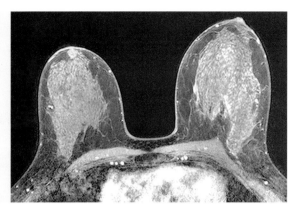

图 4.9 BPE：双侧强化对称。高危人群筛查：T1WI 增强及减影图像（a、b）显示双侧中度 BPE，不均匀分布。

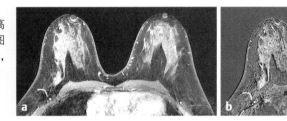

图 4.10 BPE：停止哺乳 2 周及 12 个月后。高危人群筛查：停止哺乳 2 周后行 MRI 检查，MIP 图像显示双乳 BPE 显著（a）伴双侧边缘清楚的良性病灶（箭）。T2WI 图像显示双乳晕后导管扩张，呈液性高信号（b，箭）。T1WI 增强及减影图像显示 BPE 显著（c、d）。12 个月后 MIP 图像（e）显示极少 BPE，T2WI 图像未见导管扩张（f）。T1WI 增强及减影图像（g、h）显示目前双乳 BPE 极少，前片所示显著 BPE 已完全消退。

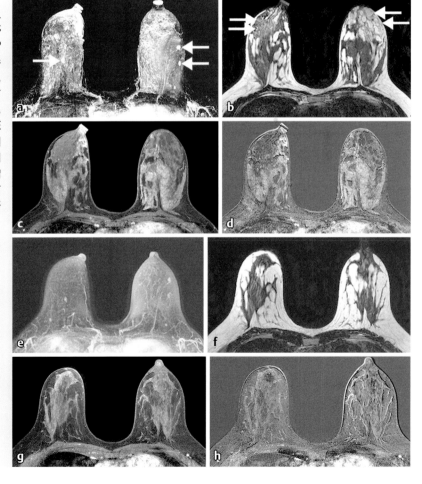

点之一在于区分 BPE 的各种形式与异常 NME。为了保持高特异度，应尽量减少对强化的正常乳腺实质进行活检。如果有先前的 MRI 检查作比较将很有帮助。

4.7.1 点状病变

点状病变定义为 < 5 mm 的强化"斑点"，病灶太小，且图像空间分辨率不足或部分容积效应，因此无法进一步描述其边缘或内部强化特征。这些病变通常太小，无法在形态学上进行描述，在 T2WI 或 T1WI 平扫图像上往往没有对应发现。病灶可能是良性的或恶性的，必须与代表 BPE 的微小强化"斑点"区分开。病灶的分布有可能提示诊断，多发点状强化、被无强化的正常乳腺实质广泛分隔开，这种模式是常见的 BPE 表现；而一组病灶集中于一个区域，呈线性分布，应视为集簇状或线样 NME，应该活检。散在多发、表现相仿的点状强化是正常 BPE 的表现，无须进一步检查。

如前所述，点状病灶无法进一步描述其边缘或内部强化特征，因此若点状病灶表现为孤立的病变或强化程度明显高于周围 BPE，则判为可疑病变。在临床实践中，并不要求评估点状病变的 TIC 曲线。2014 年的一项回顾性研究连续纳入 111 名患者，这些患者因点状病灶（共计 136 个）进行短期随访[34]，结果显示，点状强化的恶性率为 2.9%（4/136）。4 个恶性点状病变的动力学特征分析结果为：2 个表现为上升型曲线，2 个表现为流出型。在中度或显著 BPE 情况下，表现出可疑动力学特征的孤立点状病灶或局灶强化型病灶，比类似形态的强化灶更值得关注。在 BPE 极少的乳腺中发现的孤立点状强化通常代表确定的病灶（良恶性均有可能）（图 4.11）。早期研究通常忽略点状病灶，将其视为良性或良性可能大，可能是由于当时无法表征其形态学特征[35]。2009 年 Eby 等的一项研究显示，点状病灶占 BI-RADS 3 类病灶的 46%（168 个），其中仅 1 个点状病灶在

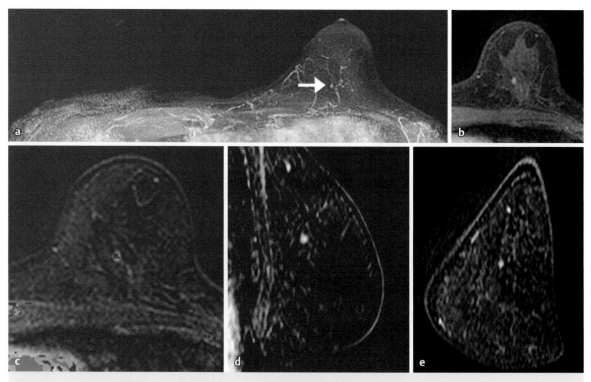

图 4.11 点状病灶：极少 BPE，孤立点状强化。高危人群筛查：右乳 IDC 乳房切除术后，MIP 图像（a）示左乳 11 点方向一大小 3 mm、持续强化的点状病灶（1.5 T），横断位 T1WI 增强图像（b），CAD 图像（c）和矢状位、冠状位重组图像（d、e）上也可见。MRI 引导活检，病理为高级别 DCIS，实体型，小叶癌化。

随访中被证实为癌[36]。然而近年来高场强（3 T）MRI 能够展示＜ 5 mm 病灶的更多形态学特征，此类病灶应归为小肿块而非点状强化。尽管仍然需要更多研究数据支持，高场强 MRI 提高了图像空间分辨率，从而提高 MRI 筛查特异度。

4.7.2 小肿块

强化的小肿块（＜ 5 mm）且明显不同于 BPE，应主要根据其形态学特征进行分析。虽然减影图像对检出病灶很有用，但最好在原始 T1WI 增强图像上进行形态学分析。Raza 等回顾了 2004 年 3 月至 2009 年 2 月，在 MRI 引导下对 68 个 MRI 发现的乳腺小肿块（≤ 5 mm）进行活检的结果[37]。结果显示，14 个（20.6%）为恶性，其中 7 个（50%）为发现于新诊断的乳腺癌同侧乳房；在 32 个＜ 5 mm 的肿块中，恶性占 28.1%。因此作者得出结论，当决定是否对小肿块进行活检时，应基于 MRI 特征仔细评估，结合检查指征，而非仅仅基于肿块大小。

以下这些特征提示肿块倾向于良性：卵圆形或圆形、边缘清楚、T2WI 图像呈高信号、脂肪门和 TIC 成上升型。T2WI 高信号是指信号高于正常腺体，与液体信号相仿（图 4.12）。阅片时应将图像调整到适当的窗宽窗位，以便观察 T2WI 和 T1WI 增强图像上病灶的内部特征。

乳内淋巴结（intramammary lymph node, IMLN）TIC 呈流出型，其他良性形态学特征需要仔细观察才能发现。脂肪门是乳内淋巴结的突出特征，其他征象还包括 T2W 高信号、边缘清楚及 TIC 呈流出型（图 4.13 和图 4.14）。扫描层面可能无法清晰显示脂肪门，只有通过多平面重组图像（MPR）才能识别。在基线 AB-MR 检查中，以下征象提示肿块可能为良性：边缘清晰、强化均匀，但无 T2W 相关表现。

提示肿块可能为恶性的征象包括：形态不规则、T2W 图像未见高信号、边缘不清楚、TIC 呈流出型（图 4.15）。环形强化（又称边缘强化）的肿块需要仔细评估，鉴别诊断包括炎性囊肿（良性）和癌。此时，T2WI 图像可帮助鉴别诊断，因为炎性囊肿可能于 T1WI 或 T2WI 图像呈高信号，与 T1WI 增强后无强化的中央区匹配。将高空间分辨率的 T2W 与 T1W 序列进行对比分析，可帮助鉴别诊断（图 4.16）。对于不符合炎性囊肿的环形强化肿块，应建议进行活检（图 4.17）。

对比前片，如果肿块性质和大小稳定不变，通常是良性的。对于形状或边缘不规则的小肿块，以及较前片新发或增大的肿块，都应考虑进行活检（图 4.18）。假性血管瘤样间质增生（pseudoangiomatous stromal hyperplasia, PASH）是一种罕见的间质性病变，在组织学上表现为纤维

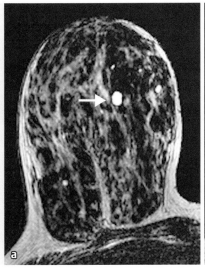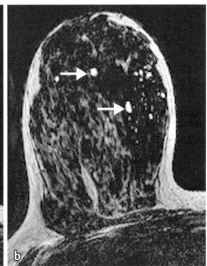

图 4.12　囊肿。高危人群筛查：囊液信号高于周围正常腺体组织，非脂肪抑制 T2WI 图像（a、b）显示双乳纤维腺体组织极为致密、双侧卵圆形或圆形高信号灶（箭），提示为大小不一的囊肿。注意囊液信号显著高于周围脂肪信号。

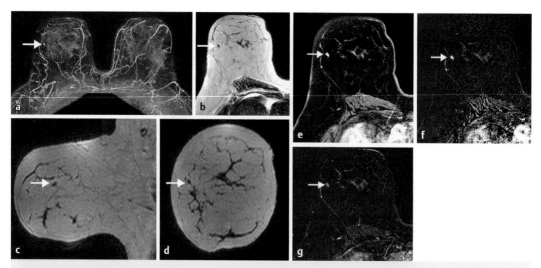

图 4.13 正常乳内淋巴结（IMLN）。高危人群筛查：MRI 上常见正常淋巴结影，呈圆形或卵圆形肿块、边缘清楚伴流出型曲线。MIP 图像（a，箭）显示 1 枚快速强化小肿块，外下缘凹陷、提示为淋巴结门。非脂肪抑制 T2WI 各断面图像（b～d，箭）显示肿块呈等信号，在增强后及减影图像上也可见（e、f，箭）。IMLN 血供丰富、供血动脉直接走行入淋巴结门，在 CAD 图上表现为流出型曲线（g，箭）。

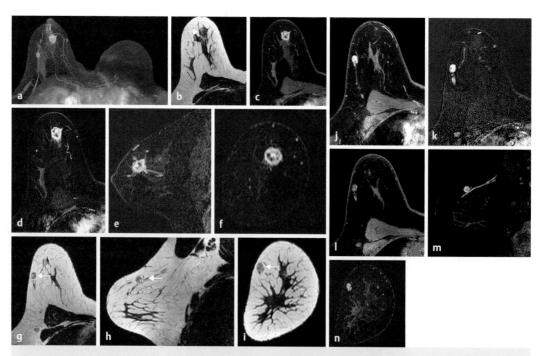

图 4.14 转移性乳内淋巴结（IMLN）。高危人群筛查：36 岁，3 年前因左乳 IDC（3 级）行保乳手术治疗。MIP 图像（a）显示右乳前部见 1 枚新发肿块、呈环形强化，右乳外侧见一卵圆形肿块、边缘清楚，左乳重建后表现。T2WI 图像（b）显示右乳前部肿块呈高信号（箭），T1WI 增强、减影图像（c、d）及矢状位、冠状位重组图像（e、f）显示肿块呈环形强化，中部可见强化瘤巢。横断位 T2WI（g，箭）及重组 T2WI 图像（h、i，箭）显示右乳外侧增大的乳内淋巴结，形态为卵圆形，可见 T2WI 高信号的淋巴结门结构。横断位 T1WI 增强、减影图像及动态特征图（j～l）亦可见淋巴结门结构。矢状位、冠状位 T1WI 增强重组图像也可见淋巴结门结构（m、n）。右乳前部肿块病理结果为三阴性 IDC、乳腺癌复发风险评分（oncotype DX）为 58 分，6 枚腋窝前哨淋巴结阴性（0/6），乳内淋巴结超声引导活检见浸润性癌转移。

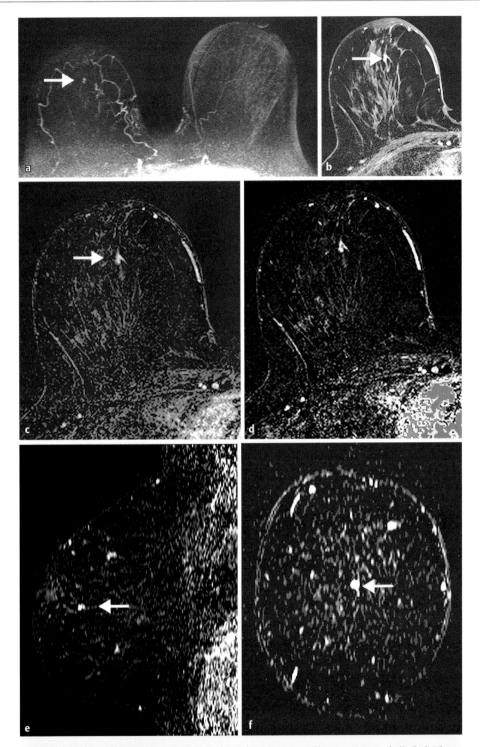

图 4.15 恶性小肿块。高危人群筛查：73 岁，右乳 IDC（3 级，HER2+）保乳术后 8 年。MIP 图像（a）显示右乳前中部 1 枚强化小肿块、形态不规则（箭）。T1WI 增强图像（b）显示右乳皮肤增厚，为治疗后表现，另见右乳前部新发 1 枚 5 mm 大小不规则肿块，亦可见于减影图（c，箭）。动态特征图（d）显示肿块内部 TIC 呈流出型。矢状位、冠状位重组图像（e、f，箭）亦可见病灶。右乳病灶 MRI 引导活检，病理结果为浸润性乳腺癌（导管、小叶混合性），中级别，ER/PR（−），HER2/neu（+）。

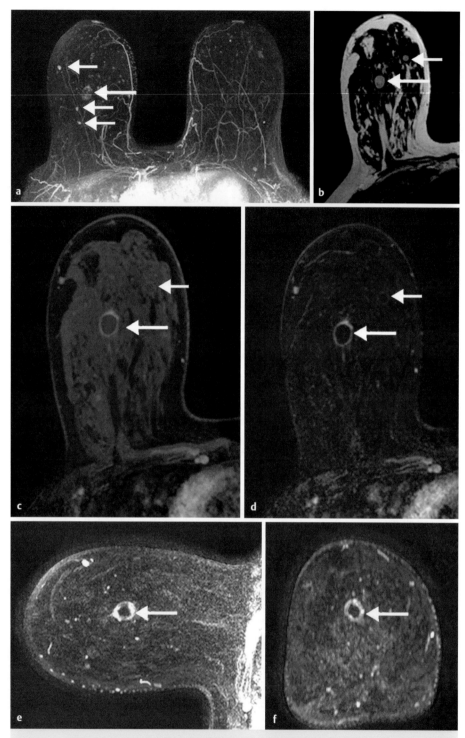

图 4.16　环形强化的炎性囊肿。高危人群筛查：MIP 图像（a）显示双乳 BPE 极少，右乳 3 枚点状强化为 IMLN（短箭），右乳中央区新发环形强化、圆形肿块（长箭）。非脂肪抑制 T2WI 图像（b）见右乳中央区一圆形高信号肿块（长箭），与 MIP 图像所示对应，右乳内侧另见 1 枚稍小的高信号肿块（短箭）。T1WI 增强及减影图像（c、d，长箭及短箭）显示薄壁环形强化肿块、中央无强化，与 T2WI 图像所见对应。这些征象为炎性囊肿的典型表现。矢状位、冠状位图像显示其中较大 1 枚炎性囊肿（e、f）。

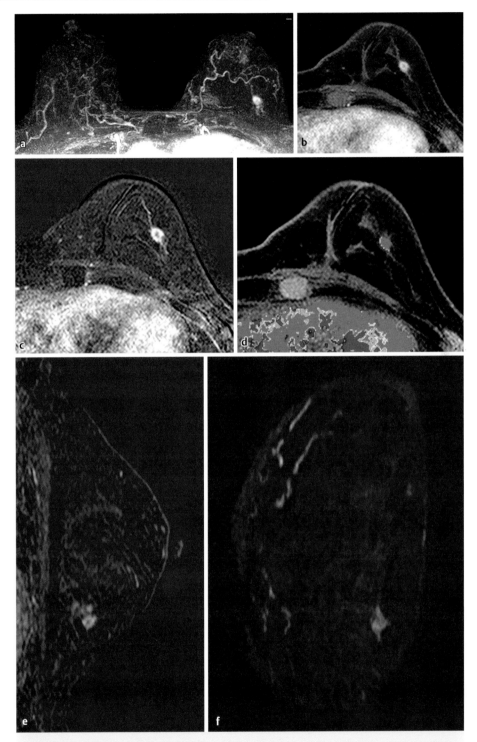

图 4.17 小肿块：环形强化的乳腺癌。高危人群筛查：62 岁，MIP 图（a）显示左乳新发 1 枚卵圆形强化肿块。T1WI 增强及减影图像（b、c）显示左乳 BPE 极少，外下见单发、环形强化肿块，大小约 6 mm。动态特征图（d）显示肿块内部呈均匀的流出型曲线。矢状位、冠状位重组图像（e、f）显示该肿块。MRI 引导活检证实病理为 IDC（2～3级）、大小 10 mm×13 mm×9 mm，伴 DCIS，中级别，ER/PR（−），HER2/neu（＋），Ki-67 30%，2 枚前哨淋巴结阴性（0/2）。

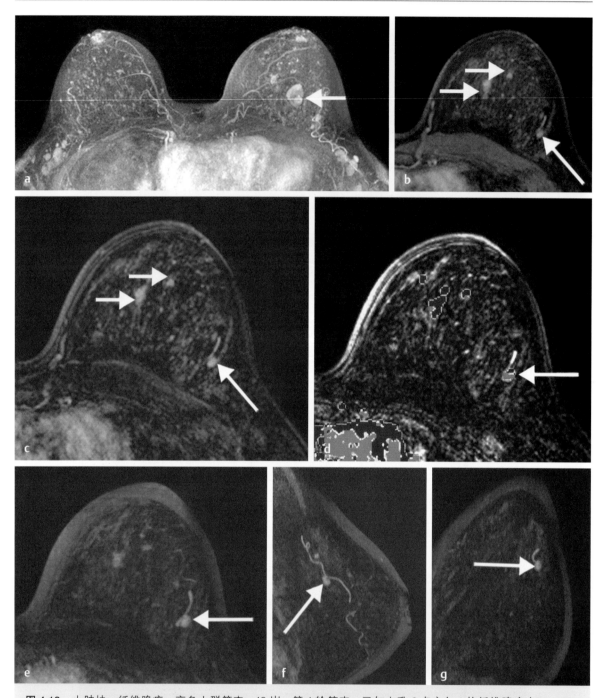

图 4.18 小肿块：纤维腺瘤。高危人群筛查：40 岁，第 4 轮筛查，已知左乳 6 点方向 1 枚纤维腺瘤（20 mm ×
16 mm × 14 mm），如 MIP 图像所示（a，箭）。T1WI 增强及减影图像（b、c）显示左乳前部 2 枚随访稳定的良性病
灶（短箭）；另见左乳外侧 2 点方向深部 1 枚新发、圆形肿块，大小约 7 mm（长箭）。动态特征图（d）显示其呈流
出型曲线，横断位、矢状位、冠状位薄层 MIP 如图所示（e～g，箭），MRI 引导活检证实为纤维腺瘤。

基质的良性增生，可见内衬肌成纤维细胞的缝隙
状假血管样间隙。结节状 PASH 在 MRI 表现为
不规则小病灶，增强呈快速强化（图 4.19）。图

4.20、图 4.21 显示高危人群筛查中发现的、仅在
MRI 可见的小肿块，随后经 MRI 引导活检。当
新诊断乳腺癌进行 MRI 评估时，发现患侧乳房额

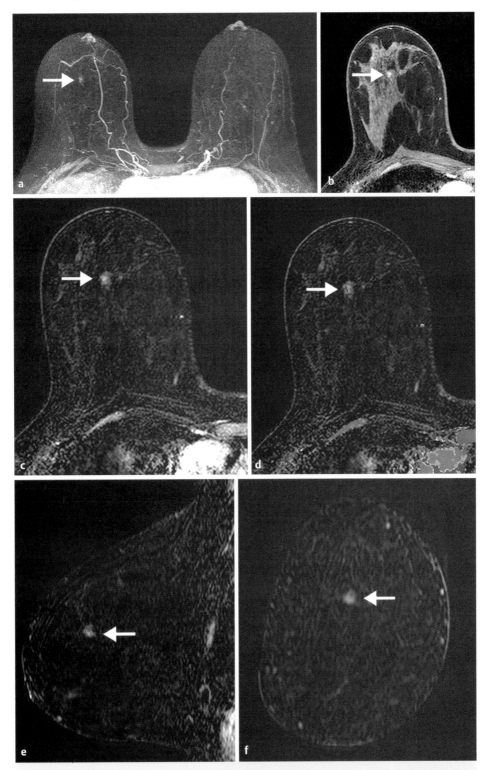

图 4.19　小肿块：假血管瘤样间质增生（PASH）。高危人群筛查：39 岁，MIP 图像（a）显示 BPE 极少，右乳中央区 1 枚 3 mm 的强化小肿块，T1WI 增强及减影图像如图所示（b、c，箭）。动态特征图呈平台型（d，箭）。矢状位、冠状位重组图像如图所示（e、f，箭）。MRI 引导活检证实为 PASH。

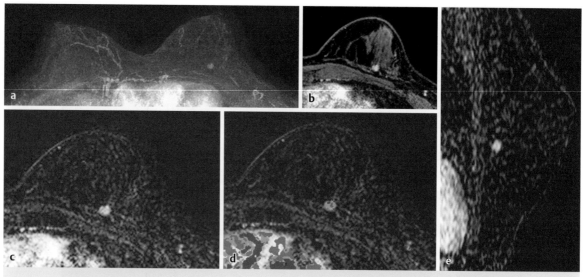

图 4.20　恶性小肿块。高危人群筛查：MIP 图（a）显示 BPE 轻度，左乳后部见 1 枚 6 mm 强化小肿块、形态不规则，T1WI 增强及减影图像如图所示（b、c）。动态特征图（d）呈流出型，矢状位重组图像如图所示（e）。MRI 引导活检病理证实为 IDC（2 级），伴小叶特征，大小 6 mm，ER/PR（+），HER2/neu（+），Ki-67 10%～15%，4 枚前哨淋巴结阴性（0/4）。

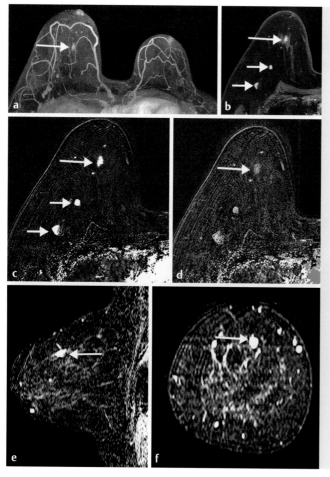

图 4.21　恶性小肿块。高危人群筛查：MIP 图（a）显示 BPE 极少，右乳前部 12 点方向见 1 枚 4 mm 强化小肿块、形态不规则（a，长箭），T1WI 增强及减影图像如图所示（b、c，长箭），另见 2 枚乳内淋巴结（短箭）。动态特征图（d）显示右乳前部肿块呈上升型（长箭），2 枚乳内淋巴结成流出型。矢状位、冠状位重组图像显示该不规则肿块（e、f，长箭）。MRI 引导活检病理证实为 IDC（3 级），伴高级别 DCIS（实性型，伴坏死），ER/PR（−），HER2/neu（−），Ki-67 20%，6 枚前哨淋巴结阴性（0/6）。

外的病灶时，应适当放宽活检的指征；有乳腺癌病史的患者若在后续 MRI 筛查时发现新发病变，也应放宽指征（图 4.22 和图 4.23），尤其是在接受过放疗的患侧乳房发现新发病灶时更应如此（图 4.24）。

4.7.3　非肿块强化（NME）

非肿块强化是指在增强图像上出现的、不同于周围正常乳腺实质的强化区域。NME 的诊断通常具有挑战性，因为这些病变没有表现出肿块效应，强化灶在 T2WI 或 T1WI 平扫图像上往往没有对应的异常表现，且病变缺乏明确边界。NME 病灶活检后病理结果多为良性，包括腺病、局灶

性或弥漫性纤维囊性改变，以及高危病变，如非典型小叶增生（ALH）、小叶原位癌（LCIS）或非典型导管增生（ADH）。DCIS 通常表现为 NME，乳腺 X 线摄影常常不伴钙化。某些浸润性癌，包括浸润性小叶癌（ILC）、浸润性导管癌（IDC）（更常见的是 HER2/neu 阳性亚型）和弥漫进展型浸润性癌，以 NME 为主要表现。NME 的分布是区分侵袭性癌和 DCIS 的关键，浸润性癌一般不表现为段样或线样分布。ILC 和 DCIS 病变的动力学特征可能相似，常常表现为渐进性强化。IDC 通常表现为快速强化及流出。当表现为 NME 的恶性病变缺乏显著强化、早期强化缓慢、曲线呈上升型时，常常难以与良性病变进行鉴别。

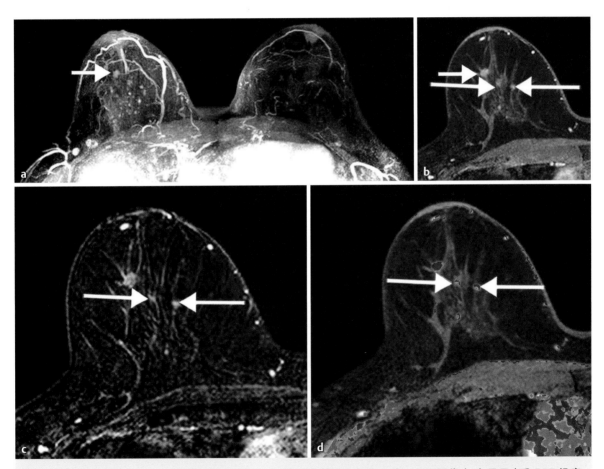

图 4.22　恶性小肿块。高危人群筛查：59 岁，左乳浸润性癌保乳术后 10 年。MIP 图像（a）显示右乳 BPE 轻度（箭）、左乳 BPE 减弱（左乳腺癌治疗后改变）。T1WI 增强及减影图像显示右乳前部 1 枚不规则肿块（b、c，箭）、动态特征图（d）呈上升型。其内后另见 2 枚强化肿块（长箭）。MRI 引导活检证实病理为 IDC（1～2 级），伴低级别 DCIS（筛状型），ER/PR（+），HER2/neu（−），4 枚前哨淋巴结阴性（0/4）。

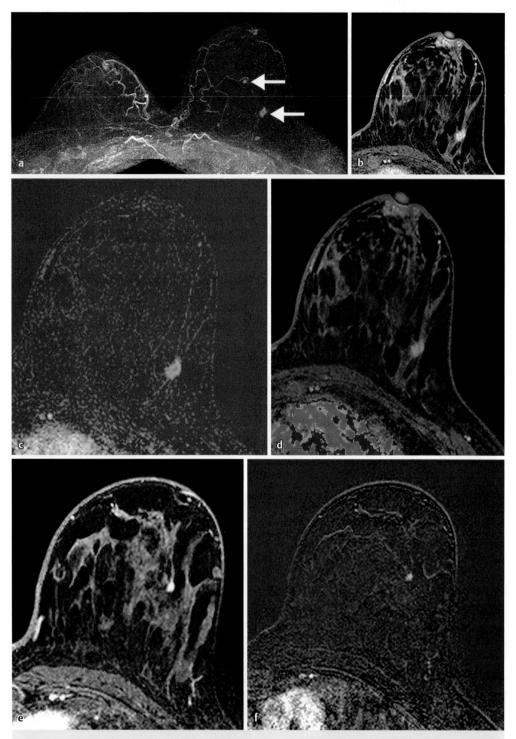

图 4.23 恶性小肿块。高危人群筛查：69 岁，右乳 DCIS 保乳术后 12 个月。MIP 图像（a）显示右乳体积减小（术后改变），左乳见 2 枚强化肿块，其中后部 1 枚位于 3 点方向、大小约 8 mm，前部 1 枚位于 12 点半方向、大小约 3 mm（箭）。T1WI 增强及减影、动态特征图（b～d）显示后部肿块形态及边缘不规则，动态特征图显示病灶 TIC 曲线未达设定阈值，前部肿块形态略不规则（e、f）。MRI 引导活检证实病理为 IDC（1～2 级），伴低级别 DCIS（筛状型），ER/PR（+），HER2/neu（−），4 枚前哨淋巴结阴性（0/4）。

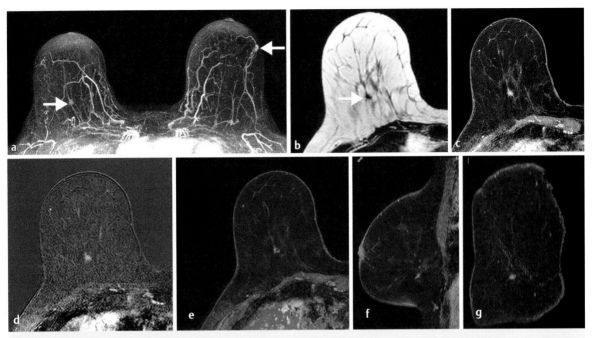

图 4.24 恶性小肿块。高危人群筛查：第 10 轮筛查，66 岁，右乳三阴性 IDC（3 级）保乳术后 8 年。MIP 图像（a）显示右乳体积减小（术后改变），右乳中后部 6 点方向新发 1 枚 6 mm 不规则肿块（箭），左乳外上另见 1 枚 6 mm 椭圆形肿块、边缘清楚伴脂肪门（箭）。T2WI 图像显示右乳低信号肿块、边缘毛刺（b，箭），T1WI 增强及减影、动态特征图显示肿块形态不规则，呈上升型（c～e）。重组图像如图所示（f，g）。MRI 引导活检证实病理为 IDC（3 级），ER/PR（－），HER2/neu（－），Ki-67 15%，4 枚前哨淋巴结阴性（0/4）。

尽管如此，非常小的 NME 也可以通过 MRI 检出，常常表现为线样强化。

BI-RADS 通过分布（局灶、线样、段样、区域性、多区域或弥漫性）和内部强化方式（均匀、不均质、集簇状或成簇环状）来描述 NME[16]。多项研究将 NME 的 BI-RADS 描述与恶性肿瘤的可能性联系起来，结果互不一致。Baltzer 等在 2010 年发表的一项研究认为，NME 是假阳性活检结果的常见原因，描述 NME 的 BI-RADS 术语不足以帮助区分良性和恶性病变[38]。一般来说，分布类型为线样、局灶和段样，内部强化类型为集簇状和成簇环形强化的病变，是 DCIS 最可靠的特征，这些特征的组合可以用于最终形成诊断评估。在 MRI 筛查中，仅 MRI 可见的 NME 病变行 MRI 引导活检，最终证实为 DCIS 的特征：线样强化（图 4.25～图 4.27）、局灶强化（图 4.28～图 4.30）和段样强化（图 4.31）。

2013 年发表的一项研究回顾了 MRI 筛查中，在意外筛查轮次中（第 2 轮或之后）的假阴性病例的 MRI 特征[44]。该研究共中入组的 16 个癌灶，其中 9 个（5 个点状强化，2 个小肿块，2 个 NME），回顾性分析发现，这些病灶在既往 MRI 检查中可见。与既往检查相比，所有癌灶都增大（病灶增加百分比中位数为 80%），4 个癌在前片中表现为快速强化，5 个癌动力学特征模式改变，即从缓慢强化变为快速强化。在 5 个恶性点状病变中，1 个为孤立病灶，2/4 强化高于 BPE。作者得出结论，任何表现为增大、快速强化或动力学特征变化的病变，都应考虑到恶性可能，并应考虑进行活检[44]。2017 年发表的一项回顾性研究报道了在 MRI 上发现的 163 个癌症，发现大多数非常小的癌（≤ 5 mm）都表现为良性特征，但当浸润性乳腺癌的大小接近 10 mm 时，它们在 MRI 上呈现越来越多恶性肿瘤的典型特征[45]。

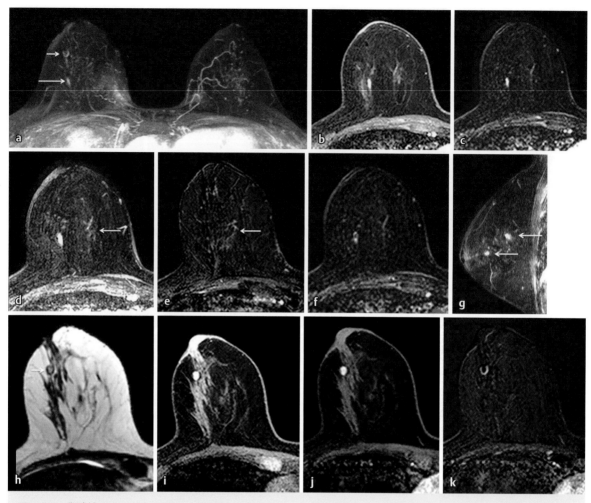

图 4.25 非肿块强化：线样。高危人群筛查：第 7 轮筛查，MIP 图像（a）显示 BPE 轻度，右乳后外见 7 mm 大小的线样 NME（长箭），前外侧见一环形强化小肿块（短箭）。T1WI 增强及减影图像（b、c）显示线样强化，横断位减影薄层 MIP 图像（d，箭）及更下层面减影图像（e）可见另一处 NME（箭）。动态特征图（f）显示线样强化灶的 TIC 呈流出型，矢状位重组图像（g）显示 NME 的范围（箭）。MRI 引导活检证实病理为 DCIS，低-中级别，实性型，ER/PR（+），范围约 6 cm。右乳前外侧环形强化炎性囊肿，在既往多次 MRI 筛查中亦可见。T2WI 图像（h，箭）、T1WI 平扫（i）、T1WI 增强（j）及减影（k）显示炎性囊肿。

4.8 报告

FFDM 和 MRI 筛查报告应遵循 ACR 制定的 BI-RADS 分类[40]。除了病变特征外，报告必须包括所使用的具体 MRI 技术参数并简要列举，所使用的 GBCA 的类型和剂量。MRI 报告应包括 FGT 含量、BPE 水平，适当时应记录检查日期处于月经周期中的第几天或第几周。理想情况下这两种检查都应进行双阅片。然而，这在美国的常规临床实践中往往不可能。在综合评估筛查的异常发现后，应按照标准的临床常规来进行处理。

4.8.1 乳腺影像审核

随着乳腺 MRI 在临床的广泛应用，为了保证质量，更突出了进行审核和设定标准性能参数的必要性。乳房 MRI 审核应该作为常规影像学实践的一部分进行。ACR 关于增强乳腺 MRI 检查的实践参数建议，每个机构应建立并运营一个医疗结果审核组，以追踪阳性诊断，并将病理与阅片结果对比[10]。基于 FFDM 和 MRI 筛查发现

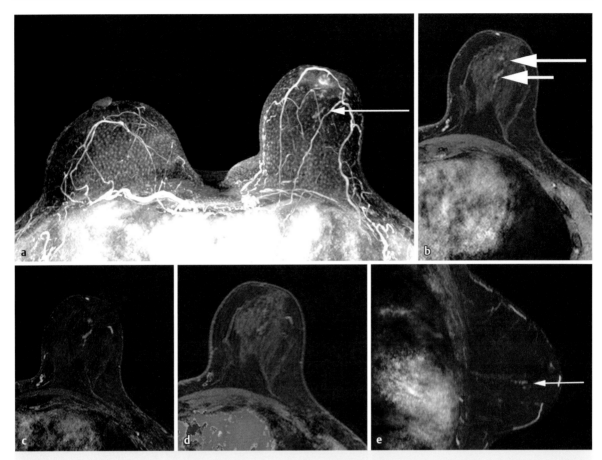

图 4.26 非肿块强化：线样。高危人群筛查：62 岁，*BRCA1* 携带者，第 3 轮筛查，右乳 IDC（2 级）根治及自体重组术后 10 年。MIP 图（a）显示左乳前部轻度线样强化（箭）。横断位 T1WI 增强（b）显示线样 NME（短箭）、伴前方点状强化（长箭），减影图像（c）亦可见类似改变，动态特征图未见异常（d）。强化灶总范围约 7 cm。矢状位重组图像如图所示（e，箭）。MRI 引导活检证实病理为 DCIS，实性型，中-高级别，点状病灶最大径 1 cm，病变延伸范围约 8 cm，5 枚前哨淋巴结阴性（0/5）。此病例展示了形态学特征的重要性。线样 NME 即使强化不明显，也需要活检。

的建议和活检结果应记录下来并计算其中的乳腺癌、阳性预测值（PPV）、召回率、间期癌率及建议短期随访的频率。尽管乳腺 MRI 具有较高的敏感性，较之乳腺 X 线摄影能发现更小的肿瘤，但它也有一些局限性。漏诊癌的未检出的原因可能是病灶非常小，或没有表现出足够的强化。在对高风险筛查人群的早期研究中，MRI 筛查导致的召回进行额外检查或活检概率均较高，分别为 8%～17% 和 3%～15%[41-43]。与任何一项新开展的筛查手段类似，影像学检查的性能会随时间推移而提高，影响诊断准确度的因素包括成像质量和阅片者经验。Strigel 等对 2010—2013 年筛查

性 MRI 检查的审核发现，癌症检出率、中位浸润性癌症大小、PPV2 和 PPV3 都在 ACR BI-RADS MRI 基准范围内，支持 MRI 更广泛地适用于常规检查[44]。

作为常规乳腺 MRI 筛查和诊断审核的一部分，部分主任应每年需对各阅片医生和该机构的数据进行汇总和比较。Lee 等的一项研究[45]评估了美国社区诊所的大样本乳腺 MRI 检查的 BI-RADS 评估和异常诊断率（abnormal interpretation rates, AIR）（按检查适应证分）。他们分析了 2005—2010 年 5 个乳腺癌监测联盟的 41 家机构的数据，纳入 18～79 岁妇女的 11 654 次乳腺 MRI

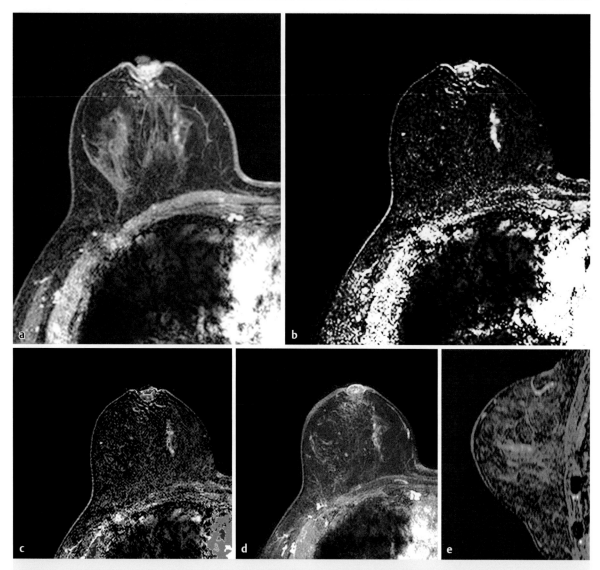

图 4.27 非肿块强化：线样。62 岁，右乳 DCIS：横断位 T1WI 增强及减影图像（a、b）显示右乳内中线样强化、范围约 3 cm。动态特征图（c）显示病灶 TIC 为上升型，横断位薄层 MIP 图像显示 NME 范围更佳（d），矢状位重组图像如图所示（e）。该患者进行了靶向乳腺 X 线摄影检查，结果显示，NME 对应区域有微小钙化、立体定位活检结果为 DCIS，中级别，实性型及筛状型，伴中央坏死、钙化，可见小叶癌变及间质钙化，ER/PR（+）。

检查。研究发现，乳腺 MRI 检查的 AIR 因适应证（筛查或诊断）而异，这与乳腺 X 线摄影检查类似，即诊断性和筛查性检查的 BI-RADS 结果有明显差异[46-48]。

Niell 等的另一项研究评估了在一个学术机构的大型研究中的乳腺 MRI 性能指标（按筛查和诊断适应证分层）[49]。结果显示，总共 2 444 次 MRI 检查被进一步分为 1 313 次筛查性检查（筛查

组）和 1 131 次诊断性检查（诊断组）。筛查组癌症检出率为 14‰，诊断组癌症检出率为 47‰（P < 0.000 01）。筛查组 AIR 为 12%（152/1 313），诊断组 AIR 为 17%（194/1 131）（P = 0.000 08）。筛查组 MRI 的各项 PPV 指标［PPV1（异常发现）12%，PPV2（建议活检）24%，PPV3（进行活检）27%］，低于诊断组（PPV1 28%，PPV2 36%，PPV3 38%）。筛查性和诊断性乳腺 MRI 检

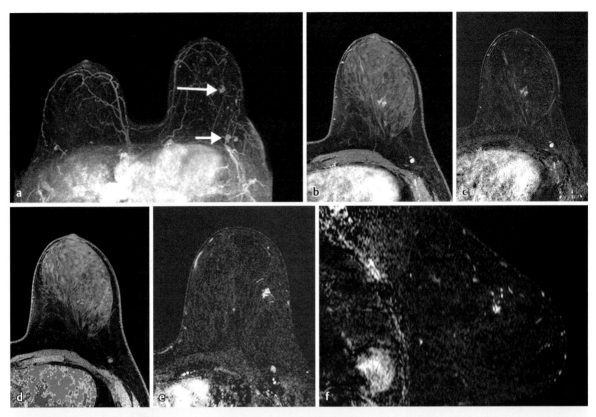

图 4.28 非肿块强化：局灶性。高危人群筛查：43 岁，第 12 轮筛查，右乳 IDC（3 级）保乳术后。MIP 图像（a）显示右乳体积减小，BPE 减弱（术后改变），左乳外侧见局灶 NME（长箭），左侧腋下淋巴结增大（短箭）。T1WI 增强及减影图像（b、c）也可见局灶 NME，内部强化不均质，动态特征图呈流出型（d）。邻近层面横断位及矢状位图像如图所示（e、f）。MRI 引导活检证实病理为 DCIS，中−高级别，微乳头型及筛状型，伴 IDC（1 cm，2 级）及淋巴血管侵犯，ER/PR（＋），HER2/neu（－），1 枚前哨淋巴结阳性（1/4）。

查的性能指标，包括 PPV、异常诊断率和癌症检出率，都有很大差异（表 4.1）。

这些研究结果清楚地表明，筛查性和诊断性 MRI 诊断性能明显不同，因而支持 MRI 检查根据检出目的而进行分层安排，而不是所有受检者均采用同一种检出方式。审核还应该获得针对每个医生和每个机构的汇总统计和比较，部门主任应该每年审查一次结果。BI-RADS 图谱包含了结果监测的指导，并概述了进行审核的方法[40]。

4.9 总结

长期以来，乳腺癌筛查一直是一个争论不休的话题，而且往往是受检女性高度焦虑的来源。在过去的 40 年里，一些以乳腺 X 线摄影检查为筛查工具的 RCT 研究表明，早期检出乳腺癌可以降低乳腺癌的总体死亡率。尽管到目前为止还没有长期的结果研究来评估 MRI 筛查对乳腺癌死亡率的影响，但人们期望检测出较小的、不伴淋巴结转移的乳腺癌能够改善患者预后。实施 AB-MR 技术作为对致密型乳腺女性进行乳腺 X 线摄影筛查的补充，这是一项开创性和挑战性兼具的工作。无论采用简化方案还是完整方案，MRI 阅片的基本原则是相似的。乳房影像学机构将需要重新考虑 MRI 检查的工作流程，以便在保持高水准地进行检查和阅片的同时，高效地完成大量女性的筛查工作。如果成功的话，AB-MR 筛查可能比其他影像学检查方法检出更多的高级别癌，同时减少间期癌和淋巴结阳性乳腺癌。

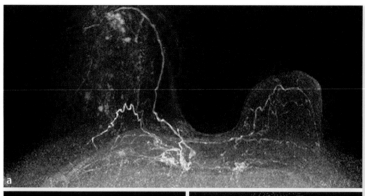

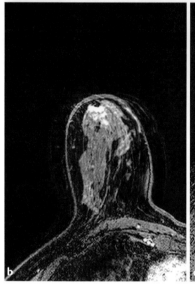
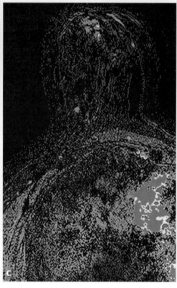

图 4.29 非肿块强化：局灶性。高危人群筛查：76 岁，第 5 轮筛查，左乳 IDC（3 级）保乳术后 6 年、右乳 DCIS 保乳术后 5 年。MIP 图像（a）显示左乳体积减小、BPE 减弱（术后改变），右乳晕后局灶 NME，亦见于 T1WI 增强图像（b）。动态特征图（c）显示内部不均质，以上升型为主。MRI 引导活检证实病理为 DCIS，中级别，实性型，小叶癌变，ER/PR（+），Ki-67 10%。

表 4.1 乳腺 MRI 筛查和诊断的性能评估

项　　目	筛查组	诊断组	合计
MRI 检查总数	1 313	1 313	2 444
MRI 检查结果阳性总数（BI-RADS 0、4 和 5 类）	152	194	346
最终 BI-RADS 4 或 5 类			
活检（病灶数）	77	172	249
癌症检出数（病灶数）	18	61	79
癌症检出率 /1 000 例 MRI 检查	14	47	29
AIR	152/1 313（12%）	194/1 131（17%）	346/2 444（14%）
PPV1	18/152（12%）	54/194（28%）	72/346（21%）
PPV2	18/75（24%）	53/146（36%）	71/224（32%）
PPV3（检查数）	18/67（27%）	53/138（38%）	71/205（35%）

注：AIR，异常诊断率；PPV，阳性预测值。
来源：改编自 Niell 等[49]。

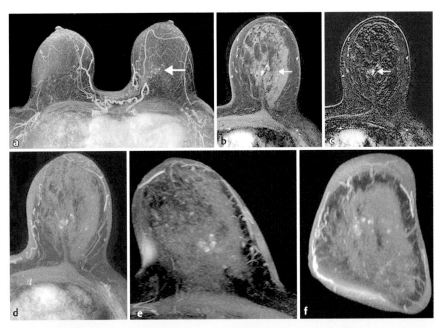

图 4.30　非肿块强化：局灶性。59 岁，右乳 DCIS 病史。MIP 图像（a）显示左乳局灶性 NME（箭），横断位 T1WI 增强（b）及减影（c）亦可见（箭）。横断位、矢状位、冠状位薄层 MIP 图像如图所示（d～f）。MRI 引导活检证实病理为 DCIS，中级别，筛状型，ER（+），PR（-），Ki-67 5%。

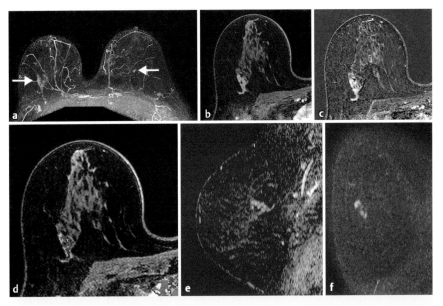

图 4.31　非肿块强化：段样。高危人群筛查：68 岁，MP 图像（a）显示右乳后外侧段样分布 NME，左乳中部见一已知纤维腺瘤（箭）。右乳 T1W 增强及减影图像（b、c）显示 NME 内部强化不均匀，动态特征图显示内部以上升型为主（d）。矢状位、冠状位重组图像如图所示（e、f）。MRI 引导活检证实病理为 DCIS，1.5 cm，高级别，实性型及筛状型，伴坏死及 LCIS（经典型），ER/PR（+）。

参考文献

本篇文献详见 https://www.sstp.com.cn/video/20240926/1/list.html。

5

诊断性 MRI：成像方案和扫描注意事项

Gillian M. Newstead

杨舒琰　路怡妹　译

摘要

本章概述了标准、高质量乳腺 MRI 检查的实用方法。优秀的图像分辨率是准确诊断的先决条件。高质量检查的关键包括空间分辨率和时间分辨率的平衡，脂肪抑制均匀，最大限度地减少伪影，并能够始终如一地应用上述三点。多种磁场环境和乳腺线圈均可用于进行乳腺 MRI 检查。因此，每家机构须根据成像硬件条件来调整其乳腺 MRI 诊断方案。本章展示的成像序列包括 T2W 序列、非脂肪抑制 T1W 序列和多期 T1W 序列。需要重点认识到的是，标准动态增强序列的扫描时间应该尽可能缩短。因此，多平面图像的获取应该使用从初始采集平面重组获得，而不是通过多次采集来获得。本章还综述了患者使用钆基对比剂和钆剂在组织中的滞留情况。此外，本章还介绍了计算机辅助诊断（computer-aided diagnostic, CAD）系统的临床应用，CAD 主要通过合理组织、展示大量的图像数据，分析病灶的动力学特征，来提高阅片效率，改进工作流程。本章将介绍超快（UF）或加速成像方案，它们正在应用于临床实践中。本章的其余部分集中讨论了在实现最佳 DCE-MRI 扫描过程中可能出现的诸多技术挑战，包括识别和审查可能影响图像质量的伪影。本章最后讨论了乳腺 MRI 的认证要求。

关键词：诊断性 DCE-MRI 技术、超快（UF）（加速）序列、对比剂、计算机辅助分析、不均匀脂肪抑制、磁化率伪影、运动和错配伪影、混叠（卷褶）伪影、斑马纹（moiré）伪影、射频干扰伪影。

5.1　引言

DCE-MRI 检查的采集方案要求很高，需要仔细调整，一个实用的方案包括简单且相对短（＜ 20 分钟）的标准化采集通常就已足够。当前临床实践中，没有统一的方案，而是采用了各种各样的采集方案。DCE-MRI 采集的技术要求包括：磁场强度 ≥ 1.5 T，专用的乳腺线圈，层厚 ≤ 3 mm，使用钆基对比剂（GBCA）。扫描方案需要平衡空间分辨率和时间分辨率，以期获取最大的敏感性和特异性，提供病变形态学和动力学特征的分析。高效的检查方案通过调整 T2W 平扫和 T1W 多期增强序列，从而获得在各向同性或接近各向同性分辨率的多平面重组（multiplanar reformatting, MPR）图像，来取代在不同平面上使用多个附加序列进行采集。标准 DCE-MRI 检查（包括 T2W 系列）一般在 15～20 分钟完成扫描，图像质量稳定，减少无关的伪影，并解决任何其他可能出现的技术挑战。特殊序列如扩散加权成像（DWI）可以根据需要添加到基本方案中。

5.2　目前标准的 DCE-MRI 方案

欧洲乳腺影像学会（European Society of Breast Imaging, EUSOBI）和 ACR 为乳腺 MRI 采集设置

了最低标准，这些指南允许灵活的采集参数和设备规格。基本的设备要求包括：① 高均匀性高场强的 MRI 平台（1.5 T 或更高）；② 专用双侧乳腺接收线圈或发射-接收线圈；③ 强磁场梯度且磁场梯度上升快。

5.2.1 采集平面

在进行乳腺 DCE-MRI 扫描时，主要采集平面的选择是至关重要的，它可能是唯一的成像平面。高分辨率的 MPR 图像可以从已获取平面的数据来重组，无需额外的扫描，从而缩短采集时间。我们常采集横断位和矢状位图像，而非冠状位图像，因为乳腺的解剖分段是从乳头到胸壁的方向，而非冠状位上的段样分布。在评估导管原位癌时，采集平面的选择尤为重要，因为横断位和矢状位图像可能显示异常强化呈线性或段样分布，而冠状位图像可能只显示导管的横截面。视野（field-of-view, FOV）的选择取决于主要采集平面，通常应选择尽可能小的 FOV，以最大限度地提高平面内空间分辨率，同时也要包括所有乳腺组织和腋窝区域。在美国，横断位图像是最常用的主要采集平面，它可以提供相同的增强时间点下双侧乳腺强化的同时评估。

5.2.2 成像方案

目前的标准乳腺 DCE-MRI 方案包括 T2W 平扫和 T1W 多期增强序列，后者包括 GBCA 注射前和注射后 5~7 分钟。在大多数临床实践中，时间分辨率为 60~120 秒。乳腺 MRI 标准中允许的最大时间分辨率为 240 秒[1]。标准的诊断性检查方案包括扩散成像而非使用对比剂的灌注成像。ACR 乳腺 MRI 标准要求必须要包括 T2W（亮水）序列和 T1W 多期增强序列。动态增强序列必须包括 T1W 平扫序列，在对比剂注射后 4 分钟内完成的早期（第一）T1W 增强，以及晚期 T1W 增强，增强序列需与平扫相匹配，以分析图像特征。

T2W 序列

在乳腺 DCE-MRI 方案中加入 T2W 平扫序列，有助于 T1W 增强图像上强化病灶的良恶性鉴别诊断。此外，T2W 序列还可识别积液、乳腺水肿和一些良性病变，如淋巴结、单纯囊肿、一些纤维腺瘤和治疗后的改变。T2W 序列通常使用自旋回波（SE）、快速自旋回波（FSE）或短时反转恢复（STIR）技术获得，选择反转时间以抑制脂肪信号。脂肪抑制 T2W 序列需要较长的 TR 时间，导致扫描时间较长。T2W 序列通常为多层二维（2D）采集。因此，在合理的扫描时间范围内，所实施的 T2W 采集方案，获取到的 T2W 图像与高分辨率 T1W 图像无法逐层匹配。有些单位使用非脂肪抑制的 T2W 序列，以获得与 T1W 空间分辨率匹配的三维（3D）T2W 图像。这种非脂肪抑制 T2W 序列也可以对乳腺解剖结构进行分析，评估纤维腺体组织（fibroglandular tissue, FGT）的含量，并帮助动态增强序列中强化病变的准确分析。

非脂肪抑制 T1W 序列

如果采用脂肪抑制 T2W 序列，则建议在获取 T1W 多期增强序列之前再额外扫描一个非脂肪抑制 T1W 序列。非脂肪抑制 T1W 序列可以对乳腺解剖结构进行整体分析，评估 FGT 的含量，并识别含脂肪病变。这个序列需与后续脂肪抑制 DCE 的参数和空间分辨率相似，方便进行对比分析。需要注意的是，如果在乳腺 MRI 方案中使用非脂肪抑制 T2W 序列，那么非脂肪抑制的 T1W 序列则是不必要的。

T1W 多期增强序列（DCE-MRI）

这一关键序列用于病变检出、鉴别诊断和评估病变的强化特征随时间的变化。为进行图像配准，对 T1W 序列的增强前后扫描参数必须一致。短重复时间（TR）的三维梯度回波（GRE）脉冲序列通常用于 T1W 多期增强成像。同时，为了避免 T2W 对比增强的混淆，建议使用扰相 GRE 脉冲序列[2]。通过增强后减平扫的减影图像，可以直接观察序列之间的信号差异。在美国，大多数机构的做法是在 T1W 动态增强序列中使用脂肪抑制，增强和减影图像上都可以观察异常高强化的区域。如果动态增强序列中没有进行脂肪抑制，那么必须进行减影图像，以消除脂肪信号。了解 k 空间采样模式对于诊断是有帮助的。大部分 Cartesian 序列使用线性填充的方式，k 空间的中心区域包含了决定最佳对比分辨率的高频数据。乳腺 MRI 的检查方案中，对于 DCE 系列的增强期相的数目和总的采集时间没有统一的推荐，但至少应该包括 2 个增强期相（早期和延迟期），以进行动力学特征分析。

乳腺病灶内对比剂流入和流出特征包含了有用的诊断信息，微血管密度是决定对比剂初始流入率和肿瘤强化异质性的关键因素[3]。时间-信号强度曲线（TIC，也称动态特征曲线）的形状已被证明有助于强化病变的良恶性鉴别诊断[4]。对比剂快速流入病变内，快速流出，提示其很可能为恶性，而对比剂缓慢持续地流入病变，则提示其很可能为良性。使用不同的阈值用于区分两部分的动态特征曲线：早期和延迟期（图 5.1）。

5.3 对比剂

虽然非对比剂增强 MRI 技术正在探索中，但目前临床实践中，乳腺 MRI 检查常规使用对比剂 GBCA。钆是顺磁性的，可以缩短其附近水质子的 T1 和 T2 时间。在大多数临床实践中，DCE 序列是基于 GBCA 的 T1 时间缩短效应，从而导致信号强度增加。标准的 DCE-MRI 检查常规注射 GBCA，并分析强化病变的动力学特征。理想情况下，使用高压注射器静脉团注对比剂，标准剂量为 0.1 mmol/kg，随后用至少 20 mL 的生理盐水冲洗。这种方法确保了检查期间对比增强时间的一致性，对比剂可以快速到达血管内。螯合钆剂的顺磁性质导致 T1、T2 和 T2* 时间减少[5]。针对液体的检测，如 T2W 系列，应在注射对比剂之前进行采集。DCE-MRI 基于 T1W 序列进行采集，因为在该序列上，注射 GBCA 后弛豫时间下降最大。钆缩短微环境中的自旋-晶格弛豫时间（T1 时间）效应，导致 T1W 信号强度增加。因此，在注射 GBCA 后，病变显著强化，并在减影图像（增强图像减平扫图像）上突出显示。弛豫性是与强化病灶与周围实质信号强度差异最密切相关的特性。在临床乳腺成像中，T1 时间越短（在 T1W 动态增强序列中），对弛豫率（relaxation rate, R1）越大，增强强化越明显。病灶强化的程度也与特定的 GBCA 的化学结构有关。高弛豫率 GBCA 意味着每单位浓度的对比剂，流入组织的

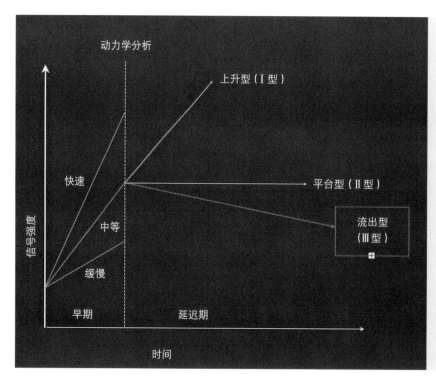

图 5.1 时间-信号强度曲线。病变强化的动态特征曲线，勾勒了病灶信号强度随时间的变化。增强的早期特征分类为快速、中等或缓慢，而延迟期特征分类为上升型、平台型和流出型。

对比剂产生更强的对比。弛豫性（relaxivity）是指每单位对比剂浓度下 R1 的变化，描述了每摩尔对比剂浓度下，GBCA 对 T1 和 T2 时间的影响。血供和渗透性增加的区域或病变，如癌性病变，会比周围组织积聚更多的对比剂。

5.3.1 钆在组织中的沉积

众所周知，并不是所有的钆螯合物在体内都是完全稳定的。市售的 GBCA 有两种结构上截然不同的类别：线性的和大环状的。在线性结构中，聚氨基羧酸骨架包裹着钆离子，配体是"开环"的，而在大环状结构中，钆离子被"固定"在配体周围。虽然肾功能正常的患者在数小时内通过肾脏排泄了循环系统中几乎所有的钆，但部分游离钆可能分散到组织中。近期研究报道，在接受多次 GBCA 注射的患者中发现了颅内的钆聚积，MRI 上同期 T1 时间缩短证明了这一点[7, 8]。这种作用见于无肾功能或肝功能障碍的患者，对比剂主要沉积于苍白球、丘脑、脑桥和齿状核[9]。对比剂沉积效应的大小与患者终身累积剂量成正比。一些研究显示，与大环类对比剂相比，线性对比剂中钆的化学结合较弱，对比剂沉积现象更常见[10]。

仅在使用 4 次 GBCA 后，T1WI 图像上就可能出现颅内信号改变，这些改变通常在 MRI 检查多年后仍然存在。2015 年，美国 FDA 对 GBCA 进行了全面审查，以确定对患者是否存在安全风险。2017 年 3 月 10 日，欧洲药品管理局（European Medicines Agency, EMA）的药物警戒风险评估委员会（Pharmacovigilance Risk Assessment Committee, PRAC）正式提交了暂停使用 4 种线性 GBCA 的建议，原因是钆在人体内积聚的潜在风险[11]。PRAC 指出，目前还没有与钆沉积有关的临床疾病甚至症状的报告，但委员会决定采取"预防措施"，原因是少量数据显示，部分肾损伤患者发生肾源性系统性纤维化（nephrogenic systemic fibrosis, NSF）之前，都有钆剂使用史。2017 年 4 月 4 日，ACR 发布了对欧洲 PRAC 建议的回应。该报告的结论是："在广泛审查了 PRAC 的立场

和大量其他材料后，ACR 药物和对比剂委员会不同意 PRAC 的建议。"ACR 报告指出，大量证据表明，单次注射 GBCA 后，组织中沉积的钆的数量非常少，而且目前没有发现令人信服的证据表明任何 GBCA（包括线性药物）存在安全风险。ACR 还认为需要进行更多的研究，以更好地理解钆沉积的机制、细胞内效应和临床后果[12]。2017 年 9 月 8 日，美国 FDA 医学影像药物咨询委员会（Medical Imaging Drugs Advisory Committee, MIDAC）投票建议在 MRI 中使用的 GBCA 说明上增加使用警告，告知患者钆剂可能沉积于各种器官，包括大脑，线性比大环状 GBCA 的沉积风险更大。该警告还需指出，在特定的患者群体中，包括胎儿、儿童和 GBCA 累积剂量高（高危女性每年 MRI 增强检查）的患者，风险更大。然而，目前虽然有明确的证据表明 GBCA 用于 MRI 检查后，钆可能沉积在大脑和身体其他部位，但没有明确的证据表明钆沉积与不良的健康影响有关。关于这个问题的研究正在进行中。

计算机辅助分析

标准药代动力学模型用于评估病变的增强动力学特征，通过探究 MRI 对比剂的分布，来描述正常乳腺组织的生理过程，以及病变中对比剂流入、集聚和流出的各种参数。相对于背景实质强化（background parenchymal enhancement, BPE），大多数肿块病灶的强化峰值出现在注射对比剂后 1~2 分钟，非肿块病灶的强化峰值出现在注射对比剂后 2~3 分钟[13]。对于大多数 MRI 的扫描系统来说，三维 GRE 脉冲序列的最大对比度时间点位于扫描时间的一半处，若对比剂注射后即刻扫描，每期增强的扫描时间为 90 秒，则可获得 45 秒时最大对比度的增强图像。CAD 系统主要通过合理组织、展示大量的图像数据，分析病灶的动力学特征，来提高阅片效率，改进工作流程。CAD 系统计算每个体素的强化动态特征类型，并用不同颜色代表不同的类型叠加于强化的病变上，从而直观地显示延迟期的曲线类型为流出型、平台型或上升型，增强早期的曲线类型为缓慢、中等或快速。应用时间-信号强度曲线和动态特征

图（angiomap）帮助影像科医生快速、高效地评估病灶的动力学特征。

病变形态学和动力学特征的联合分析是诊断的必要条件。MR 阅片可能受到正常组织 BPE 的影响，BPE 通常缓慢强化，TIC 曲线为上升型。绝经前女性的乳腺组织受月经周期中激素变化的影响。显著的 BPE 会降低 MRI 的灵敏度[14, 15]，从 BPE 中检出异常的强化存在一定的难度[16]。因此，对于绝经前女性的 MRI 检查，推荐安排在月经周期的第 2 周，尽可能避免在月经周期的第 4 周。对于进行诊断检查的女性，如评估恶性病变的范围，不建议为了适应月经周期而推迟检查。

5.4 芝加哥大学的检查方案

目前芝加哥大学（University of Chicago, UC）常规诊断乳腺 MRI 方案，使用 1.5 T 和 3 T 场强

MRI，扫描序列包括横断位非脂肪抑制 T2W 序列和横断位脂肪抑制 T1W 动态增强序列，动态增强图像采集于静脉注射对比剂前后。本书中展示的图片几乎都是在 2010 年安装的 3 T MRI 设备上获得的。

虽然在这两种场强下获得的图像都可以提供良好的图像质量用于诊断，但在 3 T MRI 采集图像的对比度和空间分辨率更高。在 1.5 T 和 3 T MRI 设备上获得的相同病灶的图像，每个体素的信噪比（signal-to-noise ratio, SNR）在 3 T 时更高，见图 5.2 和图 5.3。在 3 T MRI 上，UC 扫描方案包括采集时间分辨率约为 70 秒的 5 期增强图像和空间分辨率为 0.8 cm × 0.8 cm × 0.8 cm 的 T2WI 和 T1WI 图像。这两个序列的图像都是各向同性的，并在空间上相匹配，因此可以在相同的空间分辨率下对 T2W 和 T1W 序列进行多平面重

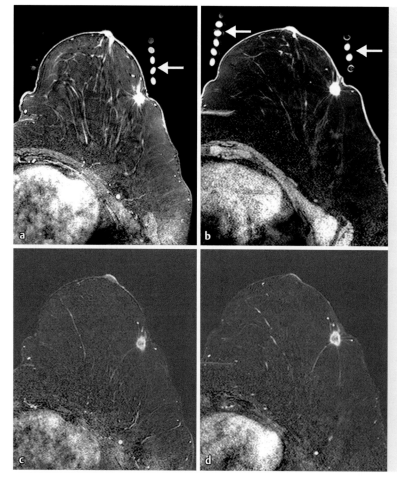

图 5.2　图像质量对比：1.5 T vs. 3 T。使用 1.5 T 和 3 T MRI 获得的边缘毛刺状的乳腺癌的增强图像和减影图像。增强图像（a、b）显示左乳外侧有一个浸润性导管癌（IDC），乳腺线圈内乳腺周围可见对比剂重影（箭）。3 T 图像（b）上的病灶边缘毛刺更细，表明空间分辨率更高。减影图像（c、d）上可见类似的发现，3 T 图像（d）上的信号强度和空间分辨率更高。

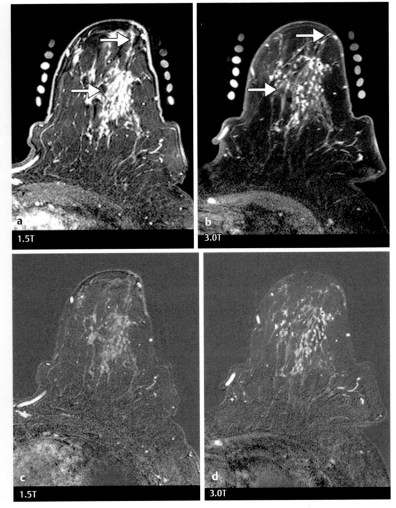

图 5.3 图像质量对比：1.5 T *vs.* 3 T。使用 1.5 T 和 3 T MRI 获得的增强图像和减影图像显示广泛的左乳段样分布的非肿块病变（NME）（箭），提示为 DCIS。增强图像（a、b）显示 NME 病变，乳腺线圈内乳腺周围可见对比剂重影（箭）。与图（a）相比，图（b）具有更高的空间分辨率。与 1.5 T 下减影图像（c）相比，3.0 T 下减影图像（d）具有更高的信号强度和空间分辨率。

组。1.5 T 和 3 T MRI 扫描方案分别见表 5.1 和表 5.2。在 3 T MRI 上获得良性和恶性病变的病例见图 5.4 和图 5.5。

5.4.1 超快技术用于诊断

多年来，"超快（UF）"或"加速"扫描方案被间歇性地研究和开发，目前再次用于临床实践。这些方案的目标是在注射对比剂的第 1 分钟内，对双侧乳腺进行快速扫描（每期时间：3～8秒），获得对早期动力学特征，详见第 3 章。目前 UC 的诊断性 DCE-MRI 检查方案包括在注射对比剂后的第 1 分钟内进行高时间分辨率、相对低的空间分辨率的超快采集方案，随后进行标准的高空间分辨率采集，总采集时间为 7 分钟。对比剂注射后 30 秒内，UF 图像上的病灶显示最明显，

特别是在随后的图像上发现 BPE 显著时。UF 序列可以根据乳腺动脉开始强化时间（而非注射开始时间）测量病变强化率，从而减少全身的因素如心输出量的影响。对比剂注射后的第 1 分钟的 UF 序列可以纳入标准采集方案，也可以评估延迟期动力学特征[17]。这种 UF 成像方法使用标准的 Cartesian k 空间采样，不同于常规临床 DCE-MRI 高分辨率扫描方案中经常使用的"视图共享（view-sharing）"方法。Keyhole 方法和其他"视图共享"方法，如"TRICKS"和"TWIST"，通常涉及以相对较高的时间分辨率扫描 k 空间的中心，以及以较低的时间分辨率填充 k 空间的外周[18-20]。动态增强序列中的每一幅图像的重建都是使用 k 空间不同区域、不同采集时间的数

表 5.1　AB-MR：适用于 1.5 T 的标准方案（飞利浦）

参　　数	VISTA	DCE-MRI
Geometry	3D axial	3D axial
FOV (mm)	320～400	320～400
Spatial resolution/ interpolated (mm)	0.8/0.8	0.8/0.7
Slice thickness/ interpolated (mm)	2/1	2/1
Number of slices	200	175
Slice oversample	Default	1
Slice gap (mm)	N/A	N/A
SENSE acceleration	3 × 2	2.5 × 2
TR (ms)	2 000	5.5
TE (ms)	368	2.7
Flip angle (deg)	90	12
Fast imaging mode	TSE	TFE
Fast imaging factor	120	44
Fat suppression	None	SPAIR
Partial Fourier imaging	No	No
k-space sampling	Cartesian	Cartesian
Number of averages	1	1
Duration (m:s)	2:32	5:24
Temporal resolution (m:s)	N/A	0:54
b values (s/mm^2)	N/A	N/A

Abbreviations: DCE-MRI, dynamic contrast-enhanced magnetic resonance imaging; FOV, field-of-view; SPAIR, spectral attenuated inversion recovery; TE, echo time; TR, time of repetition; TFE, turbo fast echo; TSE, turbo spin echo.

Note: Parameters for VISTA, DCE-MRI are standard clinical parameters, so there is no special consideration to their selection beyond optimization for image quality in given time. VISTA (non–fat-suppressed T2W). DCE-MRI (fat-suppressed T1W): precontrast mask, followed by standard DCE-MRI for two postcontrast acquisitions.

表 5.2　AB-MR：适用于 3 T 的标准方案（飞利浦）

参　　数	VISTA	DCE-MRI
Geometry	3D axial	3D axial
FOV (mm)	320～400	320～400
Spatial resolution/ interpolated (mm)	0.8/0.65	0.8/0.6
Slice thickness/ interpolated (mm)	1.6/0.8	1.6/0.8
Number of slices	250	250
Slice oversample	1.33	1
Slice gap (mm)	N/A	N/A
SENSE acceleration	3 × 2	2.5 × 2
TR (ms)	2 000	4.8
TE (ms)	221	2.4
Flip angle (deg)	90	10
Fast imaging mode	TSE	TFE
Fast imaging factor	120	27
Fat suppression	None	SPAIR
Partial Fourier imaging	No	0.85 × 1
k-space sampling	Cartesian	Cartesian
Number of averages	1	1
Duration (m:s)	3:44	2:13
Temporal resolution (m:s)	N/A	1:02
b values (s/mm^2)	N/A	N/A

Abbreviations: DCE-MRI, dynamic contrast-enhanced magnetic resonance imaging; FOV, field-of-view; SPAIR, spectral attenuated inversion recovery; TE, echo time; TFE, turbo fast echo; TR, time of repetition; TSE, turbo spin echo.

Note: Parameters for VISTA and DCE-MRI are standard clinical parameters, so there is no special consideration to their selection beyond optimization. VISTA (non–fat-suppressed T2W). DCE-MRI (fat-suppressed T1W): precontrast mask, followed by standard DCE-MRI for two postcontrast acquisitions.

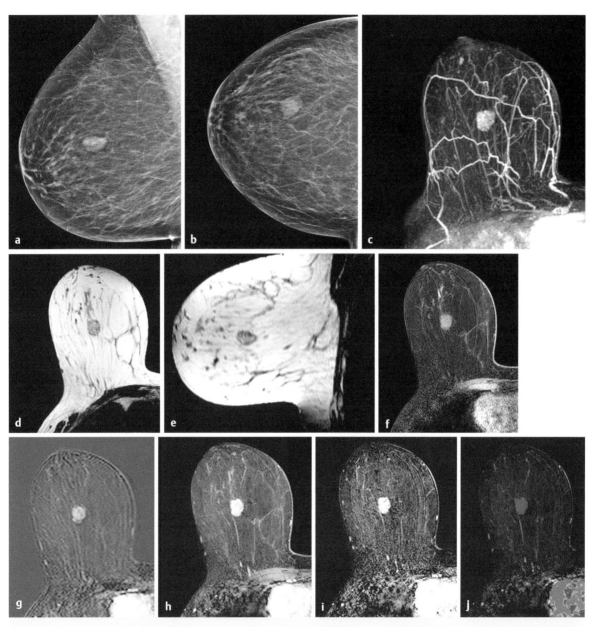

图 5.4　阅片方案：纤维腺瘤。乳腺 X 线摄影的 MLO 位和 CC 位图像（a、b）显示右乳中央一个卵圆形、边缘清楚的肿块，MIP 图像上可见此肿块（c），横断位和矢状位 T2WI 图像显示为边缘清楚的高信号肿块（d、e），T1WI 平扫（f）和增强第 47 秒时 UF 序列图像（g）也可见该肿块。增强图像和减影图像（h、i），以及 CAD 图像（j）显示肿块内部暗分隔，TIC 呈上升型。（续）

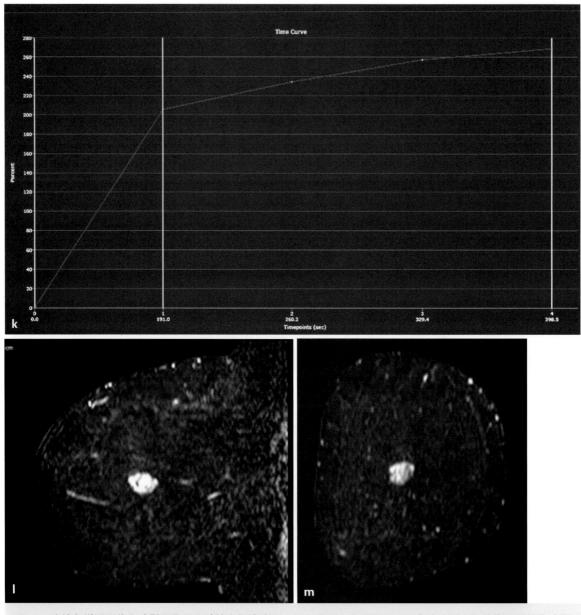

图 5.4 （续）增强图像和减影图像显示肿块内部暗分隔，呈上升型，也可见于 TIC 曲线（k）。矢状位和冠状位减影图像上见病灶（l、m）。

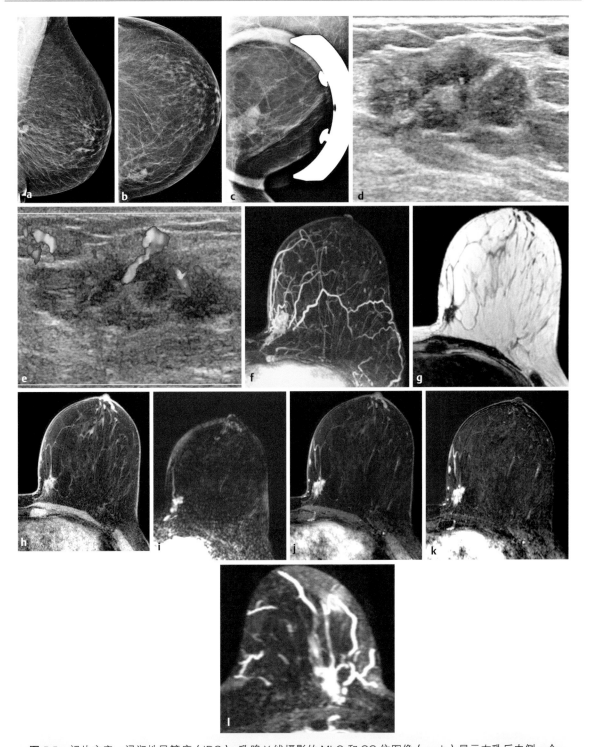

图 5.5　阅片方案：浸润性导管癌（IDC），乳腺 X 线摄影的 MLO 和 CC 位图像（a、b）显示左乳后内侧一个边界部分清楚、部分不规则的肿块，该病灶在点压放大图像上也可见（c）。超声图像（d、e）显示一个边缘不清楚、微分叶的肿块，其血流增加。在 MIP 图像（f）上可见此肿块。在 T2WI 图像（g）上可见一个不规则的低信号肿块，在 T1WI 平扫图像（h）和增强第 21 秒的超快序列图像（i）上也可见此病灶。增强图像和减影图像（j、k）显示肿块内部强化不均匀。（l）为矢状位增强图像。组织学病理为 IDC，3 级，伴淋巴血管浸润（LVI）和 DCIS，中 / 高级别，实体型和筛状型，ER/PR（+），HER2/neu（−），Ki-67 10%。

据，从而得到高质量的图像，但很难用这些数据进行定量分析。问题是，很难使用这些数据分析关于强化程度和强化速率等参数，尤其是分析边缘锐利和不规则等微小特征。若仅将对比剂流入病灶后 10 秒内的信息与其他时间点的信息相结合，则诊断效能减低。例如，我们推测狭窄的血管、癌灶的边缘或可疑的病变貌似出现了快速的强化，但很难确定其真正的强化率。压缩感知方法也有类似的问题，并且会产生伪影[21, 22]。将 UF DCE-MRI 纳入标准诊断性采集方案的病例见图 5.6～图 5.10。

UF DCE-MRI 提供了新的定量数据分析方法，包括测量病变的初始强化率。相对于主动脉初始强化时间而言，我们可以准确测量对比剂到达的时间。这种方法潜在的强大功效是可以消除对比剂注射速率和心输出量的影响，进行更标准

化的测量。UF 序列还有很多其他优势。高时间分辨率采集方案通过检测对比剂流入病变的过程，可以显示供血动脉和引流静脉，并提供既简单又精确的动脉输入函数（arterial input function, AIF）和 K^{trans} 测量。初步研究表明，对比剂注射后第 1 分钟内的动力学参数在良性和恶性病变之间存在显著差异，有助于准确诊断。

5.4.2 DCE-MRI 技术要求

高的信噪比

采集 MRI 图像需要足够的信噪比（signal-to-noise ratio, SNR），以检测小的强化肿块和导管（直径 1～3 mm）。优秀的空间分辨率可以增强诊断信心[23]。乳腺 MRI 应在 1.5 T 或更高的磁场强度（B_0）下进行扫描。图像 SNR 与 B_0 直接相关，在 3 T 时的 SNR 几乎是 1.5 T 时的 2 倍。每个体素的 SNR 越高，越有利于进行双侧乳腺快速成

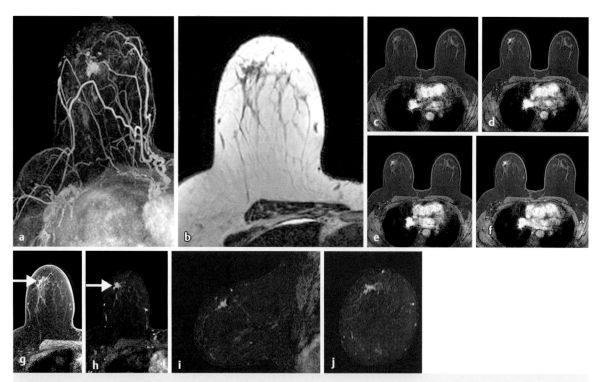

图 5.6 UF 技术。MIP 图像显示右乳前部一个不规则的强化肿块（a）在 T2WI 图像上为低信号（b）。UF 图像：14 秒时，主动脉开始强化（c）；21 秒时，首次出现不规则强化的肿块（d）；28 秒和 35 秒时的图像也可见强化肿块（e、f）。140 秒时的标准增强及减影图像也显示不规则肿块，肿块前下方可见一个下标记夹（g、h，箭）。矢状位和冠状位图像（i、j）也可见病灶。病理为 IDC 2 级，ER/PR（−），HER2/neu（＋），Ki-67 25%，伴 DCIS，高级别，实体性，筛状型伴坏死。

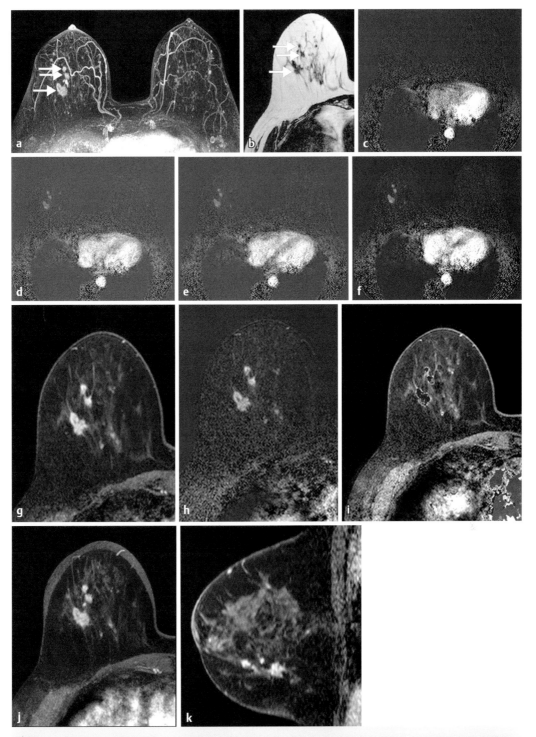

图 5.7 UF 技术。74 岁患者，MIP 图像显示右乳（a，箭）内 3 个强化的肿块，双乳散在良性点状强化。T2WI 图像（b，箭）显示右乳 3 个肿块均为低信号。UF 图像：14 秒时，主动脉开始强化（c）；21 秒时，首次出现不规则强化的肿块（d）；28 秒和 35 秒时的图像也可见肿块强化（e、f）。140 秒时的标准增强及减影图像在显示 3 个不规则肿块，边缘毛刺状（g、h），CAD 图像显示 TIC 为平台型和上升型（i）。右乳横断位和矢状位薄层 MIP 图像显示 3 处病变（j、k）。病理为 ILC, ER/PR（＋），HER2/neu（－），Ki-67 5%～9%。

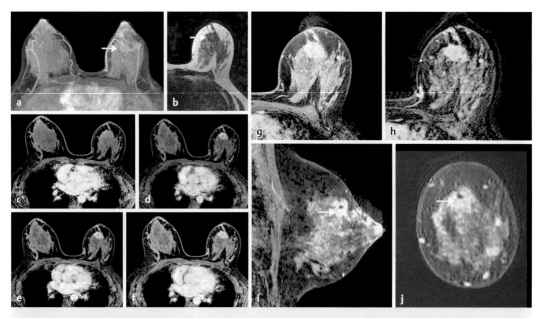

图 5.8 UF 技术。MIP 图像显示显著的 BPE 和左乳强化的肿块（a，箭），肿块在 T2WI 图像（b，箭）上表现为低信号。UF 图像：21 秒时，心脏和主动脉开始强化（c）；28 秒时，肿块边缘首次出现强化（d）；在 35 秒和 42 秒时的图像上也可见肿块强化（e、f）。140 秒时的增强及减影图像表现为不规则肿块（g、h）。矢状位和冠状位图像（i、j）显示肿块（箭）内的标记夹。病理为 IDC 3 级，ER/PR（＋），HER2/neu（－），Ki-67 15%～20%。

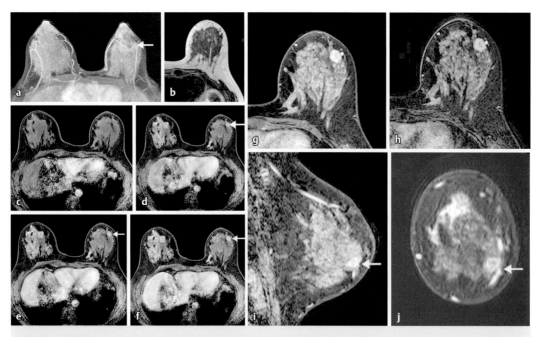

图 5.9 UF 技术。MIP 图像可见显著的 BPE 和左乳一个卵圆形强化的肿块（a，箭），在 T2WI 图像上，未见明显对应的病变（b）。UF 图像：28 秒时，心脏和主动脉开始强化（c）；35 秒时，首次出现卵圆形强化的肿块（d，箭）；在 42 秒和 49 秒时图像上，也可见肿块强化（e、f，箭）。140 秒时的增强及减影图像显示肿块为卵圆形，边缘清楚（g、h），在矢状位和冠状位重组图像上也可以看强化的肿块（i、j，箭）。病理为纤维腺瘤。

图 5.10 UF 技术。右乳确诊乳头状 DCIS：14 秒时的 UF 图像（a）显示心脏和主动脉开始强化。21 秒时，非肿块病变（NME）首次可见（b）；在 28 秒和 35 秒图像上（c、d）强化持续增加。在 120 秒的横断位 MIP 图像（e）上显示 DCIS 的范围，段样分布。

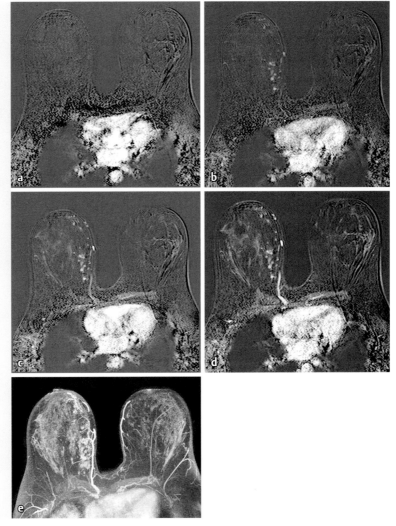

像，且保持较高的空间分辨率和空间分辨率。3 T 场强成像还有助于改善了静态磁场均匀性，从而确保在整个成像视野内良好的脂肪抑制。高 SNR 图像可以通过使用高场强磁场与专用的多通道乳腺线圈获得，从而实现更薄的层厚和更高的空间分辨率和时间分辨率。值得注意的是，如果扫描矩阵太高（层面内像素尺寸过小）或层厚太薄，可能会降低图像 SNR，从而可能难以检出小的强化病灶。乳腺 MRI 扫描仪正日益向更高场强方向发展，有报道显示 3 T 时乳腺 MRI 的灵敏度和特异度有所提高[24, 25]。超高场强 MRI 扫描仪在 7 T 的场强下可提供更高的固有 SNR，最近已被证明具有临床应用的可行性。Pinker 等最近研究显示，使用 7 T 乳腺 MRI 对乳腺内可疑病变的患者检查，具有可行性，并具有提高诊断准确性的潜力[26]。

高空间分辨率

高空间分辨率都与体素大小有关，高空间分辨率获得更小的体素。平面内空间分辨率为 1 mm×1 mm 是良好且合适的，若能获得亚毫米级各向同性图像则是最佳的。因为像素大小取决于 FOV 和每个平面矩阵的大小（频率编码和相位编码矩阵），根据每个患者的具体情况调整 FOV 是至关重要的。调整的目标 FOV 尽可能小，同时包括所有的乳腺组织。

像素大小（频率）＝FOV（频率）/（频率编码方向的矩阵元素个数）

像素大小（相位）＝FOV（相位）/（相位编码方向的矩阵元素个数）

对于技术员来说，在 MRI 操作台为不同患者设置个体化扫描仪方案，以优化 FOV 是非常有必要的。调整 FOV 可以提高空间分辨率，这对每个患者来说都很重要，但不应以排除部分乳腺或腋窝组织为代价。技术员通常将层厚保持在合理的较小范围，以避免过度的部分容积效应的影响，但可能倾向于排除乳房上部或侧面的组织，以尽量缩短扫描时间。层厚是一个重要的扫描参数，它决定了在不受层面部分容积效应的情况下，检出最小病变的极限。部分容积效应会导致病变对比度降低，尽管强化明显的病变层厚较大时也可以看到，但对于较小的、低对比度的强化病变，病变可见性则受层厚的影响较大。因此，需要注意的是，如果扫描层厚太小，可能会降低时间分辨率和 SNR。但如果扫描层厚太大，则存在部分容积效应的风险。

高时间分辨率

多期增强成像需要高的时间分辨率和空间分辨率。成像的关键是均匀的脂肪抑制。FOV 较大时，难以实现良好的脂肪抑制效果。DCE-MRI 的扫描时机在不同患者之间应该保持一致，然而扫描层厚（≤3 mm）可根据患者乳腺体积大小进行调整。提高时间分辨率的方法不应包括不做脂肪抑制、增加层厚或降低矩阵大小。可以调整 FOV 的角度，来使得给定体积内扫描更少的层数，进而提高空间分辨率。此方法的一个例子显示在图 5.11。需要注意的是，如果 FOV 太小，即使已包括了所有的乳腺组织，卷褶伪影的风险也会增加，可能需要增加 FOV 来进行纠正。增强动力学曲线形态依赖时间分辨率、注射速度低或心功能减低会延迟或降低峰值强化。

稳健且可重复的脂肪抑制

MRI 上高信号的脂肪组织干扰了强化病灶的检出，主动进行脂肪抑制被广泛应用于癌症检测的 T1W 动态增强序列中。乳腺成像中，由于乳腺腺体构成类型的变异导致 FOV 内 B0 不均匀，达到均匀抑制脂肪是一个较大的挑战。各种主动脂肪抑制方法通常基于脂肪和水中氢质子之间的共振频率的差异和/或脂肪和水之间 T1 时间的差

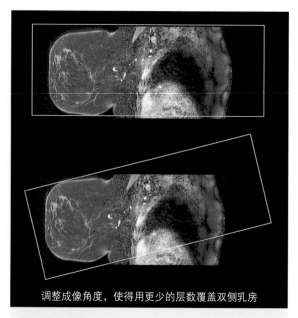

调整成像角度，使得用更少的层数覆盖双侧乳房

图 5.11 高时间分辨率。此图显示了一种调整 FOV 角度的方法，以便使用更少的层面获得整个乳房的覆盖范围。

异。周期性脂肪抑制（intermittent fat suppression）通常采用频率选择性脂肪饱和脉冲来消除 T1W GRE 序列中的脂肪信号。水和甲基（脂肪的主要成分）的化学位移为 3.5 ppm。脂肪抑制是通过应用低于水峰的饱和脉冲来实现的，频率为 3.5 ppm（1.5 T 时在 224 Hz），大多数 MRI 成像软件自动识别出水峰为最高信号峰。然而，对于脂肪型乳腺，成像软件可能会错误地识别脂肪峰而非水峰，在错误的频率上使用脂肪抑制的脉冲。这种情况下，技术员应手动识别水峰（图 5.12 和图 5.13）。

5.5 最小化伪影

识别成像伪影很重要，否则可能导致无法识别可疑病变或将伪影错误判定为强化病变。乳腺 MRI 中常见的伪影包括不均匀脂肪抑制、磁化率伪影、运动伪影、卷褶伪影、斑马纹和射频干扰伪影[27]。若影像科医生和技术员认识这些伪影，则很容易识别它们。然而，有时可能需要物理学家或售后工程师的帮助来检出和纠正与伪影相关的问题。技术员对 MRI 采集的技术质量的持续监控，以及影像科医生对于图像质量的反馈，是保

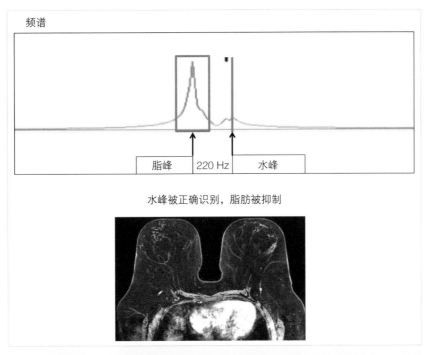

图 5.12 正确的脂肪抑制方法。图中正确识别了水峰（竖线），因此正确选择了频率选择性脂肪饱和脉冲，消除了脂肪信号（框）。

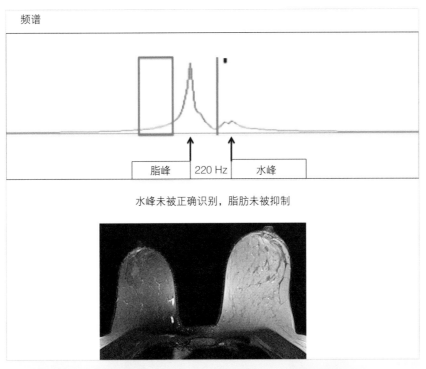

图 5.13 错误的脂肪抑制方法。图中水峰（竖线）被错误识别，因为错误选择了频率选择性脂肪饱和脉冲被错误定位，导致脂肪信号无法消除（框）。

持图像质量和减少伪影的必要条件。

5.5.1 不均匀脂肪抑制

脂肪抑制失败也被称为化学位移伪影，因为脂肪组织饱和度直接与脂肪组织和水的共振频率之间的差异有关。脂肪抑制不均匀通常是由于匀场不足或水中心频率选择不正确，导致 B_0 不均匀。T1W 动态增强序列中脂肪抑制不佳或部分脂肪抑制失败会导致平扫和增强图像配准错误，以及减影图像中的过度结构化噪声。实现良好的脂肪抑制在技术上可能是困难的，尤其是在脂肪含量高的乳腺中。技术员在注射对比剂前应仔细检查 T1W 平扫图像中是否存在不均匀的脂肪抑制情况，如果未达到良好的脂肪抑制效果，则应调整中心频率。通过调整系统软件选择的自动选择的水中心频率，可以纠正系统错误识别的水中

心频率。良好的脂肪抑制表现为双侧乳腺内脂肪呈现均匀低信号（图 5.14），当脂肪抑制失败时，脂肪将显示为高信号（图 5.15）。由于肺内

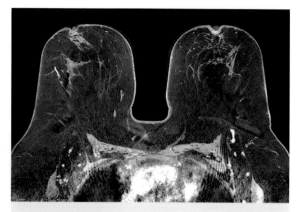

图 5.14 脂肪抑制均匀。横断位 T1WI 增强图像显示双乳脂肪抑制均匀。

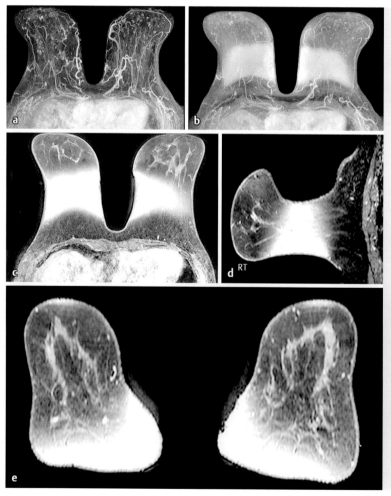

图 5.15 脂肪抑制失败。MIP 图像（a）显示含脂肪型乳腺内，BPE 表现为散在点状强化。增强和减影图像（b、c）显示双侧乳房脂肪抑制失败，矢状位和冠状位图像也可以显示脂肪抑制失败（d、e）。

含有空气，部分脂肪抑制失败经常出现在乳房内侧和双乳之间的区域（图 5.16）。当一些患者乳房较大，部分乳腺组织非常贴近线圈时，也可能会出现脂肪抑制不均匀。这种伪影被称为信号耀斑（signal flaring），我们可以在乳房组织和线圈元件之间放置 MRI 兼容的海绵，来改善脂肪抑制（图 5.17）。其他改善脂肪抑制的技术包括缩小 FOV，以限制感兴趣区域中的空气含量，以及手动调整每位患者的挡板范围（shim volume）。当进行乳腺 MRI 扫描时，一旦患者定位完成，乳腺位于线圈中，技术员就可以在控制台上对磁场进行匀场，并根据每个患者的乳房大小调整匀场范围。未来，通过开发不同尺寸的乳房线圈以适应不同大小的乳房，进而提高磁场均匀性和图像信噪比。

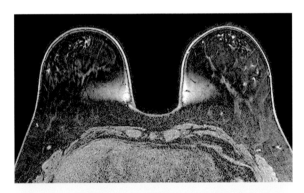

图 5.16 脂肪抑制失败。横断位 T1WI 平扫图像显示乳房内侧脂肪抑制失败。这个伪影也出现在其他几个层面上（未展示）。

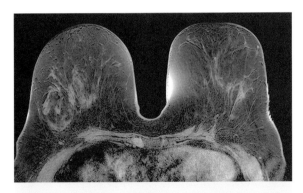

图 5.17 信号耀斑。横断位 T1WI 平扫图像显示左乳内侧浅表的局灶高信号。

5.5.2 磁敏感伪影

这些伪影表现为明亮的"斑点"、信号缺失或组织信号失真，这是由具有不同局部磁敏感性的组织界面处的信号"不匹配"引起的。金属异物如活检标记夹、化疗输液港的手术夹等可能会对主磁场中造成干扰，导致金属/磁敏感伪影。不同乳腺腺体构成类型和异物的磁化程度不同，造成伪影程度不同，这些伪影在高磁场强度下更常见。在患者体内若有金属物体，如影像引导活检时放置的标记夹，可能不会产生磁共振信号，从而导致磁场内的自旋快速失相位，从而导致信号丢失。非铁磁性钛比不锈钢制成的标记夹造成的组织变形更少，可用于乳腺活检标记。活检后标记夹通常在乳腺 MRI 上可见，造成组织变形程度与标记夹的化学成分直接相关（图 5.18 和图 5.19）。

运动、错配伪影

来自心脏、呼吸、血流和血管搏动生理伪影，以及患者运动伪影，都在相位编码方向产生，与运动方向无关。为了最大限度地减少 FOV 内的生理运动伪影，对于横断位成像，相位编码梯度的选择应该是从左到右，而对于冠状位和矢状位成像，应该从上到下选择相位编码方向。患者运动是一个常见问题，即使是轻微的运动也会降低图像质量，并使减影图像及相应的 MIP 图像大打折扣。在减影图像中经常会看到错配伪影，可能仅影响少数序列或整个检查。MRI 信号采集期间，患者的有意运动或呼吸引起的生理运动可以导致由相位不一致引起的图像模糊和重影。与血管搏动相关的周期性运动会导致典型的结构性噪声，从而导致在相位编码方向上较亮的运动组织出现"重影"（图 5.20）。这些伪影与运动方向无关，并且通常表现为正常结构的双重图像或组织信号的移位。当运动伪影严重时，通常需要重复检查。钆注射前后获得的图像之间的微小偏移，会产生虚假图像，甚至可能出现"假强化"（图 5.21）。大多数 CAD 系统都有运动校正算法，以帮助减少这些伪影。技术员可以让患者进入磁体前做好准备，并指导她在整个 MRI 检查中尽可能保持完全不动，从而减轻运动伪影的可能性。

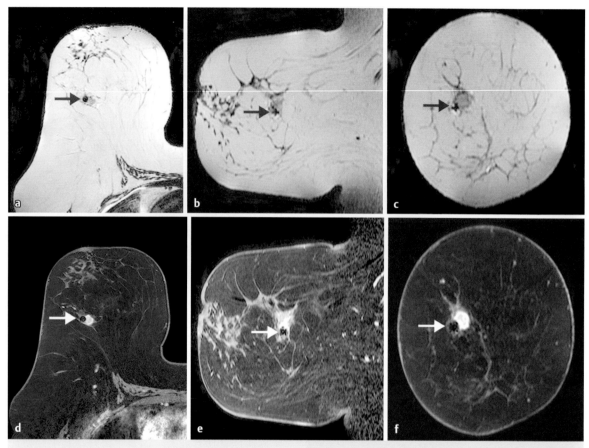

图 5.18　标记夹伪影。横断位非脂肪抑制 T2WI 图像（a）、矢状位和冠状位重组图像（b、c）显示与高信号恶性肿块（箭）相邻的标记夹。在横断位 T1WI 增强（d，箭）、矢状位和冠状位重组图像（e、f，箭）上也可以看到标记夹。

混叠（卷褶）伪影

卷褶伪影是在选定的 FOV 外，出现了解剖结构图像，并叠加在解剖结构的相反方向上。组织结构不在其真实的解剖位置，并在其外的区域产生叠加的图像。制造商已经建立了一种自动方法来抑制频率编码方向上的图像卷褶，因此在相位编码方向可观察到这种现象（图 5.22）。在横断位成像时，如果患者手臂位于患者一侧而不是上举，则可能会出现卷褶伪影，因为相位编码梯度通常应用于从左到右的方向，以最大限度地减少心脏运动的影响。三维采集利用两个相位编码方向，因此在层面选择方向上也可能出现卷褶伪影。三维卷褶表现为其他区域的结构出现在感兴趣区域，表现为重影，并且更有可能出现在三维体积边缘

的附近。通过增加 FOV，以包括相位编码方向上的所有组织，可以消除卷褶伪影。减少相位卷褶伪影的其他补救措施包括适当选择相位编码方向，应用饱和带以抑制来自 FOV 外部的信号，以及相位过采样技术。必须仔细检验这些补救措施，以避免增加扫描时间并延长动态序列中的时间分辨率。

斑马纹伪影

斑马纹伪影是由一种相位干扰引起的伪影，当磁体匀场不良导致 FOV 内部与外部组织之间的相位变化时，会影响 FOV 外部组织信号。作为位置函数的快速相位位移，导致来自两个区域的信号异相，因此相互抵消，在 MRI 上可以看到典型的黑白条带。当两个不同的信号分别同相或异

图 5.19 标记夹伪影。Hydromark 标记夹在横断位非脂肪抑制 T2WI 图像（a）、矢状位和冠状位重组图像（b、c）上均显示为高信号伪影。标记夹在横断位 T1WI 增强图像上表现为信号缺失（d，箭）。

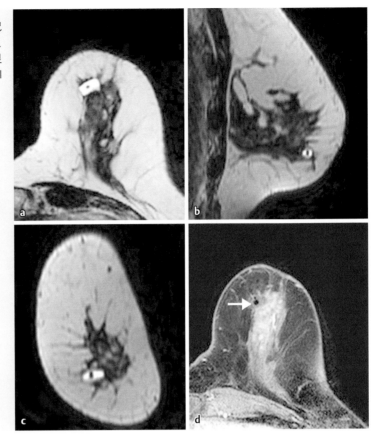

图 5.20 运动伪影。筛查性检查：横断位增强和减影 T1WI 图像（a、b）显示轻微的患者运动，左乳中的重影源于相位不一致（箭）。这一伪影可能会被误认为非肿块样强化，因此识别运动伪影很重要。该序列使用运动校正算法进行了重新处理，如图所示（c），重影有所减少。再次检查，患者没有运动，则没有重影，如增强和减影图所示（d、e）。本次检查结果是正常的。

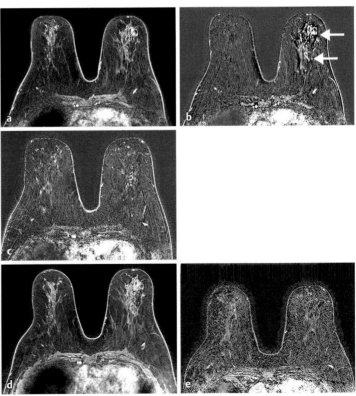

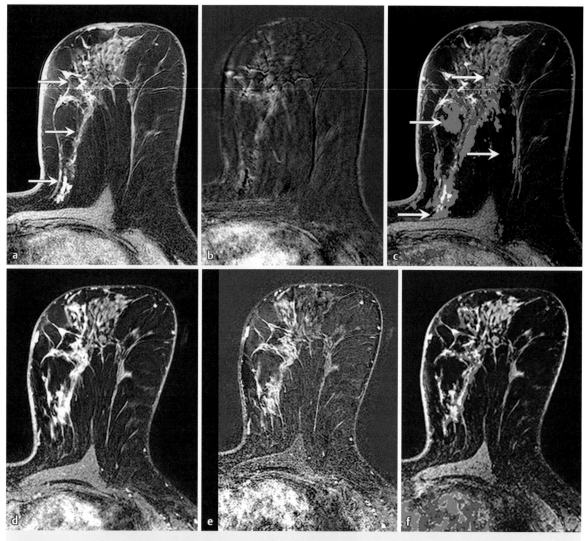

图 5.21　运动伪影。一名乳腺 X 线摄影检查发现右乳钙化的患者，被诊断为 DCIS，就诊进行疾病范围的评估。横断位图像（a）显示从乳房后部延伸到前部非肿块样强化（箭），呈段样分布。减影图像（b）可见出严重的运动伪影，图像模糊并有重影，动态特征图上显示假的动力学信息（c，箭）。再次检查图像上显示非肿块样强化，运动伪影减轻（d），但在减影图像（e）上仍有一些运动伪影，动态特征图（f）上显示运动伪影减少。

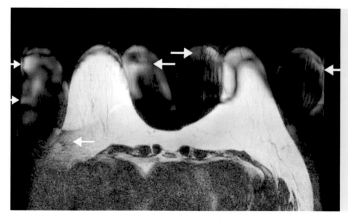

图 5.22　混叠（卷褶）伪影。如图所示（箭），在该横断位非脂肪抑制 T2WI 图像上可以看到卷褶伪影。

相时，快速相位位移会导致来自两个不同区域的信号的相加或抵消。这些黑白条纹被称为斑马纹（moiré 纹）（图 5.23）。当未使用乳房线圈而使用体线圈时，也会发生条纹伪影。发现此伪影时应考虑图像卷褶或相位位移的可能性，并应重复扫描受影响的序列。最小化此类伪影的方法包括扩大 FOV，以包括所有产生信号的组织来消除图像卷褶，或者应用相位过采样来最小化相位卷褶。重新匀场也可以减少相位位移。

射频干扰伪影

MRI 成像室的构造要求完全屏蔽成像设备外的射频（radio frequency, RF）。射频干扰可能是由房间本身的因疏忽造成的射频信号源引起的，如有故障的荧光灯、电子监控系统或视频和音乐设备。如果成像设备周围的射频屏蔽出现"泄漏"，则可能会出现射频干扰。这种类型的射频干扰可能是由于外部原因造成的，如 MRI 成像室附近正在施工。射频干扰通常发生在技术员未能在扫描开始之前关闭检查室的时候。该伪影可以表现为具有完全噪声背景的图像，也可表现为沿频率编码方向的固定位置处亮/暗带的图像，该条带在相位编码方向上传播（图 5.24）。

5.6　患者摆位

出色的摆位是获得良好乳房 MRI 图像的关键。患者必须俯卧不动 15～20 分钟，因此必须要体位舒适。不可以低估受过专门训练的乳房 MRI 技术人员的重要性，他们可以消除受检者紧张情

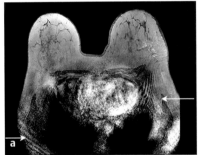
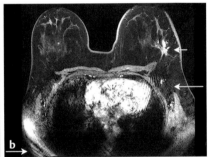
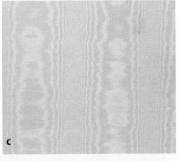

图 5.23　斑马纹伪影。新诊断的左乳 IDC：T1WI 增强和 T2WI 图像（a、b）上显示皮肤增厚和不规则肿块（短箭），图像（长箭）上显示横向的黑白条纹。斑马纹一词起源于一种纺织品，一般是那种具有波纹或水纹外观的丝绸，如图所示（c）。

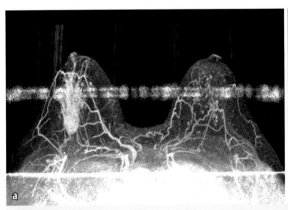
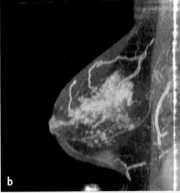
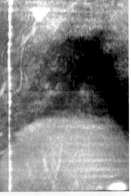

图 5.24　射频干扰。新诊断的右乳 DCIS：横断位图像（a）和矢状位图像（b）显示广泛的非肿块强化。两张图像上均出现明亮的条带，证实存在射频干扰。发生这种干扰的原因是检查室和技术员控制台之间的门在扫描期间没有完全关闭。

绪，并在线圈内正确摆放乳房从而获得最佳位置。MRI 兼容性标记夹用于标记乳头、瘢痕或肿块，需在摆位之前放置于乳房。目前，乳房线圈通常只有一种尺寸可用，并且双侧乳房都应居中放置于线圈内，双侧对称，并且最低限度地减少位于线圈外的乳腺组织。当定位乳房较大的患者时，可能会出现轻微乳头变平的情况（图 5.25）。不正确的摆位会导致双乳不对称，以及乳腺组织向侧方压缩重叠在胸壁和线圈中心之间。乳房在横断位上定位对称对于增强的双侧对比分析非常重要。一个定位不良的例子见图 5.26。在乳房摆位间，应保证有一名女性工作人员在场，可以培训影像科护士或技术助理来进行摆位。在此期间，应遮盖 MRI 成像室的观察窗口，以保护患者隐私。

5.7 认证要求

2008 年，《患者和提供者医疗保险改进法案》（*Medicare Improvement for Patients and Providers Act, MIPPA*）规定，根据医疗保险医师费用表 B 部分的技术部分，所有高级诊断成像服务（如乳房 MRI）计费的机构必须获得美国医疗保险和医疗补助服务中心（Centers for Medicare and Medicaid Services, CMS）认证，以确保该机构有资格获得医疗保险报销。ACR 乳腺 MRI 标准[1]要求遵守 MRI 安全政策和验收测试（用于测量可量化 MRI 系统参数）、建立质量控制（quality

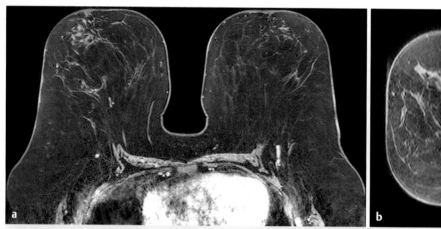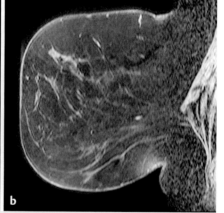

图 5.25　患者摆位。横断位 T1WI 增强图像（a）显示了一名女性乳房较大，双乳被正确放置于乳腺线圈中，乳房前部略微变平，也见于右乳矢状位图像（b）上。

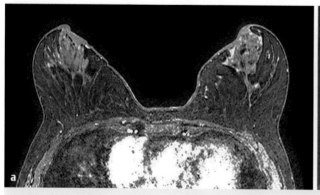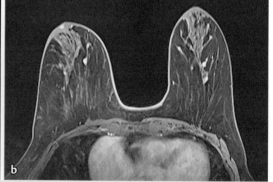

图 5.26　患者摆位。横断位 T1WI 减影图像（a）显示了一个摆位不佳的患者，双侧乳房向外侧偏移，乳房前部组织向内侧偏，双侧乳头侧面显示不佳。再次扫描后的横断位 T1WI 增强图像（b）显示了改进后的摆位。

control, QC）措施和常规 QC 测试。技术员每周必须执行规定的质量控制工作。MRI 部门中的每个 MRI 设备都必须通过认证才能获得机构认证。ACR 规定了特定的技术因素，包括使用专用双侧乳房线圈，同时双乳成像能力及符合州和联邦的性能要求，但不要求 MRI 设备的最小场强。动态增强乳腺 MRI 规定的质量要求是：层面内空间分辨率 ≤ 1 mm，层厚 ≤ 3 mm。所有参与 MRI 的从业人员都需要专业经验和资格。

影像科诊断医生、MRI 技术员和医学物理师必须符合规定的资格，并接受持续的临床经验积累和教育。作为认证过程的一部分，提交的临床图像必须可供审查。其他要求包括在进行乳腺 MRI 阅片时，医生具有与乳腺 X 线摄影相关联的能力，以及对 MRI 发现异常病变进行靶向超声检查能力。提供 MRI 引导的介入操作是任何乳房

MRI 的基本要求，应在扫描现场或接受转诊的机构提供 MRI 引导活检服务。ACR 为所有获得认证的机构提供同行评审和关于其员工资格、设备、质量控制测试和质量保证的建设性反馈，并且在保持优秀的乳腺 MRI 成像标准的各个方面提供有用资源。

5.8　总结

优秀的图像质量是准确诊断的先决条件。每个机构都必须根据其设备调整可行的诊断性检查的方案。所扫描的序列应尽可能短，尽可能对图像进行多平面重组，而不是通过多次采集来获得多平面图像。优质的扫描方案可以平衡空间和时间分辨率，实现均匀脂肪抑制，最大限度地减少伪影。高质量检查的关键组成部分是使用了优质的扫描方案，并始终如一地应用该方案。

参考文献

本篇文献详见 https://www.sstp.com.cn/video/20240926/1/list.html。

6

诊断性 MRI 解读

Gillian M. Newstead and Michael S. Middleton

邹薇薇　边甜甜　茅依玲　译

摘要

本章概述了解读和报告诊断性 MRI 检查的标准方法，并讨论了如何管理临床或影像学诊断难度较大的患者。本章将介绍一种结构化读片方法，以便于在乳腺 MRI 阅片实践过程中提供清晰且一致的解读思路。标准报告不仅包括病变特征和最终类别评估，还要包括关于 MRI 采集、GBCA 给药方式和剂量、纤维腺体组织（FGT）量和背景实质强化（BPE）水平的具体信息。准确解读的关键是在工作站选择挂片序列，包括 T2W 序列、MIP 图像（使用增强第 1 期的 T1W 增强和减影图像）、T1W 动态增强序列［增强源图像（本书均简称为增强图像）和减影图像］和动力学分析。本章列出了挂片序列示例。本章还讨论了诊断难点并且附带了 23 个案例，包括乳头溢液和乳头状病变患者的评估过程。乳腺 MRI 报告章节对美国放射学会开发的 BI-RADS 报告系统进行了综述。

Middleton 医生对乳房假体进行了全面综述，还进一步详细讨论了乳房假体及其相关的多种异常的 MRI 表现。本章包括对多种类型乳房假体的描述、乳房假体异常的 MRI 表现（包括假体破裂）、假体植入病例的标准报告方法，以及讨论应对疑难病例和易犯错误的方法。

关键词：诊断性 DCE-MRI 解读、挂片序列、动力学特征分类、解读难点、乳头溢液、乳头状病变、BI-RADS、乳房假体、假体影像学检查方案、假体破裂、假体植入报告。

6.1　引言

在本章中，我们将概述用于解读和报告诊断性 MRI 检查的标准方法，并讨论如何管理临床或影像学诊断难度较大的患者，包括如何评估现有或既往植入乳房假体的女性。

6.2　解读方案

标准化的解读方案为乳腺 MRI 实践提供了结构化且一致的解读。影像学报告不仅要包括病变特征描述和最终类别评估，还要包括关于 MRI 采集方法、钆基对比剂（GBCA）的给药方式和剂量、纤维腺体组织（FGT）量及背景实质强化（BPE）水平的具体信息。下面介绍诊断性乳腺 MRI 检查的标准解读方法，并展示标准挂片方案（图 6.1）。

6.3　MIP 图像（第 1 期 T1WI 增强图像，包括增强图像和减影图像）

MIP 图像可以提供一个有价值的乳腺强化的整体观图像。成功的 DCE-MRI 需要团注对比剂，我们可以通过评估第 1 期增强图像中，心脏和大血管的强化来判断增强效果。扫描期间，技师应始终关注心脏和大血管的强化情况。如果第 1 期增强图像中，心脏和大血管强化不明显，应检查注射部位。将对比剂注射到手臂皮下组织或对比剂注射管道破裂可能是 DCE-MRI 检查失败的原因；如果发生这些情况，通常需要重复检查。影像科医生应评估动态图像的质量是否可以用于诊

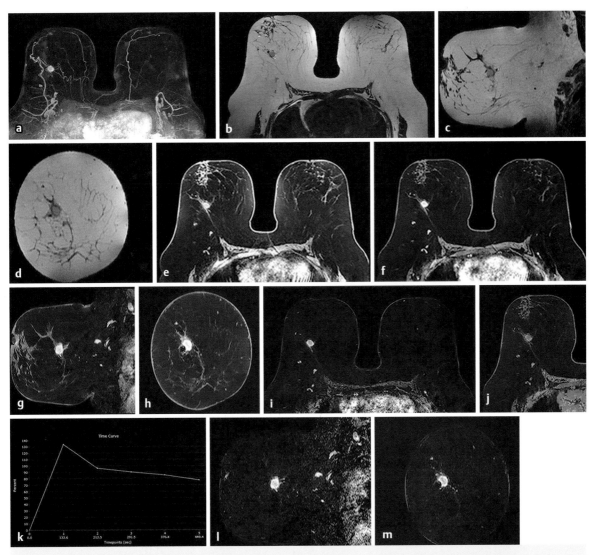

图 6.1 挂片方案。这种方案需要三个独立的显示窗口；但考虑到软件的可行性，可以将显示窗口 2 和 3 压缩在一个窗口显示动态增强信息。右乳内可见单灶性 IDC。挂片序列 #1：增强早期 MIP 图像，评估图像质量（a），整体观察各方位 T2WI 序列图像（b～d）。挂片序列 #2：T1WI 平扫图像（e）和 T1WI 增强图像的 MPR 图像（f～h）。挂片序列 #3：T1WI 增强图像的 MPR 图像（i、l、m），以及相关的动态特征图和 TIC（j、k）。组织学结果为三阴性 IDC。

断，评估方法为观察心脏和附近血管是否出现对比剂强化。请注意，心力衰竭患者由于心输出量低，可能导致对比剂延迟到达乳腺内。可在第 1 期增强的 MIP 图像上评估 BPE 水平。MIP 图像上也可以显示强化的病变和其他一些发现（图 6.2），如果发现这些异常，应在完整的动态增强图像（增强源图像和减影图像）上进行进一步评估。

6.3.1 T2W 序列

采集 T2W 序列时，可以使用脂肪抑制（通常空间分辨率较低）或非脂肪抑制（通常空间分辨率较高）。T2W 序列可以评估 FGT 的含量，并在报告中描述。T2W 序列有利于显示高信号的液体，如囊肿、乳晕后导管、肿瘤内坏死和皮下 / 肿瘤周围水肿。T2WI 上的其他发现包括显示正常或异常的腋窝淋巴结、乳房内淋巴结和内乳淋巴结、乳房肿块、皮肤增厚和术后改变。T2WI 图像也可用于评估术后或活检后的标记夹，以及乳房重建术后表现，并且还可协助评估乳房假体破裂和乳房硅胶注射导致的软组织内硅胶，本章将会对这些情况进行讨论。

高分辨率 T2WI 图像可以与 T1WI DCE 图像逐层匹配。这个序列同时满足了 T2W 序列和非脂肪抑制 T1WI 平扫序列的需求，并在单次采集过程中结合了上述两种采集要求（图 6.3）。这种高分辨率 T2WI 可以改善对肿块形态学的评估，并且能够识别瘤周水肿和胸肌前水肿，在脂肪抑

制 T2WI 的较厚图像上可能无法看到这些表现。T2WI 可能对非浸润性癌症的评估没有帮助（因为 NME 在平扫图像很少有异常表现），但其对肿块型病变的评估非常有价值。

6.3.2　T1W 动态增强序列（增强图像和减影图像）

接下来介绍平扫、增强图像及减影图像。首先，图像质量检查非常重要，我们要检查平扫图

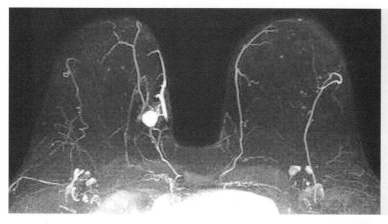

图 6.2　MIP 图像。在首个增强后时间点（70 秒）采集的减影 MIP 图像，可见 1 枚圆形、强化的肿块，血供增加。

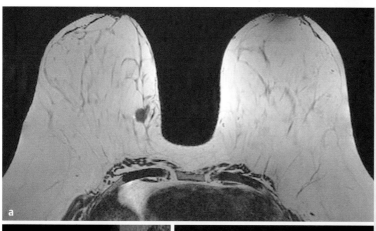

图 6.3　T2WI 图像。非脂肪抑制 T2WI 图像，显示了乳腺内低信号肿块见于各个方位 MPR 图像（a～c）。

像以确保脂肪抑制均匀，此外还需检查减影图像中是否存在运动伪影。然后，开始寻找异常强化灶，病灶通常在增强后第 1 期和第 2 期显示最为明显，此时病灶强化最明显，且与 BPE 差别显著。任何强化病变的分析都应包括形态学评估，包括形状、边缘、内部强化和分布特征，可在多平面重组（MPR）和薄层 MIP 图像上进行分析（图 6.4 和图 6.5）。应报告病灶大小、位置、左

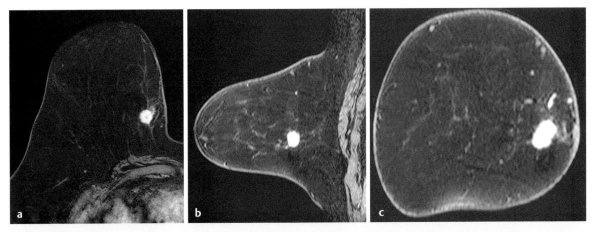

图 6.4　T1WI 增强图像。在首个时间点（70 秒）采集的 T1WI 增强图像，进行 MPR（a～c）。

图 6.5　T1WI 减影图像。减影图像以 MPR 图像展示（a～c）。动态特征图和 TIC 显示病灶的动力学特征为流出型（d、e）。组织学结果为 IDC，2 级，ER/PR（+），HER2/neu（−），Ki-67 10%。

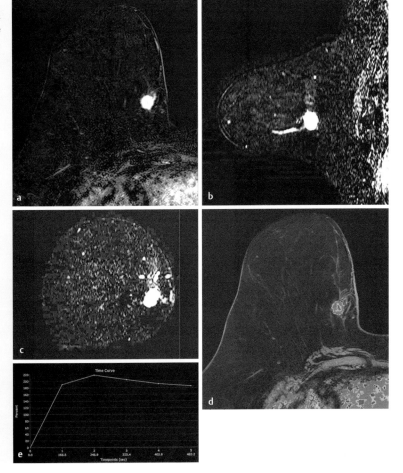

右侧（右乳或左乳）和乳房象限（包括正确使用"中部"一词），以及位于乳晕后区和腋尾区。根据具体情况，测量病灶与乳头、皮肤或胸壁之间的距离。虽然 MIP 图像可以显示强化的肿块，但是最终诊断需要仔细评估第 1 期和第 2 期增强图像，以及减影图像。如果在 T1WI 增强图像中发现了强化的病变，审查 T2WI 图像可能会发现相应病变。对于在新辅助化疗期间进行系列 MRI 检查的患者，需观察增强晚期图像，确保识别某些缓慢强化的癌灶，评估治疗反应。在部分病例中，残留病灶仅在延迟期增强图像上可见。使用相同空间分辨率 T2WI 和 T1WI 图像对比观察病灶特征，有助于提高诊断特异性。

6.3.3　动力学特征分类

使用标准时间间隔采集的增强图像（对比剂注射后 5～7 分钟），可以进行 DCE-MRI 动力学特征分析，测定组织内的对比剂流入和流出指标。此外，增强图像还包含诊断有价值的信息。研究发现，时间-信号强度曲线（TIC，又称信号强度-时程或动态特征曲线）描绘了病灶信号强度随时间变化趋势，其形状可用于病变的良恶性诊断。在增强强化的病变内，可以逐像素分析信号强度的变化。我们可以使用手动测量病灶的 TIC 数据，在病变内最可疑的强化区域放置感兴趣区

域（ROI），ROI 至少包含 3 个像素，然后观察 ROI 内信号强度随时间的变化。显然，TIC 的准确分析依赖 GBCA 进入组织内的量，因此对比剂注射方法和基于患者体重的给药剂量对其影响很大。现在美国大多数医疗机构都使用计算机辅助分析系统，在基于像素的参数图中，描述病灶内动力学特征及其不均质性。这些分析工具不仅可以自动显示 TIC，还可以根据设定的阈值生成彩色动态特征图。阈值通常设为 50%（增强早期缓慢升高）、50%～100%（增强早期中等升高）和 > 100%（增强早期快速升高）。参数图反映了高于预设阈值的所有病变或组织的强化（低于此阈值，则测量不到强化），并显示为"上升型"（增强持续增加 > 10%）、"平台型"（强化相对稳定）和"流出型"（峰值增强后信号强度降低 > 10%）。依据延迟期增强图像生成的动态特征伪彩图有助于对病灶进行强化特征分析（图 6.6）。

鉴于 MRI 通常是诊断流程中的最后一站检查，因此了解患者的病史并回顾所有既往影像学检查结果对于最佳解读乳腺 MRI 检查至关重要。

6.4　解读难点

乳腺 MRI 检查错误解读的原因包括技术问题（如设备故障和伪影），患者相关问题（如 BPE 显

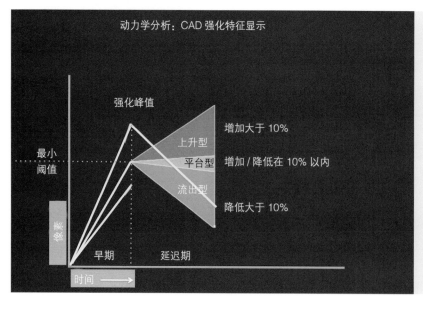

图 6.6　对比剂增强的动态特征分析图。

著和移动伪影），以及医生的漏诊及误诊。如第 5 章讨论的内容，乳腺 MRI 检查技术难度较高，并且需要优良的脂肪抑制和高空间分辨率成像，并需要快速采集高时间分辨率的增强序列。临床实践中，常见的影响诊断的技术错误包括体位摆放不当、对比剂注射不充足和患者移动。常规临床实践中，技师和影像科医生必须常规仔细评估图像质量，以避免上述错误。阅片时的检出错误（perceptual errors）导致漏诊癌的发生，尤其在 BPE 显著时（可能会掩盖小的恶性肿瘤），可能更容易漏诊（图 6.7～图 6.10）。根据患者的月经周期制定合适的 MRI 检查计划通常可以减少这个问题。小的乳腺癌通常在第 1 期增强后的减影图像上（标准采集）或在 BPE 极少的超快速序列上最易识别（图 6.11 和图 6.12）。即使 BPE 轻微，也可能难以检出小或甚至较大的原位癌，3 T 磁场和高空间分辨率扫描有助于检出此类癌灶（图

6.13 和图 6.14）。一些良性病变可能导致解读困难并且影响诊断的特异性，如某些淋巴结、乳头状瘤、脂肪坏死（图 6.15～图 6.17）和纤维腺瘤（图 6.18～图 6.20）。这些病变可能表现为快速强化，通常伴有流出型曲线。准确诊断需要进行仔细的形态学分析，各向同性或接近各向同性 MPR 图像可能有助于这些病变的诊断。

6.4.1 皮肤的强化

皮肤的强化可见于近期经皮活检部位，但也可能反映恶性肿瘤扩散至真皮。远离新诊断癌症部位可能出现明显的恶性肿瘤累及皮肤，也可能直接累及真皮。Cowden 综合征是一种罕见的常染色体显性遗传性疾病，特征为多发性错构瘤，并且有发生乳腺癌的倾向。图 6.21 显示了 1 例 Cowden 综合征和进展性炎性乳癌（IBC）患者的皮肤直接受累情况。

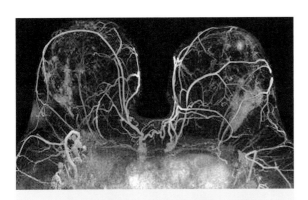

图 6.7 非对称性 BPE。非对称性 BPE 的示例：这是正常表现。

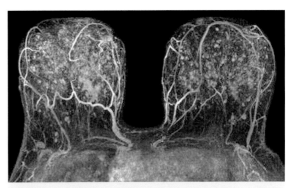

图 6.8 BPE 显著：结节型。

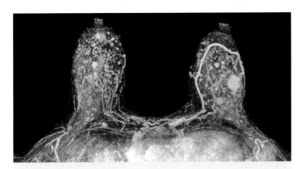

图 6.9 BPE 显著：结节型，双侧、多发、强化的良性肿块为纤维腺瘤。

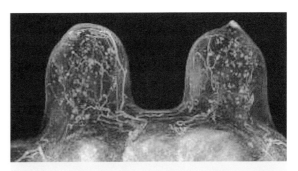

图 6.10 BPE 显著：结节型。

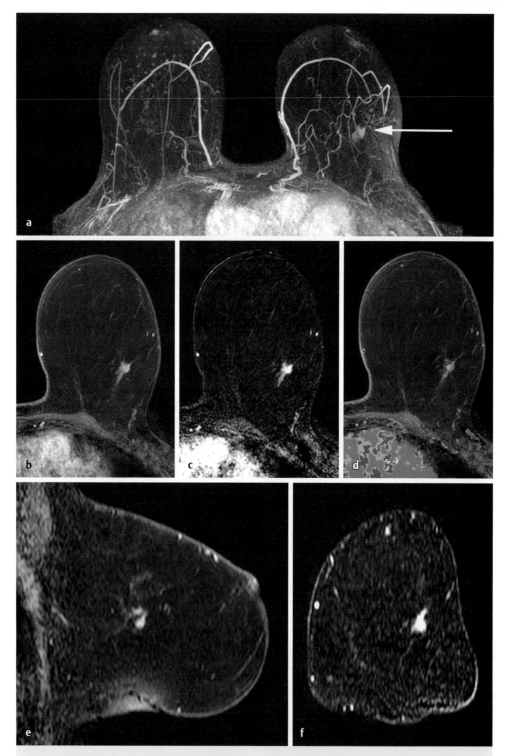

图 6.11 微小 IDC 伴 DCIS。高危人群筛查：*BRCA2* 携带者，第 4 轮筛查，MIP 图像显示左乳外侧不规则强化的肿块，8 mm（a，箭）。T1WI 增强图像和减影图像显示不规则肿块，伴有后部 NME（b、c）。动态特征图显示动力学特征的不均匀性，可见流出型区域（d），矢状位和冠状位重组图像显示病灶（e、f）。组织学结果为左乳 IDC，2 级，大小为 8 mm，肿块内和肿块附近出现 DCIS，ER/PR（+），HER2/neu（−），Ki-67 15%。前哨淋巴结阴性（0/2）。

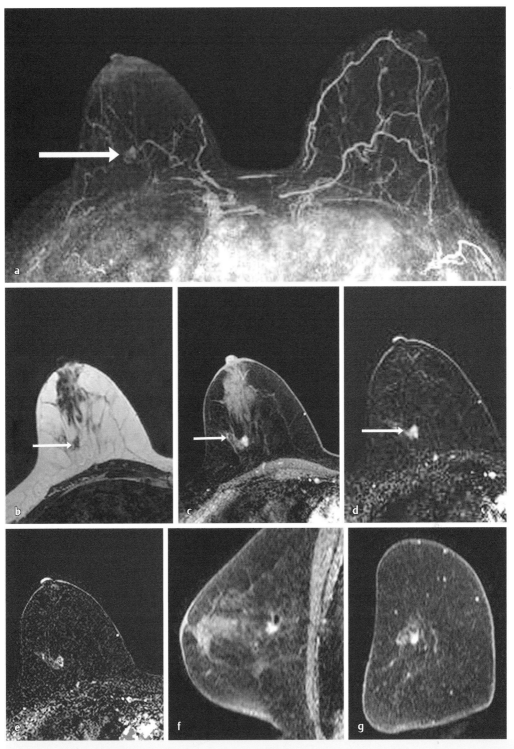

图 6.12 微小 ILC 伴多形性 LCIS。MIP 图像显示右乳后部强化的肿块，不规则形（a，箭），该肿块在 T2W 上呈等信号（b，箭）。T1WI 增强图像和减影图像显示肿块伴 NME，NME 从肿块向前外侧延伸（c、d，箭）。动态特征图呈不均匀性，可见流出型区域（e），矢状位和冠状位重组图像显示病灶（f、g）。组织学结果为 ILC，大小为 0.9 mm 伴多形性 LCIS，ER（+），PR（－），HER2/neu（－），Ki-67 5%～10%。前哨淋巴结阴性（0/5）。

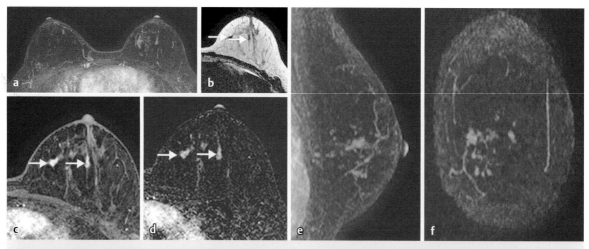

图 6.13　多灶性 IDC 和 DCIS。1 例 43 岁患者进行 MRI 筛查，乳腺 X 线检查结果正常，*BRCA* 基因突变携带者，第 5 轮筛查：MIP 图像显示左乳内侧和中央区广泛的 NME（a）。T2WI 和 T1WI 增强图像可见 2 枚不规则肿块（b、c，箭）。减影图像（d）上可见 2 枚强化肿块，形态不规则，周围可见弱强化的 NME（低于阈值）。矢状位和冠状位薄层 MIP 图像显示了 NME 的范围（e、f）。MRI 引导活检提示 IDC，最终组织学结果为两处 IDC 病变，大小分别为 6 mm 和 3 mm，3 级，伴广泛 DCIS，3 级，ER/PR（+），HER2/neu（−），Ki-67 50%～60%。前哨淋巴结阴性（0/5）。

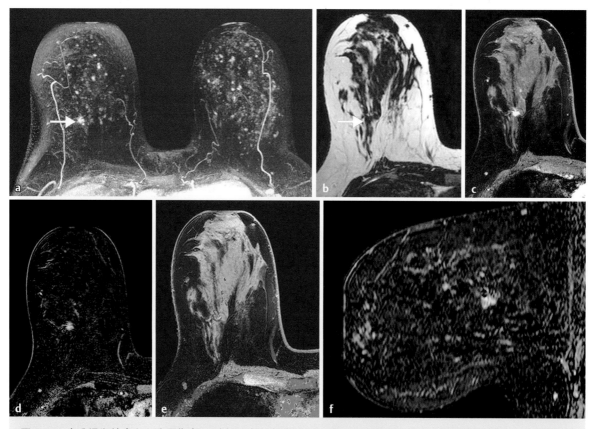

图 6.14　右乳浸润性癌和左乳原位癌。1 例 47 岁患者进行 MRI 筛查，乳腺 X 线检查结果正常：右乳 MIP 图像显示右乳 BPE 显著，结节型，可见明显强化的小肿块，不规则形（a，箭）。肿块在 T2WI 图像呈等信号（b，箭），T1WI 增强图像上可见明显强化（c）。减影图像（d）上可见毛刺状的边缘，动态特征图（e）可见流出型曲线。矢状位和冠状位减影图像可见病灶（f、g）。（续）

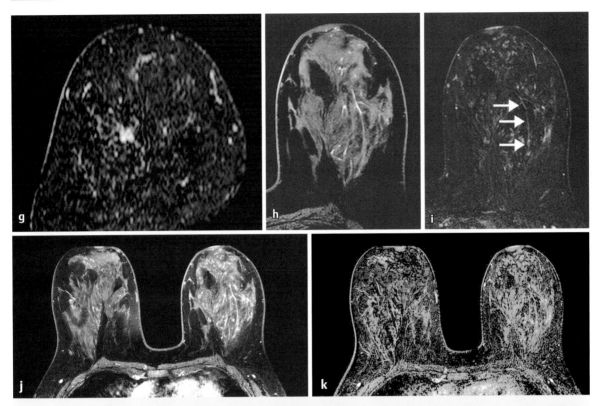

图 6.14 （续）矢状位和冠状位减影图像（f、g）。组织学结果为 IDC，2 级，总大小为 1.3 cm，伴有筛状、中级别 DCIS，ER/PR（+），HER2/neu（−）。左乳在 MIP 和 T2W 图像上为正常。仔细查看动态增强序列可见线样、分支状（导管）强化，仅在 3 层图像上可见。T1WI 平扫图像可见节段性导管扩张（h），在相应位置上，减影图像可见线样、分支状强化（i，箭）。邻近层面增强图像（j）和减影图像（k，箭）也显示了相似的强化灶。这个病变较难发现，需要使用高空间分辨率图像才能诊断。MRI 引导活检提示 DCIS，单纯乳房切除术时的病理结果低级别和中级别 DCIS，筛状型和实体型，ER/PR（+）。

6.4.2 炎症性改变

乳腺炎导致的炎症可能为局灶性或弥漫性。节段性分布的 NME 通常与导管原位癌（DCIS）有关；这种表现和分布特征的良性病变并不常见。图 6.22 表现为节段性 NME 的炎性病变，与 DCIS 表现相似。

6.5 术后并发症

T2W 图像对于评估乳房后部和胸壁非常有价值，尤其是在假体植入手术或重建手术导致并发症时。图 6.23 显示了置入填充物进行乳房重建发生术后并发症的示例。

6.6 男性乳房

男性乳腺癌罕见，占所有乳腺癌病例的不足 1%。生理性男性乳房发育可发生在新生儿期和青春期，以及肥胖和高龄患者。男性乳房发育可能由使用雌激素治疗前列腺癌时雌激素与睾酮比值增加，以及多种其他药物导致。如果男性转诊进行影像学检查，通常建议进行乳腺 X 线检查。图 6.24 显示了 MRI 发现男性乳房发育的示例。

6.7 乳头强化

正常的乳头强化可能会误导读片者，由于乳头-乳晕复合体的血供丰富，乳头经常出现不同程度的强化，并且双侧强化程度不一定对称。当乳头内陷时，正常乳头的强化可能与乳晕后强化的肿块表现类似，影像科医生应谨慎进行解读。异常的乳头强化可见于佩吉特病、IBC、淋巴阻塞和炎症患者。图 6.25 显示了乳头内表皮样囊肿的案例。

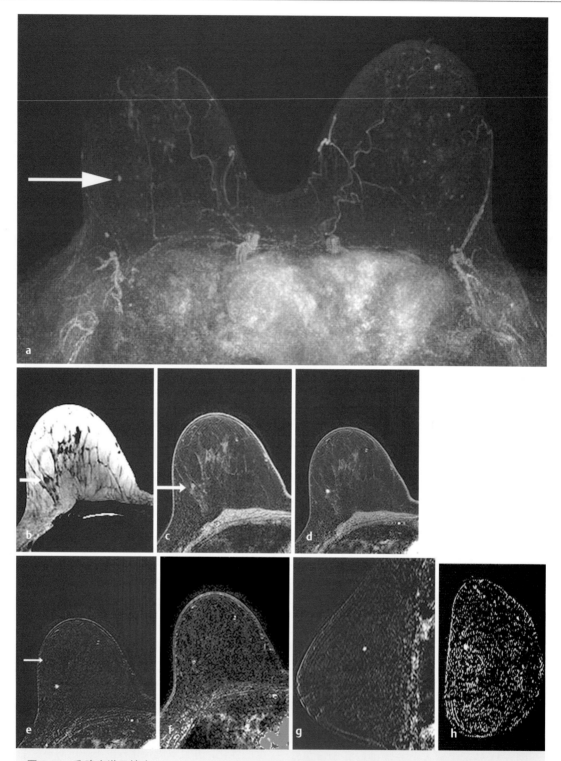

图 6.15　乳腺内淋巴结（intramammary lymph node, IMLN）。MRI 筛查，乳腺 X 线检查结果正常：MIP 图像显示 BPE 轻度，右乳可见 1 个 3 mm、边缘清楚的明显强化肿块（a，箭），T2WI 图像（b，箭）和 T1W 平扫图像（c，箭）上呈等信号。增强图像（d）和减影图像（e）可见明显强化，可见微小的脂肪门结构（箭）。动态特征图（f）显示为流出型，矢状位和冠状位重组图像显示病灶形态（g、h）。IMLN 通常表现为流出型曲线特征，良性的形态学表现对于诊断至关重要。

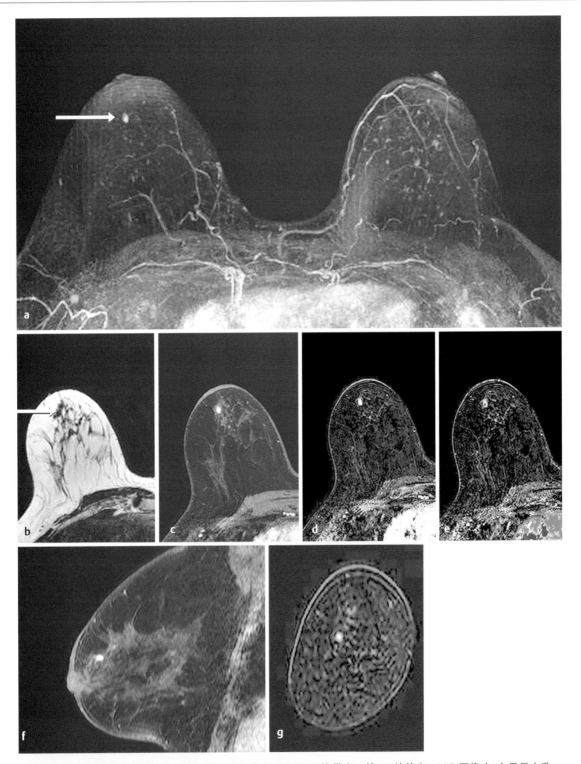

图 6.16 导管内乳头状瘤。71 岁，进行 MRI 筛查，*BRCA2* 携带者，第 10 轮筛查：MIP 图像（a）显示右乳新发肿块，明显强化，边缘清楚，大小 6 mm，位于 10 点方向的前部（a，箭），T2WI 图像可见等信号肿块（b，箭）。增强图像（c）和减影图像（d）可见明显强化，动态特征图（e）显示为上升型曲线。矢状位和冠状位重组图像显示病灶形态（f、g）。尽管为良性病变形态，但仍然进行了 MRI 引导活检，结果为硬化性导管内乳头状瘤，不伴有不典型增生。

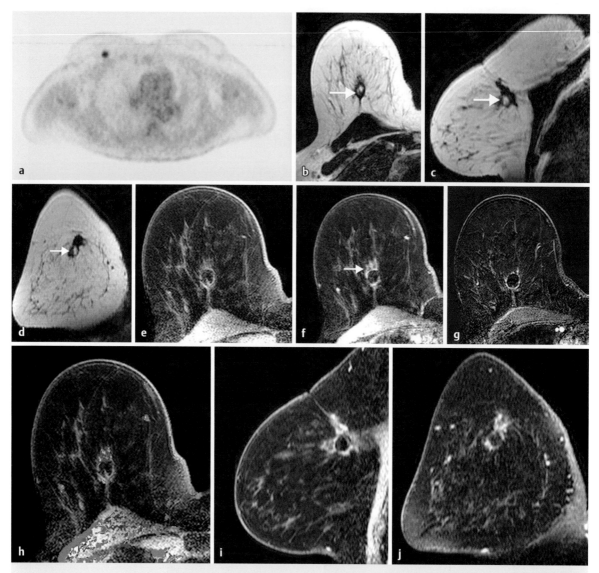

图 6.17 脂肪坏死。65 岁，3 年前因右乳 IDC 3 级行 S/P RT 肿块切除术：常规随访 PET 检查分期，发现右乳后方肿块切除瘢痕部位出现同位素摄取（a）。T2WI 横断位图像、矢状位和冠状位重组图像显示瘢痕部位不规则肿块，中央呈脂肪信号（b～d，箭）。平扫图像（e）也可见肿块伴中央脂肪信号，增强图像（f，箭）肿块呈边缘强化，肿块前缘见 NME，减影图像（g）上可见边缘强化。动态特征图（h）可见 NME 的内部不均质，见流出型曲线。矢状位和冠状位图像展示病灶形态（i、j）。MRI 引导活检结果为脂肪坏死。这个病例强调了 MPR 对准确评估病变的重要性。

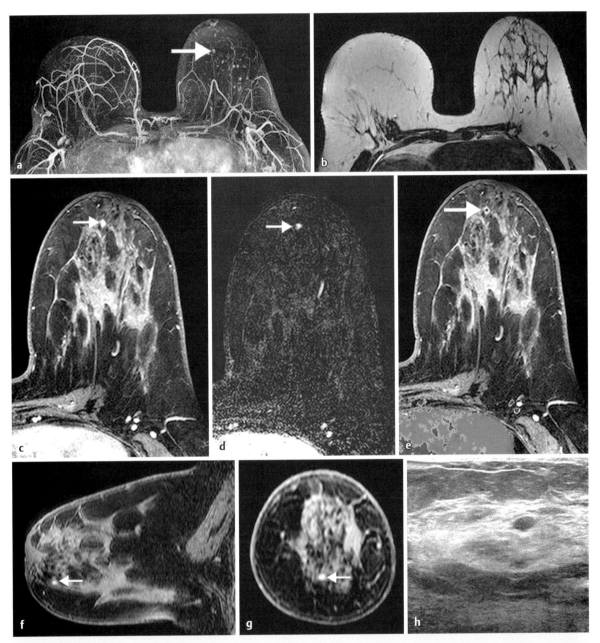

图 6.18 纤维腺瘤。37 岁，5 年前有 DCIS（3 级）个人史，进行了乳房切除术治疗。第 5 轮 MRI 筛查：MIP 图像显示自体重建的右乳，左前乳 6 点位置新发一个 3 mm 的肿块（a，箭）。T2WI 图像（b）显示重建的右乳，但没有异常表现。T1WI 增强图像和减影图像显示 3 mm 的强化肿块（c、d，箭），动态特征图（e）为上升型，矢状位和冠状位重组图像显示病灶（f、g，箭）。MRI 靶向超声检查可见对应肿块，卵圆形，活检结果为纤维腺瘤（h）。

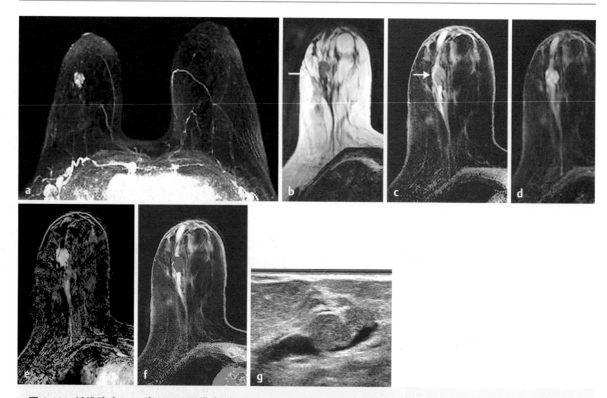

图 6.19　纤维腺瘤。55 岁，MIP 图像（a）显示 13 mm 的强化肿块，边缘清楚，内部可见不强化分隔，T2WI 上肿块呈等信号（b，箭）。T1WI 平扫图像显示肿块旁高信号的扩张导管，为肿块压迫所致（c，箭）。T1WI 增强图像（d）显示导管扩张和强化的肿块，伴不强化分隔。减影图像（e）也可见肿块，动态特征图（f）呈上升型。MRI 靶向超声检查显示良性肿块，部分阻塞导管（g）。超声引导活检结果为纤维腺瘤。

6.8　乳房假体植入后的乳腺癌

为了隆胸和重建目的，乳房假体植入手术已经常规进行了 50 多年，并且使用了种类繁多的假体，包括盐水、硅胶、双腔型（盐水和硅胶）及聚丙烯酰胺凝胶的假体。当需要进行乳腺癌筛查或可疑肿瘤的诊断性检查时，必须进行增强 MRI 检查。尚未发现乳腺恶性肿瘤与植入假体之间存在因果关系[1]。乳腺癌经常会紧贴假体表面并且可能沿假体轮廓生长。在这种情况下，使用 MRI MPR 对手术规划非常有价值。图 6.26 和图 6.27 显示了 2 例植入盐水假体的患者及乳腺内恶性肿瘤。

乳房假体相关间变性大细胞淋巴瘤（breast implant-associated anaplastic large cell lymphoma，BIA-ALCL）是一种发生在乳房假体周围的罕见的特殊类型 T 细胞淋巴瘤，可导致疼痛和乳房肿胀，少见情况下表现为可触及的乳房肿块[2]。研究认为本病的发病原因是低度感染引起的慢性炎症性改变，导致间变性淋巴瘤激酶（ALK）阴性和 CD30 阳性的 T 细胞发生恶变。平均发病时间约为隆乳手术后 10 年，并且可见乳房假体周围液体增多。免疫组化检查可以通过 CD30+ 和 ALK- 表达确诊 BIA-ALCL。对于大多数病例，手术治疗可以治愈本病，包括切除假体包膜和取出假体。如果疾病处于更晚期，可能需要进行化疗、放疗和淋巴结清扫术。

6.9　良性乳头状病变和乳头溢液

乳腺乳头状病变是包含一组具有乳头状生长模式且上皮由纤维血管轴心供应的病变。该组病变差异明显，包括良性导管内乳头状瘤、乳头状 DCIS 和浸润性乳头状癌。基底膜上肌上皮细胞可见于良性乳头状瘤和乳头状 DCIS 病变，不可见于浸润性乳头状癌。

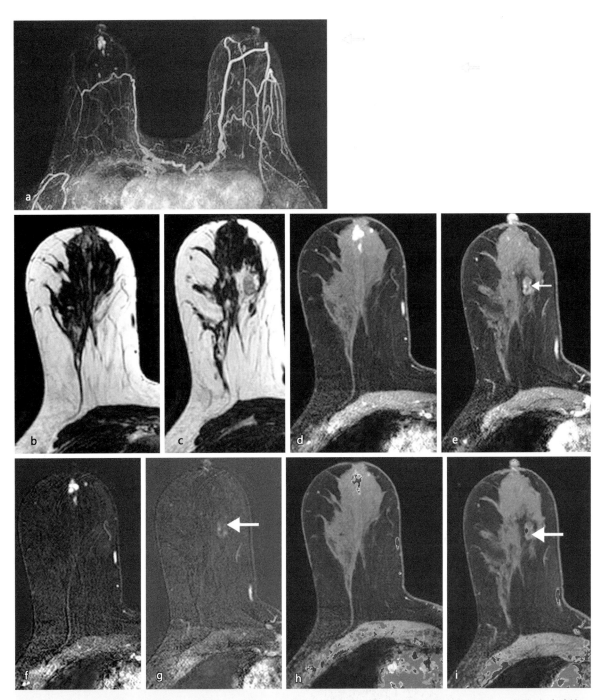

图 6.20 乳晕后乳头状瘤和黏液样纤维腺瘤。54 岁，进行常规筛查。MIP 图像显示右乳晕后区 1 枚多分叶肿块（a）。右乳可见两个病灶。T2W 图像（b）显示乳晕后 1 枚高信号结节（箭）和 2 点位置 1 枚高信号肿块，类圆形（c）。T1WI 增强图像可见明显强化的乳晕后肿块（d），以及 2 点位置轻微强化的肿块（e，箭），减影图像也可见到这 2 枚肿块（f、g，箭）。动态特征图可见乳晕后肿块不均质，可见流出型曲线（h），2 点位置肿块呈上升型曲线（i）。乳晕后区多分叶、边缘清楚、流出型曲线的肿块经超声引导活检，病理证实为导管内乳头状瘤。2 点位置、轻微强化、边缘清楚的肿块也进行了活检，结果为黏液样纤维腺瘤。

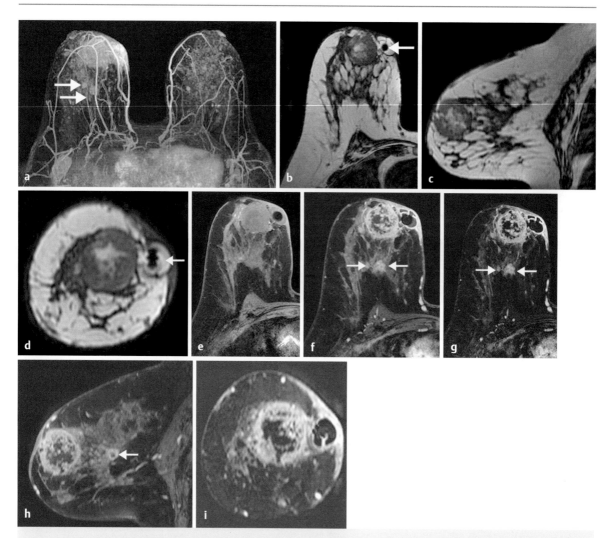

图 6.21 IBC 伴皮肤受累。已知患有 Cowden 综合征的 37 岁患者，出现右乳前区疼痛性肿块伴皮肤溃疡：MIP 图像（a，箭）显示 BPE 显著，可见从前方向内侧延伸至皮肤的强化肿块，该病变后方可见另外两个强化的小肿块。横断位 T2WI 图像（b）显示乳晕后高信号肿块，皮肤正下方可见活检标记夹（箭）。矢状位重组 T2W 图像（c）显示肿块，也可见于冠状位 T2W 图像，可见有突出的标记夹和皮肤增厚（d，箭）。平扫 T1WI 图像显示肿块内不均匀等信号，伴有内侧积液和皮肤增厚（e）。增强图像（f）显示强化的肿块及后方两个卫星病灶；减影图像（g）也可见到这些病灶，在肿块上方可见明显皮肤强化及邻近的积液。矢状位增强图像（h）显示卫星病灶的边缘强化（箭）。冠状位增强图像可见病灶（i）。最终组织学结果为三阴性 IBC，3 级，伴鳞状分化和炎性坏死物，Ki-67 60%。

6.9.1 孤立性导管内乳头状瘤

该病通常位于乳晕后大输乳管的中央，可出现血性或浆液性乳头溢液等症状。通常无法触及这些病变，病变大小范围为 3～5 mm，乳腺 X 线检查经常无阳性表现[3]。大导管内导管内乳头状瘤的主要影像学特征是乳腺 X 线上边缘清楚的肿块，伴或不伴钙化，超声上表现为在扩张导管内

生长的边缘清楚的低回声肿块，或血供丰富的复杂性肿块。导管内乳头状瘤伴随的导管扩张均可见于乳腺 X 线和超声检查中[4]。MRI 特征也类似，表现为小于 1 cm 的边界清晰的乳晕后肿块，早期快速均匀强化，延迟期表现各异[5, 6]。导管扩张可能与导管内乳头状瘤相关，由于出血，导管扩张表现为 T2W 和 T1W 高信号[7]。虽然大多

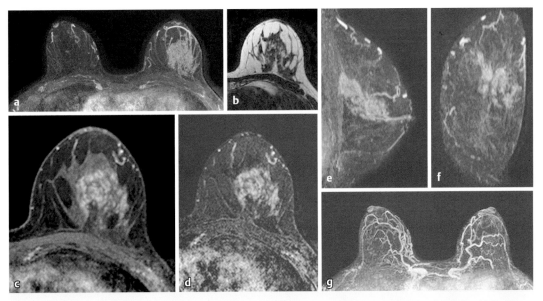

图 6.22　良性节段性 NME（1.5 T）。54 岁，临床表现为左乳疼痛且可触及"增厚感"，乳腺 X 线检查和超声检查结果正常。MIP 图像显示左乳中央和外侧广泛的 NME 伴血供增加（a）。T2WI 图像（b）正常；然而，T1WI 增强图像及和减影图像（c、d），以及矢状位和冠状位图像（e、f），可见弥漫性 NME。经皮活检显示导管周围炎伴组织细胞，以及与小导管破裂相关的形成不良性肉芽肿。临床症状逐渐消退，随访 MRI 显示无异常表现，见 MIP 图像（g）。

图 6.23　填充物破裂；50 岁，被诊断为右乳 DCIS，接受了乳房切除术和乳房重建术，术区植入组织填充物后，又因感染将其取出。MIP 图像显示乳房切除侧的乳房（a）。横断位 T2WI 图像（b）和 T1WI 增强图像（c）可见两处积液，矢状位重组图像也可见积液（d、e）。经引流和抗生素治疗后，积液消退。

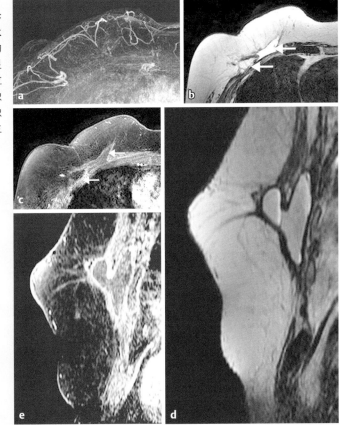

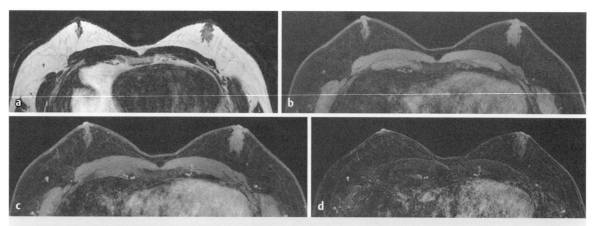

图 6.24 男性乳房发育。62 岁，临床表现为男性乳房发育伴疼痛，左乳体积大于右乳。平扫 T2WI 和 T1WI 图像（a、b）显示乳头后乳腺组织外观正常，左乳内软组织较右侧多。增强图像和减影图像显示乳腺组织背景极少强化（c、d）。无恶性肿瘤证据。

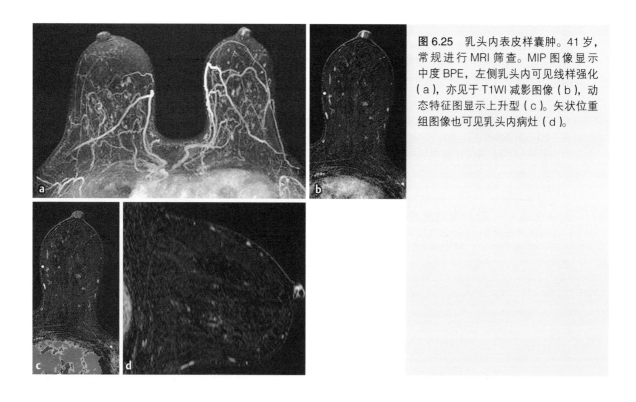

图 6.25 乳头内表皮样囊肿。41 岁，常规进行 MRI 筛查。MIP 图像显示中度 BPE，左侧乳头内可见线样强化（a），亦见于 T1WI 减影图像（b），动态特征图显示上升型（c）。矢状位重组图像也可见乳头内病灶（d）。

数导管内乳头状瘤的形态学特征提示良性病变，但是延迟期流出型曲线并不少见，在某些情况下，可能需要通过组织活检与恶性肿瘤进行鉴别。大导管的导管内乳头状瘤的治疗通常取决于组织学诊断是否伴有不典型增生[7-9]。导管内乳头状瘤伴不典型增生的患者风险（7.5 倍）远高于导管内

乳头状瘤不伴有不典型增生的患者[10]。在临床实践中，对大多数空芯针活检诊断为导管内乳头状瘤伴不典型增生的病例进行了病灶切除。对于导管内乳头状瘤不伴有不典型增生的治疗，尚无共识建议，在多数情况下，建议进行临床查体和影像学随访。

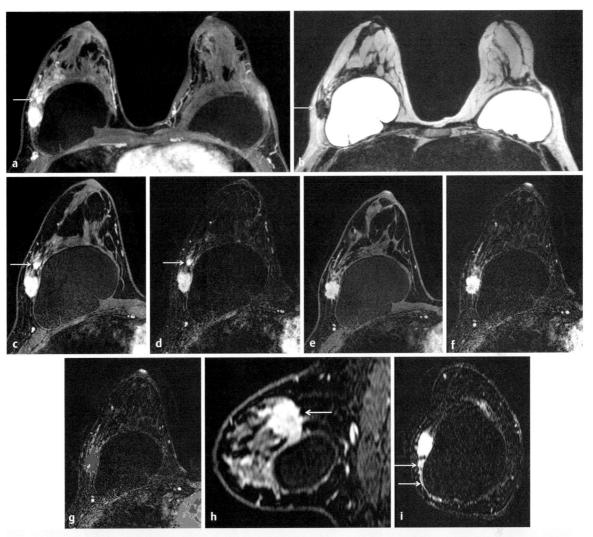

图 6.26 ILC 和胸大肌后方的盐水假体。52 岁，右乳可触及一肿块。薄层 MIP 图像（a）显示右乳后外侧可见一个边缘毛刺的强化肿块，其前方另见一较小肿块（箭）及向前延伸的 NME 病灶。横断位 T2WI 图像（b）显示低信号肿块（箭）和双侧胸大肌后的盐水假体。增强图像（c、e）和减影图像（d、f）更清楚地显示了卫星病灶（箭）和边缘毛刺的肿块。动态特征图（g）显示肿块动脉强化特征为上升型，矢状位组增强图像（h）可见肿块（箭）。减影图像的冠状位重组图像（i）可见强化的肿瘤沿假体表面扩散（箭）。最终组织学结果为 ILC 伴 LCIS，2 级，经典型，ER/PR（+），HER2/neu（-），Ki-67 10%。1 个前哨淋巴结阳性（1/20）。

6.9.2 多发性导管内乳头状瘤（多发性周围型乳头状瘤病）

此类病变较少见，发生于终末导管小叶单位，通常位于乳腺外周。虽然这些病变的起源部位和数量不同，但其 MRI 征象与孤立性大导管内导管内乳头状瘤相似。Rosen 首先在青少年和年轻女性中描述了一种被称为青少年乳头状瘤病的遗传性疾病，这种疾病可导致患者发生乳腺癌的风险

略微升高，其影像学特征也与多发性导管内乳头状瘤相似[11]。

6.9.3 临床乳头溢液

大多数自发性血性或浆液性乳头溢液女性的标准影像学检查方案包括乳腺 X 线、超声和乳腺导管造影检查。这些检查大部分情况下可检出病因，部分病例中无法明确病因，乳头溢液患者影像学检查为阴性时，治疗金标准是手术切除大导

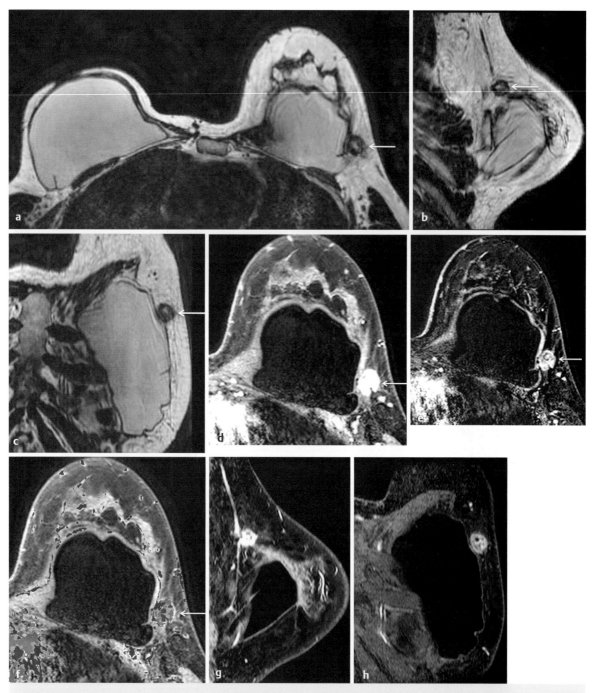

图 6.27　IDC 和胸大肌后的硅胶假体。41 岁，胸大肌后植入硅胶体术后，左乳 2 点位置可触及一肿块。她曾因右侧乳腺癌（IDC 和 DCIS）接受了保留皮肤的乳房切除术，并使用硅胶假体进行重建。横断位 T2WI 图像（a）可见双侧硅胶假体，在左乳触及肿块的区域可见 1 个圆形高信号肿块（箭），矢状位和冠状位重组图像也显示此肿块（b、c，箭）。横断位增强和减影图像（d、e）可见肿块内快速、不均匀强化（箭），动态特征图（f）显示肿块内不均匀流出型曲线（箭），矢状位和冠状位重组图像也可见此肿块（g、h）。最终组织学结果为 IDC 伴坏死，3 级，ER（+）PR（−），HER2/neu（−）。所有腋窝淋巴结均为阴性（0/13）。

管[12, 13]。大多数乳头溢液的病因为良性；586 例因乳头溢液而接受手术的患者的病理结果如下：导管内乳头状瘤 48%，纤维包膜性改变 33%，癌症 14%，高危病变 7%[14]。许多研究已经表明，在检出和诊断乳头状病变方面，乳腺 MRI 的诊断效能优于乳腺导管造影检查[15, 16]，并且影像科医生越来越多地使用 MRI 对乳头溢液的女性进行准确评估（图 6.28 和图 6.29）。临床上，逐渐将乳头溢液作为 MRI 检查的适应证原因主要有 2

个，并且都会导致治疗方式的改变。首先，在术前影像学检查中补充 MRI 检查可获得比其他影像学检查更高的灵敏度，并且可能检出与已知导管内乳头状瘤无关的疑似恶性的病灶，从而影响患者治疗方式（图 6.30）。其次，MRI 的阴性预测值较高，MRI 上未见异常强化，则很可能排除恶性病灶，可能避免进一步导管切除术。除非患者感到乳头溢液带来太多困扰需要进行手术切除。虽然进一步的临床研究的必要的。在治疗乳头溢

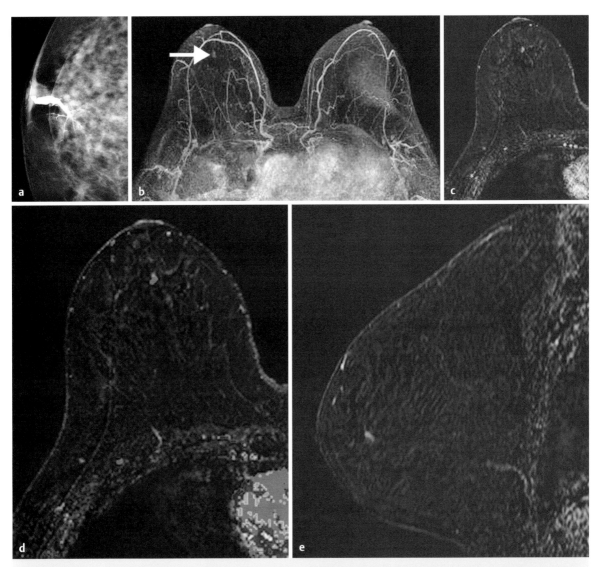

图 6.28　微小乳头状瘤伴浆液性乳头溢液。71 岁，新发浆液性乳头溢液。乳腺导管造影检查的 CC 位图像可显示分泌性导管的远端分支，而非外周导管系统（a）。MIP 图像（b）显示右乳乳头后 2～3 mm 的点状病灶（箭）。T1WI 减影图像（c）中显示该病变最为清楚；动态特征图（d）为流出型。矢状位重组减影图像（e）也可见病灶。MRI 引导活检结果为导管内乳头状瘤。

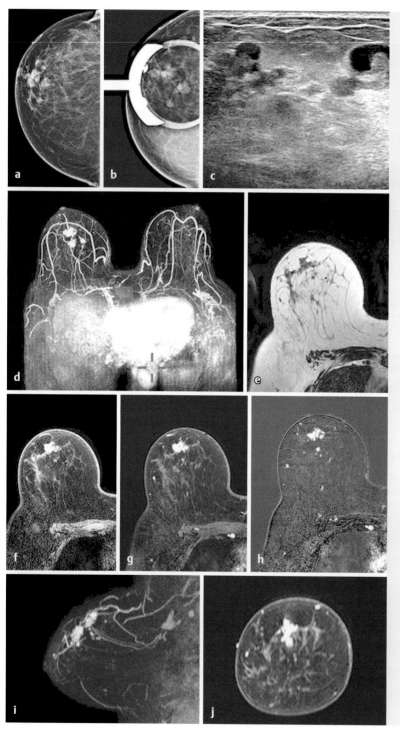

图 6.29　多发性导管内乳头状瘤。40 岁，新发血性乳头溢液，乳晕后可触及一肿块。CC 位乳腺 X 线图像和点 CC 放大图像（a、b）可见右乳乳晕后区多个大小不等且边界清晰的肿块。超声（c）显示导管扩张伴内部实性肿块。可触及性肿块穿刺活检提示导管内乳头状瘤。MIP 图像（d）可见多个明显强化的肿块，在 T2WI 图像（e）和 T1WI 平扫图像（f）上呈等信号。T1WI 增强和减影图像（g、h）可见肿块快速强化，亦见于矢状位和冠状位重组图像（i、j）。定位活检证实为多发性导管内乳头状瘤（不伴有不典型增生）伴大汗腺化生，最大的导管内乳头状瘤直径为 7 mm。

图 6.30 血性乳头溢液。57 岁，新发血性乳头溢液；乳腺 X 线摄影、超声和乳腺导管造影检查（a、b）均为阴性。MIP 图像（c）可见左乳中外侧 3 个不规则小肿块。平扫 T1WI 图像可见节段性分布的导管扩张（d，箭），增强图像可见线样强化（e，箭）。所有三个小肿块均位于线性强化区域内（两个未展示），一个展示在减影图像上（f，短箭），长箭代表线性强化。动态特征图（g，箭）可见小肿块呈流出型曲线。横断位薄层 MIP 图像（h）可见三个小肿块，位于节段性分布的导管扩张及线样强化的区域内。矢状位重组图像亦可见病灶（i）。MRI 引导活检提示 DCIS。单纯乳房切除术证实最终病理诊断为 DCIS，低级别，微乳头型和筛状型，伴 3 个实性乳头状病变，直径分别为 5 mm、4 mm 和 8 mm。前哨淋巴结为阴性。

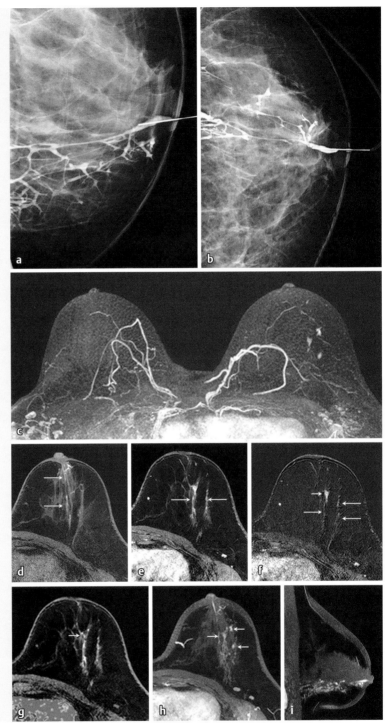

液女性时，我们需要考虑到，还有一个具有超高敏感性和极高阴性预测值的检查，即 MRI 检查。如果患者的 MRI 结果为阴性，合理考虑的情况下，可以给患者一个机会选择手术或随访。

6.10 报告

应遵循 ACR 提出的乳腺影像报告和数据系统（BI-RADS）进行影像学报告[17]。报告应包括检查适应证、相关病史及 MRI 检查技术摘要（包括磁场强度、采集序列的类型和数量），以及注射的 GBCA 类型和数量。报告还应包括 FGT 量和 BPE 水平。如果发现异常强化，应根据 ACR 标准描述病变，并给予最终评估和建议。影像科医生需要了解检查的目的是筛查或诊断性检查。在预约检查时间之前，应获取所有既往乳腺影像学检查结果，包括乳腺 X 线摄影和超声检查，并上传至科室的 PACS 系统。一份患者调查问卷可以为影像科医生提供有用的信息，因为了解患者是否出现任何新发临床症状或体征也非常重要。详细的病史采集应该包括了解患者乳腺癌的发生风险、任何既往活检或手术、抗雌激素化疗或放疗。

6.10.1 评估类别

MRI 报告应给予 ACR BI-RADS 最终评估分类，提示恶性可能性和随访处理建议（表 6.1）。最终评估分类可以为转诊医生提供乳腺 MRI 检查结果的全面总结，有助于患者管理。应在回顾所有现有的乳腺和乳腺外影像学表现后进行此项评估，并结合任何临床特征和既往病理学及影像学结果。

BI-RADS 0 类：不完整，需要额外的影像学评估

应谨慎使用这个类别。以下情况可能会使用这个类别，如对采集图像质量不满意，建议再次进行 MRI 检查，或者无法获得其他临床检查或其他影像学检查结果，但需要这些检查结果才能对本次检查结果进行全面解读。MRI 检查通常是诊断流程中的最后一项影像学检查，并且通常根据 MRI 检查的分析结果做出是否进行活检的决

表 6.1 评估类别

评 估	处 理	癌症可能性
0 类 需要额外的影像学评估	建议进行额外的影像学检查：乳腺 X 线检查或第二眼超声检查	N/A
1 类 阴性	如果累积终身风险≤20%，常规进行乳腺 MRI 筛查	基本为 0
2 类 良性病变	如果累积终身风险≤20%，常规进行乳腺 MRI 筛查	基本为 0
3 类 可能良性病变	短期（6 个月）随访	＞0 但≤2%
4 类 可疑病变	组织诊断	＞2% 但≤95%
5 类 高度提示恶性肿瘤	组织诊断	≥95%
6 类 已知经活检证实的恶性肿瘤	如果临床适合，应手术切除	N/A

来源：改编自美国放射学会[17]。

定。有时，最终评估为 0 类可能有用。当 MRI 表现可疑恶性，如发现内乳淋巴结快速强化伴流出型曲线，通过超声或乳腺 X 线摄影检查可以明确诊断，可以避免做出活检建议。如果评估为 0 类且需要进行额外的影像学检查，在 MRI 报告中明确且详细地描述可以病变的恶性可能性至关重要。如果额外的影像学检查无法确定为良性病变，应在后续的影像检查报告中提供最终评估类别。

BI-RADS 1 类：阴性

这是正常的评估结果，未发现异常强化，建议进行常规随访。如果 MRI 检查的适应证是筛查，则建议根据高风险人群筛查指南进行每年一次的乳腺 MRI 和乳腺 X 线摄影检查。

BI-RADS 2 类：良性病变

这是正常的评估结果，未发现异常强化，建议进行常规随访。是否报告乳腺 MRI 的良性表现

取决于医生偏好，但是如果要报告良性表现，可以评估为 2 类。可能会一些特殊的良性表现，如淋巴结、乳房假体、囊肿、纤维腺瘤或活检夹。如果 MRI 检查的适应证是筛查，建议根据高风险人群筛查指南每年进行一次乳腺 MRI 和乳腺 X 线随访检查。

BI-RADS 3 类：可能良性病变

MRI 评估为 3 类的病变需要进行 MRI 随访而非活检。这类病变的恶性概率较低，而且影像科医生预期该患者不会因短期的乳腺癌延迟诊断而导致不良后果。3 类病变最初为乳腺 X 线的一个特别分类，指的是病变为恶性的可能性 ≤ 2%，但是大于 0[18]。

目前尚未完全阐明 MRI 评估的 3 类病变，因此这个类别也应谨慎使用。对于 3 类 MRI 表现，通常建议在首次检查后 6 个月内再次复查 MRI，1 年后再次复查 MRI。如果病变稳定，则恢复常规筛查。如果 3 类 MRI 病变随访中出现体积增大或形态变化，都应进行组织学活检。

虽然一些随访时间不同的回顾性研究显示，MRI 上 3 类病变的总体恶性率约为 4%，但是其他研究报告的恶性率约为 2%[19, 20]。虽然 MRI 上 3 类病灶中，点状病变占 48%，但是其恶性率最低（0.9%），NME 恶性率最高（4%）[21]。其他研究表明，MRI 上 3 类病灶的影像学表现存在高度差异[21, 22]。2018 年发表的一项评估 BI-RADS 3 类病变的 15 项研究的荟萃分析发现，合并恶性率为 1.6%（95% CI 0.9%～2.3%），符合 BI-RADS 标准（< 2%）。然而，不同类型病变的恶性率不同，非肿块病变的恶性率超过 2%（2.3%，95% CI 0.8%～3.9%）[23]。此项研究中的乳腺 MRI 上 BI-RADS 3 类病变的出现率范围为 1.2%～24.3%，并且在最长 24 个月的随访期内都可以诊断为恶性病变。

围绝经期女性经常可见双侧多发性弥漫分布的点状强化灶，不应将其视为可能良性病变，而应将其归类为良性病变（2 类），因为这些强化灶代表的是正常 BPE 的变异。对于随访时消失、缩小或稳定且无任何新发恶性征象的 3 类病变，可

降级为良性病变（2 类），无需进行活检。在临床实践中，如果给予 3 类的评估，与患者进行面谈是有益的。患者通常希望在决定接受随访或活检前与医生进行讨论，有些女性更希望立刻进行活检，而不想经历随访期间的焦虑。需要注意的是，参加高风险 MRI 筛查项目的女性应谨慎使用 3 类 MRI 病变，因为这个人群中的恶性肿瘤发病风险可能 > 2%[24, 25]。随着影像科医生经验逐渐丰富和 MRI 筛查项目的逐渐成熟，3 类评估结果和假阳性率都会降低；理想情况下，召回率应低于 10%，最好接近 2%～3%。

BI-RADS 4 类：可疑病变

此类 MRI 病变提示发生恶性可能性为 2%～95%，包括多种不同的表现，所有表现都足够可疑，可以推荐患者进行活检。与乳腺 X 线摄影和超声检查的 4 类评估结果不同，4 类 MRI 病变并未细分为 4A、4B 和 4C 亚类。但是，2017 年 Strigel 等的报告研究了 860 例 MRI BI-RADS 4 类病变女性的 82 次 MRI 筛查结果，并且根据乳腺 X 摄影和超声检查中的 4 类细分方法，前瞻性地将筛查结果细分为 4A（≥ 2% 至 ≤ 10%）、4B（> 10% 至 ≤ 50%）和 4C（> 50% 至 < 95%）。该研究结果表明，可以对 BI-RADS 4 类进行细分（4A、4B 和 4C），并且与乳腺 X 线摄影和超声检查规定的恶性可能性范围一致[26]。

4 类 MRI 病变包括绝大多数需要干预的病变，并且如果超声或乳腺 X 线检查无法发现目标病变，通常需要进行 MRI 引导活检。但是，在进行 MRI 引导活检之前，建议再次评估既往影像学检查结果，寻找相关表现。使用 MRI 靶向乳腺 X 线检查进行寻找任何相关的微小钙化或不对称和 / 或使用 MRI 靶向超声检查可能发现 MRI 上对应的病灶。新发或孤立性病变通常需要活检，值得注意的是，50%～70% 接受活检的 MRI 病变最后被证实为良性病变[27]。在大约 60% 使用 MRI 靶向超声检查（第二眼超声）患者中，MRI 上可疑异常在超声上能够确认有相关病变，可进行超声引导活检[28]。超声检查可能难以发现小的病变，如肿块、点状病变或小范围的 NME，这些情况最

好进行 MRI 引导活检。无 MRI 引导活检能力的医疗机构应酌情将患者转诊至其他能够进行此项操作的医疗机构。仔细分析影像与病理活检结果的相关性对于准确诊断至关重要。

BI-RADS 5 类：高度提示恶性肿瘤

这个类别病变的恶性可能性极高（≥ 95%）。这个类别最初主要用于乳腺疾病术前使用钩丝定位然后进行切除的时代，当时尚未开展经皮穿刺活检技术，并且认为一期手术治疗之前无须进行活检。目前的诊断管理几乎总是要求在手术干预前获取组织样本。在现今的临床实践中，这个评估类别预计会在影像引导活检时获得恶性结果，任何非恶性诊断都被认为不一致，需要重新活检或手术切除。

BI-RADS 6 类：已知经活检证实的恶性肿瘤

这个类别仅适用于已知乳腺癌患者，在手术干预或新辅助化疗之前进行的 MRI 检查。如果评估疾病范围的检查仅发现已知恶性病变，没有其他新发表现，可评估为 6 类，直至治疗完成。如果同侧或对侧乳房出现新发现的可疑病变，应将其评估为 4 类或 5 类，并进一步活检。在成功治疗后，6 类评估结果应恢复为良性病变的 1 类或 2 类。6 类是临时评估结果，乳腺影像学审核时不应包括 BI-RADS 6 类，因为已经确诊为恶性肿瘤。

6.11　乳房假体

文献已经描述了乳房假体的许多正常和异常表现[29-34]。为了详细描述过去大约 58 年内使用的多种类型传统（硅胶和盐水）乳房假体，以及更早期使用的海绵假体的物理外观、乳腺 X 线摄影和影像学表现，特别推荐感兴趣的读者可阅读相关文献[31, 32]。

早期关于乳房假体的文献几乎都是整形外科文献。然而，随着 20 世纪 70 年代出现并发症的报道，多个学科都发表了与乳房假体相关的医学文献和术语，有时还会出现重复甚至歧义。为避免或帮助解决歧义，我们首先简要概述一下相关术语和曾经使用的不同类型的乳房假体。

然后，我们将综述并讨论我们对乳房假体相关 MRI 检查方案的要求、检查方案可能使用的序列的优点和缺点、乳房假体破裂和软组织内硅胶的征象和分类。

最后，还会讨论应该报告的内容，并且描述目前存在的几个解读问题和常见的临床场景。

6.11.1　乳房假体的术语和类型

图 6.31 显示了不同类型的乳房假体和假体植入的组织平面。

乳房假体类型

既往文献已经描述了 14 种乳房假体类型[31, 32]。最常用的假体类型一直是单腔硅胶假体和单腔盐水假体。这两种类型的乳房假体都有特征性表现，通常易于区分。但是，在临床实践中，不止会遇到这两种类型的乳房假体。其他类型的乳房假体目前仍在使用，其他类型的老式乳房假体仍植入在患者体内，其中一些非常容易破裂。

假体植入位置

乳房假体通常植入在胸大肌前方（腺体后或胸肌前）或后方（肌肉后或胸肌后）；针对两种位置的描述，我们首选使用第一个术语，但是这些术语很少会产生误解。少见情况下，尤其是重建手术，为了提供足够的肌肉覆盖，可在胸小肌后方或背阔肌或前锯肌瓣深部植入乳房假体；这些植入位置也属于肌肉后植入。

硅和硅胶

硅（Si）是原子序数为 14 的原子，最常见的原子量为 28，是宇宙中第八常见的元素。基于其他人进行的早期研究，1817 年 Thomas Thomson 对硅进行了正式命名[35]。在元素周期表中，硅元素位于碳元素正下方，因此可以形成长链分子。硅胶就是由多个硅氧烷 [—Si（CH$_3$）$_2$—O—] 亚基组成的长链分子，通常带有—Si—（CH$_3$）$_3$ 末端亚基。这些硅胶链通常在全长多个位置上通过化学连接形成基质，非交联型硅胶链为黏性液体。

外壳

几乎所有乳房假体都有由高交联型硅胶组成

图6.31 （a）左侧盐水假体（sa），箭标记的是前方隔膜阀。请注意，右侧为硅胶假体（si），由于使用了硅胶抑制序列（T2WI，硅胶抑制）而呈低信号。（b）盐水假体，箭指处为另一类型的隔膜阀（T2WI）。（c）单腔硅胶假体，箭指处为假体后方的壳［T2W，反转恢复脂肪抑制（STIR），水抑制］。（d）单腔硅胶假体，使用了硅胶抑制序列，因此硅胶呈低信号。箭指处为少量包膜内高信号水样液体（T2WI，硅胶抑制），位于假体外。（e）定位像，腺体后单腔硅胶假体。箭指处为假体后方的胸大肌（T1WI，无抑制）。（f）胸肌后单腔硅胶假体，箭指处为假体前方的胸大肌（T2WI，无抑制）。（g）胸肌后单腔硅胶假体，前方宽箭所指处为背阔肌。注意这张矢状位图像上横向肌纤维的外观。该假体处于完全塌陷破裂的状态；后方窄箭所指处为塌陷假体外壳的一部分（T2WI，无抑制）。

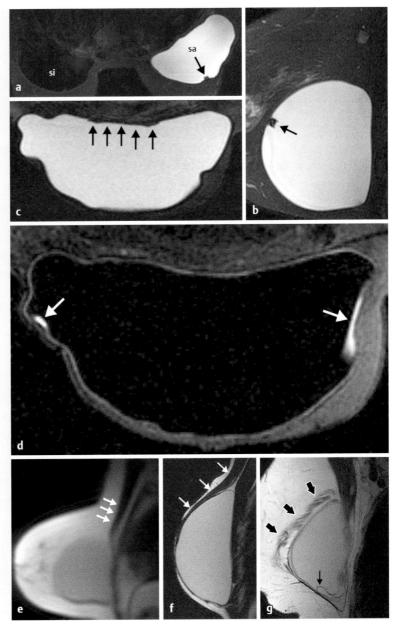

的硅胶弹性体外壳（shell），以及1～3个含有硅胶和/或盐水的间隔。有些人将这些硅胶外壳称为包膜（capsules），但是应避免使用这个术语，因为我们使用术语"包膜（capsule）"指假体植入后数小时内，在所有乳房假体周围开始形成的组织层，即纤维包膜（the fibrous capsule）。有些人也将乳房假体外壳称为袋（bags），有些双腔假体确实有"袋中袋（bag-in-a-bag）"结构，但是许多其他假体没有此类结构。总体而言，我们更偏

好使用术语"外壳"，而不是"袋"。

渗出和破裂

我们先介绍破裂（rupture）。破裂不是个好的术语，它暗示某种暴力过程，但是乳房假体不会出现这种表现，乳房假体不会以任何形式爆裂。外壳可在多种情况下裂开，有时是突然裂开，然后假体内的硅胶会向外凸出，并缓慢地围绕乳房假体在纤维包膜内扩散。如果纤维包膜出现缺损，硅胶可渗入或凸入乳房和纤维包膜外的其他组织。

"破裂"这个术语很早就被提出，并且经常使用。可能我们还要一直使用这个术语。不要认为破裂通常提示剧烈爆裂或爆炸，它也可能会发生快速破裂，如发生乳房外伤时。

现在介绍渗出（bleed）。大多数乳房假体的硅胶由混合了硅油（约80%）的硅胶基质（约20%）组成。即便是新植入的假体，在植入患者体内之前，硅油都会弥漫分布整个假体外壳中，这就是硅油渗出。外壳中出现硅油并不提示乳房假体破裂。所有乳房硅胶假体都是如此，这些假体一直都是这样。有些假体渗出较多（"高渗出"假体），有些假体渗出较少（"低渗出"假体），但是没有"无渗出"假体。在20世纪70年代，使用极薄外壳的乳房假体往往会出现局灶性小缺损，使得硅胶（即基质＋液体）渗入假体周围间隙，但仍在纤维包膜内。这个过程称为硅胶渗出，因为硅胶流出量通常很少；硅胶从假体渗出的速度通常较慢，并且在取出假体时，这些假体内仍然几乎充满硅胶，除了位于假体外壳外且通常位于纤维包膜内的少量硅胶薄层。如果仔细检查，通常可以发现外壳上有小孔、折痕或缺损，通过这些结构可以看到硅胶渗出，因此认为这些假体"已破裂"，因为假体外壳有缺损。然而，如果将真实的硅油渗出（从完整的假体渗出）等同于或称为硅胶渗出，假体会被误认为发生破裂；而如果将硅胶渗出（从破裂的假体渗出）等同于或称为硅油渗出，假体会被误认为"仅发生渗出"，而没有发生破裂。为了避免这些误解，我们建议术语"渗出"仅用于指代硅油通过完整假体外壳弥漫的正常过程（即硅油渗出），而不使用术语"渗出"表示或暗示破裂，完全不使用"硅胶渗出"这个术语。

包膜内、包膜的和包膜外

包膜内破裂指的是硅胶假体破裂，纤维包膜外无明显的硅胶。假体可发生任何程度的塌陷，从未塌陷到完全塌陷不等（更多术语参见下文，见6.11.3部分）。因此，包膜内破裂仅意味着乳房假体已破裂，并且在纤维包膜外未见硅胶或使用其他检查也未见明显硅胶（如MRI扫描）。

包膜外破裂指的是假体破裂后（可发生任何程度的塌陷，从未塌陷到完全塌陷不等），溢出假体的硅胶穿过纤维包膜缺损进入纤维包膜外组织。因此，包膜外破裂这个术语仅意味着乳房假体已破裂，并且在纤维包膜外可见硅胶或使用其他检查可见明显硅胶（如MRI扫描），无论其具体形式如何（硅胶和／或硅胶肉芽肿；参见6.11.4部分）。

包膜内硅胶（任何形式的硅胶，液体或凝胶）仅指纤维包膜内沉积的硅胶。包膜内硅胶可见于正常且完整的乳房假体（硅油渗出），或嵌入纤维包膜内的已破裂硅胶假体。因此，完整或已破裂假体的纤维包膜内都可能出现硅胶。

6.11.2 成像方案

根据临床表现，假体完整性相关的MRI成像需要具备以下一项或多项条件。

- 足够高分辨率能显示假体外壳。
- 足够的对比度能将硅胶和含硅胶组织与乳腺脂肪组织和水样组织区分开来。
- 能区分乳腺癌和假体完整性的异常表现。

分辨率

为了确定假体是否破裂，MRI检查的层厚和层间距应足够薄，矩阵足够高以充分显示假体外壳，并在连续采集的图像中持续显示。如果MRI检查满足此要求，就能鉴别折痕内的硅胶（如果存在）和假体外壳（外壳）与纤维包膜（如果存在）之间的硅胶，以识别破裂（如果存在）。因此，其分辨率应足以识别假体包膜折痕类型（从正常至完全破裂塌陷；见6.11.3部分）。一个相关要求是可识别假体类型，以便识别该假体类型的特定的破裂（如果存在）折痕模式。

对比度

我们认为硅胶假体或软组织硅胶填充的乳房仅包含三种MRI信号：硅胶、脂肪和水。只有能区分硅胶、水和脂肪的相对信号强度，才能确定硅胶是否破裂（即假体外部存在硅胶；见6.11.3部分），或软组织内硅胶是否以一种或多种形式存在（见6.11.4部分）。

乳腺癌

只需在乳腺癌标准扫描方案中添加一个或多个假体相关扫描序列，即可区分假体完整性相关问题和乳腺癌相关问题。假体完整性相关异常有时在乳腺癌扫描序列表现较为显著，但鉴于乳腺癌的多种不同表现，以及乳腺癌相关序列对其显示能力有限，人们无法充分理解这些异常。

有几种 MRI 扫描序列能满足这些要求的一项或多项，其中某些类型优于其他类型。一个特殊的序列，快速自旋回波反转恢复（fast spin-echo inversion-recovery, FSE-IR）序列具有脂肪和水抑制功能，是检测假体破裂和软组织硅胶的最优序列。在该序列中，脂肪信号被抑制（即减少），水样信号被抑制（因此也减少），硅胶与脂肪和水信号相比显示为高信号（图像显示较亮）。表 6.2 中展示了该序列典型的扫描参数。表 6.3 列举了该序列和其他序列的主要优点和缺点。值得注意的是，非脂肪抑制的 T1W 和 T2W 序列是 FSE-IR 序列有用的辅助序列。

表 6.2 T2W 快速自旋回波反转恢复序列参数

参　数	数　值	注　释
序列类型	二维快速自旋回波反转恢复序列（IR）	这一序列在大多数 MRI 机器可用
成像平面	横断位	矢状位在大多数情况下是足够的，但假体外壳折痕模式和大多数其他相关问题在横断位进行评估会更好，也应用更多
序列次数	两次；每个乳房一次	每次单个乳房成像需要更长的时间，但得到的结果更一致、更好，因为单个乳房成像更容易达成自动匀场，并且更容易获得更高的分辨率
重复时间（TR）	> 2 000 ms	长 TR 有助于获得足够的信噪比（SNR）
回波时间（TE）	最小值	TE 不是一个关键因素，因为它不用于获得图像对比度，TE 值越低，信号越高
反转时间（TI）	160～190 ms	这是脂肪信号近似为"零的时间"
回波链长度（ETL）	～10	ETL 值越高，成像时间缩短，且 SNR 较好
带宽（BW）	任意	BW 不是关键因素；更高的 BW 可缩短扫描时间
激励次数（NEX）	1	该 NEX 值在上述层厚和视野（FOV）下可提供足够的信号
翻转角度	默认	自旋回波序列的翻转角度通常约为 180°
视野（FOV）	约 200 mm	这对于大多数单乳房成像是足够的
层厚	4 mm	4 mm 的层厚是一个很好的值。当层厚为 5 mm 时，识别假体折痕模式的能力会下降。3 mm 层厚更好，但可能需要 NEX=2 才能获得足够的信号，因此扫描时间更长。自 20 世纪 80 年代中期以来，放置的大多数现代假体的折痕模式可在 4 mm 层厚图像上识别
层间距	0 mm	层间距会降低识别折痕模式的能力
矩阵	至少 256 × 160	单次乳房成像的矩阵值低于此值会降低识别假体外壳折痕模式的能力
抑制	水	降低水的信号
相位编码方向	右–左	有助于避免心脏伪影
饱和带	无	通常不需要饱和带

表 6.3　各种类型脉冲序列的优缺点

	序　列	优　点	缺　点
1	T2WI 快速自旋回波反转恢复（IR），水抑制，脂肪抑制	是识别破裂和软组织内硅胶的最佳序列，因为硅胶呈高信号，脂肪和水呈低信号 如与非脂肪抑制的 T1WI 和 T2WI 序列联合使用最有效（序列 #2 和 #3）	MRI 技术员需要有匀场和设置频率的经验，以充分抑制水的信号 阅读者需要能够识别水抑制失败的表现 很难确定假体和邻近肌肉中可能存在的任何软组织内硅胶的关系
2	T1WI 梯度回波，无抑制	可用作序列 #1 的附加序列显示与相邻肌肉的关系	单独检测假体破裂不敏感 单独检测软组织内硅胶不敏感
3	T2WI 快速自旋回波，无抑制	作为序列 #1 的附加序列，有助于解决因水抑制失败而导致的模棱两可的判读	图像部分受到脂肪-水和硅-水化学位移伪影的影响 硅胶和水都是高信号，因此很难识别软组织内硅胶 脂肪为中高信号，因此区分软组织内硅胶的能力降低
4	T2WI 快速自旋回波，脂肪抑制	硅胶是高信号，有助于识别假体破裂	MRI 技术员需具备匀场和设置频率的经验，以充分抑制脂肪信号 阅片者要能够识别脂肪抑制失败的表现 使用次优匀场，脂肪抑制可以转化为硅胶抑制 硅胶和水都是高信号，因此很难识别软组织内硅胶 图像可能会受到硅-水化学位移伪影的影响
5	T2WI 快速自旋回波，水抑制	硅胶是高信号，有助于识别假体破裂	MRI 技术员需具备匀场和设置频率的经验，以充分抑制水信号 阅片者要能够识别水抑制失败的表现 区分软组织内硅胶的能力降低，因为脂肪为高信号
6	T1WI 梯度回波，硅胶抑制	此序列有助于确认软组织中是否存在硅胶，但软组织中硅胶是否存在通常在序列 #1（上文）中已很明显	MRI 技术员需具备匀场和设置频率的经验，以充分抑制硅胶信号 使用次优匀场时，硅胶抑制可以转变为脂肪抑制 检测假体破裂不敏感 检测软组织内硅胶不敏感

6.11.3　破裂

乳房假体 MRI 扫描中"破裂"一词指的是在乳房硅胶假体的外部包膜出现裂孔、撕裂或其他任何大小的缺损，并且在该扫描图像中，在假体外部有明显的硅胶信号。

如上所述，包膜内破裂指假体破裂产生的硅胶（在 MRI 上）位于纤维包膜内，而包膜外破裂指纤维包膜外可见假体破裂产生的硅胶（在 MRI 上）。这些术语并未描述假体逸出的硅胶量、假体的塌陷程度、纤维包膜外存在的硅胶含量或纤维包膜外可能存在的硅胶的状态、形式和数量。这里"在 MRI 上"进行区分，因为我们特别关注乳房假体在各种可能状态下的 MRI 表现；然而，这些术语也可能适用于其他情况。

如果生理盐水填充的假体的外壳出现裂孔、撕裂或其他缺损，除非及早发现，否则它往往会变瘪（deflate），而生理盐水会被身体吸收。因此，我们并不将失败的生理盐水假体称为破裂，而称之为变瘪。变瘪的过程可能缓慢或迅速，因此早期变瘪可能在任何影像上都不明显。此外，几乎所有生理盐水假体在放置时都是通过自密封阀填充的。这种阀可能会发生泄漏，有时泄漏速度很慢，因此一些变瘪的生理盐水假体实际上没有任何裂孔、撕裂或其他缺损，它们只是有一个泄漏的阀。

了解假体是否破裂（或变瘪）可以帮助患者

和医生决定是否应将其取出。如果已知硅胶假体破裂，MRI 影像信息可以为外科医生的手术计划和取出假体提供帮助。假体在手术移除过程中可能会发生破裂，如果假体在手术前已经破裂，其在手术取出的过程中破裂会加重，这种情况并不少见。因此，术前硅胶假体的状况通常无法通过术中或术后的状况来明确评估。

既往研究描述了四类乳房硅胶假体的破裂：未塌陷、轻度塌陷、部分塌陷和完全塌陷[29, 30, 32-34]。如上所述，不论塌陷程度如何，从假体中逸出的硅胶可能包含或不包含在纤维包膜内。

正常假体外壳折痕模式的示例如图 6.32 所示。各种假体破裂的包膜折痕模式示例如图 6.33 所示。

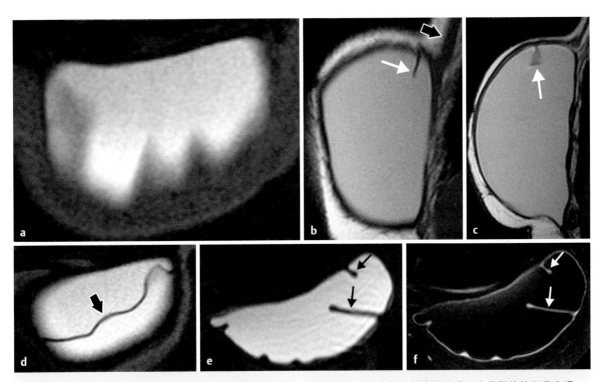

图 6.32　假体折痕的典型 MRI 表现。（a）单腔硅胶假体，假体前部"波浪状"折痕的表现。这是假体的正常表现，患者可能认为假体较"软"（T2W，反转恢复脂肪抑制序列，水抑制）。（b）单腔硅胶假体（未破裂），窄箭所指处为单纯外壳折痕的典型正常表现。假体位于肌肉后方（胸大肌后方），但这张图像只显示了胸小肌（宽箭，假体后方）（T2WI，无抑制）。（c）单腔硅胶假体（未破裂）位于肌肉后方，箭所示为"移动"折痕的典型正常表现。容积效应导致折痕具有这种表现；它从该采集层面的一边相对较前的位置（4 mm 层厚）向该层另一边较后的位置"倾斜"（T2WI，无抑制）。（d）单腔硅胶假体（未破裂），宽箭所指处为"平分折痕"的典型正常表现。想象未破裂的假体在纤维包膜内自身折叠，将此图视为显示正常折痕的横轴位图（T2WI，反转恢复脂肪抑制序列，水抑制）。（e、f）单腔硅胶假体（未破裂），箭所示为典型的正常折痕。（e）图示折痕比通常更宽，因为折痕内抑制了水（低信号）。（f）图为硅胶抑制，假体的硅胶为低信号，折痕中的水是高信号，因为序列是 T2WI（e：T2WI，反转恢复脂肪抑制序列，水抑制。f：相同层面，T2WI，硅胶抑制）。

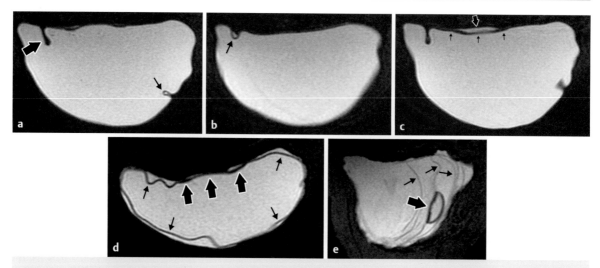

图 6.33　假体破裂的典型 MRI 表现。（a）单腔硅胶假体，窄箭所示为含硅胶（高信号）的前部折痕，硅胶在假体外壳外部、皱襞内（和纤维包膜内），提示该假体为未塌陷破裂，可信度较高；这是钥匙孔征象。后部折痕为低信号（宽箭），但看上去更厚，因为折痕内有水样物质被抑制（T2WI，反转恢复脂肪抑制序列，水抑制）。（b）单腔硅胶假体，箭所示位置为假体外壳后部似乎被轻微向中心"拉"（因此为拉脱征），因此远离周围的纤维包膜。此处假体外壳后部的少量硅胶位于假体外、纤维包膜内，表明该假体为未塌陷破裂（T2WI，反转恢复脂肪抑制序列，水抑制）。（c）单腔硅胶填充假体，多个箭指为后方假体外壳片（低信号）。外壳片比假体外壳其余部分厚，可以通过观察所有其他层面（此处未显示）来对比。注意，外壳片后方可见高信号硅胶（宽箭），提示该假体为最小塌陷程度的破裂。这被称为后补片征，因为外壳片几乎总是位于假体的后表面。如果假体发生位置旋转，MRI 上可看到除后方以外的任意位置的外壳片。另请注意，由于折痕中的水样液体被抑制（T2WI，反转恢复脂肪抑制序列，水抑制），外壳前方有正常表现的移动折痕，后方有正常表现的较厚折痕。（d）单腔硅胶假体，窄箭所示为假体外壳，多处被一层薄但易识别的高信号硅胶层包围，提示该假体为最小塌陷程度的破裂。注意宽箭所示外壳片的位置，在假体外壳与外壳片重叠的边缘处稍厚（T2WI，反转恢复脂肪抑制序列，水抑制）。（e）标准双腔硅胶假体（最初硅胶位于内腔，盐水位于外腔），细箭所示为该完全塌陷的假体的部分外壳。对于该假体，我们称之为"外壳在硅胶内"，这是完全塌陷破裂假体的典型表现（与正常完整假体的"硅胶在外壳内"相反）。宽箭所示为一种"按钮"阀，主要出现在 20 世纪 70 年代许多标准双腔（和其他类型）假体中。"按钮"本身实际上是一个单独的小卵圆形硅橡胶外壳（设置在外侧假体外壳内）内填充较厚的硅胶，通过其将生理盐水注入外腔后进行自我密封。因此，它是一种"阀门"。请注意，该假体内没有低信号的水泡，这表明从未向该假体中注射生理盐水（可能性较小），或者在填充硅胶的内腔破裂之前，生理盐水从外腔逸出（可能性较大）。因此，硅胶在该假体的内腔（其原始位置）、外腔（可能生理盐水曾经填充的地方）和假体外，作为一个整体存在的纤维包膜内（T2W，反转恢复脂肪抑制序列，水抑制）。

硅胶假体的正常表现

　　理解硅胶假体破裂的各种 MRI 表现的关键是考虑假体的填充程度、假体外壳本身及外壳在患者体内产生的内折。假体被制作成圆形、椭圆形或解剖形状（"下端比上端高"），可以是低填充（明显填充不足）、中等（填充不足）或高填充（填充不足程度较低）。所有假体都是填充不足的，旨在让它们自然柔软，过度填充会使它们变得不那么柔软，在患者体内时形状也会不自然。更高填充的假体往往用于为重建手术提供形状和空间。

　　假体植入人体后的数小时内，其周围开始形成纤维组织包膜；在下文中，我们将其称为纤维包膜。当假体被置入患者乳房内时，在纤维包膜内层的假体外壳几乎难免发生折痕，就像用手压柔软的枕头会发生折痕一样。当外壳发生折痕时，折痕可能呈波浪状，也可能形状良好。人们对含假体的乳房感知具有不可检测性，对其柔软度、紧实度或硬度对感知是主观的，但通常波浪状的折痕给人的感知是乳房更软，而形状良好的折痕给人的感知是乳房更硬。当假体周围的纤维包膜收缩时，就会出现包膜挛缩。虽然乳房假体内部填充物的量会造成乳房柔软度的差异，但乳房变硬大多由于包膜挛缩、增厚或部分包膜钙化引起的。

我们可以用 MRI 来观察纤维包膜，如果能看到纤维包膜，你会发现假体外壳就在纤维包膜的下方，大部分区域平行于纤维包膜，在一个或多个区域，外壳似乎"进入"了假体凝胶里面。外壳似乎"进入"假体的地方称为折痕。假体外壳有一定的厚度，所以外壳折叠的尖端会形成一个圆环，除非置于高压下，外壳折叠处不会变"平"（在其尖端）。现在我们可以想象一下假体破裂会发生什么。

未塌陷的破裂

如果假体外壳出现裂孔、撕裂或其他缺损，比如折痕深处或其他任何地方，硅胶会渗出并在假体周围、纤维包膜内扩散。上段所提到的折叠顶端的环是假体早期破裂硅胶最容易聚集的地方（在 MRI 上）。在 MRI 上，折痕的外壳是一条低信号、平滑的线／环，在其一侧的假体内部有明亮的硅胶（信号），而在折痕尖端的假体外部有少量明亮的硅胶（信号）。这种外观提示假体未塌陷的破裂，有着各种名称：锁孔（keyhole）、倒锁孔（inverted keyhole）、套索（noose）、拉脱（pull-away）和套索征（loop signs）——它们都是一样的。MRI 显示假体外壳外侧有少量明显的硅胶信号聚集在折叠的折痕内或在其尖端。如果漏出的硅胶更多，在折痕的其余部分及其尖端可看到明亮的硅胶。回到上面关于 MRI 扫描方案的内容，如果成像层厚度太厚或矩阵太低，早期破裂的这些表现可能不明显。

最小塌陷程度的破裂

当越来越多的硅胶从破裂的假体中逸出，硅胶会大量聚集于除上述部位外的假体外壳和纤维包膜之间，外壳和纤维包膜彼此平行，并且在 MRI 上显示得更明确。这被称为平行线征象（其中两条线是相邻平行的深色纤维包膜和外壳，其间可见明亮的硅胶信号）。在假体背面的（通常较厚）"外壳片"外也可以看到明亮的硅胶，在制造假体外壳时该外壳片用于封闭外壳上几厘米的孔，被称为外壳片征象。这两种表现是轻微塌陷破裂的征象。

部分和完全塌陷破裂

如果更多硅胶逸出，假体在 MRI 表现仍为"像假体"，但折痕底部开始大幅向内移动，远离纤维包膜。这是部分塌陷的破裂。当越多的硅胶逸出，只要假体在 MRI 看起来继续"像假体"，即使明显填充不足，它仍被称为部分塌陷的破裂。当假体一侧的外壳部分接近或与另一侧的外壳部分接触时，外壳的各部分似乎开始相互层叠，并且假体的外形已经失去"部分填充的假体"的表现，这称为完全塌陷。这最后一个阶段也被称为意面征（linguini sign）；然而，我们建议避免使用这个术语，因为对于经验不够丰富的读者来说，填充不足、完整的假体的表现也像"意面征"。下面 6.11.6 中"常见的诊断挑战和陷阱"展示了该陷阱的示例。

6.11.4　软组织内硅胶

软组织内硅胶（即 MRI 上可见的纤维包膜外硅胶）主要有四种形式：硅胶、硅胶肉芽肿、浸润性硅胶和硅胶淋巴结病。硅胶在软组织中的形式可能一定程度上取决于硅胶是否具有高度黏性（20 世纪 60 年代和 70 年代早期的乳房假体），是否具有最低黏性（20 世纪 70 年代中期到 80 年代中期的许多假体，当时硅胶通常是一种黏稠、流动的液体）或中等黏性（20 世纪 80 年代中期及以后的许多现代假体为具有黏性的凝胶，但黏性不如早期假体大）。检测软组织内硅胶的最佳 MRI 脉冲序列是表 6.3 中的序列 #1（快速自旋回波、反转恢复、脂肪抑制、水抑制）。

软组织内硅胶与假体内的硅胶具有相同的表现（即相同的均匀性和亮度）。软组织内硅胶是硅胶通过纤维包膜的孔或缺陷挤出后紧邻纤维包膜或在纤维包膜外形成的，可能会保持很长时间甚至无限期存在。挤出的硅胶也可以作为单个或分离的较小集合物从假体纤维包膜的外面迁移到乳腺组织中，有时候会罕见地向上迁移到腋窝甚至手臂中。迁移的路径取决于假体所放置的位置（即腺体下方、肌肉下方）。迁移的硅胶呈球形，与假体内的硅胶具有相同的均匀性和亮度，并且可能形成它们自己的纤维包膜，像任何异物在体内的情况一样。软组织内硅胶球可能会长时间甚至无限期地保持这种状态。

软组织内硅胶肉芽肿是含硅组织中由组织向内生长和瘢痕形成引起的，无论硅胶是以硅胶集合／小球的形式还是以硅胶渗透物的形式。硅胶肉芽肿在 T2W、脂肪抑制、水抑制脉冲序列上的信号通常是不均匀的、可变的低信号，主要根据亚体素、微观"混合物"是否由（高信号）硅胶、（低信号）水样组织和（低信号）瘢痕组织组成（图 6.34）。如果图像层厚太厚或基质太少，硅胶肉芽肿的异质性可能不明显，在脂肪呈高信号（非脂肪抑制）或非水抑制的序列上，硅胶肉芽肿可能根本显示不清。

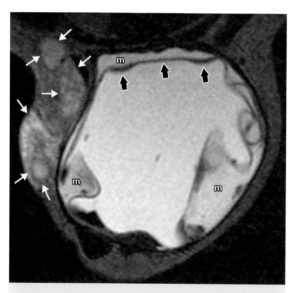

图 6.34 软组织内硅胶肉芽肿的典型 MRI 表现（病变轮廓用窄箭围出），其内部信号通常不均匀，有较低和较高信号区域，且位于假体纤维包膜外。当假体破裂形成软组织内硅胶，并刺激周围瘢痕组织形成，纤维组织长入逸出的硅胶中就形成了硅胶肉芽肿。假体本身是最小塌陷程度的破裂，我们知道在这种情况下硅胶处于纤维包膜外，因此我们称之为包膜外破裂。请注意，外壳片可被清楚识别，由于重叠的缘故，其边缘处较厚，如在图 6.33 d（宽箭所示）。还要注意的是，假体外和纤维包膜内的硅胶比假体内的硅胶信号低，这可能是由于体素内微量混合（m）导致，从假体内逸出的硅胶与最初积聚的水样液体混合，因为这是一个表面有纹理的假体（进一步讨论参见图 6.37）（T2WI，反转恢复脂肪抑制序列，水抑制）。

当软组织内硅胶聚集在淋巴结中，就会发生淋巴结肿大，最常见于腋窝和内乳区淋巴结，锁骨下和锁骨上淋巴结不常见。一些含硅胶的淋巴结肿大，其余淋巴结不肿大，但淋巴结中硅胶的存在通常伴随着一定程度的淋巴结肿大。MRI 诊断硅胶淋巴结病的要点在于以下两方面：根据结构的解剖特征确定是淋巴结，以及确定 MRI 图像上硅胶明显位于淋巴结中。许多序列可以显示淋巴结的解剖结构，但 MRI 检测淋巴结中可观察的硅胶量最好使用检测硅胶肉芽肿的相同序列（表 6.3 所示序列 #1，快速自旋回波、反转恢复、脂肪抑制、水抑制）。硅胶淋巴结病的示例如图 6.35 所示。淋巴结中硅胶含量较低时，在 MRI 是无法检测到的，因为淋巴结初始不含硅胶，并且硅胶在其中（当发生时）是逐渐积累的。在淋巴结内的硅胶含量较高，并与正常的淋巴结相比，MRI 上淋巴结内出现可辨别的额外高信号，可以诊断存在硅胶性淋巴结病。任何硅胶假体破裂导致的包膜外硅胶均可导致硅胶淋巴结病。然而，许多旧的假体，尤其是聚氨酯涂层的假体，往往具有较高的硅油渗出率，即使假体完好无损，从这类假体中渗出的硅油也可能导致硅胶淋巴结病。众所周知，法国 PIP 假体可引起明显的淋巴结肿大和淋巴结内硅胶沉积。硅胶沉积在淋巴结中并不足以支持清除淋巴结，因为清除淋巴结的获益尚未确定，而风险较大，尤其是对于腋窝和更高位的淋巴结。

硅油乳房注射普遍存在的渗出性硅胶，在 MRI 上很难识别[29, 30, 32-34]。在这种情况下，通常伴瘢痕组织形成，触诊较硬，而广泛的硅胶渗透性组织触诊可能不明显。因此，硅油乳房注射的病例触诊总是低估含硅软组织的量。

6.11.5 报告

乳房 MRI 报告中与假体相关的部分至少应包括：

• 检查的适应证。

• 医疗假体放置的相关病史，包括假体放置的原因（美容隆胸、乳腺癌相关术后重建或其他

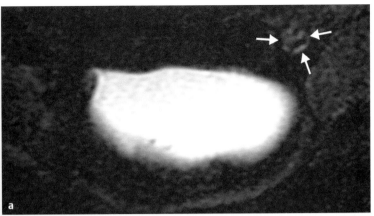

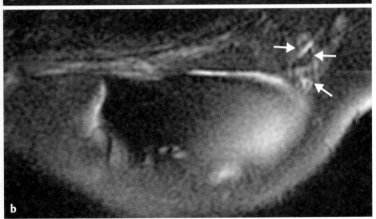

图 6.35 硅胶淋巴结病的典型 MRI 表现。(a) 单腔硅胶假体,最小塌陷程度破裂(破裂迹象未在此图中展示),在此水抑制图像展示了轻微但确切的硅胶淋巴结病。该假体非美国制造,是一种已知经常破裂并与明显硅胶淋巴结病相关的类型(T2WI,反转恢复脂肪抑制序列,水抑制)。(b) 和 (a) 为相同假体的相同层面,显示了和硅胶淋巴结病相关的水样液体(箭所示)。注意,由于硅胶抑制,该图像中假体和部分淋巴结是低信号,假体周围的水样液体(这些假体的另一常见发现)及与淋巴结相关的液体是高信号(T2WI,硅胶抑制)。

原因)、之前是否放置过假体或之前的假体破裂等,以及是否曾进行硅油乳房注射。

- 使用的脉冲序列。

- (每个)假体的类型(硅胶填充、生理盐水填充、双腔等)。

- (每个)假体放置的位置(腺体后方或肌肉后方)。

- (每个)假体的状态(硅胶假体有无破裂征象,仅生理盐水填充假体是否变瘪)。

- 破裂的硅胶假体塌陷的程度。

- 描述可能存在的任何软组织内硅胶的数量、位置和形式(硅胶、硅胶肉芽肿、渗出性硅胶或硅胶淋巴结病)。

如果有其他成像方法的结果,假体的 MRI 结果应与其他成像方法的结果进行对应。例如,之前的乳房 X 线摄影可以清楚地显示假体是标准的双腔型(内腔为硅胶,外腔为盐水),这些信息可能有助于解读 MRI 表现。

如果 MRI 也部分用于检测或显示乳腺癌的特征,则应评估乳腺假体相关表现与任何乳腺癌(或其他癌)相关表现之间的关系,包括它们之间的接近程度,以及与其他成像方法表现的关系。如果使用静脉性对比剂,则应描述假体相关的软组织强化模式。注意,硅胶肉芽肿可能缓慢而轻度强化。

假体放置或其他医疗记录有助于了解每个假体的制造商、型号、类型和体积。相关信息可以从假体"标签"或"包装贴纸"中获取,这些一般在放置假体时被添加到医疗记录中。

仅基于 MRI 显示的假体完整性相关发现决定治疗是不合适的,而应由患者和他们的主治医生决定,因为与假体完整性相关的发现往往只是这些决定中应该考虑的一部分。

6.11.6 常见的诊断挑战和陷阱

我们将在这里讨论乳房假体和软组织内硅胶

MRI 中经常遇到的几种常见诊断挑战和陷阱。

完全塌陷破裂和完整假体中复杂折痕

填充不足的硅胶假体会形成大量的外壳折痕，其中一些可能看起来对分（图 6.32d）或甚至三等分假体。这种复杂的折痕外观可能与完全塌陷、破裂的假体的多层折痕模式混淆（图 6.33e）。区分这些外观的关键是，完整假体的外壳折痕一直延伸到假体的边缘，而破裂、完全塌陷的假体并非如此。在阅片窗口所有图像上追踪折痕形态有助于鉴别。识别后部外壳片也有助于区分这些表现；如果在外壳片的两侧看到（亮）硅胶（在硅胶呈高信号的序列），则为假体破裂（图 6.33c）。关于这些现象的更多例子，请参见 Middleton 和 McNamara 等的研究[32]。

有纹理的硅胶假体破裂后形成的混合包膜内硅-水混合外观

直到 20 世纪 80 年代中期，乳房假体被制造成光滑的表面；之后，假体的外表可以是光滑的或有纹理的。具有纹理表面的假体倾向于在假体外、纤维包膜内形成小的、无菌的、水样液体聚集。这些很容易在标准的非水抑制 T2W 序列（水信号不受抑制）上发现。如果假体在被这种包膜内水样流体层包围时破裂，破裂的硅胶会随着时间的推移与水样流体混合。由此产生的褶皱模式仍是破裂假体的折痕，但假体外的包膜内硅胶由高度混合的硅胶和水泡组成，而不是"纯"硅胶（图 6.36）。这种混合物信号通常不均匀，但如果层厚太厚或分辨率太差，则可表现为均匀信号。在水抑制 T2WI 图像上，混合物中的水泡为低信号，当这些低信号的水泡与每个体素内的高信号的硅胶泡微量混合时，整个混合物表现为中等信号，低于假体内硅胶的信号亮度。

软组织内硅胶与失败的水抑制

MRI 图像识别软组织内硅胶通常取决于能否

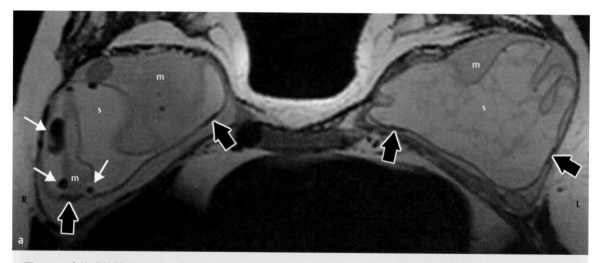

图 6.36 有纹理的单腔硅胶乳房假体破裂的典型 MRI 表现。其机制是，每个假体外表面都有纹理，因此最初假体周围都围绕着一层水样液体。当假体破裂，硅胶逸出到假体周围的包膜内空间，并随着时间的推移与先前存在的包膜内水样液体微混合。（a）通常在 T2WI 图像上，完整硅胶假体周围包膜内的水样液体信号非常高，假体内的硅胶信号不如水样液体高。当水抑制图像上，如这张破裂假体的图像所示，硅胶的信号强度相对不变，而剩余的较大水样液体混合物信号变低，如右侧假体中几个未混合的水样液体气泡所示（窄箭）。微混合硅胶和水的区域比硅胶信号低，但比水信号高，因为非常小的低信号（水抑制）水泡与高信号硅胶在每个体素内平均混合，导致其呈中等强度（m）。另外，有用的信息是观察到相对较宽（本例直径约 105 mm）的后部外壳片可以通过外壳与补片重叠（宽箭）导致稍厚的外壳表现来识别。这些图像的分辨率足够识别假体的外壳片在外壳内，这有助于确定外壳和补片之间的重叠部分。外壳片外体素内平均混合硅胶和被抑制信号的水的出现，提示混合信号物质确实在假体外和纤维包膜内。这使这些假体的表现不同于标准双腔假体，在标准的双腔假体中，内腔的硅胶已经破裂，如含盐水的外腔，但假体的外壳仍是完整的。注意左侧假体内出现的线性不均匀性；可能是由于少量包膜内水样液体渗入假体。这种现象也见（b）和（c）（T2WI，水抑制）。（续）

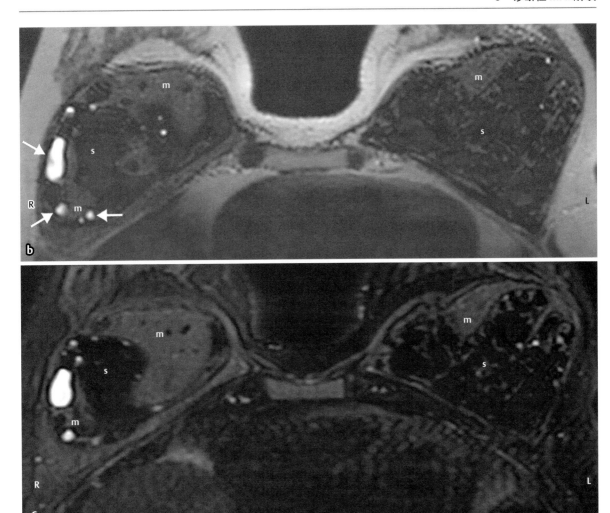

图 6.36 （续）（b）该图像与（a）为同一假体相同层面，硅胶抑制使假体内的硅胶变为低信号。假体外的混合信号物质（m）再次为中等信号强度，但此次受抑制的硅胶与全信号的水在每个体素内平均混合。右侧假体中较大的水样液体气泡（箭）在此图像上信号很高，与非抑制 T2WI 图像（T2WI，硅胶抑制）上的信号强度相同。（c）该图像与（a）和（b）相同的假体的同一层面，传达的信息与这些图中所示的几乎相同；硅胶抑制导致假体内的硅胶信号减低，假体外的混合信号物质（m）为中等强度信号，剩余较大的水样气泡为高信号（箭）。该图像与（b）的唯一区别是应用了反转恢复脂肪抑制，导致乳腺内的脂肪为低信号。然而，脂肪抑制的主要目的是检测纤维包膜外可能存在的任何硅胶，但硅胶抑制和脂肪抑制的应用使其变得困难或不可能。反转恢复脂肪抑制和水抑制是更好的序列，可以在较暗的乳腺脂肪背景下检测到任何包膜外硅胶（更高信号）（T2WI，反转恢复脂肪抑制，硅胶抑制）。

成功抑制水信号，因此可以推测水抑制脂肪抑制 T2WI 图像高信号的组织包含或由硅胶组成。如果水信号抑制失败，则该推测不再成立。水抑制失败的三种主要原因是：匀场不充分、未正确设置扫描仪工作频率，以及磁敏感效应所致的有效磁场不均匀性（如附近的金属、磁性材料、空气，甚至钙化）。在 MRI 制造商应用专家的协助和培训下，MRI 操作人员应确保在检查前充分匀场，

并正确设置机器的工作频率。有一些已知的方法可以完成这些任务，但这些方法不在本章讨论。水抑制失败的第三个来源是局部磁敏感效应，磁敏感效应通常与患者有关，可能不可避免。如果已知的血管是高信号，其他已知的水样物质是高信号（如生理盐水填充的乳房假体内的生理盐水或双腔或三腔假体内的生理盐水），或者在有纹理的假体周围见到包膜内水样流体，那么影像科医

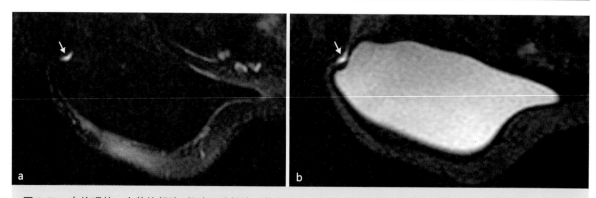

图 6.37　有纹理的、完整的凝胶–凝胶双腔假体（其内腔和外腔均存在硅胶）水抑制失败的典型 MRI 表现。这些图像层面为假体的一部分，没有包括有假体内腔的部分。（a）硅胶抑制的 T2WI 图像显示假体（外腔）内有低信号硅胶，假体外纤维包膜内有少量高信号水样液体（箭）（T2WI，硅胶抑制）。（b）该 T2WI 图像与（a）为同一假体，相同层面，为脂肪抑制翻转恢复、水抑制序列，显示假体外有少量高信号（箭）。如果水抑制足够，则提示为假体外的硅胶，因此提示假体破裂。然而，在硅胶抑制图像（a）上的相同位置也有高信号，因此它肯定代表水样液体。因此，假体并未破裂，这张图像上的高信号（箭）仅表示水抑制失败。这种情况水抑制失败可能由于匀场不足，与该层面位于匀场不太理想的乳房上部有关（T2WI，反转恢复脂肪抑制，水抑制）。

生需要具备判断水抑制失败的能力。水抑制不足的示例如图 6.37 所示。

6.12　总结

　　本章讲述了乳房假体及软组织内硅胶成像的 MRI 和脉冲序列的术语；描述并解释了乳房假体和软组织内硅胶的正常和异常表现；回顾了常见的诊断难点和陷阱，包括复杂折痕与塌陷破裂，破裂、有纹理的硅胶假体的表现，以及水抑制失败的重要性和表现。

参考文献

本篇文献详见 https://www.sstp.com.cn/video/20240926/1/list.html。

7

图像解读：非浸润性癌

Gillian M. Newstead

王思奇　汪登斌　茅依玲　译

摘要

本章的重点是介绍非浸润性癌［导管原位癌（DCIS）］的影像学特征及 MRI 表现，DCIS 通常表现为非肿块强化。近年来，MRI 检出 DCIS 的敏感性不断提高，优于乳腺 X 线摄影，这可能得益于运用了现代更高场强的磁体和改进的采集方案，从而改善了空间和时间分辨率。最近的文献报道，MRI 检出 DCIS 的敏感性为 79%～97%，显著高于乳腺 X 线摄影。超快灌注成像即使在较低的空间分辨率下也能可靠地检出非肿块强化，其优势在于得到的这些 1～30 秒的图像避免了背景实质强化的影响，从而使病变突显。在本章中，我们不仅讨论了 DCIS 的生物学特征和独特的分子与基因表达谱，还讨论了 DCIS 诊断可能非常具有挑战性，因为非肿块强化在平扫图像上通常观察不到，并且缺乏清晰的病灶界面和明确的边缘。本章以 37 例正常导管、导管病变和 DCIS 为例，重点介绍影像学特征。本章还讨论了 DCIS 的 MRI 研究和临床处理。

关键词： DCIS 的生物学特征、分子标志物、基因表达谱、DCIS 的磁共振成像、佩吉特病、阅片挑战、DCIS 的 MRI 研究、DCIS 的临床处理。

7.1　引言

多年来导管原位癌一直被认为是"乳腺 X 线检查的疾病"。这种在乳腺 X 线筛查出现之前很少被诊断的疾病，近年来急剧增加，2017 年美国女性群体中有 63 410 例 DCIS 新发病例。DCIS 发病率的增加与乳腺 X 线筛查率增加密切相关，并且与其他开展乳腺筛查计划的发达国家 DCIS 发病率上升相似。早在 20 世纪 30 年代关于前驱病变可进展为侵袭性病变的报道，"原位癌"这个术语得到了首次使用。在乳腺筛查出现之前，大多数原位病变多因临床可触及肿块、佩吉特病或乳头溢液而被检出。从 1973 年到 20 世纪 90 年代末，美国的原位癌发病率增长了 7 倍，其中以 50 岁以上的女性发病率增长最快。截至 2005 年 1 月 1 日，美国大约有 50 万女性被诊断为 DCIS，假设发病率和存活率保持不变，预计到 2020 年，这一数字将增加到 100 多万。

DCIS 被定义为乳腺癌的一种侵袭前形式，其中起源于终末导管小叶单位（terminal ductal lobular unit, TDLU）的恶性上皮细胞的克隆性增殖仅局限于导管内，不会越过基底膜侵入周围的乳腺组织。有证据表明，如果不治疗，随着时间推移有 30%～50% 的 DCIS 会进展为浸润性癌[1, 2]。当然，重要的问题是，先进的成像技术是否可以提高对 DCIS 的检出能力，而且还能筛选出最有可能进展为侵袭性的病变。DCIS 通常在乳腺 X 线上表现为微钙化，在 MRI 上表现为非肿块强化，这两种方法都展现出特定形态和分布特征，反映其具有不同组织学、分子和遗传学特征的异质性病变谱。MRI 虽然不像乳腺 X 线成像那样广泛应用于临床，但作为一种功能性成像技术，

MRI 在所有成像模式中对 DCIS 的检出具有最高的敏感性[3]。

7.2 乳腺 X 线摄影

DCIS 通常不可触及，在乳腺 X 线上表现为 10～20 mm 钙化性病变，呈簇状、线样或段样分布。乳腺 X 线上可疑钙化包括不定形、粗糙不均质、细小多形、细线样或细线分支状等几种形态。典型细线样恶性钙化见于小叶和导管内，其形成可能是肿瘤的快速生长导致导管外血管弥散供血不足，从而导致缺氧引起的中心性坏死所致。DCIS 可能累及由正常组织间隔开的同一导管系统的多个部位（"跳跃性病变"），可累及邻近甚至远处的导管系统，从而占据整个乳房[4]。尽管伴钙化的坏死性肿瘤是 DCIS 常见的乳腺 X 线表现，但其他表现，如肿块、不对称影（与微乳头亚型中产生的液体相关）或结构扭曲，也可在 10%～20% 的病例中发现。

7.3 DCIS 的生物学特征

非侵袭性肿瘤包括一组具有不同的组织病理学、生物学和遗传学特征的病变。DCIS 的标准组织学评估通常包括定性和定量特征的评估，内部组织分级多样的病灶以最高级判定。定性特征包括评估组织结构生长模式、核级别（高、中、低级细胞学特征），以及有无中央坏死。有丝分裂指数高的高级别非侵袭性病变，通常生长迅速，几乎均会进展为侵袭性病变，而低级别病变通常保持静止，不会进展为侵袭性；如果进展，也将进展为低级别侵袭性癌。Tabar 和他的同事推测，钙化的特定形态特征代表了导管生成性浸润性癌，而非原位病变。因此，有这种钙化的患者可能需要更积极的治疗。他们细致地评估了乳腺 X 线和病理表现，结合放大摄影和厚切片组织学标本，为这一观点提供了依据[5]。

很少有研究关注 DCIS 的危险因素，大家普遍认为原位病变与浸润性癌的危险因素相同。这些因素包括年龄增长、乳腺癌家族史、遗传倾向、致密型乳腺、绝经延迟和未育。目前对于

DCIS 的自然史，乃至所有乳腺癌的自然史仍知之甚少。因此，将研究重点放在乳腺癌的这一最早阶段，以了解其起源和从非侵袭性发展到侵袭性的机制是非常有意义的。为了实现这一目标，我们必须提高对 DCIS 生物学特征及导致其向侵袭性转变的关键点的了解。侵袭性癌需要血供维持生长，并依赖血管生成（从先前存在的血管网形成新血管的复杂过程），DCIS 可能也是如此[6]。侵袭性癌的新生血管生成不仅受血管内皮生长因子（vascular endothelial growth factor, VEGF）的调节，还受其他血管生成因子和抗血管生成因子的共同调节。肿瘤血管生成是浸润性癌的独立预后因素，与血管内皮生长因子、微血管密度（microvessel density, MVD）、乳腺 MRI 上强化相关。因此，有理由认为 DCIS 增强的动力学表现也可以反映其生物学特性。约 85% 的 DCIS 病变中有 VEGF 的表达[7]。癌前病变中的血管生成不一定与浸润性癌中常见的丰富且通透性高的新生血管类似。研究显示，与 DCIS 相关的血管分布有两种模式：① 血管套袖环状模式，即血管密集地包裹在紧靠基底膜下的肿瘤导管周围[8]；② 分散模式，高渗透性血管散布在周围间质中。这些微血管模式在高分辨率 MRI 的增强图像中得到反映，通常表现为成簇环形或弥漫性（均匀 / 不均匀）强化。弥漫性强化常与高组织学分级和坏死相关。

7.3.1 分子标志物

癌症是一种基因疾病，其恶性转化是由 DNA 的变化驱动的。在更广的肿瘤生物学背景下，DCIS 和浸润性乳腺癌的分子谱相似，支持共同起源。根据肿瘤分级，DCIS 独特的分子特征也反映了浸润性乳腺癌的分子特征[9]。分子通路在 DCIS 中发生改变，通过 DNA、RNA 和蛋白质的表达不仅可以阐明对癌症病因至关重要的分子通路，还可以识别可能与预后和治疗预测相关的疾病亚型。令人惊讶的是，DCIS 和浸润性癌之间在基因组或基因表达水平上几乎没有差异，因此认为 DCIS 是浸润性癌的非必要前驱病

变。这一普遍性认识并不是通过追踪 DCIS 的自然病程和随访未经治疗的 DCIS 患病女性而产生的，而是通过大量间接证据将原位性疾病的前驱状态与浸润性疾病联系起来而产生的。例如，相当多的证据表明，既往接受过 DCIS 诊断和治疗的女性，术区浸润性导管癌（IDC）复发的风险增加，且浸润性和非浸润性病变经常在同一病灶中同时存在，两者有许多相同的分子和基因学异常[10, 11]。

DCIS 的蛋白质表达通常通过组织切片的免疫组织化学（IHC）方法进行评估。雌激素受体（ER）状态是已被证实的乳腺癌预后标志物，其主要临床价值在于预测激素治疗反应。美国大多数实验室应用 IHC 方法来测定原发性乳腺癌患者的雌激素及孕激素受体水平。70%～80% 的 DCIS 是 ER 阳性的，这些病例极少为高核级别、人表皮生长因子受体（HER2/neu）阳性或 P53 阳性和高增殖（Ki-67）。仅有 20%～30% 的 DCIS 患者通过 IHC 或荧光原位杂交（FISH）检测到 ErbB2 基因扩增，而呈现 HER2/neu 过表达[12]。HER2/neu 阳性的 DCIS 更可能是 ER（−）、PR（−），且具有较高的核级别。HER2/neu 阳性 DCIS 的比例与浸润性导管癌相似，但三阴性表型［ER（−）、PR（−）、HER2/neu（−）］在 DCIS 中较少见[13]。

7.3.2 基因表达谱

识别特定基因表达谱的微阵列分析，可提示预后和预测性信息，这些信息可能有助于预测治疗反应。在过去的几年里，已经有几种商业化的预后基因表达谱分析方法被研发出来应用于乳腺癌的临床评估，其中包括 Oncotype DX 和 MammaPrint 基因检测。这些公司提供商业化的检测方法来评估肿瘤复发的可能性，并已开发出一种 DCIS 的预后指标，为新诊断乳腺癌的患者提供治疗决策支持。Oncotype DX 方法利用定量逆转录聚合酶链式反应，分析 21 个基因（16 个癌症相关基因和 5 个对照基因）的表达，并估算出 0～100 的疾病远处复发评分。只有进一步了解

DCIS 侵袭形态的起源，以及这些病变如何自我转化并进展为侵袭性，然后才能对患有这种疾病的女性患者进行有信心的治疗。

7.4 DCIS 的 MRI 表现

在最近的文献报道中，MRI 对 DCIS 的敏感性为 79%～97%，显著高于乳腺 X 线检查。最佳的成像技术是提高非肿块强化检出的先决条件，如果可能，可显示单个导管，这样导管和小叶中的肿瘤就很容易被识别。DCIS 在乳腺 X 线和 MRI 上表现不尽相同，每种检查方法都有一些反映病变侵袭性的特征。DCIS 的组织学分类最初基于浸润性导管癌的指标：浸润性癌分 1、2 或 3 级，非浸润性癌根据细胞核的特征（如大小和有丝分裂分裂活性）分为低、中和高级别。DCIS 中有一半以上具有混合的组织学亚型[14]。然而，与 IDC 不同的是，DCIS 表现出独特的结构生长模式，反映了肿瘤细胞在管腔内分布的特点，这种生长模式通常在乳腺 X 线检查上表现为导管和小叶中的钙化，在 MRI 上表现为非肿块强化的不同内部强化类型。原位性病变的核分级和组织生长模式分类为：实体型、乳头状型、微乳头状型、筛状型，伴 / 不伴坏死。有研究表明，某些影像学特点可以反映肿瘤的生物学特性。例如，乳腺 X 线上表现为细线状 / 细线分支状钙化的患者生存结果较不定形或圆形钙化患者更差[15]。高级别 DCIS 在 MRI 上强化程度比低级别 DCIS 更高[3, 8]。

DCIS 的准确诊断是具有挑战性的，因为非肿块强化在平扫图像上通常不能显示，且缺乏清晰的病变界面和明确的边缘。然而，现代的 MRI 成像具有较高的时间和空间分辨率，可以很好地显示受累的导管和小叶[16]。典型征象包括：非肿块强化形态，集簇状或成簇环形的内部强化特征，呈段样、线样或区域性分布。与乳腺 X 线通常表现为伴钙化的坏死性肿瘤不同，MRI 检出的是中、高级别 DCIS，以及微小浸润灶，而这些病灶在乳腺 X 线和超声检查中往往是隐匿的。

7.4.1 终末导管小叶单位和导管

正常终末导管小叶单位（TDLU）直径约为 1 mm，在 MRI 上呈现不同程度的强化，一般代表正常的背景实质强化（BPE）。整个 TDLU 复合体，包括周围的脂肪和纤维组织，直径约为 5 mm。高分辨率 MRI 可以显示直径为 0.1 mm 的正常（非增强）中央导管，在脂肪型乳腺中显示最好（图 7.1）。含 DCIS 的异常强化的导管（图 7.2）不仅在乳晕后区域可见，在整个乳房受累区域均可见。病变导管直径扩大到约 1.0 mm，在任何纤维腺体类型（FGT）中均可显示。

良性、无强化、扩张的导管常见于各年龄段女性乳晕后区域，导管内可能含有液体或碎屑，其信号强度与水相似：T2WI 为高信号，T1WI 为低信号（图 7.3）。其他扩张导管可能因含有蛋白质或血性物质而在 T2WI 和 T1WI 图像上呈现多种信号：蛋白质含量越高，T2WI 信号越低，T1WI 信号越高（图 7.4 和图 7.5）。少数情况下，良性扩张导管可能会产生炎性反应，表现为导管壁和导管周围强化，由无强化的导管内容物分隔开。这些导管在 MRI 上表现为典型的"轨道"样外观，可区别于恶性的导管强化（图 7.6 和图 7.7）。呈线样分布的强化导管在高分辨率 MRI 上可清晰显示，应被认为是可疑病变，无论是中心性分布或腺体内其他部位。这种强化模式通常提示高危病变，如不典型导管上皮增生（ADH）、小叶性肿瘤或 DCIS。高危病变如图所示：多形性小叶原位癌（图 7.8～图 7.10）、不典型平坦上皮增生（图 7.11）和不典型导管上皮增生（图 7.12）。高危病变的 MRI 表现可能在形态和内部增强特征上与 DCIS 病变非常相似（图 7.13），不同的是，强化程度通常更低，在低场强 MRI 上难以显示。

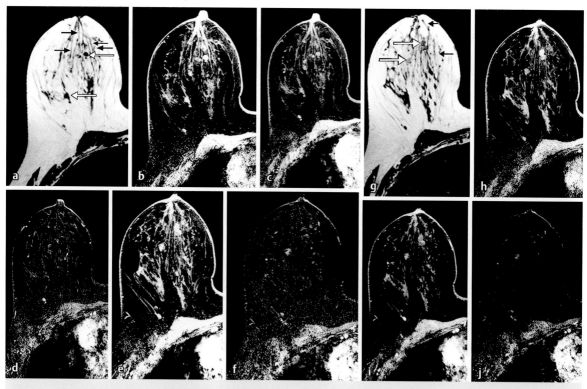

图 7.1 正常的乳晕后导管。非脂肪抑制 T2WI 图像上可清晰显示（a，短箭）脂肪型腺体内的正常导管结构；可见多个小囊肿（长箭）。在脂肪抑制 T1WI 平扫图像上也可显示（b）这些病变。在 T1WI 增强图像（c）和减影图像（d）上无强化。在邻近层面也可见上述相似病变，如 T2WI 上正常导管（g，短箭），多个小囊肿（g，长箭），T1WI 平扫图像也可见（h）。T1WI 增强图像（e、i）和减影图像（f、j）未见强化。无强化的导管是良性的。

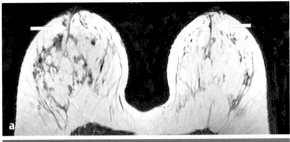

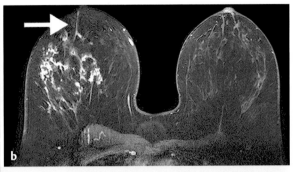

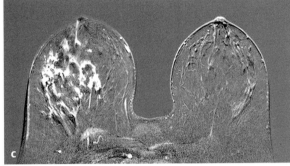

图7.2　含有高级别DCIS的强化导管。非脂肪抑制T2WI图像（a，箭）上可显示双侧乳晕后导管。T1WI增强图像（b）及减影图像（c）显示异常右侧乳晕后导管强化，而左侧正常导管无强化。右乳周围导管呈现广泛、段样分布的非肿块强化。病理：DCIS，高级别，实体型伴坏死，ER（－），PR（＋）。

图7.3　导管扩张。非脂肪抑制T2WI图像显示左乳晕后扩张导管（a），T1WI平扫图像（b）及增强图像（c）上均呈高信号，动态特征图（d）显示未见异常强化。此扩张导管在减影图像（e）上未见显示。导管内高信号代表导管内液体或蛋白样物质。

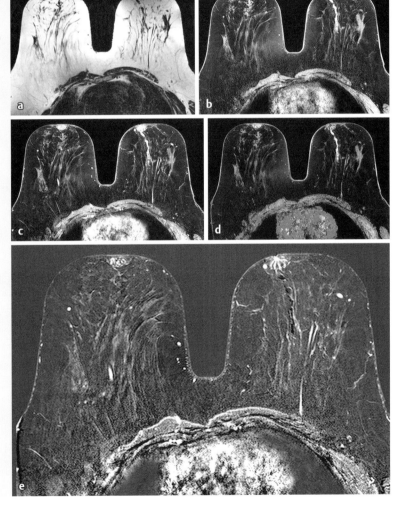

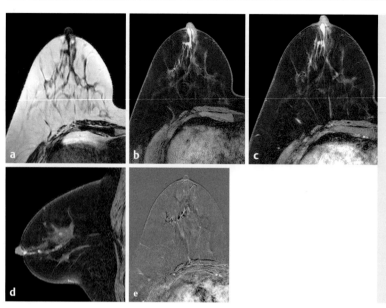

图 7.4 导管扩张。非脂肪抑制 T2WI 图像（a）显示右乳晕后 1 支导管扩张，呈低信号。T1WI 平扫（b）及增强图像（c）上可见多支导管扩张，呈高信号。矢状位重组增强图像（d）可更好地显示扩张最明显的导管。减影图像（e）无线样强化支持良性诊断。

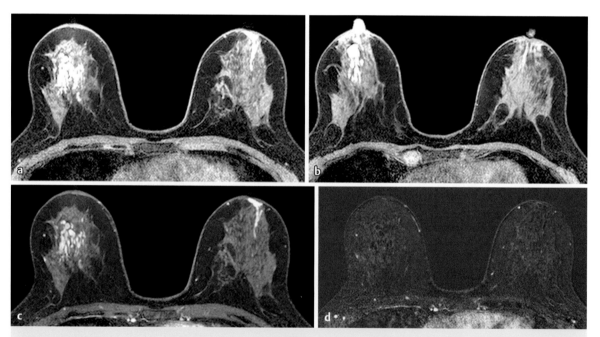

图 7.5 导管扩张。T1WI 平扫图像（a、b）显示双侧乳晕后多支导管扩张，呈高信号，延伸至右乳中央区。增强图像（c）呈类似表现；然而，减影图像（d）未见线样强化。

7.5 DCIS 的形态学特征

根据 BI-RADS 中 MRI 相关描述[17]，非肿块强化（non-mass enhancement, NME）为可以与周围 BPE 区分开的强化灶，既不是肿块，也不是点状强化。NME 可包括小范围或大范围的强化区域，其内可散在分布正常纤维腺体或脂肪组织。NME 具有特定的分布及内部强化模式（表 7.1），是大多数 DCIS 病例的表现类型[18, 19]。尽管在 DCIS 病变中可以看到任何分布模式，但段样和线样强化是最常见的[10, 19, 20]。下面讨论 NME 的相关术语。

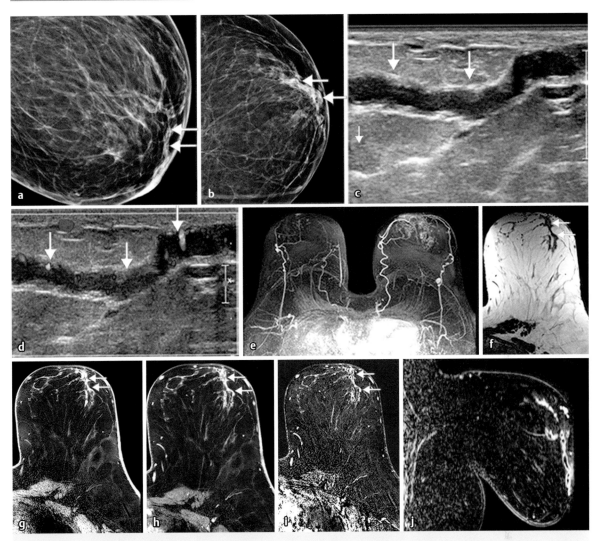

图7.6　炎性导管扩张。患者表现为左乳前部疼痛。左乳前部及中央部（a、b）的CC位及MLO位裁剪图像显示孤立的乳晕后单支导管扩张，超声上也可见，彩色多普勒（c、d）显示血流增加。MRI-MIP图像（e）显示左乳晕后异常强化。在非脂肪抑制T2WI图像（f）上可见对应扩张的导管，在T1WI平扫图像（g）上可见导管内高信号，可能代表导管内液体或蛋白样物质。增强及减影图像（h，i）显示导管壁强化，呈典型的"轨道样"外观。在矢状位减影图像（j）上，导管壁强化显示清晰。患者临床症状在2个月内缓解。

表7.1　NME的术语

分　布	a. 局灶	b. 线样
	c. 段样	d. 区域
	e. 多区域	f. 弥漫
内部强化特征	a. 均匀	
	b. 不均匀	
	c. 集簇状	
	d. 簇环样	

注：引自美国放射学会[17]。

7.5.1　强化的分布

局灶强化定义为一个小范围病灶，其内部强化以非肿块为特征，范围小于一个象限，内部可见脂肪或正常腺体组织散布在异常强化灶之间（图7.14）。线样强化排列成一条线（不一定是直线）或分支的线（图7.15）。这种分布提示可疑恶性，因为它代表导管内或导管周围强化。段样强化被定义为尖端指向乳头的三角形或锥形强化，提示强化在一个或多个导管及其分支内/周围，

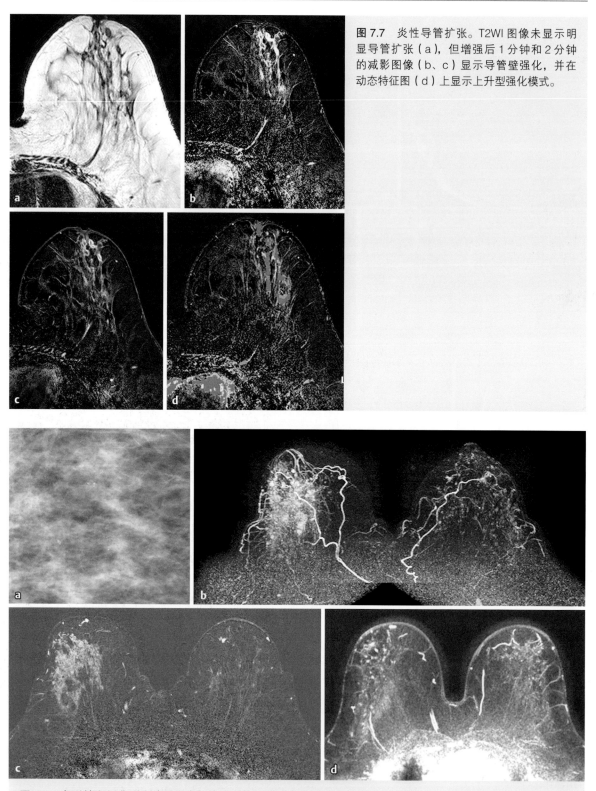

图 7.7 炎性导管扩张。T2WI 图像未显示明显导管扩张（a），但增强后 1 分钟和 2 分钟的减影图像（b、c）显示导管壁强化，并在动态特征图（d）上显示上升型强化模式。

图 7.8 多形性和经典型小叶原位癌。放大乳腺 X 线摄影显示右乳 12 点散在钙化点，立体定位活检提示为 LCIS（a）。MIP 图像（b）、减影图像（c）及薄层 MIP 图像（d）显示右乳弥漫分布的非肿块强化，内部强化不均匀。随后扩大切除病理证实为多形性和经典型 LCIS。

图 7.9 多形性 LCIS。筛查性 MRI 检查发现右乳线样非肿块强化（乳腺 X 线检查阴性）。两个相邻层面的增强及相应减影图像（a~d）显示从腺体后部延伸至乳头的线样强化，见单支中央导管和多支周围导管的强化。病灶下方两层减影图像（e、f）显示多个区域的线样强化灶，提示更多的导管强化。应注意的是，这些导管样强化程度较低，低于 CAD 系统的标准阈值。MRI 引导活检证实为多形性 LCIS 伴佩吉特样扩散。高空间分辨率成像对发现这些细微病变非常必要。

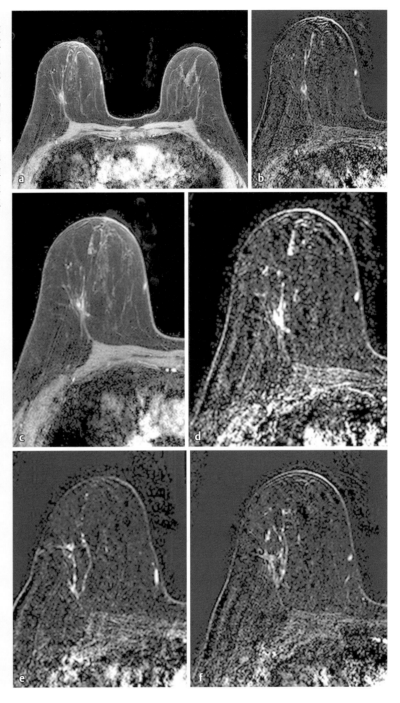

增加了恶性的可能性（图 7.16~图 7.19）。区域性强化范围超过一个导管系统，通常指占据超过乳腺组织 25% 的一个较大范围病变，累及至少一个象限。这种分布模式可以在浸润性癌（如小叶癌或 HER2 过表达病变）及 DCIS 中看到。特别

要注意的是，其缺乏指向乳头的形态分布特征，也可能提示有侵袭性（图 7.20）。根据定义，多区域强化指不符合节段性分布，包括两个及以上的较大范围的病灶（图 7.21）。弥漫性强化，定义为在整个乳腺内随机分布的强化（图 7.22）。

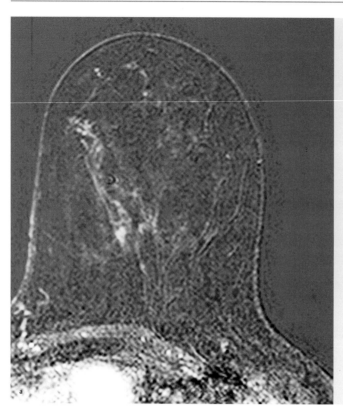

图 7.10　多形性 LCIS 和 ALH。筛查性 MRI 检查发现左乳内侧局灶强化，伴线样强化灶向前延伸至乳头。该病变仅在 T1WI 减影图像上可见，部分原因可能是病灶初始强化程度较低。MRI 引导活检证实为多形性 LCIS 和 ALH。

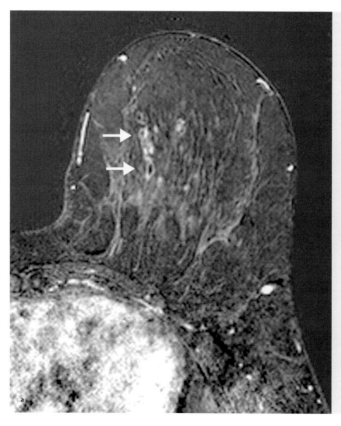

图 7.11　不典型平坦上皮增生（FEA），柱状细胞病变。筛查性 MRI 检查，T1WI 减影图像显示线样分布的成簇环样强化（箭）。此病变仅在 1 个减影层面上显示良好。MRI 引导活检证实为 FEA 及柱状细胞病变。

图 7.12 不典型导管上皮增生（ADH）；点压放大乳腺 X 线摄影图像（a）显示右乳 4 点位置偏后部有一 5 mm 范围的细小钙化。立体定位活检结果为 ADH。在 T1WI 增强（b）及减影图像（c）上见活检夹（箭）。活检夹周围可见非肿块强化（b、c），同时也注意到其前方的强化灶（长箭）。MRI 引导对前方病灶活检结果为 ADH。

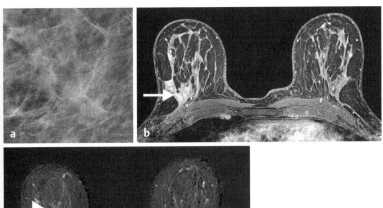

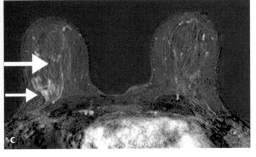

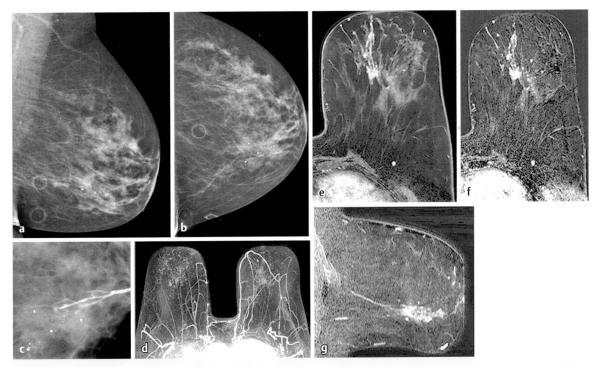

图 7.13 低级别 DCIS。患者表现为左乳间歇性乳头溢液，色清亮。乳腺 X 线摄影（a、b）显示左乳中下部不对称致密影，内见点状及多形性钙化，散在分布。乳导管造影可见单支正常分泌性导管，造成了乳腺 X 线上不对称影（c）。乳腺 X 线片钙化的立体定位活检提示低级别 DCIS。MRI-MIP 图像（d）上显示轻度的背景强化，此外没有其他发现。T1WI 增强图像（e）和减影图像（f）显示中央区集簇分布的强化，范围为 11 mm，向前方呈线样（导管样）和分支样强化延伸至乳头。矢状位重组图像（g）也显示了病变。病理：低级别 DCIS，筛状和微乳头型，散在分布在 7.0 cm 范围的不典型增生背景内。

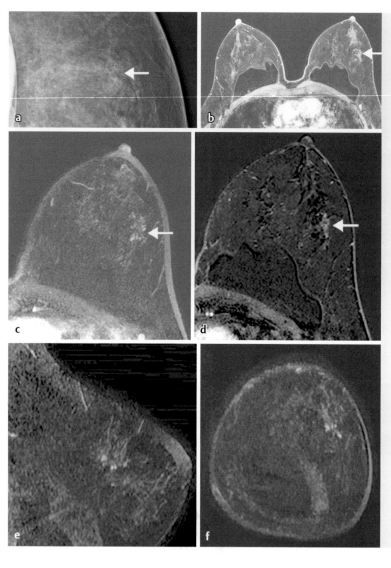

图 7.14 非肿块强化分布：局灶强化。左乳 LMCC 位放大 X 线摄影显示腺体后部的盐水假体及 2 点腺体中部簇状分布的点状钙化（a，箭）。横断位 T1WI 增强图像显示双侧盐水假体和对应的左乳局灶 NME（b），在薄层 MIP 图像（c）和减影图像（d）上也可见。减影图像的矢状位（e）及冠状位（f）薄层 MIP 图更好地显示了病变范围。病理：1 mm 小管癌，伴 7 mm 低级别 DCIS，ER/PR（+），HER2/neu（-）。

7.5.2　内部强化特征

内部强化特征的专业描述分为均匀、不均匀、集簇状成簇环形。均匀强化是指融合且均一的强化（图 7.23），不均匀强化是指不均一且信号强度多变的强化，随机分布，可由正常乳腺实质或脂肪组织分隔开（图 7.24）。集簇状强化，也被描述为形状和大小各异的鹅卵石样强化，偶伴有融合区域，如果排成一条线，看起来可能会像珠子或"珍珠串"。这种表现高度怀疑 DCIS，需要进行组织学活检（图 7.25）。成簇环形强化是由围绕在导管和管周间质周围聚集在一起的细小强化环组成（图 7.26）。这种可疑病变在高分辨率图像上较易显

示。Tozaki 及其同事在一项研究中首次描述了这一发现，他们报道了 61 例非肿块强化病例，成簇环形强化见于 63%（22/35）的恶性病变及 4% 的良性病变（1/26）[21]。这些病例中所见的成簇环形强化可能反映了对比剂在导管周围间质或导管壁处积聚，与丰富的血供和对比剂廓清相关。由于近年来 MRI 空间和时间分辨率的提高，这种内部强化模式在如今更容易被观察到。微乳头-筛状型 DCIS 是一种产液性病变，可表现为乳头溢液。这种亚型的肿瘤通常是高级别的，病变早期的乳腺 X 线检查可能为阴性。肿瘤产生的液体可以扩大受累导管的范围，并可能累及整个腺叶，导致乳腺 X

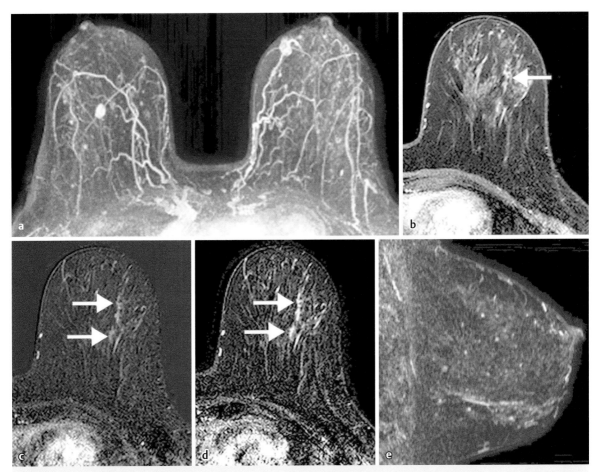

图 7.15 非肿块强化分布：线样强化。高危女性筛查性 MRI 检查，MIP 图像（a）显示右乳中央区及左乳前内侧强化肿块，两者均为纤维腺瘤。T1WI 增强图像（b）显示可能存在的线样强化（箭），减影图像（c、d，箭）明确显示多发线样（导管样）强化的区域。当多个导管样强化时，段样强化也可以被描述为线样，如矢状位重组图像所示（e）。MRI 引导活检结果为高级别 DCIS，实体型，ER（+），PR（-）。

线上表现为伴/不伴钙化的不对称影。微乳头-筛状型 DCIS 在 MRI 上很容易诊断，T2WI 序列图像上有时可见导管扩张，肿瘤通常呈段样分布，早期快速强化，延迟期呈流出型（图 7.27 和图 7.28）。乳头状 DCIS 也可表现为非肿块强化，伴周围型小的乳头状肿瘤，呈段样分布（图 7.29）。

DCIS 的 MRI 动力学特征

临床上对 DCIS 病变的识别通常基于形态学，但基于增强动力学的定量评估可能会提供重要的生物学信息，因为病变强化与血管生成和微血管密度（MVD）相关。DCIS 常常表现为上升型或平台型曲线，这种强化模式在侵袭性肿瘤中不常见。在临床实践中，能很好地区分良恶性肿块病变的动力学参数和标准，可能不适用于非肿块病变[22]。DCIS 的强化率通常低于浸润性癌的典型强化阈值，而根据浸润性癌的增强模式（通常在80% 左右）校准的 CAD 软件系统，可能始终无法检测出许多 DCIS 病例，特别是低级别病变。如果能够根据增强形态学（肿块或非肿块）分别训练动态分类器，以适应不同的病变类型，则可以克服当前 CAD 系统的局限性并提高诊断准确率。目前，影像科医生主要依靠 DCIS 的形态学特征进行诊断，而非利用依据时间-信号强度曲线进行标准的动力学特征分析。

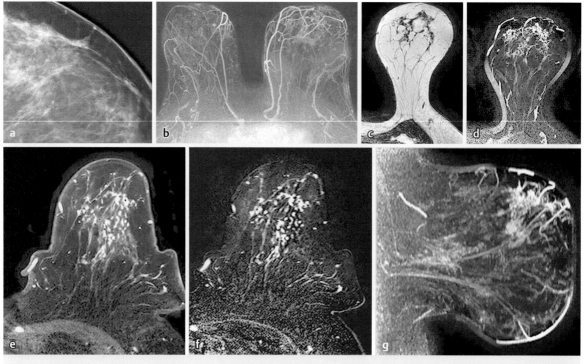

图7.16　非肿块强化分布：段样强化。筛查性乳腺 X 线摄影检查，放大 CC 位图像（a）可见左乳外上象限段样分布多形性微钙化，钙化延伸至皮肤。MRI-MIP 图像显示左乳前部非肿块强化（b），T2WI 图像表现为不对称致密影（c），减影图像的薄层 MIP 图像显示相应区域可见非肿块强化（d）。减影图像（d～f）显示从乳房前部到后部的段样强化，可见每个导管的强化，集簇状分布。矢状位重组图像也可显示病灶（g）。病理：中、高级别 DCIS，伴有坏死和微钙化，ER/PR（－）。

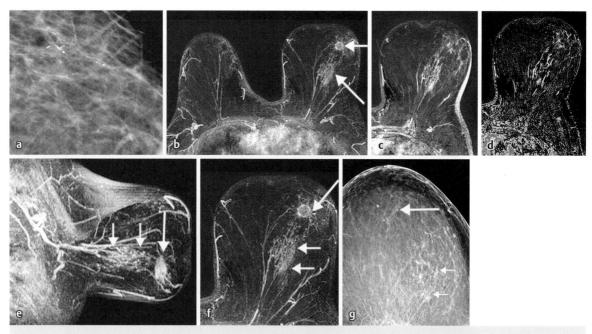

图7.17　非肿块强化分布：段样强化。筛查性乳腺 X 线检查，LMCC 位图像（a）显示左乳房前外侧多形性钙化，线样分布。立体定位活检结果为原位癌、高级别、实体型伴中央坏死及微钙化。MRI 检查的薄层 MIP 图像（b）显示活检部位的血清肿（短箭）和线样（导管样）非肿块强化（长箭），从乳腺中央向乳头延伸，呈段样分布。T1WI 减影图像（c）显示导管强化，在 CAD 阈值以下，如图所示（d）。减影图像的矢状位薄层 MIP 图像（e）显示非肿块强化（短箭）和前方（活检后）强化的血清肿（长箭）的分布。MRI 上左乳中央区的非肿块强化与乳腺 X 线 CC 位图像（f、g）上不伴钙化的不对称影及结构扭曲相对应。病理：导管原位癌，中级别，实体型伴中央坏死和钙化。

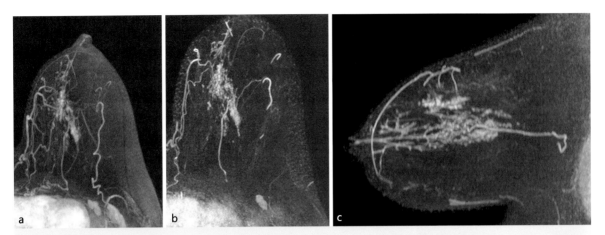

图 7.18 非肿块强化分布：段样强化。本图为新近诊断右乳浸润性小叶癌患者的乳腺 MRI 筛查图像。左乳 X 线检查正常。横断位 T1WI 增强图像（a）和减影图像（b）可见累及整个乳腺大叶（Lobe）的段样强化。广泛的非肿块强化从乳房后部延伸至乳头，呈集簇状和线样。矢状位图像（c）清晰显示至乳头的大导管强化。病理：导管原位癌，高级别，实体型，伴不典型小叶增生，DCIS 局灶性延伸至乳头后大导管。

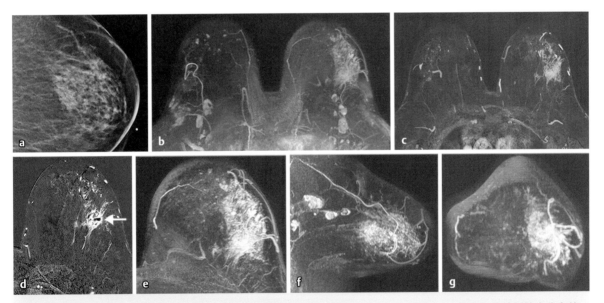

图 7.19 非肿块强化分布：段样强化。筛查性乳腺 X 线检查，裁剪后 LMMLO 图像（a）提示左乳外侧散在分布的微小点状、多形性钙化的数量略有增加。这些钙化活检结果提示 ADH 和 LCIS，需进一步行 MRI 检查。增强 MIP 图像（b）显示左乳外侧广泛的段样非肿块强化，与乳腺 X 线上钙化区域相对应。右乳也可见一些良性点状强化灶（c）。减影图像可见均匀的簇状 NME 及先前活检的血清肿（d，箭）。横断位（e）、矢状面（f）和冠状面（g）薄层 MIP 图像显示病灶范围。病理：乳腺原位癌，中级别，导管和小叶成分混合，伴有坏死和钙化，3 个微浸润灶，ER/PR（+）。

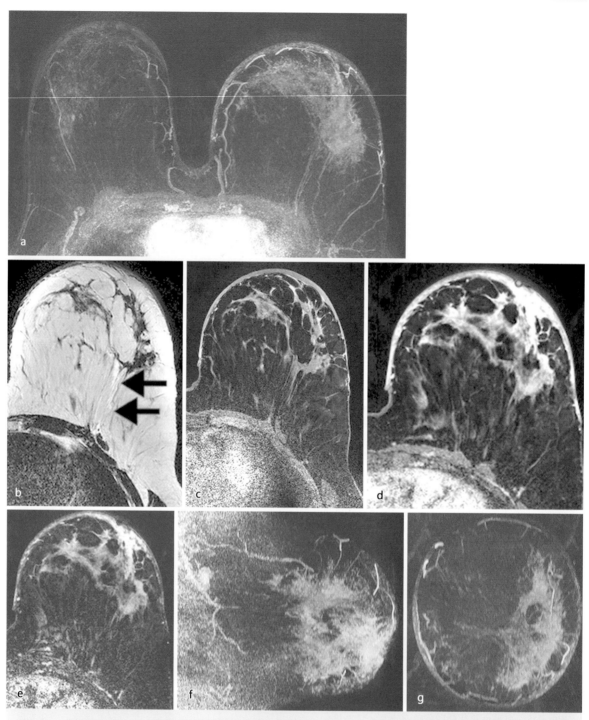

图 7.20　非肿块强化分布：区域性强化。横断位增强薄层 MIP 图像（a）显示左乳前方及侧方区域性强化及皮肤增厚。横断位非脂肪抑制 T2WI 图像（b）显示皮肤增厚和积液，从结构扭曲的外侧组织延伸至胸肌（箭）。T1WI 平扫图像（c）、增强图像（d）和减影图像（e）显示皮肤增厚。矢状位（f）和冠状位（g）重组图像显示区域性强化的范围。左乳皮肤活检提示浸润性小叶癌，累及真皮层。最终病理：浸润性小叶癌，1/3 级，范围约为 27.0 cm。ER/PR（+），HER2/neu（−）。13/18 例腋窝淋巴结阳性，有包膜外侵犯。虽然在本例中非肿块强化与 DCIS 相似，但因其分布不是段样的，还应考虑其他类型病变。皮肤增厚和 T2WI 图像水肿的存在都表明是高侵袭性病变。

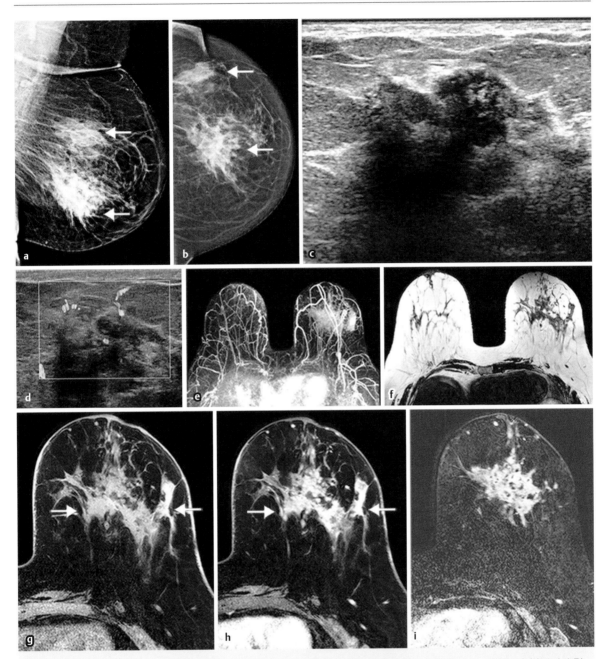

图 7.21 非肿块强化分布：多区域强化。乳腺 X 线检查发现左乳两处进展性不对称影（a、b，箭）。内侧不对称影区域对应超声表现为低回声不规则病变（c），彩色多普勒（d）显示病灶血流增加。增强 MIP 图像（e）显示左乳中央、外侧和内侧非肿块强化。非脂肪抑制 T2WI 图像（f，箭）及平扫 T1WI 图像（g，箭）可见左乳中央区弥漫结构紊乱。增强图像（h）和减影图像（i）表现为不均匀强化，血管动力图（j）显示病灶内以上升型为主。（续）

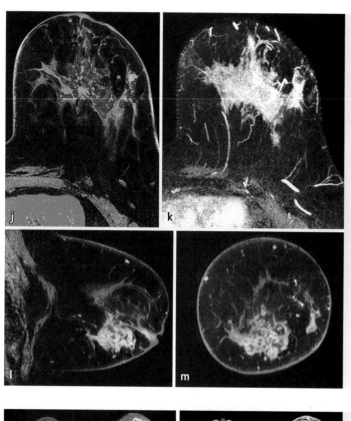

图 7.21 （续）增强图像（h）和减影图像（i）表现为不均匀强化，动态特征图（j）显示病灶内以上升型为主。横断位薄层 MIP 图像（k）显示了非肿块强化的范围，而矢状位和冠状位重组图像（l、m）还显示肿瘤坏死区的环形强化。病理：IDC，三阴性，3 级，伴 DCIS。1 个前哨淋巴结阳性（1/3）。

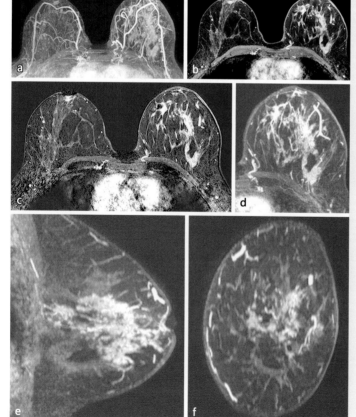

图 7.22 非肿块强化分布：弥漫性强化。乳腺 X 线摄影发现左乳弥漫分布的多形性钙化，立体定位活检结果为 DCIS。MRI 检查用于评估病变范围。增强 MIP 图（a）显示左乳弥漫性非肿块强化，伴血供增加。增强图像（b）和减影图像（c）显示左乳弥漫性强化。减影图像的横断位（d）、矢状位（e）和冠状位（f）薄层 MIP 图显示病变范围，矢状位图像显示强化指向乳头方向。病理：广泛高级别实体型 DCIS，伴散在微浸润灶。

图 7.23 内部强化特征：均匀。增强 MIP 图像显示左乳外侧均匀的非肿块强化。

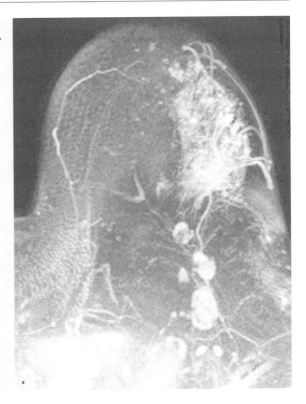

图 7.24 内部强化特征：不均匀（和成簇环形）。MIP 图像（a）显示左乳中央和外侧非肿块强化。T1WI 增强（b）和减影图像（c）显示非肿块强化呈不均匀强化及成簇环形强化。病理：DCIS，中级别，筛状型和微乳头型，伴有中央坏死、钙化和小叶癌变，范围至少为 4 cm。

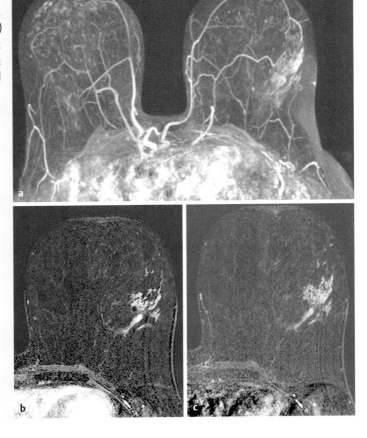

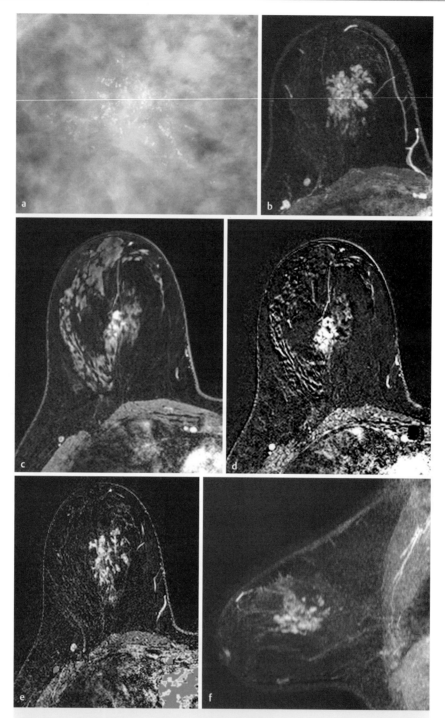

图 7.25　内部强化特征：集簇状。筛查性乳腺 X 线检查，点压放大 CC 位图像（a）显示右侧乳中央区成簇分布多形性钙化。T1WI 增强的薄层 MIP 图像（b）显示集簇状强化，与乳腺 X 线钙化灶对应。增强图像和减影图像（c、d）显示典型的集簇状强化，在动态特征图（e）上呈上升型和平台型曲线。矢状位重组图像（f）显示病变范围。病理：DCIS，高级别伴坏死。

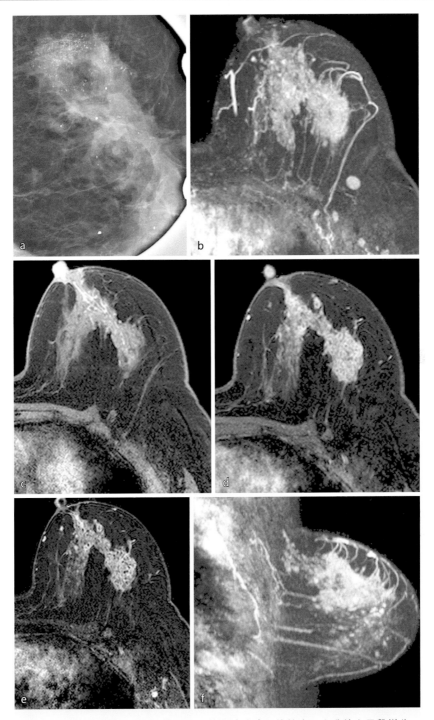

图 7.26 内部强化特征：成簇环形。筛查性乳腺 X 线检查，左乳外上呈段样分布的广泛多形性和线样微钙化（a）。增强 MIP 图像（b）显示血供增加和非肿块强化，与 X 线钙化位置对应。T1WI 平扫图像（c）显示导管扩张，呈高信号，延伸至非肿块强化区域。增强图像（d）和减影图像（e）显示典型的成簇环形强化。矢状位薄层 MIP 图像（f）显示病变范围。病理：高级别 DCIS，实体型，伴坏死和极少微浸润，ER/PR（－），HER2/neu（＋）。

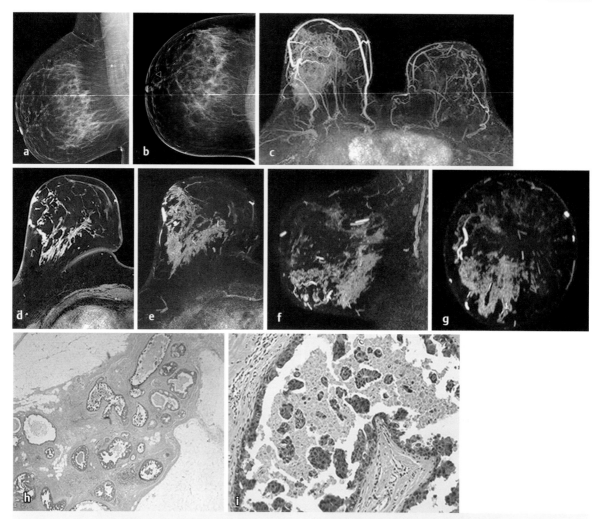

图 7.27 微乳头型 DCIS。肿瘤产生的液体可以扩大受累乳腺导管范围，导致右乳 MLO 位和 CC 位 X 线片上不伴钙化的不对称致密影（a、b）产生。相关的钙化可能会在病程后期可见。MIP 图像（c）显示右乳中央区和外侧广泛的非肿块强化，T1WI 增强图像（d）、减影薄层 MIP 图像（e）及重组图像（f、g）上也可显示。病理：DCIS，中高级别，黏附型和微乳头型，伴有顶浆分泌特征和灶性坏死灶（h、i）。

7.6 佩吉特病

乳腺佩吉特病（Paget 病）是一种罕见的乳腺恶性肿瘤，占所有乳腺肿瘤的 1%～3%，1856 年由 Velpeau 首次描述，1874 年再次被 James Paget 描述[23]。临床表现为乳头或乳晕改变，包括红斑、湿疹、溃疡并出血和瘙痒。因临床表现可能被误认为良性皮肤病变，延误诊断并不少见。佩吉特病的组织病理学表现为乳头表皮层中大而圆或卵圆形肿瘤细胞浸润，伴有潜在的浸润性或非浸润性癌。人们普遍认为佩吉特细胞是导管癌细胞，从乳腺深部导管迁移到乳头的表皮。几乎所有佩吉特病患者均伴有相关潜在乳腺癌，这也支持了佩吉特病这一发病机制的理论。确诊依赖乳头和乳晕的全层活检。佩吉特病的影像学表现多种多样，由于微钙化出现较晚，乳腺 X 线摄影可能是正常的。MRI 是佩吉特病患者的首选检查方法，可以准确识别潜在的浸润性和 / 或非浸润性疾病（图 7.30～图 7.34）。

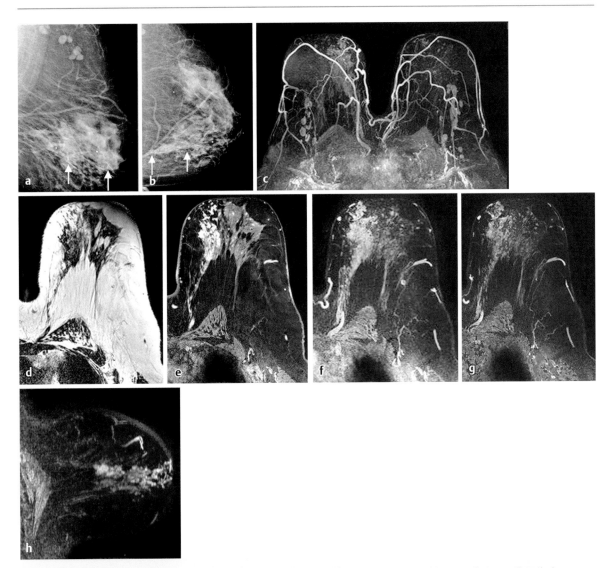

图 7.28　微乳头型 DCIS（1.5 T）。筛查乳腺 X 线检查发现左乳内下段样不对称影，如 MLO 位和 CC 位图像（a、b，箭）所示。病灶内未见钙化。增强 MIP 图像显示段样分布非肿块强化，在位置和范围上与乳腺 X 线上不对称影对应（c）。非脂肪抑制 T2WI 图像如图所示（d）。T1WI 增强图像和减影图像（e、f）显示从胸肌延伸至乳头的段样分布集簇状强化。动态特征图（g）显示为上升型。矢状位重组图像（h）显示病灶范围。病理：DCIS，中级别，微乳头状型，乳头状型，筛状型。

7.6.1　阅片挑战

　　在 MRI 上识别 DCIS 病灶是一项具有挑战性的工作，因为非肿块强化通常不能在 T2WI 序列（无论有没有脂肪抑制）上观察到，也不能在 T1WI 平扫图像上显示，因为病变可能与正常乳腺实质无法区分。通过对增强图像（非减影）的观察，此序列上强化和不强化的腺体实质均可见，有助于影像科医生鉴别段样分布的 DCIS 和多呈周边分布的斑片状 BPE。减影图像对于非肿块强化的显示有优势，影像科医生通常依靠形态学来初步诊断 DCIS，因为如前所述，DCIS 的动力学特征多样，早期强化程度不一，延迟期上升型、平台型及流出型曲线均可见。识别段样强化是非常重要的诊断信息，因为其常见于 DCIS。影像科医生利用工作站的软件对可疑区域后处理生成的厚层图像 / 薄层 MIP 图像（slab image）非

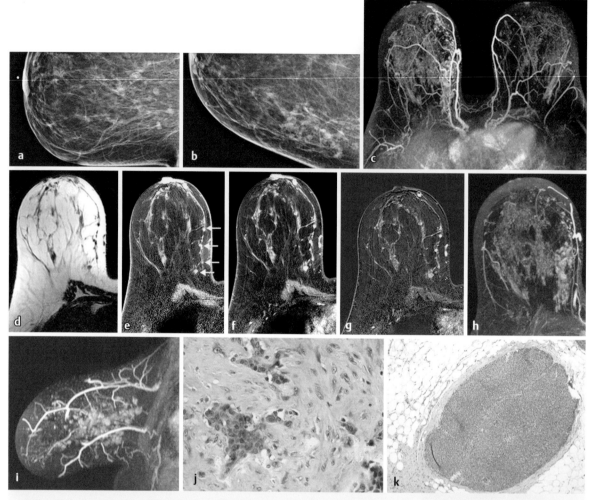

图 7.29 乳头状 DCIS。点压放大 MLO 位（a）和 CC 位（b）图像显示右乳中央、后部和下部多发小圆形肿块。横断位 MIP 图像（c）显示右乳非肿块强化，段样分布，内见多个小肿块，病变从乳房后部延伸至乳头。横断位非脂肪抑制 T2WI 图像（d）和 T1WI 平扫图像（e）均显示右乳内侧多个小圆形肿块（箭）。这些肿块在增强图像（f）和减影图像（g）上能更好地显示。横断位薄层 MIP 图像（h）和矢状位图像（i）显示病变范围。病理：DCIS，中/高级别，实性和乳头型。ER/PR（+）（j、k）。

常有用，因为如果存在非肿块强化（而不是局灶 BPE），段样分布将会被突出显示（图 7.35）。后处理的多平面重组（multiplanar reformatting, MPR）图像可以增加对于疾病累及范围判断的信心。

DCIS 独特的形态和多变的动力学特征可能会促使一些人认为，MRI 更强调空间分辨率而不是时间分辨率，会对 DCIS 检出更敏感。虽然空间分辨率很重要，但也需要有足够的时间分辨率，以便区分较慢和中等程度强化的单纯 DCIS 与正常的腺体实质（图 7.37）。对 MRI 上单纯 DCIS 独特的形态和动力学特征的识别与理解，有助于促进对早期非浸润性疾病的检出。

7.6.2 DCIS 的 MRI 研究

2007 年，Kuhl 及其同事[3]发表了一项针对 167 名行乳腺 X 线摄影及动态增强 MRI（DCE-MRI）的单纯 DCIS 患者的重要研究。结果表明，在检出 DCIS 方面，MRI 的敏感度（92%）远高于乳腺 X 线摄影（56%）。这项研究还表明，MRI 对高级别病变具有很高的灵敏度为 98%，而乳腺

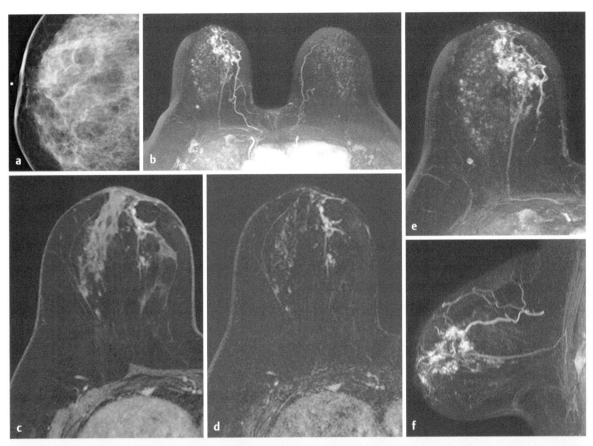

图 7.30 佩吉特病。患者表现为右乳头红斑和结痂。右乳前部可见散在点状钙化（a）。MIP 图像显示右乳血供增多，伴前内侧非肿块强化延伸至乳头（b）。增强图像和减影图像（c、d）显示乳晕后区线样强伴分支的化导管。横断位（e）和矢状面（f）重建薄层 MIP 图像显示病变范围。病理：导管原位癌，高级别，实体型伴坏死，乳头佩吉特病。

X 线检查对这类病变的灵敏度仅为 52%。在仅通过乳腺 X 线检出的 DCIS 病变中，83% 为低级或中级。乳腺 X 线摄影的灵敏度随着核级别的增加而降低，而 MRI 倾向于发现快速生长的伴或不伴坏死的高级别病变。

Jansen 及其同事利用一个经验性数学模型分析了 34 个良性病变和 79 个恶性病变中非肿块强化和肿块强化的动力学曲线[24]。他们发现，与肿块型病变相比，非肿块强化病变的对比剂摄取明显降低且呈缓慢流出的表现（图 7.38）。此外，与肿块型病变相比，动力学分析在非肿块强化病变中的敏感性和特异性均降低。另一项研究对比了 552 例女性患者肿块及非肿块良恶性病变的动力学特征，其中 396 个恶性病变，156 个良性病变[25]。恶性肿块的强化达峰时间明显短于良性肿块，流出型曲线也较良性肿块明显。然而，当比较良性和恶性非肿块病变时，流出相关的信号强化率（signal enhancement ratio, SER）是唯一具有统计学差异的指标。对于原位性病变，不同核级别 MRI 强化特征和乳腺 X 线表现关系的相关报道较少。一项 82 例 DCE-MRI 诊断的单纯 DCIS 的研究，根据核分级和乳腺 X 线表现对 MRI 结果进行了分类[26]。总体上，集簇状强化以节段性或线样分布为主的病灶，大多数（68%）表现为快速初始强化。延迟期表现多变，28% 为上升型，27% 为平台型，45% 为流出型。依据常规 MRI 动力学标准，乳腺 X 线上表现为细小多形性、细线状或细线分支状钙化和肿块的 DCIS 病

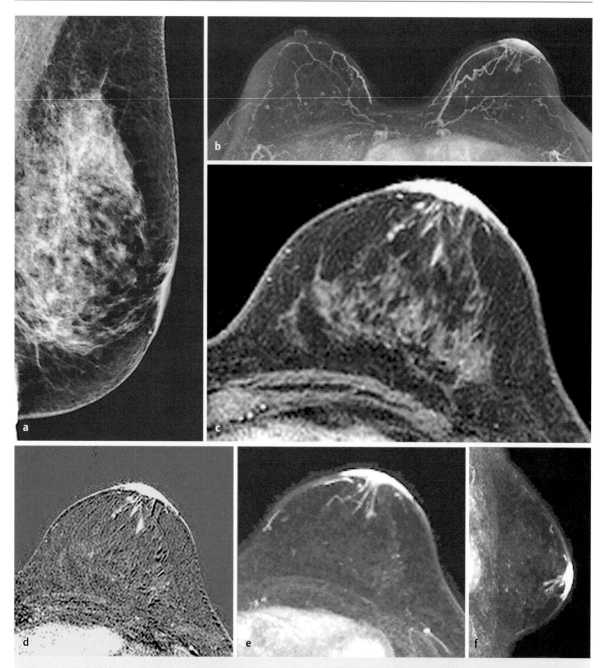

图 7.31　佩吉特病。左乳头发红伴溃疡改变的患者，左乳 MLO 位图像（a）未见明显异常。MIP 图像（b）显示乳头乳晕复合体的强化。增强图像和减影图像（c、d）显示乳头后输乳管强化，减影图像的横断位（e）和矢状位（f）薄层 MIP 图像也可显示病变。此外，未见其他异常强化病变。病理：DCIS，高级别，累及输乳窦下组织，范围为 3.2 cm，累及表皮；ER/PR（－）。前哨淋巴结阴性（0/1）。

变，比表现为不定形或模糊钙化的病变更易显示为多变的延迟期曲线。在表现为线样或细线分支状钙化的病灶中，45% 呈流出型曲线，平均达峰时间小于 3.5 分钟，而不定形或模糊钙化的病例

仅有 22% 显示流出型曲线，平均达峰时间为 4.4 分钟。乳腺 X 线上以肿块为主要表现的 DCIS 病变，达峰时间早于表现为钙化的 DCIS，且大部分呈流出型曲线（90%）。

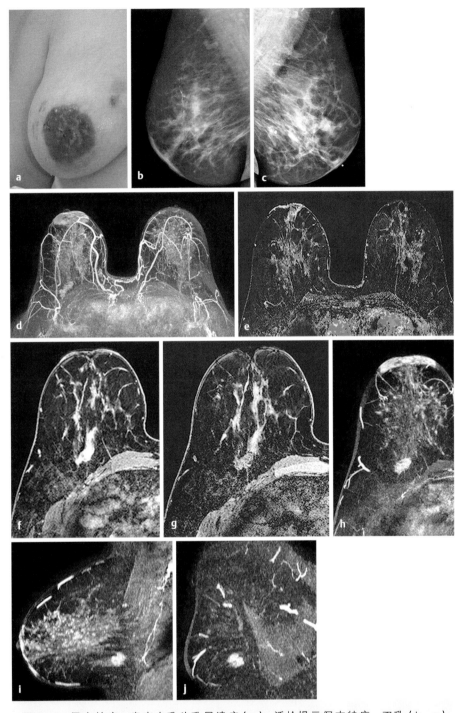

图 7.32　佩吉特病。患者右乳头乳晕溃疡（a），活检提示佩吉特病。双乳（b、c）
MLO 位 X 线片显示右乳晕皮肤增厚及乳晕后不对称影。双侧乳腺内均见散在良性钙
化。MRI-MIP 图（d）显示右乳头、乳晕强化伴乳晕后区非肿块强化。动态特征图（e）
显示为流出型曲线。增强图像（f、g）显示右乳 6 点偏后部不规则肿块，流出型。横断
位（h）、矢状面（g）和冠状面（i）薄层 MIP 图像，均显示 6 点位置一 1.5 cm 边缘毛刺
肿块，怀疑浸润性癌。双乳背景实质强化显著，可见双乳多发良性点状强化（j）。病理：
右乳前部广泛的高级别 DCIS，实性型和筛状型，伴 2 mm 浸润灶，ER/PR（-），HER2/
neu（+）。6 点处病灶：浸润性导管癌，2 级。

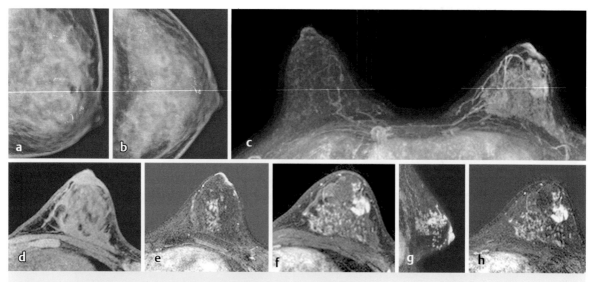

图 7.33　佩吉特病。28 岁，临床表现为左乳佩吉特病。左乳裁剪后的 ML 位和 CC 位图像（a、b）显示左乳弥漫分布的细小多形性钙化，高级别，累及整个乳房，伴乳头和乳晕皮肤增厚。MIP 图像（1.5 T）（c）显示左乳头乳晕复合体强化，弥漫性强化累及整个乳腺，2 点位置可见不规则肿块。右乳头水平的横断位 T1WI 平扫图像（d）可见皮肤增厚，减影图像（e）显示乳头强化和中央区集簇状 NME。增强及减影图像（f、g）显示一不规则肿块和弥漫分布的 NME，矢状位重组图像（h）也可见。病理：浸润性导管癌，3 级，伴弥漫性 DCIS，实体型伴坏死，ER/PR（+），HER2/neu（−），Ki-67 25%。

Viehweg 及其同事[27]的研究表明，单纯 DCIS 的乳腺 X 线表现可能与其潜在的生理学和血管系统有关，而在某种程度上传统的核分级则不然。其他研究者报道，对比良性、原位性和浸润性病变，灌注率逐渐增大，并且灌注率与 DCIS 病变的微血管生成相关。其他研究[28]还显示不同类型的 DCIS，导管周围血管密度均有增加，且从导管上皮增生到 DCIS，血管生长因子（如 VEGF）的表达也是增加的[29, 30]。Esserman 等研究了浸润性肿瘤的信号强化率（SER）与肿瘤血管生成和组织学分级的关系，发现较高的 SER 与更多的血管生成和更高的病理分级相关[31]。

Jansen 等[32]利用转基因小鼠模型进行的一项研究表明，钆剂可穿过基底膜并在 DCIS 导管内积聚。因此推测，癌细胞的蛋白水解酶分泌可能导致基底膜的通透性增加，从而使对比剂进入导管。2009 年美国国立卫生研究院（NIH）在科学会议上发表的声明中强调了对 DCIS 的生物学进行持续研究的重要性。与会者认为，今后研究的主要任务是，根据 DCIS 患者进展为浸润性癌的风险，来区分其亚组[18]。

7.6.3　DCIS 的临床处理

间接证据表明，约 50% 的 DCIS 不会进展为危及生命的疾病[13, 18, 19]。尽管直接证据不足，但有一些通过对 DCIS 患者的研究将 DCIS 与 IDC 联系起来的报道，研究中这些患者最初均被误诊为良性病变，经随访最终发展为 IDC 的概率为 14%～59%[19]。正在进行的动物模型研究进一步支持这一证据，在动物模型中，可以随时间推移对癌前病变进行直接观察[33-35]。

尽管乳腺 X 线摄影在发现侵袭前病变方面取得了独一无二的成功，早期发现和有效治疗也极大提高了治愈率，但仍有相当一部分患者被过度诊断和过度治疗。目前，几乎所有 DCIS 病例都采取了手术、放射治疗和全身治疗相结合的方法，但这种方法会导致许多女性的过度治疗。这一话题在 2015 年初被重点讨论，当时媒体上的许多文章都集中在 DCIS 的治疗上，并质疑患有这种疾病的女性是否被过度诊断，因为她们不会发展为

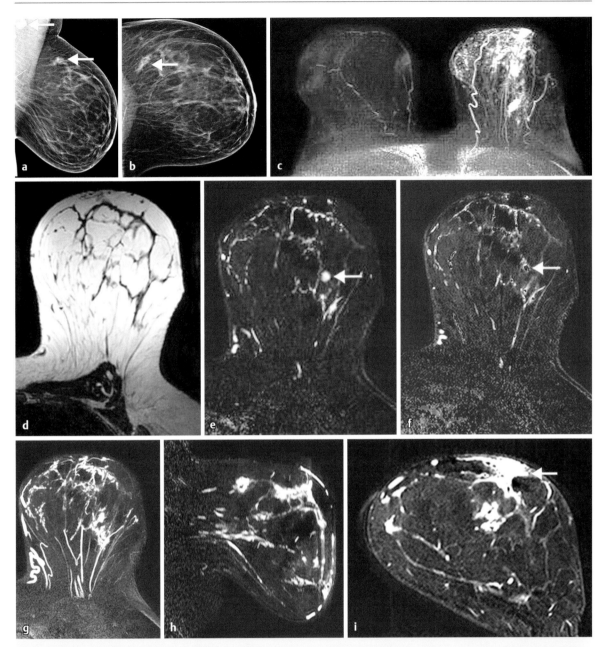

图 7.34　佩吉特病。31 岁，临床表现为左侧乳晕红斑。这名高危患者已知患有 Li-Fraumeni 综合征，临床触诊阴性。乳腺 X 线片显示左乳外上偏后部局灶不对称致密影，左侧腋窝 1 枚肿大淋巴结（a、b，箭）。乳腺主要由脂肪构成。增强后 MIP 图像显示左乳血供增加，弥漫性强化伴乳头乳晕复合体强化，局灶强化与乳腺 X 线不对称致密影相对应（c）。T2WI 图像（d）显示脂肪型乳腺，无异常发现。T1WI 减影图像显示所有散在分布的腺体组织均有强化，与右乳（e）比较，明显不对称。动态特征图（f）显示为上升型。意外发现一良性肿块（e、f，箭）。减影图像的横断位及矢状位薄层 MIP 图像均能很好地显示强化范围（g、h）。乳头水平的冠状面减影图像（i）显示乳头和乳晕后强化（箭）。这个有意思的病例中，所有可见的乳腺组织均有强化，代表了弥漫性 DCIS。病理：DCIS，范围为 15 cm，高级别，伴乳头佩吉特病。有 1 个小于 0.5 mm 的微小浸润性导管癌，ER/PR（-），HER2/neu（+）。1 枚前哨淋巴结阳性（1/1）。

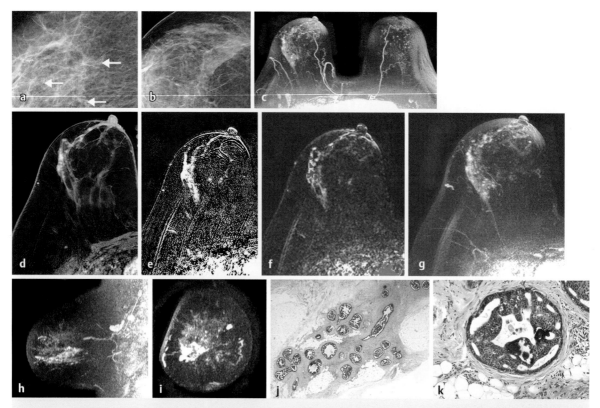

图 7.35　厚层技术。筛查性乳腺 X 线检查发现右乳外侧多发簇状、点状钙化，如 RMML 和 RMCC 位图像所示（a、b）。立体定位活检提示低、中级别 DCIS。MIP 图像（c）显示从乳房后部至乳晕后区段样分布的集簇状强化。增强图像和减影图像（d、e）显示非肿块强化，并可见伴强化乳导管延伸至乳头。在 CAD 图像（f）上可见延迟期上升型曲线。横断位（g）、矢状面（h）和冠状面（i）薄层 MIP 图像显示 NME 病变范围。病理：DCIS，中级，筛状型、乳头状型和微乳头型，伴有微钙化和坏死，ER/PR（+），两张病理切片显示典型的微乳头型（j、k）。

危及生命的乳腺癌，因此可能接受不必要的治疗。

在此背景下，Narod 及其同事[36]回顾了 1988—2011 年流行病学和最终结果（SEER）数据库中 108 000 名确诊为 DCIS 患者的乳腺癌死亡率。这些患者接受了各种治疗方案的治疗，结果显示，乳腺癌特异性死亡率在 10 年时约为 1.1%，在 20 年时约为 3.3%。这项研究表明，与美国一般人群中的女性相比，被诊断为 DCIS 的女性死于乳腺癌的风险增加了 1.8 倍。那些发生同侧乳腺内侵袭性复发的女性死于乳腺癌的可能性是未复发女性的 18.1 倍。

接受保乳手术治疗的患者进行放射治疗可将同侧侵袭性复发的风险从 4.9% 降至 2.5%，但并不能降低 10 年乳腺癌特异性死亡率（0.9% vs. 0.8%）。Esserman 和 Yau[37]的一篇随附的社论指出，鉴于这项研究中发现乳腺癌特异死亡风险较低，因此大部分 DCIS 应被视为浸润性乳腺癌的"危险因素"，并有机会采取有针对性的预防措施。此外，建议对于非高危患者，肿瘤切除后不应常规进行放射治疗，因为死亡率不受影响。进一步建议，低级别和中等级别的 DCIS（钙化）不需要作为筛查或早期监测的目标。这篇社论最后建议进一步研究，以提高对高危 DCIS 的生物学特征的了解。

另一方面，UK/ANZ DCIS 试验[38]的长期结果显示，接受广泛局部切除治疗的 DCIS 患者 10 年继发乳腺癌事件的比例超过 30%，这表明 DCIS 显著的进展潜力。除了关于这些问题的讨论之外，Duffy 及其同事[39]最近的一篇论文使用了英国国家卫生服务乳腺筛查计划的数据，筛查

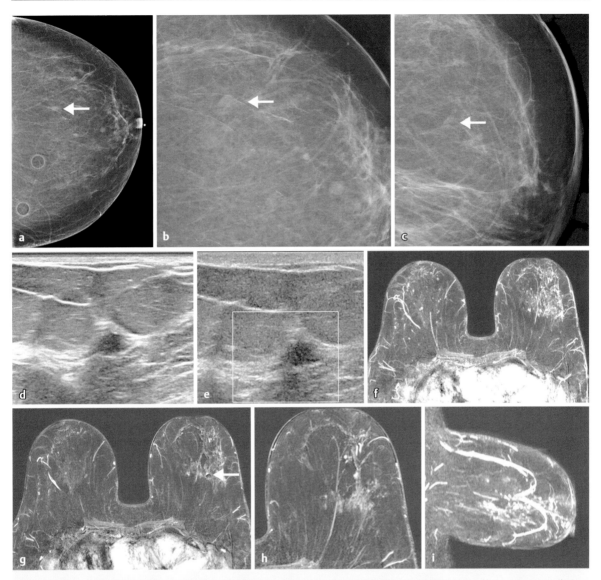

图 7.36 高分辨率技术。筛查性乳腺 X 线发现左乳中央区偏外侧新发的不对称致密影（a，箭），如 LMCC 位和 LMML 位图像所示（b、c，箭）。超声（d、e）显示对应区域一个大小为 6 mm×4 mm×9 mm 的不规则低回声病变，活检提示 DCIS，实性和微乳头型。减影图像（f）显示左乳段样分布 NME，伴线样强化导管，相邻层面（g）显示先前超声引导活检部位的标记夹（箭）。横断位图像（h）见多发强化导管，矢状位 MIP 图像（i）显示段样分布强化延伸至乳头。病理：DCIS，低中级，筛状型伴大汗腺型。

间隔为 3 年，研究了 DCIS 与筛查后发生浸润性间期癌之间的关联。他们发现 DCIS 的筛查检出率与随后的浸润性间期癌发病率之间存在负相关，并发现每筛查出 3 例 DCIS，在接下来的 3 年中检测到浸润性间期癌就会减少 1 例。在调整筛查检出的小的浸润性癌和 3 级浸润性癌的数量后，这种相关性仍然存在。因此作者得出结论，发现和

治疗 DCIS 对于预防未来的浸润性病变是有价值的，但也指出，这些发现不能提供个别 DCIS 病例进展潜力或其他方面的明确证据，因为只有不治疗和随访的 DCIS 才适用这种证据。

英国正在进行的一项 DCIS 试验，即手术与动态监测低风险 DCIS（LORIS）对比试验，通过使用试验性治疗方法，可能为 DCIS 患者的管理

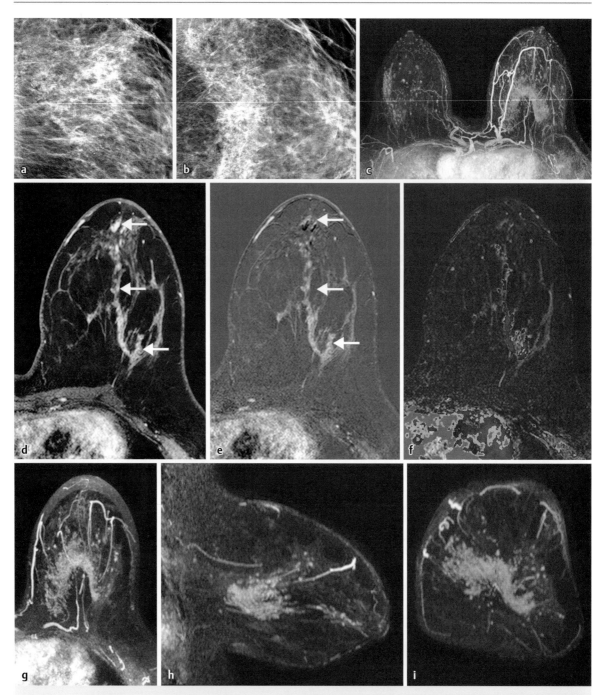

图 7.37　高分辨率技术。筛查性乳腺 X 线片显示左乳中央区及外侧多个成簇多形性钙化，如 LMML 位和 LMCC 位图像所示（a、b）。立体定位活检提示高级别 DCIS。建议进一步 MRI 检查评估。增强 MIP 图像（c）显示左乳血供增加，后部纤维腺体-脂肪交界处有融合的非肿块强化。增强和减影图像显示从乳房中央和后部延伸至乳头的线样非肿块强化（d、e，箭）。动态特征图（f）为上升型，向前延伸到乳头。薄层 MIP 图像显示了病灶范围（g～i）。最终病理：DCIS 高、中级别，筛状伴钙化、坏死，范围约为 14 cm，累及乳导管，伴少许小 / 微小浸润灶＜ 1 mm，腋窝前哨淋巴结阴性，ER/PR（+），HER2/neu（−）。这一病例说明了高对比度和空间分辨率成像对于线样（导管）强化显示的重要性，以及厚层重建对于显示非肿块强化范围的优势。

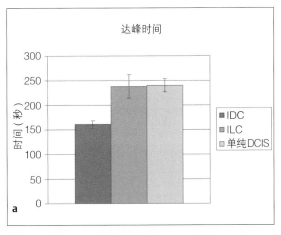

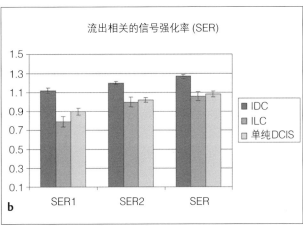

图 7.38 （a、b）动态特征分析：肿瘤按组织学类型分类。

提供一些额外的见解。LORIS 试验通过监测空芯针穿刺活检诊断为低风险 DCIS 而不进行手术切除治疗的患者，来研究患者结局的安全性。符合 LORIS 入组标准的女性包括：年龄 ≥ 46 岁，筛查发现的钙化活检诊断为非高级别 DCIS，无乳头溢液，无明显乳腺癌家族史。需要中心进行病理判读来确认 DCIS 的分级，以满足入组资格；然而，MRI 评估 DCIS 的特征和病变范围不是入组标准。这项试验目前正在英国大约 60 个中心招募患者，采用非劣效性设计，旨在证明在这组患者中，动态监测并不逊于标准手术。试验主要终点是 5 年内同侧无浸润性乳腺癌的生存结果。

因此，需要确定的重要临床问题是，对于一些合适的 DCIS 患者是否可以观察随访而不是立即治疗（活检后进行影像监测），或者行切除术后不进行放射治疗。这种治疗可能并不适用于所有患者，对某些女性患者来说，保守治疗可能更合适。现有知识还不足以让我们可靠地确定哪个 DCIS 病变，如果不经治疗会发展为浸润性乳腺癌，以及这种进展的发生可能需要多长时间。事实上，对于任何一位接受这种治疗的 DCIS 患者个体来说，如果没有进行治疗会发生什么，还不得而知。这些争论导致许多肿瘤科医生和外科医生质疑当前标准治疗方案的有效性，转而专注于基于个人预后指标的治疗上。一些支持个性化干预措施的倡导者建议采用先进的成像方法，如

MRI 和肿瘤生物学的分子评估，来指导手术。

7.7　总结

多项研究表明，在乳腺 X 线筛查诊断的乳腺癌中，只有 20%～30% 在非侵袭性阶段被检出。因此，早期诊断还有改进的空间。近年来，MRI 检测 DCIS 灵敏度的提高可能得益于运用了现代高场强磁体和更新的采集方案，使空间分辨率和时间分辨率得到提高。超快（UF）灌注成像即使在较低的空间分辨率下也能检测到非肿块强化，其优势在于得到的 1～30 秒的图像中避免了背景实质强化的影响，从而使病变突显。尽管 DCIS 的检出取得了重要进展，但仍然存在一些重要的问题：MRI 上 DCIS 强化的准确机制是什么？我们如何才能有信心地识别 DCIS 的亚群，从而选择一部分可能受益于较低侵入性治疗的患者？

对于所有诊断 DCIS 的患者，临床处理的核心问题在于其侵袭性的风险预测。对 DCIS 的生物学研究表明，在 DCIS 病变间和病变内表现出的明显异质性由负责调节细胞生长、细胞凋亡和基因组完整性的分子途径的改变所控制。在这种情况下，分子特征的重要性尚不完全清楚，微环境可能起着重要的作用。因此，可以合理推测，一些侵袭性乳腺癌的进展是预先确定的，而另一些进展是由随时间推移发生的随机事件控制的。与目前临床上使用的典型的定性或半定量方法不

同，高时间分辨率动力学的定量数学模型可以提供对 DCIS 生物学的进一步了解，并最终改进诊断和治疗。有趣的是，通过使用高分辨率磁共振技术，病变的生物标志物如微血管密度（MVD）、ER 状态与定量 MR 强化特征之间可能可以建立相关性。这些特征可以产生替代性影像学参数，从而为侵袭前和侵袭性疾病提供预后和预测标志物。

获得这些问题的答案，可能有助于指导医生对患者进行个体化治疗，使一些疾病侵袭性较小的女性患者免于"过度治疗"。在普遍担心过度诊断的背景下，了解 DCIS 的生物学特征对于实现风险分层和确定低风险亚群这一重要临床目标至关重要。尽管并不是每位女性都会接受常规的乳腺癌筛查，但那些接受筛查的女性可能会从 MRI 提高的整体灵敏度中获益。在 MRI 筛查中发现小的侵袭性 DCIS 病变可能会改善患者的整体预后，超出目前已证实的主要依赖从乳腺 X 线摄影中的获益。

参考文献

本篇文献详见 https://www.sstp.com.cn/video/20240926/1/list.html。

8

图像解读：浸润性癌

Gillian M. Newstead

蒋　玲　夏冰清　汪登斌　译

摘要

在本章中，我们将回顾浸润性乳腺癌的影像学特征，主要关注其 MRI 上形态学和动力学特征表现。此外，我们还将讨论浸润性乳腺癌的异质性，不仅包括影像学特征，还有临床、组织学和分子特征，因为它们可用于患者预后的判断。基于微阵列的高通量基因表达谱方法已被应用于乳腺癌的研究。这些努力旨在提高对肿瘤生物学特征分子基础的理解，如组织学分级、转移倾向，以及与预后和治疗反应相关的肿瘤遗传特征的识别。我们根据 BI-RADS Atlas-MRI 显示浸润性乳腺癌的影像学特征，并描述其 MRI 表现。最常见的浸润性乳腺癌组织学类型现在被归类为非特殊类型浸润性乳腺癌（invasive breast carcinoma of no special type, IBC-NST），这与 WHO 乳腺肿瘤分类的前版中"非特殊类型浸润性导管癌（invasive ductal carcinoma not otherwise specified, IDC-NOS）"有所不同。回顾按组织学和分子特征分组的浸润性癌 MRI 表现，见本章附带的 86 个案例。

随着未来研究的展开，浸润性乳腺癌的影像学表型，特别是将相关先进计算机分析应用于 DCE-MRI，很可能提供更独立的预后和预测标志物，将补充现有的生物标志物，从而改进患者治疗。

关键词：浸润性癌 MRI 表现，乳腺癌分子特征，非特殊类型浸润性癌，浸润性小叶癌，浸润性癌组织学亚型，管状型，黏液型，髓样型，乳头型，Luminal A 型，Luminal B 型，HER2/neu 型，三阴性和基底样型，炎性乳腺癌，少见肿瘤亚型。

8.1　引言

在本章中，我们将回顾各种类型浸润性癌的 MRI 特征，并将 MRI 表现和动力学特征与组织学和已确定的生物标志物联系起来。

8.2　背景介绍

浸润性乳腺癌是一种异质性疾病，通常在一个主要瘤块内（瘤内异质性）或肿瘤的卫星病变内（瘤间异质性），包含各种组织学亚型。即使在浸润性癌的形态学类型中，如导管癌、小叶癌和其他少见的肿瘤亚型，也可以发现组织学异质性[1]。几十年来，乳腺癌的治疗主要是根据肿瘤大小、淋巴结状态和是否有远处转移，通过肿瘤分级、形态和肿瘤-淋巴结-转移（tumor-node-metastasis, TNM）分期方法来指导癌症的组织学分类。TNM 分类早于现代影像学时代，并将最大的浸润性肿瘤病灶的大小作为主要描述因素，在整体评估中忽略了肿瘤的多灶性[2]。肿瘤在分级和组织病理学上各不相同。分级是基于细胞分化的：分级越高，癌细胞越"低分化"。众所周知，基于乳腺 X 线摄影（MG）、超声和 MRI 上所看到的浸润性癌形态学分析的影像学表型可以提供预后信息。

近年来，乳腺癌的分子分型已纳入标准组织学分类中，从而根据预后指标进行治疗分层[3, 4]。基于微阵列的高通量基因表达谱方法已被应用于乳腺癌的研究。这些努力旨在提高对肿瘤生物学特征的分子基础的理解，如组织学分级、转移倾向，以及与预后和治疗反应相关的肿瘤遗传特征的识别。对每个乳腺癌患者进行分子分型有可能使临床医生更有效地指导治疗，但这需要技术专长和个人样本处理的专门设备，基因分析成本很高。基因分子亚型分析目前并不适用于所有患者，且其他标志物也已确立。免疫组化（IHC）分析被用于替代基因分析，并广泛应用于临床实践。乳腺癌的免疫组化标志物包括雌激素（ER）、孕激素（PR）受体及 HER2/neu 过表达。与基因分析相比，它们具有快速检测、成本较低的优势；然而，其结果并不能很好地预测患者的预后。IMPAKT 2012 年工作组关于乳腺癌分子亚型的一份报告显示，在不同亚型中，免疫组化和基因分析之间的分子亚型分类一致性在 41%～100%[5]。尽管成本增加，基于肿瘤生物学和 DNA 微阵列衍生的基因表达谱的肿瘤分层现在可以为患者所用，并慢慢地融入临床实践。

Perou 等所发表的一篇具有影响力的原创研究报道，将乳腺癌的分子亚型划分为四个大类：Luminal A 型、Luminal B 型、HER2/neu 阳性型和基底样型[6, 7]。这些组别以不同的基因组添加和删除模式来区分，并提供预后信息和影响系统性治疗决策。这些分子亚型的主要区别是在 ER 水平上，其次是在 HER2/neu 水平上。在这些分子亚型中，有两种是 ER 阳性，即 Luminal A 型（HER2 阴性）和 Luminal B 型（HER2 阳性）组，还有两种是 ER 阴性，即基底样型（HER2 阴性）和 ERBB2 型（HER2 阴性）。这些转录组亚型与其他组织学和临床特征相关良好[1]；与基底样型和 ERBB2 型相比，Luminal A 型和 B 型病变通常分级较低，预后较好，而基底型和 ERBB2 型往往分级较高，预后较差。此外，快速生长的肿瘤一些基因过表达，如 Ki-67，这是细胞增殖的标

志，已知与组织病理学上有丝分裂指数增加相关。利用肿瘤基因标记或 IHC 标志物从每个个体患者的肿瘤中获得预后信息，可以指导治疗并为每个个体患者提供个体化治疗。为什么影像学生物标志物很重要？影像是可定量的，能对整个癌灶分析并测量肿瘤内异质性，是对其他预测和预后指标的补充。还可进行无创性一系列成像，能监测治疗期间的肿瘤反应。

8.3 浸润性癌的 MRI 表现

绝大多数浸润性乳腺癌表现为肿块，需注意的是，只有小部分浸润性癌以非肿块强化作为主要影像学表现。最常见的浸润性乳腺癌组织学类型现在被归类为 IBC-NST，由第四版 WHO 乳腺肿瘤分类中 IDC-NOS 而来[1]。"导管"这个术语不再包含在新的定义中，基本原因是"导管"表示了未经证实的组织遗传学假设，并且 IDC-NOS 不是由单一种类的癌症组成。IBC-NST 病变占所有乳腺癌的 75%～80%；浸润性小叶癌（invasive lobular carcinoma, ILC）占 10%～15%；而特殊亚型、管状、髓样、乳头状、黏液性等构成了其他恶性病变的大部分。浸润性肿瘤可根据其分布和范围进一步分类为单灶性（图 8.1 和图 8.2）、多灶性/多中心（图 8.4～图 8.6）和弥漫性（图 8.7）。

多灶性癌通常被定义为疾病局限于一个象限，而多中心性疾病可能涉及一个以上象限。这种区分可能很难应用于临床实践，而肿瘤融合累及大部分乳腺组织容易被定义为弥漫性疾病。炎性乳腺癌的特点是其临床表现，而不是独特的组织学亚型。

8.3.1 BI-RADS Atlas-MRI

BI-RADS Atlas[8] 将肿块定义为一个三维占位性病变，具有凸出的外部轮廓，并进一步根据形状、边缘和内部强化特征进行分类。高空间分辨率扫描技术使得形态学分析更加准确，包括形态及边缘的分析。

肿块可能推移或影响周围正常的乳腺组织，也可能伴有其他强化或非强化病变（表 8.1 和表 8.2）。

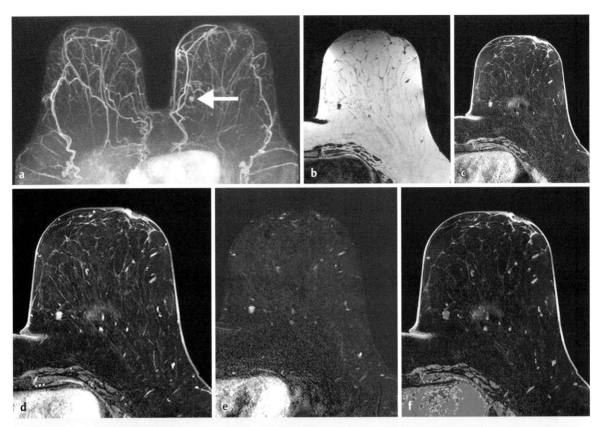

图 8.1　单灶 IDC。MRI 筛查检出 4 mm 的单灶、圆形强化肿块，见于 MIP 图像（a，箭），T2WI 图像（b）和平扫 T1WI 图像（c）表现为低信号肿块。增强图像和减影图像（d、e）显示边缘不规则，动态特征图（f）显示肿块呈流出型。病理：IDC，3 级，伴大汗腺特征，ER/PR（+），HER2/neu（−）。

表 8.1　肿块

形状	边缘	内部强化
卵圆形	清楚	均匀
圆形	不清楚	不均匀
不规则	不规则	边缘强化
	毛刺状	内部暗分隔

注：引自 American College of Radiology ACR BI−RADS. Magnetic resonance imaging. Source: ACR Breast Imaging Reporting and Data System, Breast Imaging Atlas. Reston, VA: American College of Radiology; 2013: 1−178。

表 8.2　不强化的表现

T1WI 导管高信号	治疗后皮肤增厚、小梁增厚
囊肿	结构扭曲
术后积液（血清肿、血肿）	来自异物、标志物等信号缺失
不强化肿块	

注：引自 American College of Radiology ACR BI−RADS. Magnetic resonance imaging. Source: ACR Breast Imaging Reporting and Data System, Breast Imaging Atlas. Reston, VA: American College of Radiology; 2013: 1−178。

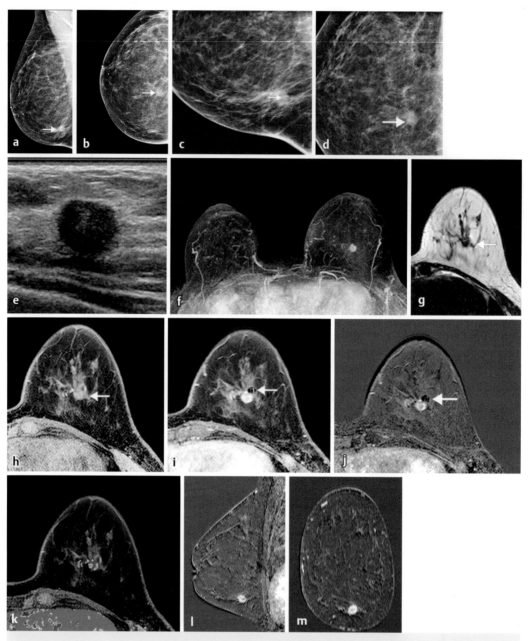

图 8.2 单灶 IDC。MLO 位、CC 位图（a、b，箭）和局部放大 ML 位、CC 位图（c、d，箭）显示一个 9 mm、圆形、边缘不清晰的肿块，相应超声图像如图所示（e）。MIP 图像（f）显示一个圆形肿块，单灶，平扫序列可见，T2WI 呈低信号（g，箭），T1WI 呈等信号（h，箭）。增强图像和减影图像（i、j）显示肿块边缘强化，并可见相邻的活检后标记夹（箭）。动态特征图显示流出型曲线（k），矢状位和冠状位重组图像（l、m）亦可见。组织学：IDC 2 级，ER/PR（+），HER2/neu（−）。

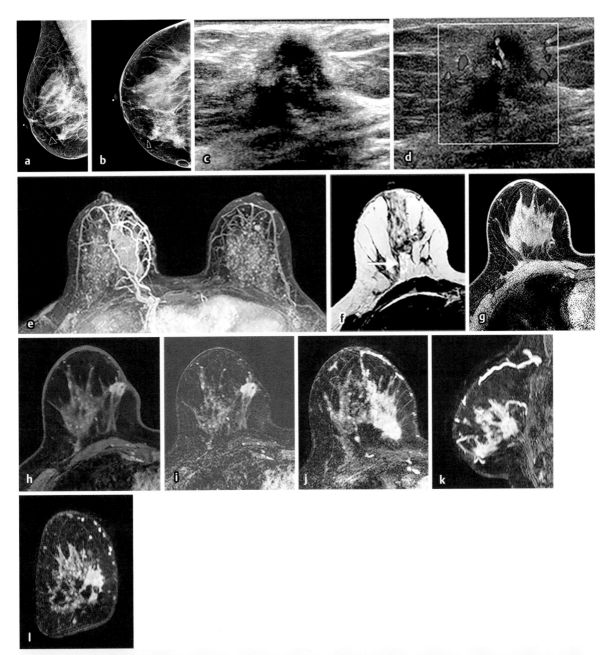

图8.3 多中心IDC。43岁，右乳房内下方可触及4 cm肿块，MLO位和CC位图（a、b）可见不规则肿块，边缘毛刺状，内部伴有细小多形性钙化。超声图（c、d）在相应部位可见一不规则肿块伴声影，内部可见血管。MIP图像（e）显示整个右乳内侧异常强化灶融合，血供增加，双侧BPE显著。T2WI图像显示乳晕区皮肤增厚，肿块后方可见液体信号延伸至胸肌，提示侵袭性病变（f，箭）。平扫图像（g）显示乳晕区皮肤增厚。增强图像和减影图像（h、i）显示皮肤弥漫性增厚不伴强化，以及不规则肿块，内部强化不均匀，并见线样强化延伸至乳头。薄层MIP图像（j～l）显示恶性病变累及范围。病例：IDC（小管-小叶），2级，局灶性DCIS，低、中级别，筛状型、微乳头状和实性型，ER/PR（+），HER2/neu（−），血管淋巴管浸润。腋窝淋巴结阳性（20/29）。

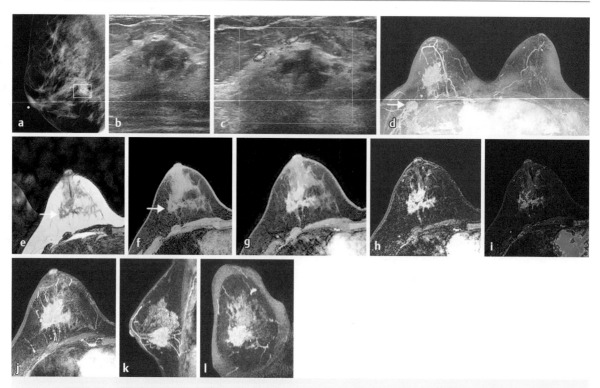

图 8.4 多灶 IDC。在裁剪后的 MLO 位 MG 图上可见右乳肿块，部分边缘遮蔽状，伴有内部多形性钙化（a）。超声在相应位置可见不规则低回声肿块，边缘可见血管（b、c）。MIP 图像上（d）可见右乳不规则强化肿块，伴有乳腺血供增加和腋窝淋巴结肿大（箭）。肿块在 T2WI 上呈低信号（e，箭），平扫 T1WI 呈等信号（f，箭），增强图像和减影图像（g、h）呈内部强化不均匀，病灶范围较平扫大。动态特征图（i）显示病变内动力学曲线不均匀，可见流出型曲线，薄层 MIP 图像如图（j～l）。病理：IDC，2 级，伴有淋巴血管浸润和 DCIS，高级别，粉刺型和实性型。ER/PR（+），HER2/neu（-）。腋窝淋巴结阳性（6/21）。

描述形状的术语

卵圆形肿块呈椭圆形或蛋形，可见分叶，有 2～3 个分叶（图 8.8～图 8.10）。圆形肿块为球状、球形、圆形或球体状（图 8.11）。肿块形状既非圆形也非卵圆形，则为不规则形，通常提示可疑病变（图 8.12）。

描述边缘的术语

边缘是指病变的边或边界。除形状外，边缘也是良恶性病变的重要预测指标。边缘清楚（由前版"光滑"变更而来）是病变和周围组织之间的边缘发生截然转变（图 8.13）。整个边缘必须完全清楚，才能称为"清楚的"。边缘不清楚的表现包括不规则的（边缘不平整或呈锯齿状）（图 8.14）或毛刺状的（肿块周围见放射状线，提示恶性）（图 8.15～图 8.18）。当肿块的形状和边缘均为不规则时，MRI 报告应说明"一个不规则的肿块，边缘不规则"。一般来说，在所有影像学检查手段中，边缘清楚提示良性；边缘不清楚的肿块，则提示乳腺癌。MRI 上肿块边缘的准确分析高度依赖极佳的空间分辨率及高时间分辨率图像。

内部强化特征

内部强化描述了异常强化灶的强化模式，是病变生物学特性的重要反映[9]。内部强化类型包括均匀强化（内部强化均匀一致）和不均匀强化（内部强化程度不均匀）。均匀强化提示良性病变；然而，一些小的癌灶也可表现为均匀强化，仔细评估病变边缘和提高时间及空间分辨率对于良性病变的准确诊断至关重要（图 8.19）。不均匀强化常见于恶性病变（图 8.20）[9]。边缘强化表现为

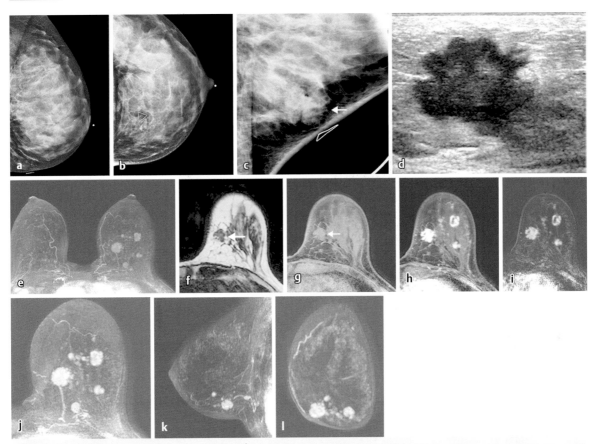

图8.5 多中心IDC。44岁女性，左乳下方、后方及内侧可触及肿块，在皮肤上放置标志物，但MLO位和CC位肿块显示不清（a、b），在局部加压放大MG图可见（c）肿块影。超声在相应位置可见不规则肿块，边缘毛刺状（d）。MIP图像（e）显示左乳中后方见多个不规则肿块。可触及的最大肿块在T2WI呈低信号（f），T1WI平扫呈等信号（g），增强可见多个大小不一、均匀强化的肿块（h、i）。薄层MIP图像（j~l）更好地显示了多个病灶的全貌，包括大小和位置。病理：IDC，2级，ER（+），PR（-），HER2/neu（+）。

肿块边缘强化更明显，常见于高级别恶性肿瘤。乳腺囊肿发生感染也可表现为边缘强化（注：又称环形强化），但其通常在T2WI上呈高信号，可以帮助确认内部为液体成分，除非囊肿很小或含有蛋白质样物质（图8.21）。脂肪坏死（油性囊肿）和术后血清肿可能表现为光滑的边缘强化。实体肿块的边缘强化提示可疑恶性（图8.22和图8.23）。对恶性肿瘤预测价值最高的MRI征象为形状不规则、边缘不规则或毛刺状，以及明显强化的肿块[10]。内部暗分隔为肿块内的不强化的线。这些暗分隔在空间分辨率（3.0 T）上显示率更高，无论在T2WI或平扫/增强T1WI序列上。如果其他形态学和动力学特征支持良性，则提示

肿块为纤维腺瘤（图8.24和图8.25）。黏液样纤维腺瘤为富细胞性伴中度黏液变，部分病灶于T2WI上呈高信号。这些边缘清楚的肿块在T1WI上通常表现为内部暗分隔和不均匀强化（图8.26和图8.27）。纤维腺瘤常见于乳腺MRI，而在乳腺X线摄影时常为阴性，必须尽可能有把握地确定为良性病变。具有良性形态的无强化肿块是良性的。

含脂病变

这些肿块通常是良性的，如脂肪瘤、错构瘤（图8.28和图8.29）及淋巴结（图8.30和图8.31）。准确诊断的关键是在非脂肪抑制高分辨率T2WI或T1WI序列中识别病变内的脂肪信号。

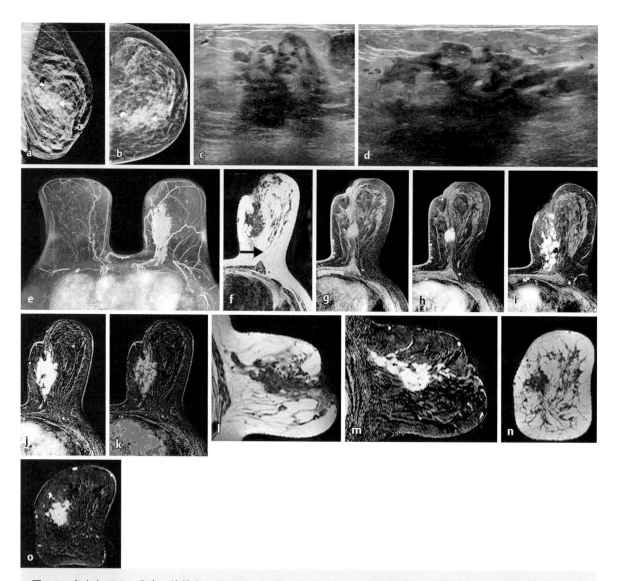

图 8.6 多中心 IDC。乳腺 X 线筛查，LT MLO/CC 位 MG 图（a、b，箭）发现左乳 9 点方向不对称致密影，位于钙化纤维腺瘤的前下方。超声在相应位置可见不规则肿块，内部回声不均匀，内部可见血流（c、d）。MIP 图（e）显示左乳内侧广泛强化灶融合。T2WI 图像（f）显示病变区域呈低信号，以及肿块后方液体信号延伸至胸肌（箭），这些都是肿瘤高侵袭性的征象。肿块在平扫 T1WI 图像（g）上表现为等信号，增强后显著强化（h）。相邻层面（i）显示了肿瘤的累及范围，并显示了多个额外发现的大小不一的肿块。增强图像（j）可见病变融合，内部可见灶性坏死区，在动态特征图（k）可见病变内动力学曲线不均匀，可见流出型。矢状位和冠状位重组 T2WI 和 T1WI 图像如图所示（l~o）。病理：IDC，3 级，ER（+），PR（−），HER2/neu（+），Ki-67 20%。

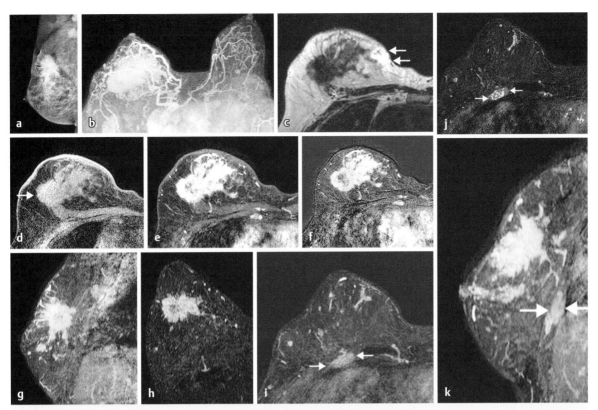

图 8.7 弥漫性 IDC。右乳可触及较大肿块，MG 图（a）和 MIP 图（b）可见皮肤标志物和淋巴结肿大。肿块在 T2WI 图像上（c）呈低信号，内侧可见液体信号（箭）。平扫图像（d）显示等信号肿块（箭），增强后显著强化且不均匀，增强图像和减影图像（e、f）可见肿块毛刺。患侧皮肤弥漫性增厚，但不伴有强化。矢状位和冠状位厚层图像（g、h）显示病变范围。横断面、动态特征图和矢状面图像（i～k，箭）可见胸肌强化，提示胸肌受侵。病理：炎性乳腺癌，IDC，2 级，恶性累及皮肤淋巴管，ER/PR（＋），HER2/neu（－），LVI。腋窝淋巴结阳性（16/25）。

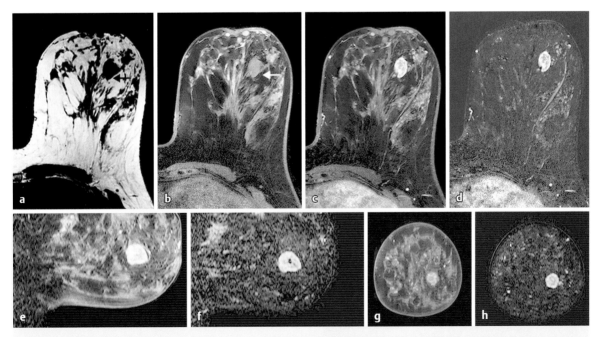

图 8.8 卵圆形肿块：管状腺瘤。T2WI（a）：左乳前外侧低信号的卵圆形肿块，边缘清楚（箭）。T1WI 平扫（b）：等信号（箭）。T1WI 增强后 120 秒图像（c）：不均匀强化的卵圆形肿块，边缘清楚。减影图像如图所示（d）。矢状位、冠状位重组增强及减影图像如图所示（e～h）。

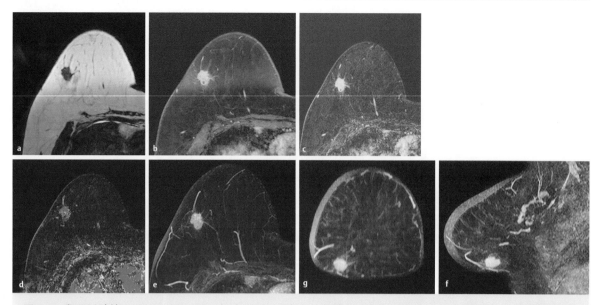

图 8.9 卵圆形肿块：IDC，2 级。T2WI（a）：低信号肿块，卵圆形，边缘毛刺状。T1WI 平扫（b）：高信号肿块，不规则形。T1WI 增强（c）：边缘毛刺状，内部强化不均匀。减影图像如图所示（d）。动态特征图（e）呈流出型曲线。多平面重组薄层 MIP 图像如图所示（f、g）。

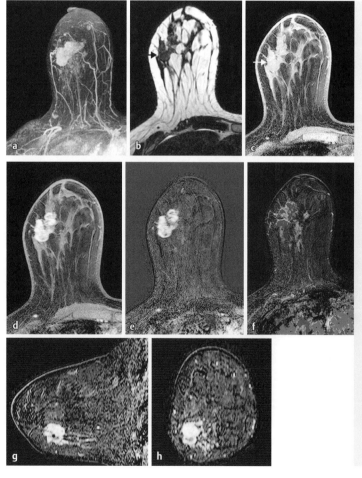

图 8.10 分叶状肿块：IDC，2 级。MIP（a）：强化肿块，卵圆形。T2WI（b）：低信号肿块（箭），可见分叶。T1WI 平扫（c）：等信号肿块（箭）。T1WI 增强（d）：分叶状肿块，内部强化不均匀。减影图像如图所示（e）。动态特征图（f）：主要呈上升型，可见少许流出型。矢状位和冠状位重组图像如图所示（g、h）。

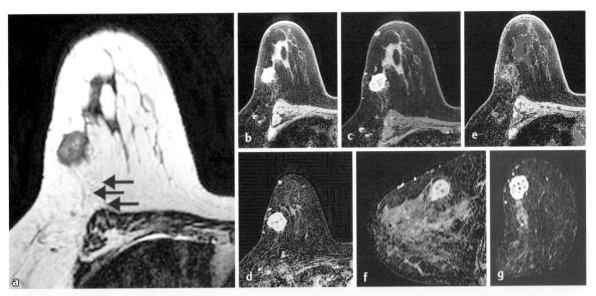

图 8.11 圆形肿块：IDC，三阴性。T2WI（a）：高信号肿块，圆形，边缘不规则。注：肿瘤后方的线样液体信号，提示侵袭性肿瘤（箭）。T1WI 平扫（b）：高信号圆形肿块。T1WI 增强（c）：内部强化不均，边缘不规则。减影图像如图所示（d）。动态特征图（e）：流出型曲线。矢状位和冠状位重组图像如图所示（f、g）。

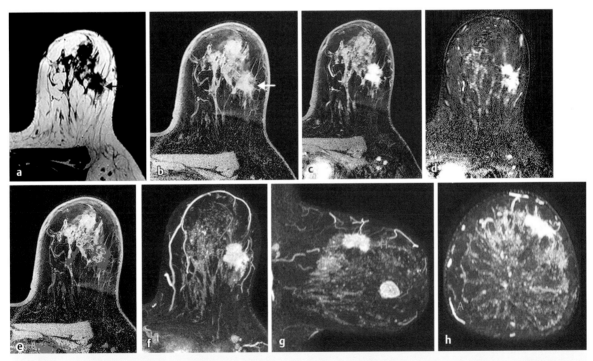

图 8.12 不规则肿块：IDC。T2WI（a）：低信号肿块，不规则，边缘不规则（箭）。T1WI 平扫（b）：等信号肿块，不规则（箭）。T1WI 增强（c）：内部均匀强化，边缘毛刺状。减影图像如图所示（d）。动态特征图（e）：不均匀强化，流出型曲线。多平面薄层 MIP 图像如图所示（f～h）。

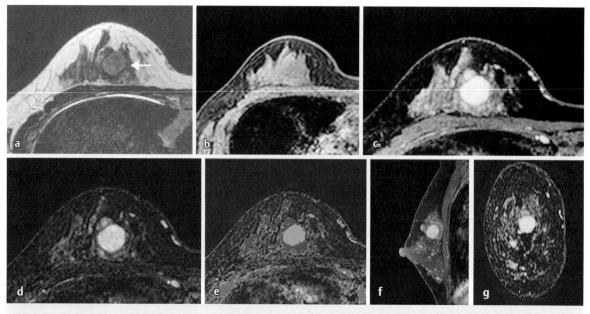

图 8.13 边缘清楚：纤维腺瘤。T2WI（a）：高信号肿块，圆形，边缘清楚（箭）。T1WI 平扫（b）：无异常。T1WI 增强（c）：均匀强化肿块，边缘清楚。减影图像如图所示（d）。动态特征图（e）：平台型。多平面薄层 MIP 图像如图所示（f、g）。

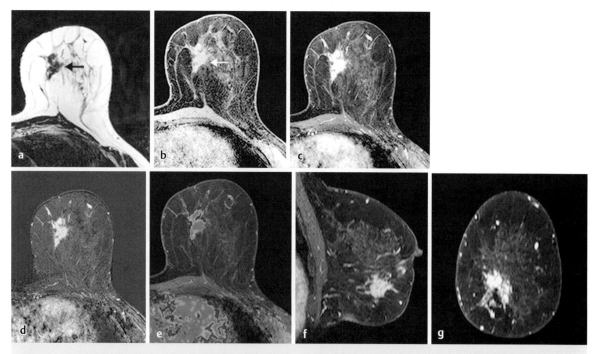

图 8.14 边缘不规则：IDC，2 级，HER2/neu（+）。T2WI（a）：低信号肿块，不规则形，边缘不规则（箭）。T1WI 平扫（b）：高信号肿块，不规则形，边缘不规则（箭）。T1WI 增强（c）：不均匀强化肿块，边缘不规则。减影图像如图所示（d）。动态特征图（e）：不均质，流出型。矢状位和冠状位多平面薄层 MIP 图像如图所示（f、g）。

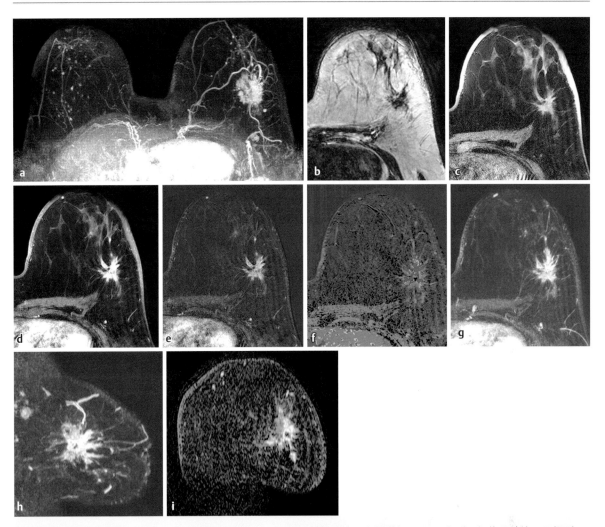

图 8.15　边缘毛刺状：IDC，2 级。减影 MIP（a）：左乳毛刺状肿块，血供增加。T2WI（b）：低信号肿块，不规则，边缘毛刺状。注：皮下水肿和弥漫性皮肤增厚。T1WI 平扫（c）：等信号肿块，不规则，边缘毛刺。注：弥漫性皮肤增厚。T1WI 增强（d）：不均匀强化肿块，边缘毛刺状。减影图像如图所示（e）。动态特征图（f）：不均匀强化，流出型。MPR 图像如图所示（g～i）。

脂肪坏死可表现为边缘强化肿块，强化程度不一（图 8.32）。既往创伤或手术史可解释强化表现，并且非脂肪抑制图像上得以验证的中心脂肪成分可确认这一诊断（表 8.3）。

T2WI 平扫上肿块表现

高分辨率 T2WI 序列为乳腺肿块评估提供重要信息，可提高诊断的特异性。对比 T2WI 和 T1WI 图像的形态和信号强度有助于观察。T2WI 高信号可提示广泛坏死，最常见于高级别病变，或见于黏液癌中的黏液 / 疏松黏液样间质。囊性或微囊性肿瘤成分是罕见的，在乳头状癌中最常

表 8.3　含脂病变

淋巴结：正常或异常	错构瘤
脂肪坏死	术后血清肿 / 血肿伴脂肪

注：引自 American College of Radiology ACR BI-RADS. Magnetic resonance imaging. Source: ACR Breast Imaging Reporting and Data System, Breast Imaging Atlas. Reston, VA: American College of Radiology; 2013: 1-178。

见。瘤内含脂肪组织通常诊断为良性。瘤周、间质、皮下或胸前水肿的存在提示侵袭性恶性肿瘤类型。

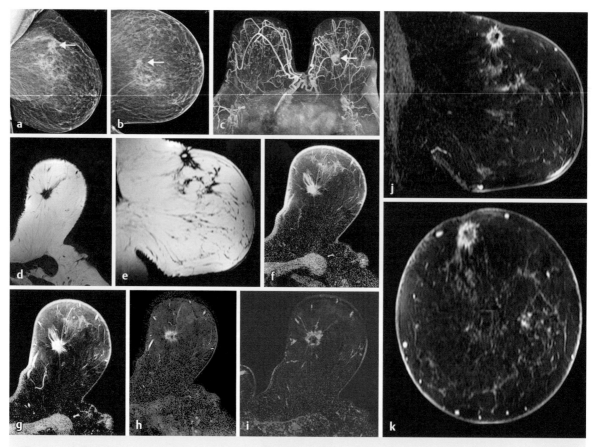

图 8.16　边缘毛刺状：IDC，2 级。ML 位和 CC 位 MG 图（a、b）：12 点方向可见毛刺状肿块。MIP（c）：相应肿块（箭）。T2WI（d）：低信号肿块，不规则，边缘毛刺状。T2WI（e）：矢状位显示皮下毛刺状肿块。T1WI 平扫（f）：等信号小肿块，边缘毛刺状。T1WI 增强（g）：均匀强化肿块，边缘毛刺状。减影图像如图所示（h）。动态特征图（i）：不均匀强化，流出型。MPR 图像如图所示（j、k）。

8.4　动力学曲线

在全面评估 MRI 表现后，应对可疑病变进行动力学特征分析。通常选择第一个增强后序列进行分析，因为此时异常强化更明显，与正常背景实质强化差异显著。动力学信息通常用 TIC 来表现，以像素为基础绘制最可疑强化部位的信号强度随时间变化率。TIC 曲线可以通过在病变内放置至少 3 个像素的感兴趣区域（ROI）来手动计算，也可以通过 CAD 系统（生成病变伪彩图和 TIC 图的专用软件）自动创建。TIC 描述了对比剂注入后 2 分钟内或达到峰值增强之前的早期阶段，延迟期描述 2 分钟后或达到峰值增强之后的曲线形状的变化。恶性肿瘤通常在早期快速强化，

延迟期对比剂流出改变。病灶形态学和动力学分析都是诊断分析中必不可少的。

8.4.1　早期

早期强化是通过比较平扫图像与第一增强图像的信号强度而确定的。信号强度增加量 < 50% 为"缓慢"，50%～100% 为"中等"，> 100% 的增强为"快速"。

8.4.2　延迟期

延迟强化分为三大类。

● 上升型曲线（1 型）：定义为整个延迟期强化持续增加，增加幅度 ≥ 10%。

● 平台型曲线（2 型）：等于早期强化，强化达峰后信号强度保持不变，通常在 2～3 分钟后。

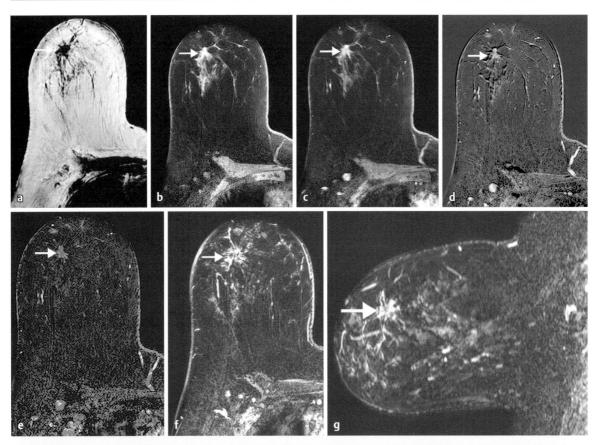

图 8.17　边缘毛刺状：ILC，2 级。T2WI（a）：毛刺状肿块（箭）。T1WI 平扫（b）：高信号小肿块（箭），边缘毛刺状。T1WI 增强（c）：不均匀强化肿块，边缘毛刺状（箭）。减影图（d）显示 1 枚强化小肿块（箭），边缘毛刺状。动态特征图（e）：不均匀强化，呈上升型曲线（箭）。横断位和矢状位重组图像如图所示（f、g，箭）。

- 流出型曲线（3 型）：定义为在强化达峰后信号强度持续下降，减低幅度 ≥ 10%（图 8.33）。

动力学分析

一般来说，良性病变呈上升型曲线，恶性病变呈流出型曲线，两者曲线类型有一定的重叠。只有在综合考虑了病变的形态学和动力学特征后才能做出诊断。动力学特征反映了潜在的病变生物学特征和先进的计算机分析方法的有效性，联合形态学和动力学进行分析将在第 12 章和第 13 章进行讨论。

8.5　浸润性乳腺癌组织学亚型

如前所述，浸润性乳腺癌最常见的类型（75%～80%）是 IBC-NST。这一分类包括了所有不属于任何一种特殊类型的乳腺癌。WHO 分类至少存在 17 种不同的组织学特殊类型。侵袭性恶性肿瘤表现出独特的形态学、动力学和分子特征，并可在乳腺 X 线摄影、超声和 MRI 上反映出来。本文将对最常见的特殊类型浸润性癌症的影像学特征进行综述。

8.5.1　浸润性小叶癌

浸润性小叶癌（ILC）占所有浸润性癌的 10%～15%，临床检查和乳腺 X 线摄片都很难诊断，与 IDC 相比，通常在初诊时更大，更多表现为多灶 / 多中心。最常见的临床表现是可触及的皮肤增厚或乳头凹陷，而非孤立性的可触及肿块。浸润性小叶癌的生长方式是单一小圆形肿瘤细胞浸润生长，呈列兵样，无肿块形成，在乳腺 X 线摄影不易显示。

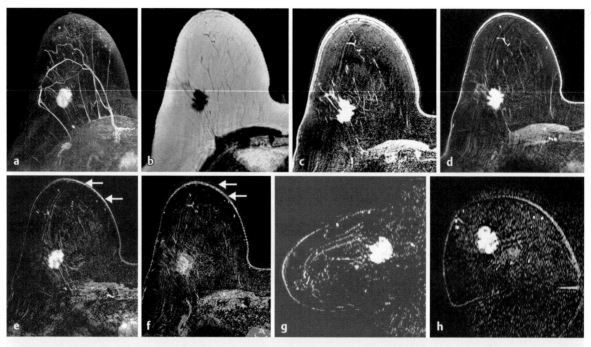

图 8.18 边缘毛刺状：IDC，2 级。MIP 图像如图所示（a）。T2WI（b）：低信号肿块，边缘毛刺状。T1WI 平扫（c）：等信号肿块，边缘毛刺状。T1WI 增强（d）：均匀强化肿块，边缘毛刺状。减影图（e）：注意偶然发现局部皮肤感染引起的局灶内侧皮肤强化（箭）。动态特征图（f）：均匀强化，流出型曲线，内侧皮肤强化（箭）。矢状位和冠状位重组图像如图所示（g、h）。

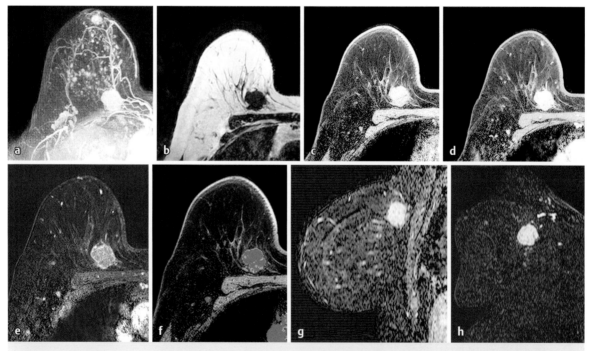

图 8.19 均匀强化：IDC，3 级，三阴性。MIP 图像（a）：乳后内侧均匀强化的肿块。T2WI（b）：低信号肿块，不规则形。T1WI 平扫（c）：等信号肿块。T1WI 增强（d）：均匀强化的肿块。T1WI 减影图（e）：薄的边缘强化，中央强化均匀。动态特征图（f）：内部均匀强化，流出型。矢状位和冠状位重组图像如图所示（g、h）。

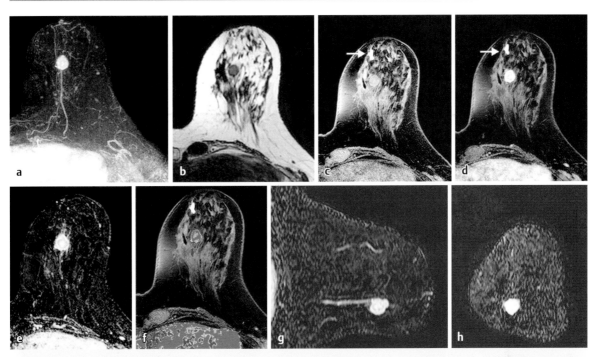

图 8.20 不均匀强化：IDC，3 级，HER2 型。MIP 图像（a）：不均匀强化肿块，中央强化灶。T2WI（b）：低信号，圆形，边缘清楚的肿块。T1WI 平扫（c）：等信号肿块伴前方导管扩张（箭）。T1WI 增强（d）：肿块不均匀强化伴前方导管扩张（箭）。T1WI 减影图（e）：不均匀强化肿块，伴中央强化灶。注：良性导管扩张被减掉了。动态特征图（f）：内部不均匀强化，流出型。矢状位和冠状位重组图像如图所示（g、h）。注：T1WI 增强中局部脂肪抑制差。

图 8.21 边缘强化：强化的炎性小囊肿。T2WI（a）：无液体样高信号。T1WI 平扫（b）：右乳外侧高信号小结节（箭）。T1WI 增强（c）：5 mm 肿块，边缘清楚，增强呈边缘强化（箭）。减影图像（d）：5 mm 边缘清楚的肿块（箭），呈边缘强化。动态特征图（e）：边缘呈上升型（箭）。矢状位减影图如图所示（f，箭）。

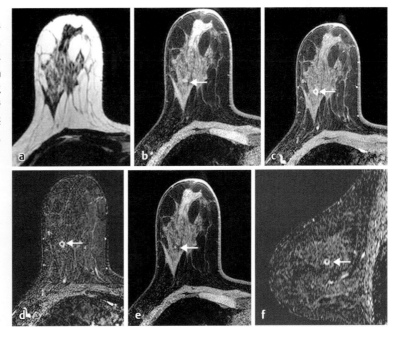

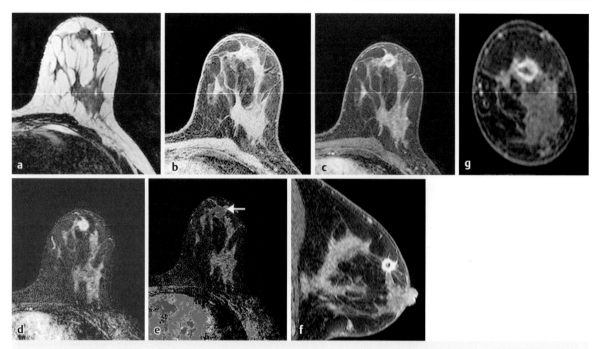

图 8.22　边缘强化：IDC，2 级。T2WI（a）：等信号肿块（箭）。T1WI 平扫（b）：无异常。T1WI 增强（c）：不规则肿块，边缘强化。减影图像如图所示（d）。动态特征图（e）：以上升型为主。矢状位图像（f）：边缘强化，呈毛刺状。冠状位图像（g）：边缘强化，边缘毛刺状。

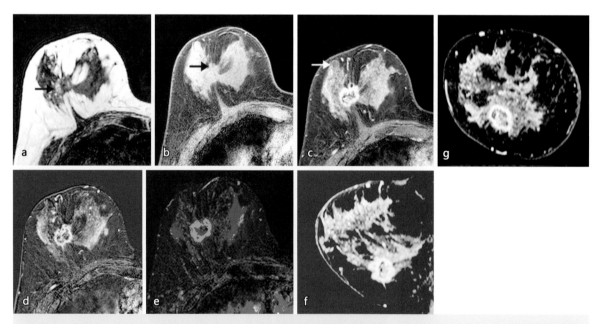

图 8.23　边缘强化：IDC，2 级。T2WI（a）：部分可见的高信号肿块（箭）。T1WI 平扫（b）：肿块部分可见，呈等信号（箭）。T1WI 增强（c）：肿块呈不规则形，边缘毛刺状，增强边缘强化（意外发现的边缘强化囊肿，箭）。减影图像如图所示（d）。动态特征图（e）：边缘强化，主要以平台型为主，伴少许流出型。MPR 图像如图所示（f、g）。

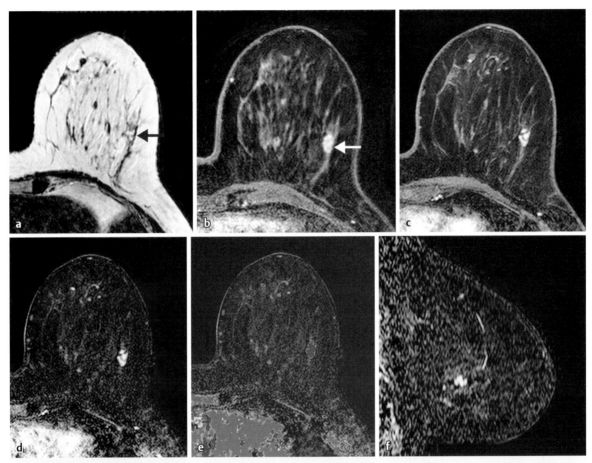

图8.24 内部不强化分隔：小纤维腺瘤。T2WI（a）：高信号肿块（箭）。T1WI 平扫（b）：卵圆形肿块，边缘清楚（箭）。T1WI 增强（c）：强化肿块，伴内部不强化分隔。减影图像如图所示（d）。动态特征图（e）：均匀强化，呈上升型。矢状位图像如图所示（f）。

据报道，乳腺 X 线摄影的灵敏度在 34%～92%。然而，即使能够检出，也常低估病灶大小。由于缺乏结缔组织增生反应，也没有 DCIS 相关的微钙化，是乳腺 X 线摄影难以显示 ILC 的原因。ILC 诊断的依据部分是由于 e-cadherin 表达缺失，e-cadherin 是一种与细胞间黏附有关的基因，被认为是导致这种列兵样生长模式的原因。

乳腺 X 线检查最常见的表现是毛刺状或边缘不清楚的肿块；然而，与 IDC 相比，ILC 病变更常表现为不对称和结构扭曲。在某些情况下，肿瘤片状浸润生长模式可能导致患侧乳腺的自然弹性下降，导致乳腺 X 线检查时的压迫效果不佳，使乳腺看起来比对侧乳腺小。这一表现被称为乳腺收缩征（shrinking breast sign）。患侧乳腺可能

看起来是正常大小，然而临床检查乳腺增厚可能较明显[11-13]。超声对 ILC 的敏感度高于乳腺 X 线摄影（68%～98%），通常表现为不规则、低回声肿块，边缘模糊或毛刺状，伴声影[14]。

组织学特征

ILC 的异质性已被证实，ILC 病变的组织学亚型已被详述。1982 年，Dixon 及其同事们将 103 个 ILC 病变分为经典型、实性型、腺泡型及混合型，其中经典型和混合型最为常见[15]。经典型的 ILC 表现为列兵样的生长模式，具有"小叶周围"分布和弥漫性浸润。实体型由片状或不规则的细胞巢组成，而腺泡型由 20 个或更多的细胞组成的球状癌巢。这三种亚组表现为小的非黏附性规则形细胞，细胞核呈圆形或椭圆形，

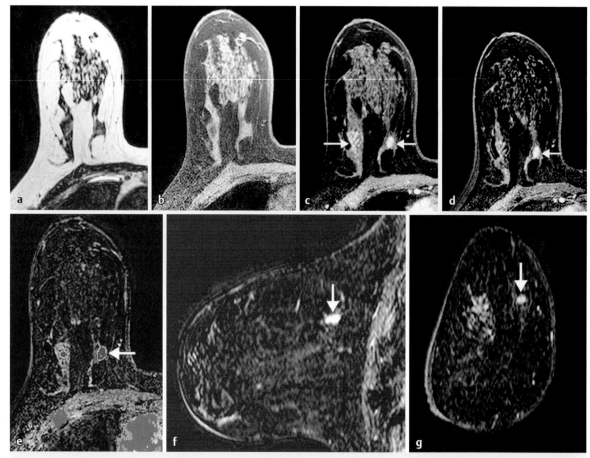

图 8.25　内部不强化分隔：小纤维腺瘤。T2WI（a）：无异常。T1WI 平扫（b）：无异常。T1WI 增强（c）：强化肿块，伴横向不强化内部分隔（短箭）。注：病灶外侧局灶 BPE（长箭）。减影图（d）：强化肿块，横向不强化的内部分隔（箭）。动态特征图（e）：主要呈上升型。MPR 图像（f、g）：肿块伴横向分隔（箭）。

而第四种混合型表现为黏附性细胞，细胞核呈多形性。近期有报道使用组织学特征和 IHC 对 ILC 进行亚分类[16]；然而，两项研究均未发现不同组织学亚型之间患者长期预后的明显差异[15, 16]。

有两项研究报道过 ILC 亚型的乳腺 X 线影像表现和组织病理学特征[17, 18]。在 2014 年，Tabar 和他的同事们报道了从 1996 年到 2010 年在筛查中连续诊断的 428 例 ILC 病例，并将这些病例的患者结局与未开展筛查时期的 25～30 年前诊断和治疗的 ILC 病例队列进行了比较[8]。ILC 病变的乳腺 X 线特征分类与 Dixon 及其同事早期的组织学分类大致相关[15]（表 8.4）。ILC 亚型的影像学特征和诊断时病变大小各不相同。尽管腺泡型

通常是可触及且多灶的，但在乳腺 X 线检查中极难发现，因为它由许多单独的、微小的、分散的 2～3 mm 癌灶组成，通常累及整个象限，但没有形成孤立的肿块。在本研究中，肿瘤大小在乳腺 X 线亚型有显著差异（$P < 0.001$）。与表现为毛刺状肿块（21%）、圆形肿块（25%）和可疑不对称（34%）相比，较大肿瘤（≥ 30 mm）更常见于表现为结构扭曲的病例中（76%）。两组（1960—1970 年 vs. 1996—2010 年）ILC 女性的长期生存与乳腺 X 线表现相关。筛查诊断为毛刺状和圆形 / 椭圆形病变的患者预后显著改善；然而表现为经典结构扭曲类型病变中，患者生存率没有变化，在筛查组中的患者使用了新的治疗方案。

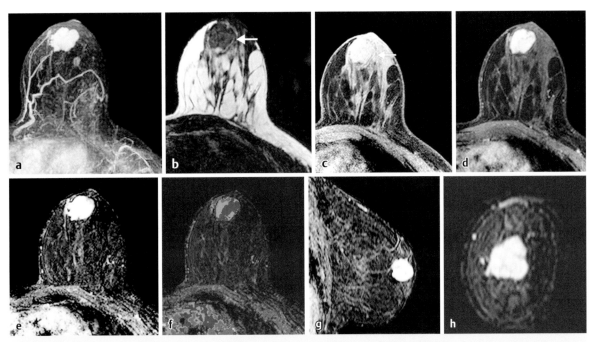

图 8.26 内部不强化分隔：黏液样纤维腺瘤。MIP 图像（a）显示 1 枚乳晕后方强化肿块，可见分叶。T2WI（b，箭）和 T1WI 平扫（c）均呈等信号。增强和减影图像（d、e）显示肿块显著强化伴不强化分隔，动态特征图（f）呈不均匀流出型。MPR 图像如图所示（g、h）。

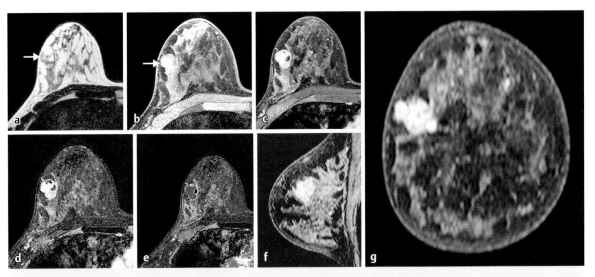

图 8.27 内部不强化分隔：黏液样纤维腺瘤。T2WI（a）：混杂等高信号肿块（箭），边缘清楚。T1WI 平扫（b）：等信号、边缘清楚的肿块（箭）。T1WI 增强（c）：不均匀强化肿块，内部分隔无强化。减影图像如图所示（d）。动态特征图（e）：均匀强化，呈上升型。MPR 图像如图所示（f、g）。

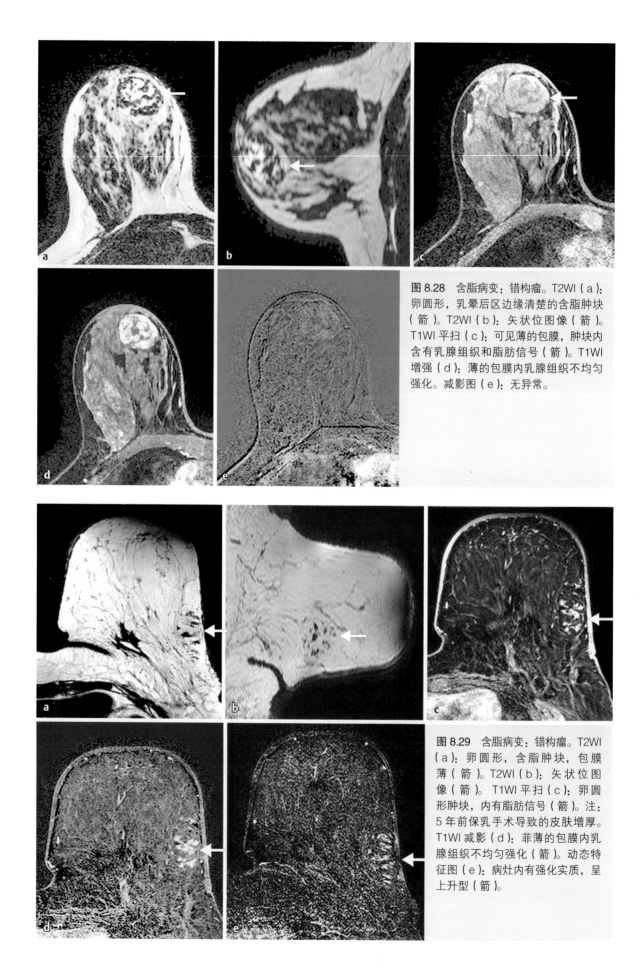

图 8.28 含脂病变：错构瘤。T2WI（a）：卵圆形，乳晕后区边缘清楚的含脂肿块（箭）。T2WI（b）：矢状位图像（箭）。T1WI 平扫（c）：可见薄的包膜，肿块内含有乳腺组织和脂肪信号（箭）。T1WI 增强（d）：薄的包膜内乳腺组织不均匀强化。减影图（e）：无异常。

图 8.29 含脂病变：错构瘤。T2WI（a）：卵圆形，含脂肿块，包膜薄（箭）。T2WI（b）：矢状位图像（箭）。T1WI 平扫（c）：卵圆形肿块，内有脂肪信号（箭）。注：5 年前保乳手术导致的皮肤增厚。T1WI 减影（d）：菲薄的包膜内乳腺组织不均匀强化（箭）。动态特征图（e）：病灶内有强化实质，呈上升型（箭）。

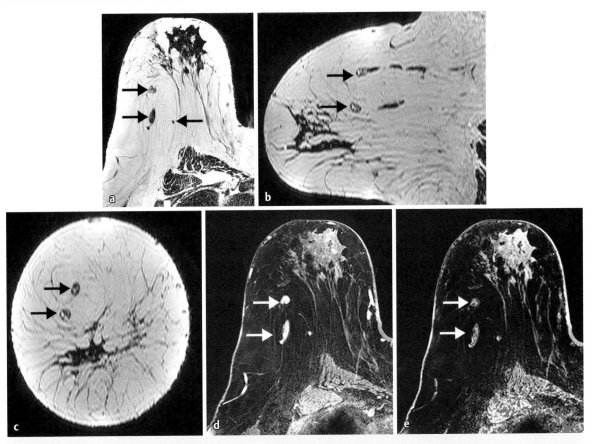

图 8.30　含脂病变：乳内淋巴结（IMLN）。T2WI（a）：数枚卵圆形、圆形肿块，内含脂肪信号（箭）。T2WI（b）：矢状位图像（箭）。T2WI（c）：冠状位图像（箭）。T1WI 平扫（d）：肿块边缘清楚（箭）。动态特征图（e）：流出型（箭）。

表 8.4　ILC 亚型的乳腺 X 线表现

经典型	结构扭曲
实性型	圆形或卵圆形肿块
腺泡型	可疑不对称
混合型	单发或多灶的毛刺状肿块

MRI

MRI 对 ILC 病变范围最为准确，MRI 不仅能够显示乳腺 X 线摄影和超声可见的 ILC 的病灶，还能显示乳腺 X 线摄影和超声隐匿的 ILC 病灶。ILC 常表现为不规则或毛刺状肿块，内部强化不均匀，部分也可表现为局灶性和片状区域性非肿块强化[13、19-21]。ILC 很少表现为圆形肿块，这是与 IDC 的重要区别，IDC 病变常表现为边缘不清楚的圆形肿块，一般为 2 级病变。Mann 和他的同事们报道 143 例 ILC 病变中只有 1 例表现为圆形肿块[19]。一些研究者将 ILC 描述为肿瘤强化的"条片状强化相连（stranding）"模式，与多个小的强化病灶相关，这可能反映了肿瘤呈列兵样生长模式[15、22]。关于 ILC 动力学特征的研究发现，在增强早期，ILC 强化比 IDC 明显慢，但两者峰值强化可能相似。在延迟期，ILC 较少表现为流出型曲线，而且与 IDC 相比，ILC 更多表现为上升型曲线[23]。

ILC 四种主要表现的多模态影像学表现如下。

- ILC 的经典型：结构扭曲（图 8.34）。
- ILC 的实性型：圆形 / 卵圆形肿块（图 8.35 和图 8.36）。

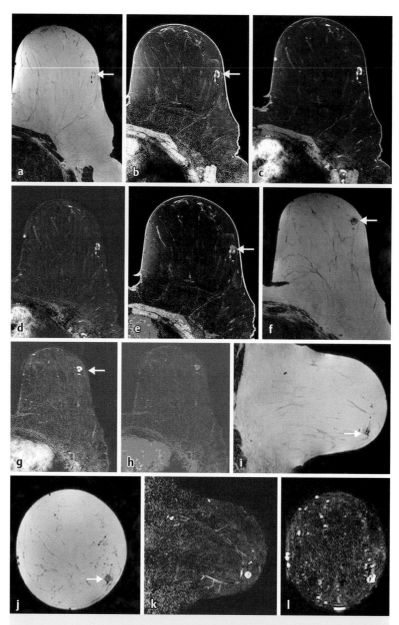

图 8.31　含脂病变：乳内淋巴结（IMLN）。第一个病例 T2WI（a）：卵圆形、边缘清楚的肿块伴脂肪门结构（箭）。T1WI 平扫（b）：卵圆形、边缘清楚的肿块伴脂肪门结构（箭）。T1WI 增强（c）：卵圆形、边缘清晰的肿块伴脂肪门结构（箭）。减影图像如图所示（d，箭）。动态特征图（e）：流出型，乳内淋巴结的典型表现。识别淋巴结的脂肪门结构有助于作出良性诊断。第二个病例 T2WI（f）：边缘清楚的圆形肿块伴脂肪门结构（箭）。T1WI 减影（g）：边缘清楚的圆形肿块伴脂肪门结构（箭）。动态特征图（h）：流出型。T2WI 矢状位和冠状位重组图像如图所示（i、j，箭）。T1WI 矢状位和冠状位减影重组图像如图所示（k、l）。

图 8.32 含脂病变：保乳手术后 6 个月脂肪坏死。T2WI（a）：不规则肿块，内部含有脂肪信号（箭）。T1WI增强（b）：不规则肿块，边缘强化，内部含有脂肪信号（短箭）。注：邻近非肿块强化内部含有小灶脂肪信号代表额外的脂肪坏死区域（长箭）。减影图像如图所示（c，箭）。动态特征图（d）：肿块主要呈流出型曲线（短箭）。额外的脂肪坏死区域呈上升型曲线（长箭）。

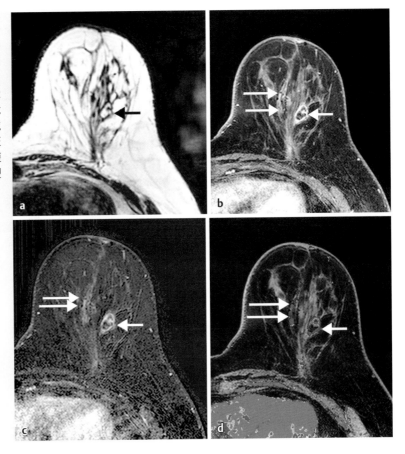

图 8.33 动力学分析图。

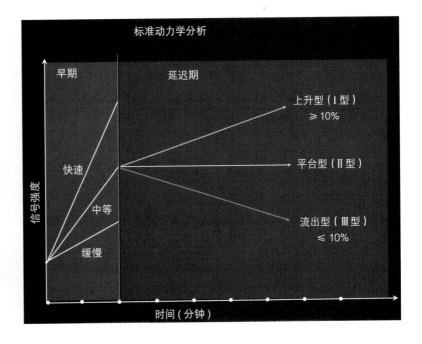

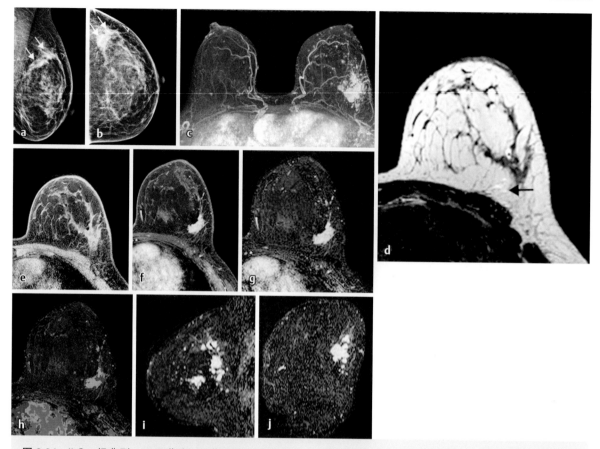

图 8.34 ILC：经典型。MLO 位和 CC 位图像显示左乳外上象限可触及结构扭曲位置（a、b，箭）可见三角形皮肤标志物。MIP 图像（c）显示左乳血供增加，见多个大小不一的强化肿块聚集，病变范围大于乳腺 X 线所示范围。T2WI 图像（d）显示低信号病变，后方伴有液体信号，提示高侵袭性（箭）。T1WI 平扫、增强和减影图像（e～g）显示多个强化的肿块。动态特征图（h）显示病灶显著强化，大多部分呈平台型。矢状位和冠状位重组图像如图所示（i、j）。病理：经典型 ILC，2 级伴 LCIS。ER/PR（+），HER2/neu（-），Ki-67 15%。

• ILC 的腺泡型：不对称 /NME（图 8.37～图 8.41）。

• ILC 的混合型：毛刺状肿块（可多发）：（图 8.42～图 8.44）。

在一项术前评估 ILC 范围的研究中，32% 的患者发现了仅 MRI 可见的额外的同侧恶性病变，导致 28% 的患者改变了治疗方式[19]。另一项术前评估 ILC 的研究显示，49% 的女性患者的临床处理发生改变，40% 需要更广泛的手术，9% 需要缩小手术范围（图 8.43 和图 8.44）[24]。诊断为 ILC 的患者比 IDC 的患者在肿块切除术后更可能有阳性的手术切缘。267 例患者接受乳腺保乳术（BCS）的研究表明，术前 MRI 检查能降低 ILC 病变的再切除率。研究人员报道，MRI 组的再次手术率为 9%，而无术前 MRI 组的再次手术率为 27%[25]。MRI 已被证明是术前评估新诊断为 ILC 女性患者的一种必要的影像学方法。

8.5.2 浸润性导管癌

小管癌

小管癌是浸润性乳腺癌一种罕见的低级别亚型，占所有浸润性乳腺癌不到 2%。随着筛查性乳腺 X 线摄影的使用，其发病率不断增加。小管癌通常较小，淋巴结阴性，预后良好，10 年总体无病生存率大于 90%。小管癌中央为弹性纤维核

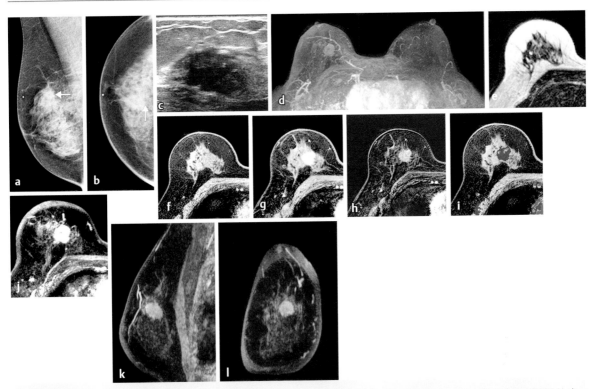

图 8.35　ILC：实性型。乳腺 X 线 MLO 位和 CC 位图像显示 1 枚肿块，边缘遮蔽状（a、b，箭；注：可触及的皮肤标记）。超声（c）显示多分叶肿块。MIP 图像（d）显示强化的肿块，圆形，边缘不规则，T2WI 呈低信号（e）。T1WI 平扫、增强及减影图（f~h）显示单个肿块，内部强化不均匀。肿块动力学大部分呈上升型，可见少许流出型（i）。MPR 图像如图所示（j~l）。病理：ILC 2 级，ER/PR（+），HER2/neu（+）。

心，周围为腺样增生成分，表现为圆形、卵球形或成角的小管状结构，由单层小而规则的细胞组成，少量多形性核。管状成分大于 90% 是小管癌组织学诊断的必要条件[26、27]。

影像学表现

小管癌在所有模态中特异性表现是毛刺，其原因是肿瘤周围的间质反应性增生，在超声上表现为高回声"晕"。小的小管癌通常在 MRI 上表现为毛刺状或不规则的肿块，强化不均匀，动力学特征表现为上升型（图 8.45~图 8.47）。最小强化率或早期强化率低于 100% 是常见表现。这种强化模式的原因可能是对比剂在致密纤维和弹性间质成分中的缓慢渗透。放射状瘢痕（复杂硬化性病变）的形态学特征常常与小管癌相似，其动力学表现各型均见。虽然在 MRI 上可见，但如果病变存在强化，通常无法区分这两种病变，一般需要对手术切除的组织进行病理检查。

黏液癌

黏液癌可分为两种组织学类型：单纯黏液癌和混合黏液癌，两者影像学表现不同，患者预后也不同。

单纯黏液癌是一种少见类型的浸润性乳腺癌，占所有乳腺癌的 1%~7%，通常见于老年妇女。当肿瘤内 IBC-NST 体积占比小于 10% 时，称为单纯黏液癌。该亚型预后良好，为 Luminal A 型，10 年生存率为 87%~90%。该病变的主要组织学特征是细胞外黏液的产生，肿瘤细胞岛漂浮在黏液湖上。

影像学表现

乳腺 X 线通常表现为肿块，边缘清晰或微分叶。超声多表现为混合囊实性肿块，它们可能是等回声或低回声，并伴回声增强。黏液癌在 MRI 上多表现为分叶、圆形或卵圆形肿块，边缘光滑或不规则。T2WI 图像可见肿块呈特征性高信号区，

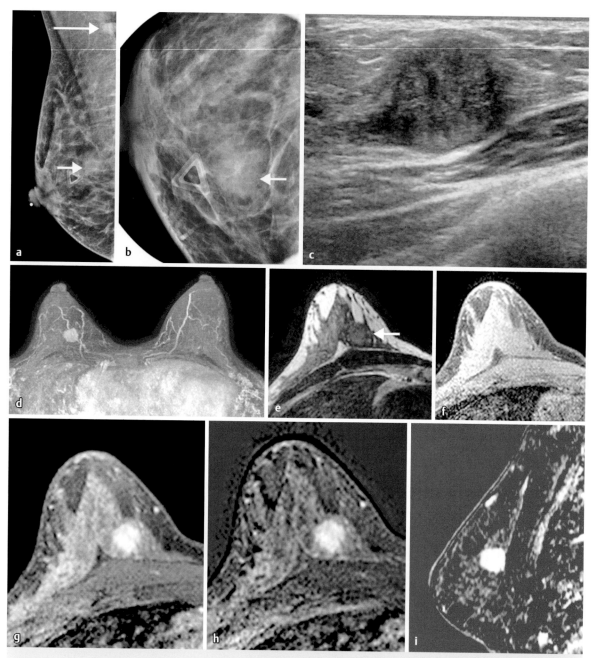

图 8.36 ILC：实性型（1.5 T）。右乳 MLO 位和局部放大 CC 位图像（a、b，短箭）显示在可触及肿物的皮肤标记处可见 1 枚肿块，部分边缘遮蔽状，腋窝见可疑淋巴结（a，长箭）。超声（c）见 1 枚圆形等回声肿块，MIP 图像（d）显示为单灶、均匀强化肿块。T2WI 图像（e）显示肿块呈等信号，部分轮廓显示，但在 T1WI 平扫图像上，肿块不可见（f）。T1WI 增强、减影图和矢状位图像（g~i）表现为均匀强化。病理：ILC，2 级，ER/PR（＋），HER2/neu（－）。腋窝淋巴结阳性（1/10）。

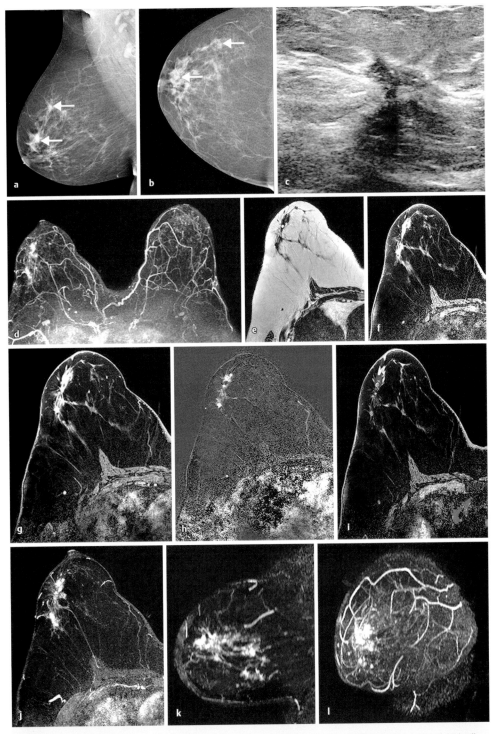

图 8.37　ILC：经典型。乳腺 X 线 MLO 位和 CC 位图像显示右乳后带 9 点方向可见结构扭曲
（a、b），乳晕后区可见另见一结构扭曲病灶伴不对称（箭）。超声（c）于 9 点方向可见不规
则肿块，后方伴声影。MIP 图像（d）、T2WI（e）和 T1WI 平扫、增强和减影图（f~h）显示
2 枚不规则肿块，伴有结构扭曲、毛刺状边缘，2 枚肿块之间可见非肿块强化相连。动态特征
图（i）显示病灶主要呈上升型，可见流出型。多平面薄层 MIP 图像（j~l）很好地显示了病灶
范围。病理：经典型，ILC 2 级，6.5 cm，局灶多形性特征，ER/PR（+），HER2/neu（-），Ki-
67 10%。腋窝淋巴结阳性（1/14）。

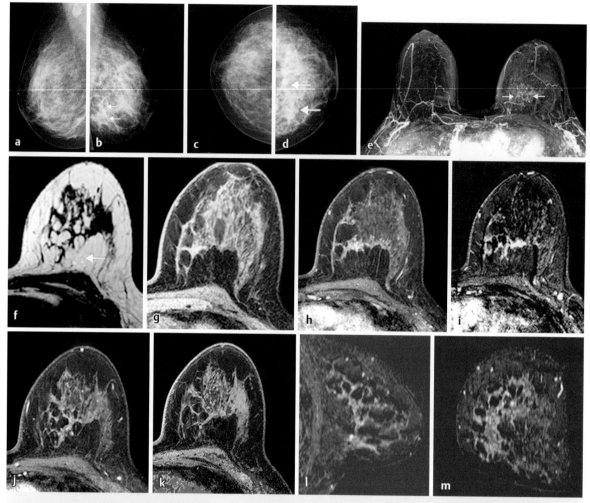

图 8.38 ILC：腺泡型，左乳 "萎缩"（a～m）。双侧乳腺 X 线片显示左乳比右乳小，左乳后带纤维腺体 / 脂肪交界处可见整体不对称（a～d，箭）。MIP 图像（e）显示左乳后带可见区域性非肿块强化，T2WI 图像（f）显示后方液体信号，提示为侵袭性病变（箭）。T1WI 平扫（g）未见异常。然而，增强和减影图像（h、i）和邻近层面图像（j）显示非肿块强化主要位于乳房内侧后带，其位置与乳腺 X 线上病灶位置一致。病理：ILC，2 级，腺泡型，ER/PR（+），HER2/neu（-）。腋窝淋巴结阳性（27/30）。

原因是细胞外黏液含水量高。肿块内部可见的 T2WI 等信号区域，提示为纤维分隔或出血、坏死区域，实性肿瘤成分 T2WI 信号更低。肿块内部强化模式往往是不均匀的，反映了内部细胞成分和黏液的分布[28-30]。动力学特征通常表现为早期缓慢上升和延迟期的持续强化。这些病变通常级别较低，对比剂扩散通过黏液缓慢导致早期强化较慢（图 8.48～图 8.53）。

混合性黏液癌

除了黏液癌成分外，这一肿瘤还包含了数量不等的 IBC-NST。这些肿瘤腋窝淋巴结转移的可能性增加，总体预后较单纯型差。混合性黏液性癌 10 年生存率为 54%～66%。

影像学表现

混合性黏液癌的影像学特征与肿块内细胞外黏蛋白与实性肿瘤的占比直接相关。混合黏液性癌的组织学级别可能更高，表现为边缘不清楚的肿块，边缘快速强化，延迟期流出型曲线。研究表明，单纯黏液性肿瘤在扩散加权成像（diffusion weighted imaging，DWI）上的表观扩散

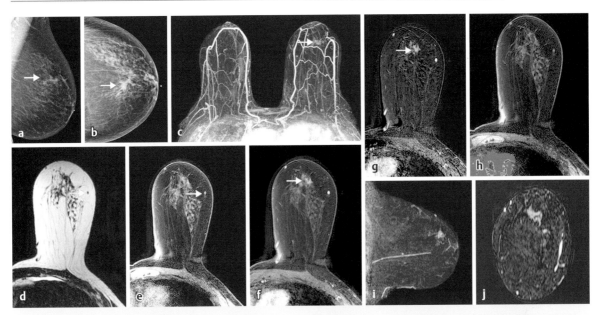

图 8.39 ILC：腺泡型。乳腺 X 线片显示左乳 12 点方向进展性不对称（a、b，箭）。MIP 图可以看到相应区域局灶分布的非肿块强化（c，箭）。T2WI、T1WI 平扫未见异常（d、e），除了 1 枚圆形小肿块（箭），翻看邻层面可以确认为血管的横断面。增强和减影图像（f、g）显示非肿块强化，其位置和大小与乳腺 X 线相对应。动态特征图（h）显示病灶呈上升型。MPR 图（i、j）显示病灶范围。病理：ILC，1 级，腺泡型，伴有 ALH，ER/PR（＋），HER2/neu（－）。前哨淋巴结阴性（0/1）。

系数（apparent diffusion coefficient, ADC）高于 IBC-NST，也高于纤维腺瘤等良性病变。因此，DWI 可能有助于区分这些病变，提高诊断特异性[31, 32]。然而，值得注意的是，并非所有 T2WI 高信号的恶性肿块都是黏液癌。许多快速生长、高侵袭性的浸润性导管癌在 T2WI 图像上也表现为高信号，反映瘤内坏死区域内液体成分。

髓样癌

髓样癌占所有乳腺癌的 5%～7%；与黏液癌不同的是，黏液癌通常发生于老年女性，而髓样癌在 35 岁及以下的女性中发病率更高（11%），在有乳腺癌基因易感女性中发病率更高。第四版 WHO《乳腺肿瘤分类》（2012）主张放弃"真髓样癌""非典型髓样癌"和"浸润性癌 NST 伴髓样特征"等术语，并建议对这组肿瘤使用"非特殊类型浸润性癌伴髓样特征癌"这一术语，因为这些肿瘤形态学和 IHC 特征可能重叠，观察者之间的可重复性较差。被诊断为髓样癌的女性 10 年生存率为 92%[33]。这些病变表现为肿块，并

且必须具有特殊组织学特征，如"合体样"生长模式（＞75%），淋巴浆细胞中度至显著弥漫浸润，中度至显著的核多形性，以及完整的组织学界限[1]。髓样癌的生长模式的特点是边缘呈"推移"状，肿块体积增大，边缘清晰，周围组织无浸润。肿瘤内部和周围淋巴浆细胞浸润的组织学证据是一个基本的诊断特征。具有髓样特征的癌在 BRCA1 生殖系基因突变患者中更为常见。

影像学表现

尽管髓样癌特征是组织学上有清楚边缘，但周围淋巴浆细胞浸润的存在可以解释边缘不清楚的影像学特征[33]。这些病变乳腺 X 线上通常表现为无钙化高密度肿块，边缘清楚或不清楚。超声表现为低回声肿块，分叶状，边缘清楚或不清楚，后方回声表现多样。大多数髓样癌 MRI 表现为卵圆形或分叶状肿块，边缘清楚，T2WI 表现为等或高信号，T1WI 平扫表现为等或低信号。内部以中央坏死和边缘强化为主要表现，动力学特征通常表现为平台型或流出型（图 8.54 和图 8.55）。

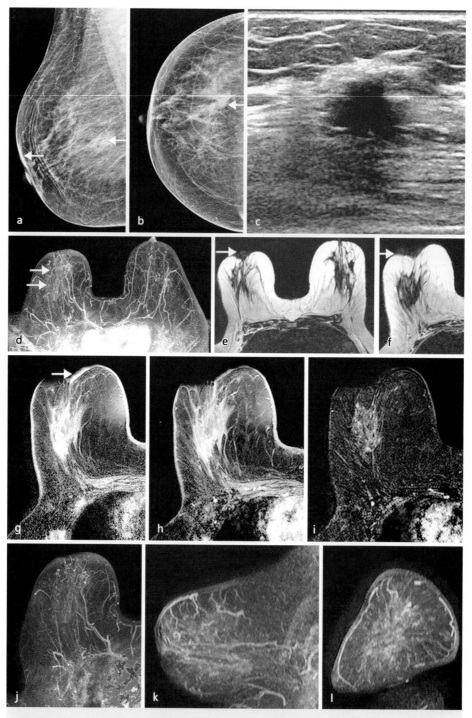

图 8.40　ILC：腺泡型。这个病例诊断具有挑战性。乳腺 X 线显示右乳后带进展性不对称，乳晕周围皮肤增厚（a、b，箭）。超声（c）显示 1 枚不规则肿块，MIP 显示右乳房内微小的非肿块强化（d，箭）。T2WI（e、f，箭）和 T1WI 平扫图像（g，箭）显示右乳头回缩、相邻皮肤增厚。增强和减影图像（h、i）显示区域分布的非肿块强化，比乳腺 X 线范围更广。动态特征图无颜色，代表病变强化低于阈值（j）。矢状位和冠状位重组图像如图所示（k、l）。病理：ILC，2 级，伴有 LCIS，ER/PR（+），HER2/neu（−），Ki-67 5%。前哨淋巴结阴性（0/2）。

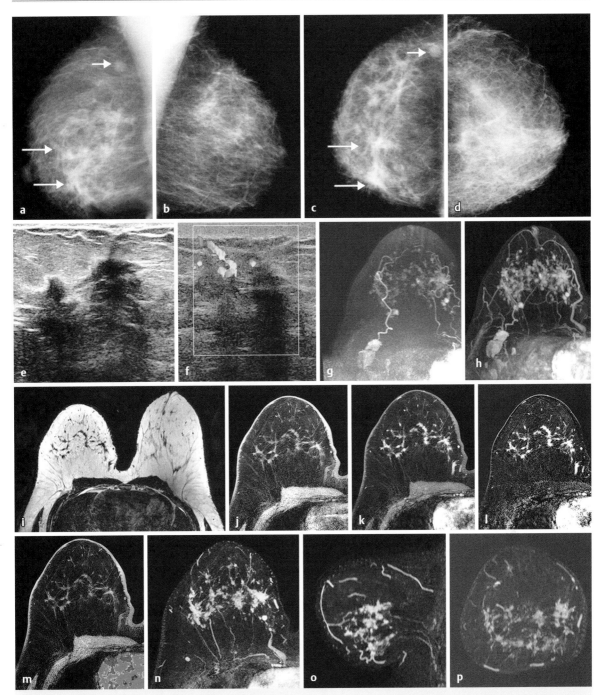

图 8.41 ILC：腺泡型。双乳 MLO 位和 CC 位图像如图所示（a～d）。恶性肿瘤弥漫浸润，右乳压迫效果较差，因此看起来比左乳小，右乳内下方可触及结构扭曲（长箭），右侧乳内淋巴结肿大（短箭）。超声图像（e）显示右乳两个不规则肿块伴血供增加（f）。70 秒增强 MIP 图像（g）显示弥漫性非肿块强化，210 秒增强 MIP 图像（h）显示其强化程度增加，强化范围变广。双乳 T2WI 图像显示右乳体积缩小，乳腺组织结构紊乱（i）。T1WI 增强图像（j）显示皮肤增厚，增强及减影图像（k、l）显示区域分布的非肿块强化，动态特征图呈上升型（m）。MPR 厚层图像如图所示（n～p）。病理：ILC，2 级，乳腺切除术可见淋巴血管浸润，ER/PR（+），HER2/neu（−）。腋窝淋巴结阳性（12/13）。

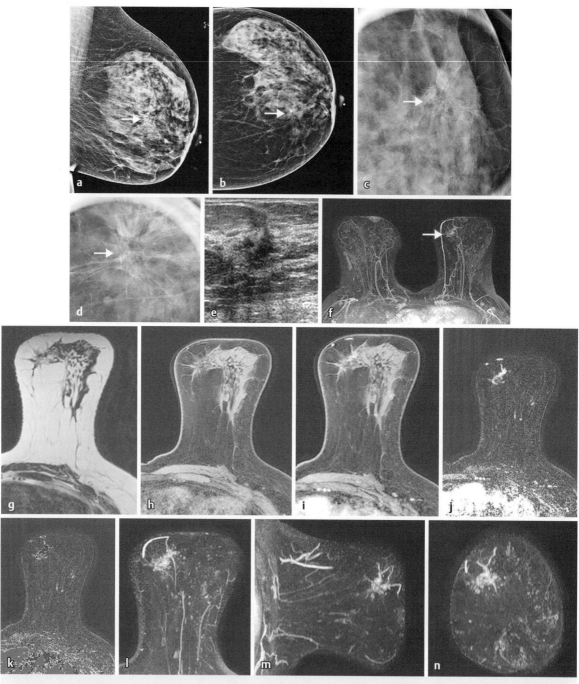

图 8.42　ILC：混合型。乳腺 X 线（a、b，箭）和局部放大图（c、d，箭）显示左乳 9 点方向毛刺和结构扭曲。超声（e）显示 1 枚不规则肿块，边缘毛刺状，MIP 图像显示与 MG 和超声对应位置可见强化病灶（f，箭）。T2WI（g）、T1WI 平扫图像（h）未见异常。增强和减影图像（i、j）表现为强化肿块，边缘毛刺状，周围可见小子灶，动态特征图（k）呈上升型。MPR 图像如图所示（l～n）。病理：ILC，1 级，病灶总体大小 4.3 cm，ER/PR（+），HER2/neu（−）。前哨淋巴结阴性（0/3）。

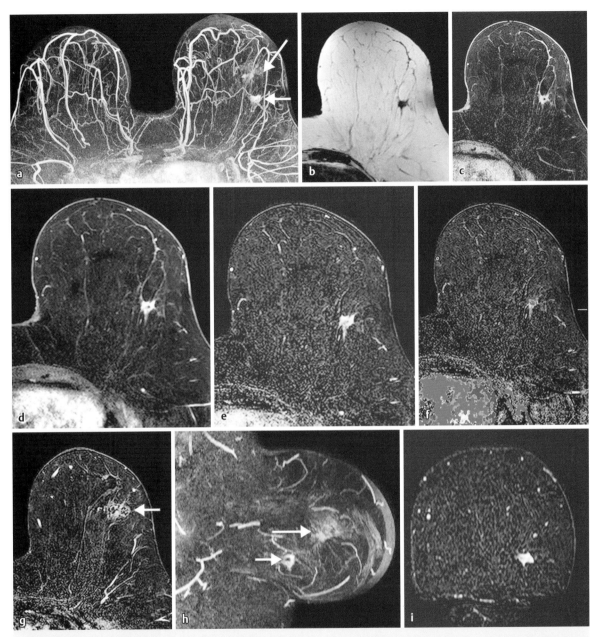

图 8.43 ILC：混合型。MIP 图像（a）显示左乳外侧 1 枚不规则肿块（短箭），边缘毛刺状，肿块前方伴有局灶强化（长箭）。T2WI 和 T1WI 平扫可见活检过的肿块（b、c）。增强图像（d）及减影图像（e）和动态特征图（f）表现为肿块内部强化，1 枚活检后的标记夹，呈不均匀动力学特征，可见流出型。横断位减影图（g）显示位于肿块前方的非肿块强化，提示额外的恶性病灶（长箭）。矢状位图像（h）显示肿块（短箭）和前方非肿块强化（长箭）。冠状位图像（i）显示肿块。病理：广泛的 ILC，2 级，肿块和前方局灶强化，均伴经典型 LCIS，ER/PR（＋），HER2/neu（－），Ki-67 5%。1 枚腋窝淋巴结阳性。

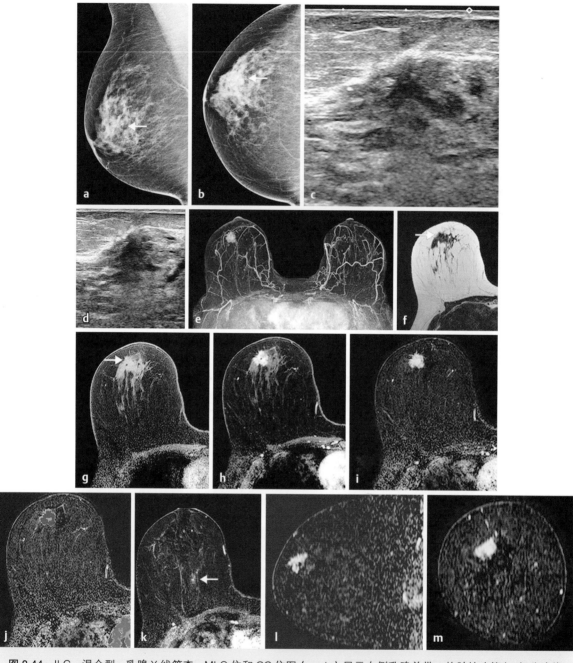

图 8.44　ILC：混合型。乳腺 X 线筛查，MLO 位和 CC 位图（a、b）显示右侧乳腺前带 1 枚肿块（箭），部分边缘遮蔽状，超声（c、d）于相应位置可见 1 枚低回声肿块，不规则形，边缘毛刺状。MIP 图像上亦可见该病灶（e）。T2WI 可以很好地显示该毛刺状肿块（f，箭），T1WI 平扫示既往活检的标记夹（g，箭）。增强（h）、减影图（i）和动态特征图（j）显示肿块内部强化相对均匀，主要呈上升型。在乳腺后内侧的其他层面上也发现了少许局灶强化（k，箭），提示额外的恶性病灶，并经 MRI BX 证实。矢状位和冠状位图像（l、m）显示主病灶。病理：ILC，2 级，> 6 cm，伴经典型 LCIS。ER（＋），PR（－），HER2/neu（－），Ki-67 5%。腋窝淋巴结阳性伴结外受累（28/28）。

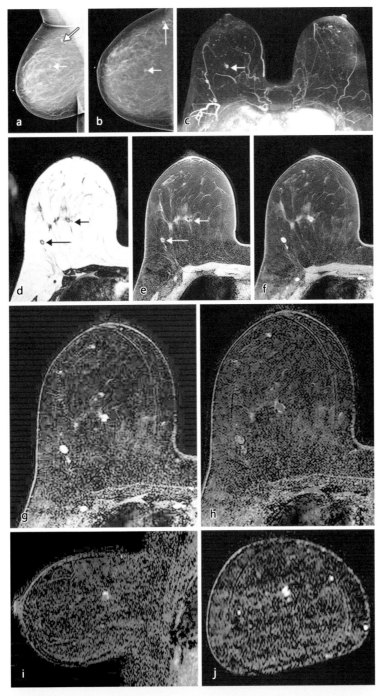

图8.45 小管癌。乳腺X线筛查（a、b）发现右乳中央区12点方向1枚4 mm不规则肿块，偶然发现外侧1枚正常的乳内淋巴结（长箭）。MIP图像（c）显示相应区域1枚不规则强化肿块，T2WI图像（d）亦可见肿块（短箭）和含脂肪门结构的乳内淋巴结（长箭）。T1WI平扫图像（e）上可见既往活检标记夹（短箭）和乳内淋巴结（长箭）。增强图像中，增强（f）、减影图（g）和动态特征图（h）可见肿块持续均匀强化。矢状位和冠状位图像显示病灶（i、j）。病理：IDC，1级，管状特征，ER/PR（+），HER2/neu（−），Ki-67 6%。前哨淋巴结阴性（0/4）。

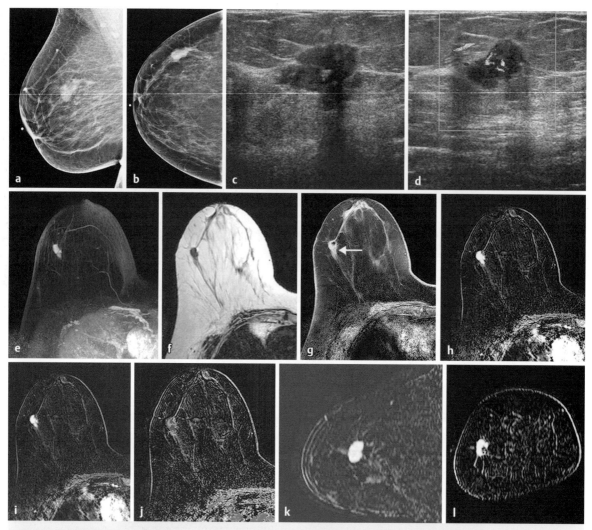

图 8.46　小管癌。乳腺 X 线筛查（a、b）显示右乳 10 点方向可见 1 枚 11 mm 的不规则肿块，边缘部分遮蔽状，超声（c、d）在相应位置亦可见此病灶，并见血供增加。MIP 图像（e）显示分叶状、不规则、强化肿块，在 T2WI 上也可见（f）。T1WI 平扫图像（g）可见既往活检的标记夹（箭）。增强图像（h）、减法图像（i）和动态特征图（j）表现为显著不均匀强化肿块，可见流出型。矢状位和冠状位图像（k、l）显示病灶。病理：IDC，1 级，管状特征，低级别、实性 DCIS，ER/PR（＋），HER2/neu（－）。前哨淋巴结阴性（0/3）。

有研究认为，内部分隔代表组织学中纤维上皮性分隔，而且延迟期的周边强化可能代表瘤周炎性改变[34, 35]。有些病灶可能不具备上述髓样癌的所有特征，也可能没有同样好的预后。这些病变可能更多与钙化相关，提示伴有 DCIS[33]。

乳头状癌

乳头状癌罕见，占所有乳腺癌的不到 2%，最常发生于老年患者人群，通常预后良好。良性和恶性乳头状肿瘤的组织学特征都是由纤维血管轴心支持的单一上皮叶状生长模式。乳头状癌可分为导管内乳头状癌、包裹性乳头状癌和浸润性癌（一例导管内乳头状癌见第 7 章，图 7.29）。

包裹性乳头状癌

乳头溢血往往是包裹性乳头状癌的临床表现，见于 5%～25% 的病例[36]。该病变被认为是一个囊样的扩张导管伴梗阻，内见一个实性肿块，表现为厚壁纤维包膜包裹的实性肿块。当导管壁内见肌上皮时，包裹性乳头状癌通常被认为是非浸

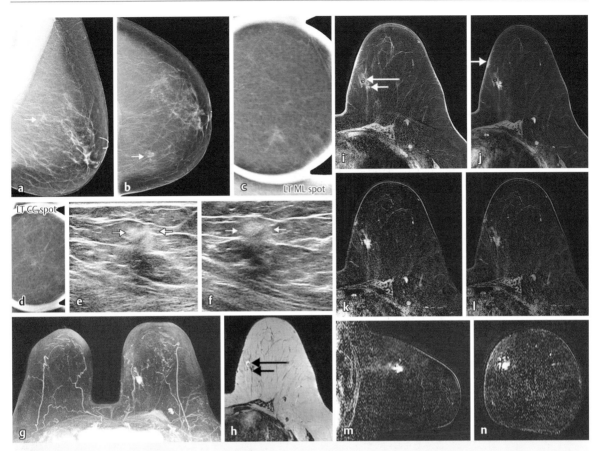

图8.47 小管癌。乳腺X线筛查（a、b，箭）和局部点压图（c、d）显示左乳10点方向可见1枚7mm的不规则肿块，边缘不清楚，超声（e、f）相应位置显示1枚不规则肿块，周围有声晕，代表周围致密的纤维组织（箭）。MIP图像（g）显示肿块显著强化，T2WI和T1WI平扫图像（h、i，短箭）亦可见肿块。活检放置的标记夹伪影也可见（长箭）。增强图像（j）表现为毛刺状强化肿块和活检后局部皮肤强化（箭）。减影图像（k）和动态特征图（l）表现为不均匀强化，呈流出型。矢状位和冠状位图像（m、n）显示病灶。病理：IDC，2级，管状特征，低级别、实性型DCIS，ER/PR（+），HER2/neu（-）。前哨淋巴结为阴性（0/1）。

润性的。然而，在85%的病例中，肌上皮细胞可能缺失，提示该病是一种惰性的浸润性癌。在一些病例中，纤维包膜内可见的小灶IBC-NST导致纤维囊壁的浸润[36, 37]。包裹性乳头状癌通常乳腺X线上表现为乳晕后区的圆形、卵圆形或分叶样肿块，边缘清楚或不清楚（图8.56）。可能伴有钙化。超声表现为单个或多个低回声囊实性肿块，伴后方回声增强[38, 39]。乳头状病变囊液中的出血可由纤维血管轴心扭转和实性成分梗死所致。

影像学表现

文献中关于包裹性乳头状癌的MRI表现的报道很少；然而，一些报道描述了T2WI图像上可见的复杂肿块，高信号代表液性体成分。出血可表现为T2WI序列囊内液-液平，T1WI平扫上呈高信号。这些肿瘤形态各异，常表现为圆形或卵圆形肿块，边缘各异，低强化（图8.56和图8.57）[40]。

浸润性乳头状癌

浸润性乳头状癌少见，其表现为包裹性乳头状癌伴小灶间质浸润出纤维囊壁（浸润性包裹性乳头状癌）[38]，或主要由乳头状结构组成，可见肿瘤细胞内衬的纤维血管轴心（实性浸润性乳头状癌）[41]。

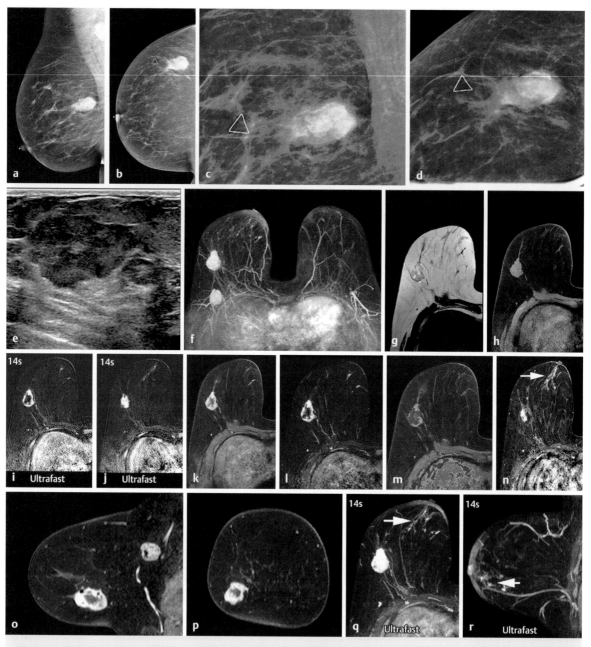

图 8.48　黏液癌。37 岁，诊断性 MLO/CC 位 MG 图（a、b）和局部点压图（c、d）显示右乳 9 点方向 1 枚可触及的卵圆形高密度肿块，可见皮肤上三角形标志物。超声（e）在相应位置可见一混合回声、微分叶样肿块。MIP 图像（f）可见 1 枚 3.0 cm 的强化肿块，右侧腋窝肿块增大提示为淋巴结转移。T2WI（g）显示分叶状肿块内呈高信号，为黏液癌的典型表现。T1WI 平扫（h）呈等信号，14 秒超快序列减影图像（i、j）显示边缘强化的肿块（i）及乳头水平的层面上可见非肿块强化，提示 DCIS 累及乳头（j，箭）。在 70 秒增强（k、l）和减影图像上所示肿块呈边缘强化，动态特征图（m）示不均匀的动力学曲线。中央不强化的区域代表肿瘤内的黏液。70 秒横断位增强图像上，乳头水平层面（n）显示部分肿块和意外发现的线样强化。矢状位和冠状位重组图像（o、p）显示病灶。14 秒超快序列的薄层横断位（q，箭）及矢状位（r，箭）MIP 图像和矢状位有助于显示乳腺前带意外发现的非肿块强化。病理：IDC，2 级，黏液癌特征，低级别、实性型 DCIS，ER/PR（+），HER2/neu（−）。腋窝淋巴结阳性（2/17）。

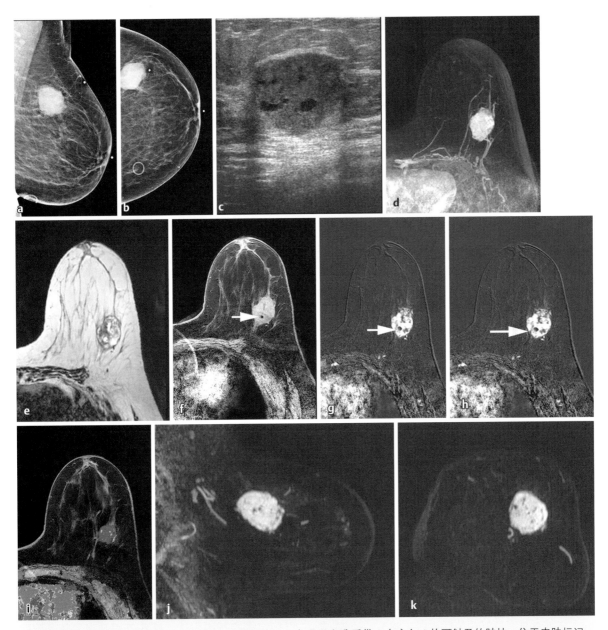

图 8.49 黏液癌。82 岁，左乳 MLO/CC MG 图（a、b）显示左乳后带 2 点方向 1 枚可触及的肿块，位于皮肤标记处。这个高密度卵圆形肿块亦可见于超声（c），表现为混合回声。MIP 图像（d）可见 1 枚 2.5 cm 的孤立肿块，内部不均匀强化。T2WI 图像（e）呈内部高信号，这是黏液癌的特征性表现。T1WI 平扫（f）呈等信号，增强和减影图（g、h）呈不均匀强化。肿块内可见既往经皮穿刺活检的标记夹（f～h，箭），在动态特征图（i）上呈上升型。矢状位和冠状位重组图像（j、k）显示病灶。病理：IDC，2 级，黏液癌特征。患者只接受了芳香化酶抑制剂治疗。随访 5 年后，肿块变小，乳腺 X 线上测量为 12 mm，病理：IDC，黏液癌亚型，2 级，ER/PR（＋），HER2/neu（－）。

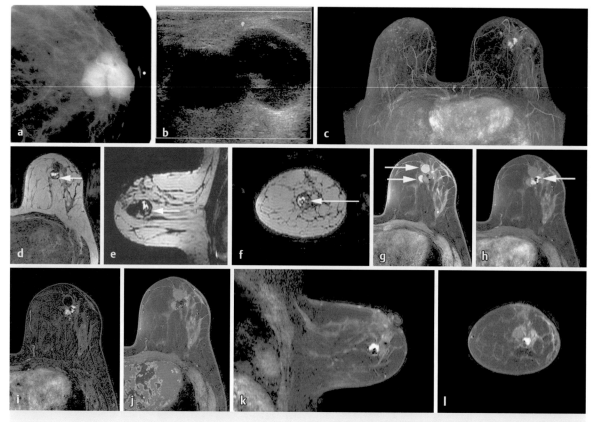

图 8.50　黏液癌。41 岁，乳腺 X 线点压 CC 位图（a）可见皮肤标记下乳晕后区可触及的高密度肿块，超声（b）可见肿块呈双腔囊性成分。减影 MIP 图像（c）显示不规则强化肿块，紧靠无强化囊性成分的外下方。横断位（d）、矢状位和冠状位 T2WI 重组图像（e、f）显示肿块内高信号（箭），紧贴圆形强化低信号肿块后方，代表囊肿内蛋白成分。T1WI 平扫（g）显示囊肿内高信号（短箭），相邻高信号区代表癌灶内黏液（白长箭）。增强、减影图和动态特征图（h~j）显示不规则肿块，主要呈上升型曲线，内部可见既往活检的标记夹。矢状位和冠状位重组图像（k、l）显示病灶。病理：IDC，黏液癌亚型，2 级，ER/PR（+），HER2/neu（-）。

影像学表现

浸润性乳头状癌 MRI 典型表现为圆形、卵圆形或分叶状，边缘清楚，与肉眼可见的边缘清楚的大体外观具有良好相关性（图 8.58）。浸润性成分可能很小，在包裹性乳头状癌中尤其如此。实性肿瘤和囊内的实性成分通常表现为流出型曲线，最大初始强化率大于 100%。

8.6　乳腺癌的分子特征

乳腺癌的诊断依据不同的临床表现、组织学亚型，并根据肿瘤在遗传水平上的相似性进行分类。这些肿瘤遗传学上的显著差异在具有不同疾病表达模式、治疗反应和生存结局的女性患者中分布不均匀。DNA 微阵列技术是一种涉及从癌症标本中分离出遗传物质（通常是信使 RNA）的方法。针对某些互补的 DNA 微阵列测试癌症 RNA，以确定哪些基因表达，哪些基因缺失。从乳腺癌常见表达的基因中提取数千个已知的序列，分析癌灶的信使 RNA，就可以确定乳腺癌特有的基因表达谱。

在临床实践中，在诊断时获得患者乳腺癌的组织样本并处理，然后将分离、复制出的信使 RNA 片段与特异性生物芯片进行孵育，这个生物芯片包含数千个在乳腺癌中常见的寡核苷酸的芯片。然后从微阵列分析中获得数据进行计算机分析，提供患者乳腺癌的全面分子特征。这项研究

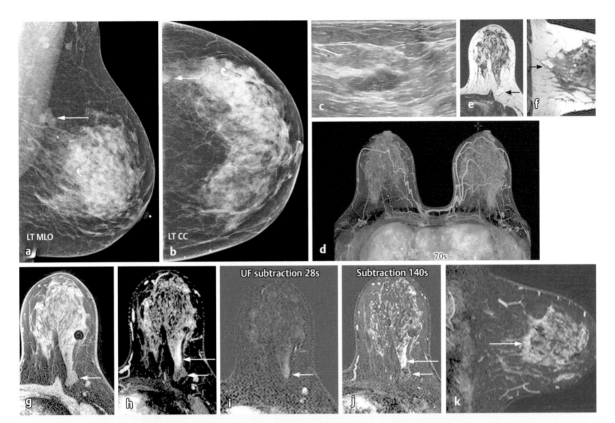

图 8.51 黏液癌。一例无强化癌灶，展示了 T2WI 序列的重要性。乳腺 X 线筛查图示左乳房 1 点方向后带（a、b，箭）可见低密度分叶状肿块，相应超声图（c）。70 秒增强 MIP 图（d）可见 BPE 显著。T2WI 图像（e、f）显示分叶状高信号肿块，其大小和位置与乳腺 X 线一致。平扫、增强和减影 T1WI 图像（g～j）上，所示肿块内没有明显强化（短箭）。乳腺外侧局部 BPE 逐渐增加（长箭），矢状位亦可见（k，箭）。病理：IDC，黏液癌亚型，1.5 cm，1级，伴有筛状 DCIS，ER/PR（+），HER2/neu（−），Ki-67 5%。腋窝淋巴结阴性（0/3）。

促成了肿瘤分子图谱的分类，作为基因表达模式，通过生长速率、细胞组成和特定信号通路进行聚类，形成了当今临床上使用的四种主要亚型。

8.6.1 Luminal A 型

Luminal A 型是乳腺癌中最常见的亚型，占所有乳腺癌的 50% 以上。它们的特点是 ER 和 PR 同时表达，缺乏 ERBB2 基因（也被称为 HER2/neu 基因）的过表达，ERBB2 是一种刺激细胞生长的原癌基因。这些肿瘤通常分级较低，Ki-67 增殖指数低于 15%，预后良好，5 年生存率超过 80%。

影像学表现

大部分浸润性 Luminal 亚型乳腺癌是这种类型，通常在所有影像学检查中均表现为形状不规则，边缘不规则或毛刺状，MRI 上不均匀强化，早期低强化，迟期强化各异（图 8.59 和图 8.60）。

8.6.2 Luminal B 型

Luminal B 型乳腺癌同时表达 ER 和 PR，其分级通常高于 Luminal A 型，无复发生存率明显低于 Luminal A 型[42]。大约 30% 的 Luminal B 型癌是 ERBB2 过表达的 HER2，表现更高的增殖活性，Ki-67 水平 ≥ 15%。

影像学表现

关于 Luminal B 型肿瘤的特殊 MRI 表现的信息有限。尽管 ER 和 PR 状态是对基于他莫昔芬治疗反应的预测因子，但与 Luminal A 型肿瘤不同，Luminal B 型对内分泌治疗相对不敏感。

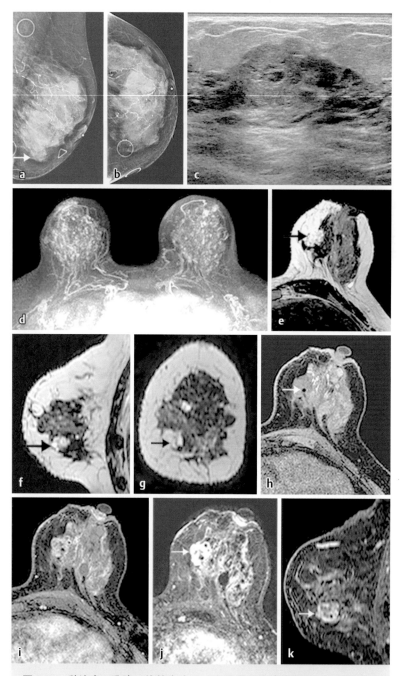

图 8.52　黏液癌。乳腺 X 线筛查（a、b）显示左乳腺体致密，三角形皮肤标志物下可见腺体下方（箭）有可触及的肿块，局部边缘遮蔽状。多个圆形皮肤标志物表示皮损。超声图像（c）可见 1 枚混合回声的分叶状肿块。MIP 图像（d）可见 BPE 显著。T2WI 多平面重组图像（e~g）显示高信号肿块，可见分叶，其大小和位置与可触及的病变一致（箭）。T1WI 平扫（h）显示内侧良性导管扩张和肿块活检后的标记夹（箭）。增强和减影图（i、j）显示肿块的边缘和内部不均匀强化（短箭），在矢状位图（k，箭）上亦可见。病理：IDC 黏液癌亚型，1 级，大小 1.8 cm，伴低级别 DCIS，ER/PR（＋），HER2/neu（－），Ki-67 5%。前哨淋巴结阴性（0/4）。

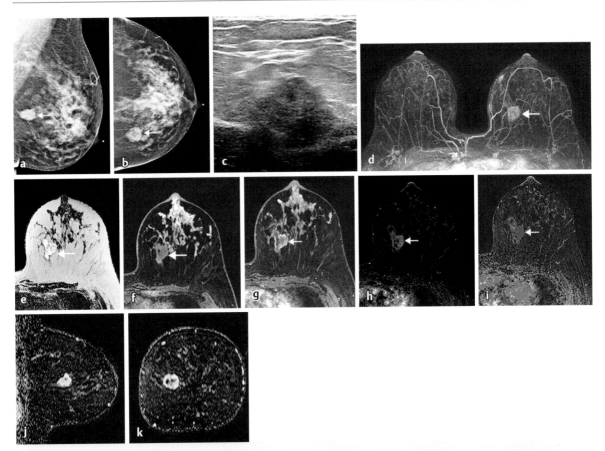

图 8.53　黏液癌。（1.5 T）。乳腺 X 线筛查（a、b）显示左乳 9 点方向后带可见分叶状、边缘清楚的肿块（箭）。注：圆形和线性皮肤标志物，分别代表皮肤病变和手术瘢痕（良性病变）。超声（c）显示低回声、微分叶状肿块，在 MIP 图像（d，箭）上呈圆形强化肿块。T2WI 图像（e）显示肿块内高信号，代表肿瘤内的黏液（箭）。T1WI 图像（f，箭）显示肿块，包含活检夹。增强和减影图像（g~i）显示不均匀、持续强化（箭）。矢状位和冠状位重组图像显示病灶（j、k）。病理：IDC，黏液癌亚型，1 级，ER/PR（＋），HER2/neu（－），Ki-67 5%~9%。前哨淋巴结为阴性（0/2）。

Mazurowski 及其同事发现，Luminal B 型乳腺癌的强化率与正常背景实质有很大差异，这意味着由于新生血管的形成，血管密度和/或血管通透性增加[43]。结论认为病灶强化率与 BPE 率之比较高的病灶更可能为 Luminal B 型（图 8.61 和图 8.62）。Luminal A 型和 B 型癌症患者比基底样型更容易发生骨转移，基底样型更常见的是肺和大脑的转移[43]。

8.6.3　HER2/neu 过表达型

HER2/neu 过表达型肿瘤患者临床上常表现为 2 级或 3 级浸润性癌，多灶性、伴有导管内播散、淋巴血管侵犯和淋巴结阳性的发生率高。HER2 是 ErbB 蛋白家族的一员，参与通过多种不同的信号通路调节细胞增生和凋亡。

HER2/neu 阳性的肿瘤是由编码表皮生长因子受体 2 型的 *ERBB2* 基因过表达定义的[44]。这些肿瘤不表达 ER，但在 IHC 上表现为 HER2 过度表达（3＋）或基因扩增表现为 HER2 过度表达（2＋），通过 FISH（荧光原位杂交）或 CISH（显色原位杂交）得以证明。由于 *ERBB2* 基因是原癌基因，其扩增会导致细胞侵袭性增强，肿瘤生长更快。

影像学表现

HER2/neu 阳性乳腺癌在乳腺 X 线摄影中的表现是多变的，肿瘤最常表现为不规则肿块，伴或不伴提示 DCIS 的恶性钙化。MRI 显示 HER2/neu

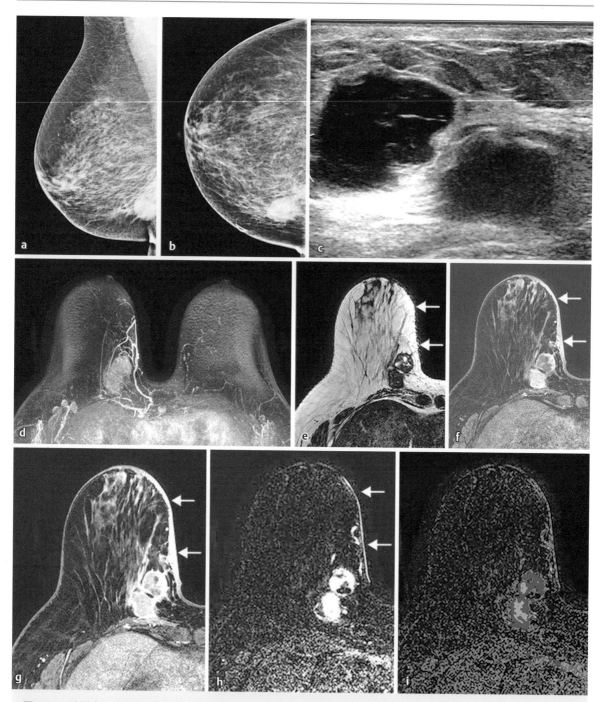

图 8.54 髓样癌。皮肤标志物下可扪及肿块，MLO/CC 位 MG 图（a、b）显示右乳后内侧下方可见高密度肿块，二分叶状，部分边缘遮蔽状。超声（c）显示两个相邻的低回声肿块，MIP 图像（d）亦可见。T2WI 图像（e）显示内侧皮下水肿（箭），两个肿块内可见高信号区。平扫图像（f）显示两个肿块呈等信号，内侧皮肤增厚（箭）。增强和减影图像（g、h）显示不均匀强化，皮肤强化提示真皮层受累（箭）。动态特征图（i）呈不均匀强化。病理：IDC，髓样型，2 级，ER（+），PR（-），HER2/neu（-）。前哨淋巴结为阴性（0/1）。

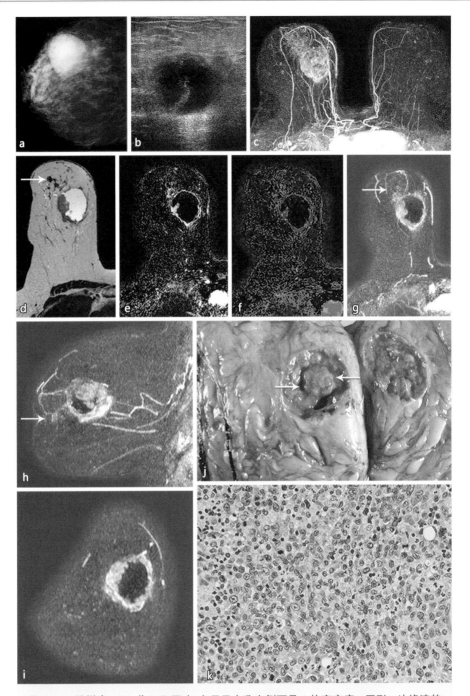

图 8.55　髓样癌。ML 位 MG 图（a）显示右乳内侧可见 1 枚高密度、圆形、边缘清楚的大且可触及的肿块。超声图像（b）显示厚壁、大部分呈无回声的囊性肿块，内部分隔较厚。MIP 图像（1.5 T）显示肿块不均匀强化，伴随非肿块强化延伸至乳头（c）。T2WI 图像（d）显示囊性肿块，壁厚、壁结节、瘤周水肿和乳晕后导管扩张（箭）。增强及减影图像（e）显示囊壁强化，动态特征图（f）呈上升型。横断位、矢状位和冠状位 MIP 重组图像（g~i）很好地显示了囊性病变及其前部非肿块强化（箭）。术后标本显示位于囊内的髓样癌（j，箭），镜下（k）囊壁可见肿瘤细胞。病理：IDC，囊性髓样癌伴内部坏死，3 级，大小 6.5 cm，伴 DCIS，实性且高级别，ER（－），PR（＋），HER2/neu（－）。前哨淋巴结为阴性（0/5）。

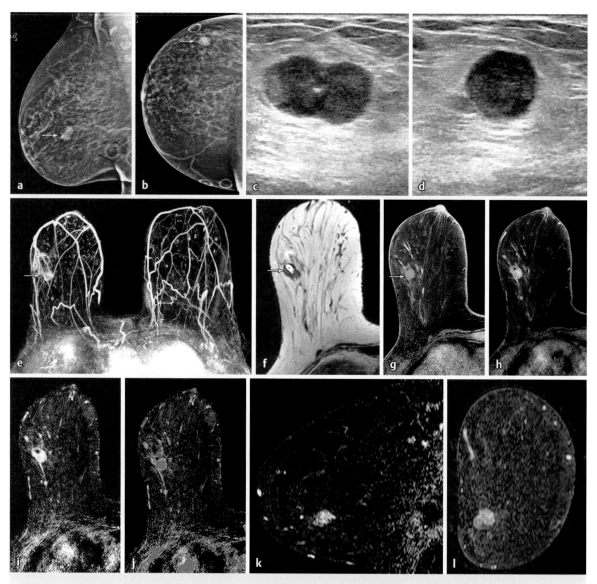

图 8.56　包裹性乳头状癌（非浸润性）。68 岁，筛查性乳腺 X 线检查，发现右乳 1 枚卵圆形、分叶状肿块，位于 9 点方向中带（a、b，箭）（可见多个环状皮肤标志物），相应位置超声图像可见病灶（c、d）。肿块在 MIP 图像上呈显著强化（e）。T2WI 图像（f）显示肿块（箭）中央有标记夹伪影，在平扫上亦可见（g，箭）。增强图像（h、i）显示快速强化，动态特征图（j）显示均匀流出型。矢状位和冠状位重组图像显示病灶（k、l）。病理学：1.9 cm 包裹性（囊内）乳头状癌，中等级别，ER（+），PR（-），HER2/neu（-）。

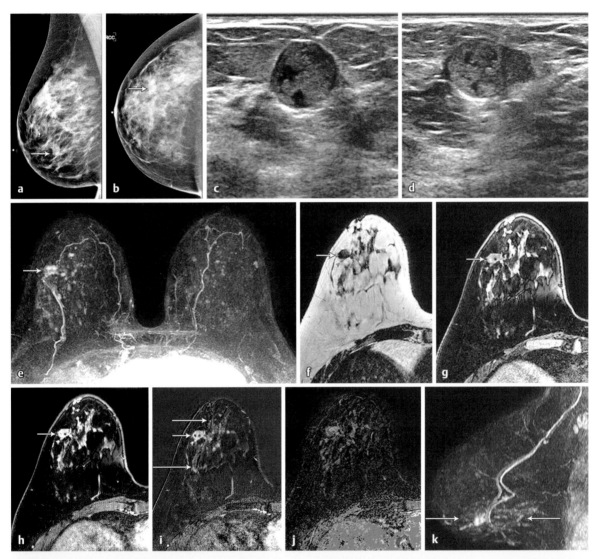

图 8.57 包裹性乳头状癌（非浸润性）（1.5 T）。筛查性乳腺 X 线检查，发现右乳 8 点方向前带 1 枚卵圆形边缘遮蔽状肿块（a、b，箭），相应位置超声可见一分叶状、等回声肿块（c、d）。MIP 图像（e）显示 1 枚边缘清楚的强化肿块（箭），T2WI 图像上显示为低信号肿块（f，箭），T1WI 平扫呈等信号肿块，中央伴标记夹伪影（g，箭）。增强图像（h、i）显示肿块均匀强化（短箭），非肿块强化延伸至所示肿块以外（长箭），动态特征图（j）呈流出型。矢状图重组（k）显示肿块周围向外延伸的线样强化（箭）。病理：1.2 cm 包裹性（囊内）乳头状癌，中等级别，DCIS，乳头状，从肿块处延伸。病灶总体大小 5.5 cm，ER（+），PR（+），HER2/neu（−）。前哨淋巴结为阴性（0/4）。

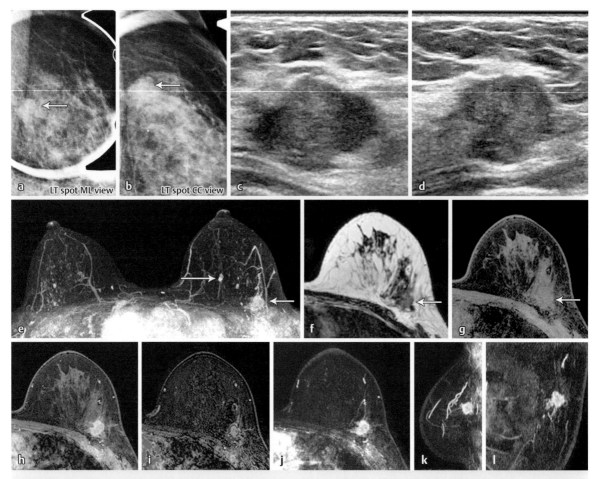

图 8.58　浸润性乳头状癌。筛查性乳腺 X 线检查，发现左乳 2 点方向后带靠近胸肌处有 1 枚边缘遮蔽状肿块（a、b，箭）。相应位置超声可见 1 枚混合回声、分叶状肿块（c、d）。MIP 图（e）显示边缘强化的卵圆形肿块（短箭）；附带标注 1 枚具有无强化分隔的纤维腺瘤（长箭）。T2WI 和 T1WI 平扫显示肿块边缘部分不清楚（f、g，箭），但增强可见显著强化，并伴有流出型，一些瘤周非肿块强化提示可能为 DCIS（h、i）。横断位、矢状位和冠状位重组图显示病灶范围（j~l）。病理：浸润性乳头状癌，中级别，伴有筛状和微乳头状 DCIS，ER/PR（＋），HER2/neu（－）。前哨淋巴结阴性（0/3）。

阳性乳腺癌比其他类型的浸润性癌更容易表现为非肿块强化，而其他类型的浸润性癌以肿块表现为主（图 8.63～图 8.65）。一项研究显示，三阴性乳腺癌中，NME 占 5%[45]。反映肿瘤侵袭性的 T2WI 特征，如瘤内高信号、瘤周水肿、胸前水肿和后部淋巴管扩张，在高级别病变中比 Luminal 亚型中更常见（图 8.66）[46, 47]。考虑到 T2WI 特征作为影像学预后标志的重要性，本文进一步展示了这些 T2WI 特征（图 8.67～图 8.69）。HER2 阳性肿瘤还显示出比其他分子亚型更大程度地早期快速摄取对比剂，这是肿瘤侵袭

性的另一个标志[48]。

随着曲妥珠单抗治疗的引入，针对 HER2/neu 阳性癌症靶向治疗的发展显著改善了患者的预后，使得疾病复发率降低了 52%，死亡率降低了 33%[49]。除了前面讨论的分子标记，该领域的研究还确定了细胞增殖和侵袭的其他标记。这些标记包括 p53 基因，TP53，一种肿瘤抑制基因；Bcl2 基因（BCL2），是一种参与调控细胞死亡或凋亡的原癌基因；Claudin，一种参与上皮形成的蛋白质；UPA/PAI1（尿激酶纤溶酶原激活物 / 纤溶酶原激活物抑制剂 1）参与肿瘤扩散。

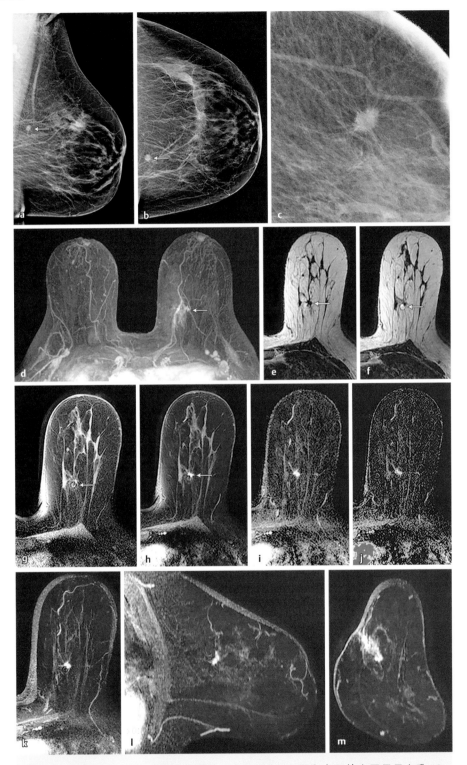

图 8.59 Luminal A 型。乳腺 X 线筛查，MLO/CC MG 图和点压放大图显示左乳 10 点方向 1 枚 6 mm 的毛刺状肿块（a～c，箭），MIP 图像可见相应位置的强化灶（d，箭）。图中显示了两幅 T2WI 不同层面图像：毛刺状肿块（e，箭）和肿块后方的标记夹（f，箭）。T1WI 平扫显示活检后标记夹（g，箭）。增强和减影图像（h、i，箭）显示该肿块快速强化，动态特征图（j）显示主要为平台型。横断位、矢状位和冠状位薄层 MIP 图像显示病灶（k～m）。病理：IDC，具有小叶特征，8 mm，1～2 级，ER（+），PR（+），HER2/neu（-）。前哨淋巴结和 1 枚非前哨淋巴结均为阴性（0/4）。

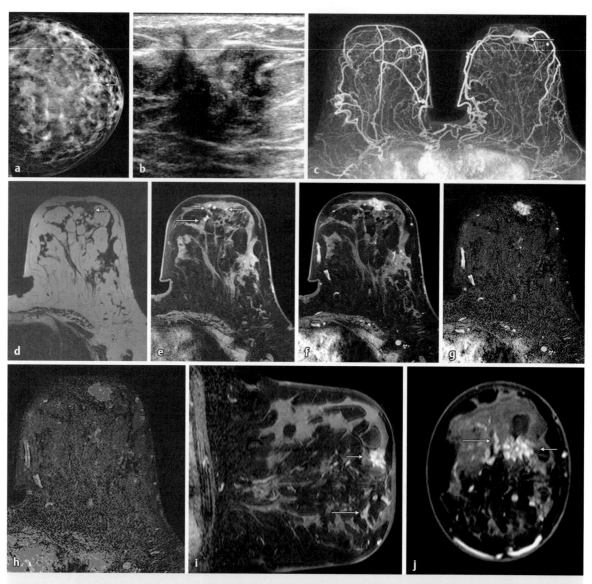

图 8.60 Luminal A 型。68 岁，临床表现为左乳前带可触及肿块（三角形皮肤标记处），CC 位 MG 图显示可见轻微结构扭曲（a，箭），超声证实为 1 枚不规则肿块，边缘毛刺状（b）。MIP 图像显示单灶肿块，强化不均匀（c，箭）。T2WI 和 T1WI 平扫显示肿块有细微的毛刺（d、e，箭），可见乳晕后导管扩张（长箭）。增强和减影图像示不均匀强化的肿块（f、g），动态特征图（h）主要呈上升型。增强图像的矢状位和冠状位重组图像（i、j）显示乳晕后方肿瘤（短箭）和乳腺前带导管扩张（长箭）。病理：IDC，2.2 cm，2 级，内部筛状 / 实性 DCIS，ER/PR（＋），HER2/neu（－）。前哨淋巴结为阴性（0/4）。

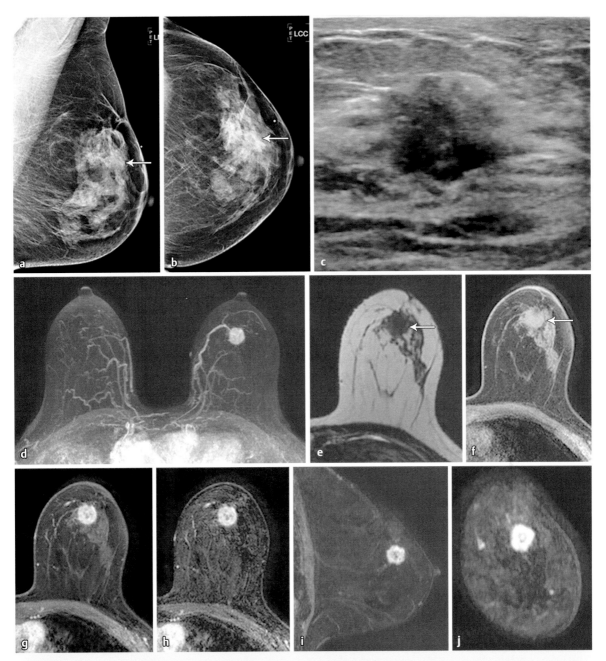

图 8.61　Luminal B 型。患者左乳 2 点方向前带可触及肿块（BB 皮肤标志物），CC/MLO 位 MG 图可见边缘遮蔽状肿块（a、b，箭），超声确认为不规则肿块（c）。MIP 图像显示为单灶、圆形肿块，强化不均匀（d）。T2WI 和 T1WI 平扫可见等信号肿块，部分边缘不清楚（e、f，箭）。增强和减影图像显示不均匀强化的肿块（g、h）。矢状位和冠状位重组图像显示病灶（i、j）。病理：IDC，2 级，大小 1.7 cm，伴 DCIS，筛状 / 实性，ER（+），PR（−），HER2/neu（−）。前哨淋巴结阴性（0/1）。

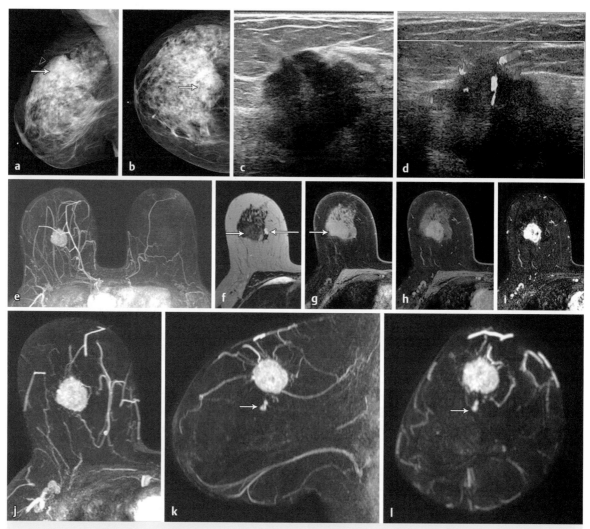

图 8.62 Luminal B 型。患者右乳 12 点方向中带可触及肿块（三角形皮肤标志物），CC/MLO 位 MG 图显示一枚边缘模糊肿块（a、b，箭），超声确认为微分叶状、低回声肿块，血流增多（c、d）。MIP 图显示单灶、圆形肿块，强化不均匀（e）。T2WI 和 T1WI 平扫可见等信号肿块，部分边缘不清楚（f、g，短箭）。T2WI 图像可见肿块内侧可见 1 枚高信号小囊肿（f，长箭）。增强和减影图像显示肿块不均匀强化（h、i）。轴位、矢状位和冠状位重组图显示病灶（j~l）。矢状位和冠状位图可见肿块相邻的卫星灶（箭），在随后的 MRI 引导活检中证实为恶性。病理：IDC，2 级，可疑淋巴血管浸润，ER（+），PR（−），HER2/neu（−）。前哨淋巴结呈阴性（0/4）。

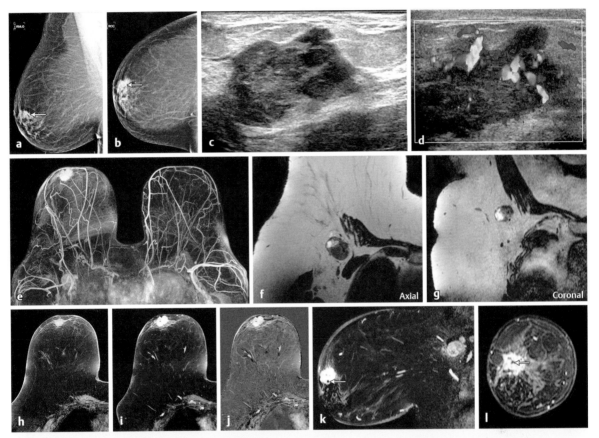

图 8.63 HER2/neu 过表达型。乳腺 X 线筛查，MLO/CC 位图显示右乳乳晕后区肿块，边缘部分遮蔽状（a、b，箭），超声显示不规则肿块，血供增加（c、d）。MIP 图像显示单灶、不规则 / 分叶状肿块，强化均匀，1 枚腋窝淋巴结肿大（e）。腋窝区 T2WI 图像很好地显示肿大的转移性淋巴结，内部高信号提示坏死（f、g）。平扫 T1WI 显示乳晕后区肿块（h），增强和减影图像（i、j）显示肿块呈快速强化。矢状位重组图像显示腋窝肿大转移性淋巴结，矢状位和冠状位均可见肿块内信号缺失 / 活检标记夹（k、l，箭）。病理：IDC 3 级，ER/PR（+），HER2/neu（+），Ki-67 15%，1 枚腋窝淋巴结证实为转移，患者行新辅助治疗。

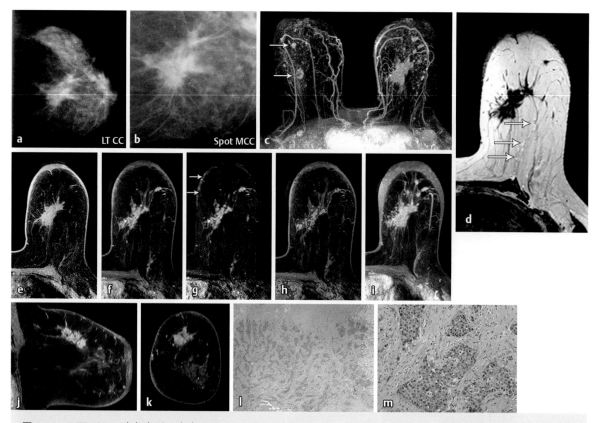

图 8.64　HER2/neu 过表达型。患者左乳 10 点方向中带可触及肿块，MLO 和 MCC 点压片显示 2.5 cm 毛刺状肿块，伴有微钙化（a、b）。MIP 图显示左乳中央区 1 枚不规则大肿块伴卫星病灶，右乳 2 枚随访稳定的良性肿块，边缘清楚（c，箭）。T2WI 显示不规则、低信号肿块，可见线样高信号从肿块后方延伸至胸肌（d，箭）。T1WI 平扫显示前部皮肤增厚（e），增强、减影图和动态特征图（f~h）显示强化灶延伸至乳腺内前方，呈不均匀流出型。局部内侧皮肤强化可能反映活检后改变（箭）。横断位图像显示病灶范围（i、j）。矢状位和冠状位重组图像显示病灶（j、k）。病理：IDC，3 级，多灶性高级别 DCIS，实性型，无皮肤累及，ER/PR（−），HER2/neu（＋），Ki-67 25%。腋窝淋巴结证实为阳性（2/14）（l、m）。

8.6.4　三阴性和基底样型

基底样型肿瘤是高级别、生长迅速、具有高侵袭性的肿瘤，有丝分裂指数高[50]。与其他乳腺癌亚型相比，这些肿瘤通常诊断时较大，淋巴结转移更多见。然而，与其他亚型相比，三阴性肿瘤的淋巴结受累可能不那么重要，因为这些肿瘤表现出淋巴结阴性的进展和早期全身受累的倾向[51]。如果癌细胞表现出与内衬于基底膜内表面的肌上皮细胞（基底细胞）相似特征，则归类为基底样型。最常见的基底样型乳腺癌基因特征是三阴性。该亚型被定义为 ER 或 PR 阴性，HER2/neu 基因不过度表达或扩增的肿瘤。由于这定义是排除性的，因此有理由认为三阴性癌症可能代表一组不均质的恶性肿瘤。p53 基因突变在大多数此类肿瘤中可见，许多其他染色体片段丢失的基因组变化也常被发现。基底样型癌还没有被普遍接受的定义，大多数（80%）三阴性乳腺癌也是基底样型乳腺癌，这两个术语经常被互换使用[51]。髓样癌和化生性癌与三阴性亚型密切相关。三阴性乳腺癌占所有乳腺癌的 12%～17%，通常见于 BRCA1 突变携带者和绝经前的非洲裔美国女性中。另一方面，BRCA2 相关癌症很少被描述为 ER 阴性，并表现出与非遗传性（散发性）乳腺癌相似的特征。分泌性和腺样囊性癌，都是罕见的组织学类型，具有三阴性特征；然而，预后好于常见的三阴性浸润癌亚型[51]。

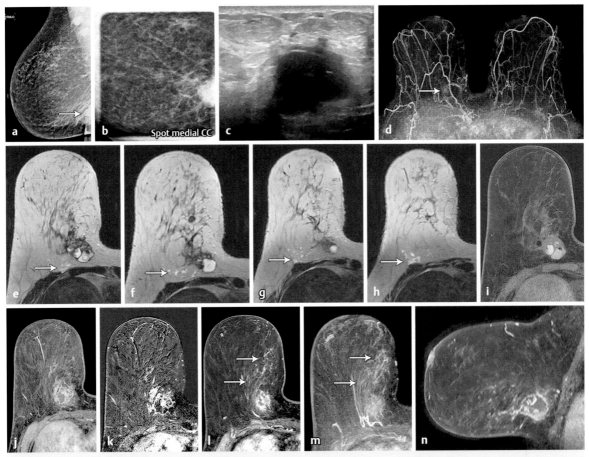

图8.65 HER2/neu 过表达型。患者右乳内下方可触及肿块，MLO 位和 CC 位点压片上可见，肿块部分呈高密度，边缘清楚，并伴有腋窝淋巴结肿大（a、b）。超声显示不规则、低回声肿块，边缘不清楚（c）。MIP 图像显示轻度 BPE，右乳内后带可疑异常强化（d，箭）。T2WI 上可见分叶状、边缘清楚的肿块，伴有高信号（坏死）和胸前水肿（e～h，箭）。T1WI 平扫（i）显示混杂信号肿块，局部呈高信号。增强和减影图像（j、k）显示肿块不均匀边缘强化，并伴有中央强化病灶（牛眼征）。其他层面显示伴随的非肿块强化从肿块延伸至乳腺前部（l、m，箭）。矢状位重组图像显示病灶（n）。病理：IDC，3 级，高级别 DCIS，ER/PR（−），HER2/neu（+），Ki-67 80%。腋窝淋巴结阳性（8/22）。

影像学表现

三阴性乳腺癌形态一致，呈圆形、卵圆形或分叶状肿块，通常位于后部，见于 77%～95% 的病例[45, 51]。MRI 上，三阴性乳腺癌常表现为不均匀或边缘强化，动力学特征为快速强化，流出型曲线[52]。与 DCIS 的相关恶性钙化并不常见（图 8.70～图 8.74）。

三阴性乳腺癌 MRI 显著特征是平扫 T2WI 图像上肿块内中央高信号。这一表现可能代表肿瘤坏死，常见于快速增长病灶，提示预后不良。在低级别的黏液癌中也可见 T2WI 高信号，其中高信号代表黏液而非坏死（图 8.75 和图 8.76）。需

要注意的是，在超声上看到肿块边缘清楚，内部呈均匀低回声可能导致误诊为良性，从而造成诊断的显著延误。如图所示，MRI 表现高度提示恶性肿瘤（图 8.77～图 8.79）。

总体来说，此类乳腺癌预后较差，尽管它们对常规内分泌治疗无反应，但它们对化疗敏感，可能是由于它们增殖指数高和 / 或 p53 基因突变率高。三阴性乳腺癌倾向于早期复发，常发生在治疗后的 2～3 年，5 年后远处转移风险相对较低[53]。三阴性乳腺癌转移较少累及骨骼，更可能累及内脏，尤其是肺和大脑。乳腺癌的主要影像学表现按分子亚型分类总结如下（表 8.5）。

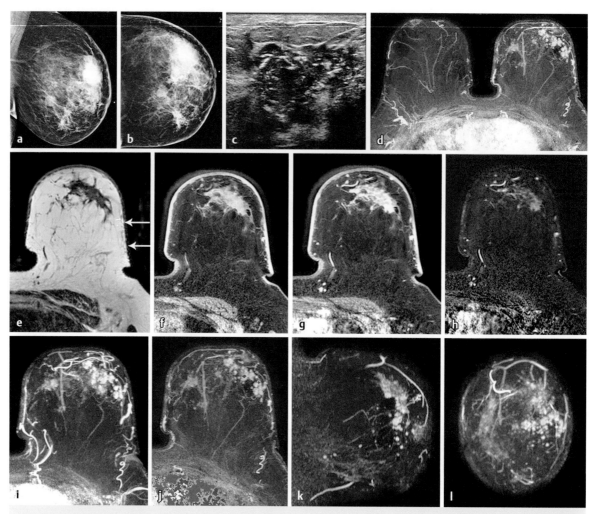

图 8.66　HER2/neu 过表达型。34 岁，患者主诉左乳"沉重"感。LT MLO/CC 位 MG 图显示 12 点、6 点和 9 点出现皮肤增厚和多形性高度可疑恶性钙化灶（范围 15 cmx10 cm），至少可见 3 个毛刺状肿块（a、b）。超声显示 12 点肿块不规则低回声，边缘成角，内部多发钙化（c）。MIP 图显示肿块及左乳前外侧的非肿块强化（d）。病灶 T2WI 上呈等信号（e），外侧可见少许高信号（箭）提示皮下水肿。T1WI 平扫（f）可见皮肤增厚。T1WI 增强图像和减影图像（g、h）显示乳腺前外侧强化灶融合改变。横断 MIP 图像（i）更好地显示了多发强化肿块和周围非肿块强化，动态特征图（j）呈上升型曲线。矢状和冠状位重组图像显示病灶（k、l）。病理：2/3 级 IDC，高级别 DCIS（筛状、微乳头状、大汗腺型）混合浸润性成分，占肿瘤体积的 50%。肿瘤累及乳头真皮淋巴管：血管及淋巴管侵犯。ER/PR（+），HER2/neu（+）。腋窝淋巴结阳性（8/16）。

图 8.67 T2WI 表现。一例新诊断的乳腺癌 MIP 图 (a) 显示左乳中央区 1 枚明显强化、不规则的大肿块，伴有非肿块强化延伸至乳头。T2WI 图像显示弥漫性前外侧皮肤增厚，肿块后方水肿，胸肌前水肿 (b～d，箭)。病理：IDC 3 级，小叶特征，广泛的淋巴血管侵犯。同时注意到伴有 DCIS，高级别，实性型，占肿瘤体积的 20%。ER/PR (−)，HER2/neu (+)，Ki-67 20%～30%。腋窝淋巴结阳性 (18/33)，淋巴结外广泛侵犯，淋巴结周围脂肪组织内可见淋巴血管内癌栓。

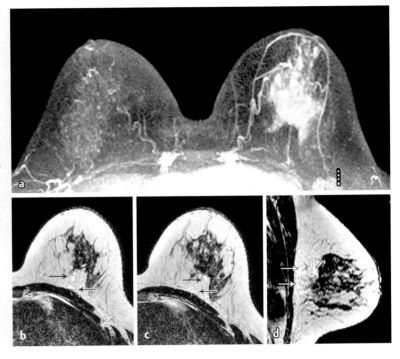

图 8.68 T2WI 表现。新诊断的乳腺癌的 MIP 图像 (a) 显示 1 枚有分叶的强化肿块和相邻前内侧的卫星灶。T2WI 图像显示低信号肿块，内可见高信号，提示肿瘤中央坏死，肿块与胸肌之间可见水肿信号 (b～e，箭)。病理：IDC 3 级，大小 4 cm，ER (+)，PR (−)，HER2/neu (−)，Ki-67 70%。前哨淋巴结为阴性 (0/5)。

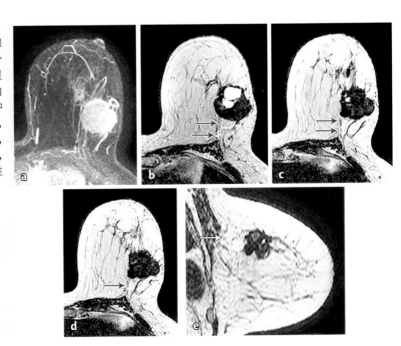

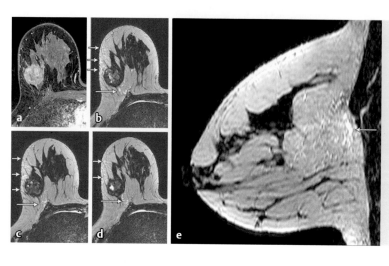

图 8.69 T2WI 表现。43 岁，新诊断的乳腺癌。T1WI 增强（a）显示为圆形、不均匀强化肿块。横断位 T2WI 图像（b～d）显示肿块内高信号，可能是内部坏死的表现，还发现外侧皮下水肿（短箭）和肿块与胸肌之间的胸肌前水肿（长箭）。这两项表现都提供了肿瘤恶性的可靠的提示。同时显示重组后的 T2WI 图像显示胸肌前水肿（e，箭）。病理：IDC，3 级，三 阴 性，ER/PR（－），HER2/neu（－）。1 枚腋窝淋巴结阳性（1/1）在新辅助治疗前被证实。最终手术确认淋巴结阴性（0/33）。

表 8.5 乳腺癌分子亚型

分子亚型	MG（典型表现）	超声（典型表现）	MRI（典型表现）	IHC（替代标记）	分级（增殖指数）
Luminal A 型	不规则 / 毛刺状肿块 ± 钙化结构扭曲	不规则肿块边缘成角 / 高回声晕 / 不清楚	不规则肿块信号不均匀 / 强化各异	常见 ER（＋），PR（＋）	低级别 Ki-67 低表达
Luminal B 型	不规则 / 圆形肿块毛刺状 / 边缘不清	不规则 / 圆形肿块边缘成角 / 不清	不规则 / 圆形肿块边缘毛刺状不均匀强化流出型曲线	常见 ER（＋），PR（＋）/（－）	中 / 高级别 Ki-67 高表达
HER2 过表达型	不规则，毛刺状肿块 ± 钙化多形性 / 线样	不规则肿块，边缘不清，微分叶 / 毛刺状边缘 ± 钙化	不规则肿块和 / 或非肿块强化 ± T2WI 高信号流出型曲线	常见 HER2+ER（－）	高级别 Ki-67 高表达
基底样型（三阴性）	圆形 / 卵圆形 / 小分叶肿块边缘不规则（钙化少见）	边缘清楚肿块明显低回声	圆形 / 卵圆形肿块 T2WI 高信号边缘强化	常见 ER（－），PR（－），HER2（－）	高级别 Ki-67 高表达

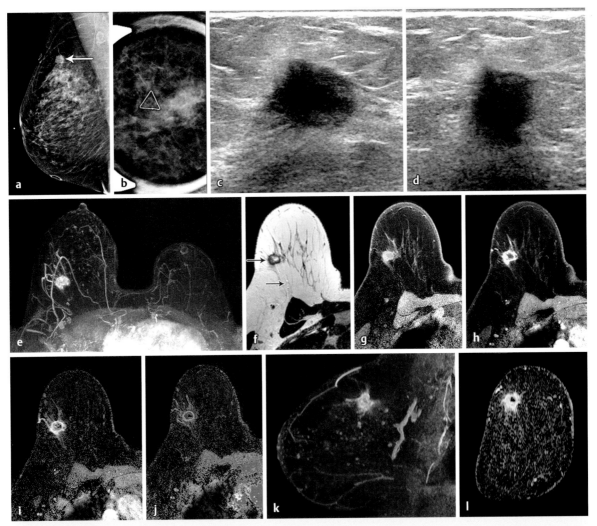

图 8.70 基底样-三阴性。49 岁，患者表现为右乳可触及肿块，MLO 位和 CC 位点压图（a、b，箭）显示 10 点后带（三角形标记）见 1 枚圆形肿块。超声于相应位置可见 1 枚边缘不清的圆形低回声肿块（c、d）。MIP 图显示相应位置 1 枚显著强化的肿块，伴有血供增加（e）。该肿块在 T2WI 图像上清晰可见，呈 1 枚边缘清楚的肿块，伴内部高信号（坏死），还有少许高信号提示位于肿块后缘和胸肌之间存在水肿（f，箭）。平扫图像（g）显示肿块中央低信号，增强图像呈典型的边缘强化（h、i）。肿块周围可见不均匀强化（j）。矢状位和冠状位重组图像显示病灶（k、l）。病理：IDC，3 级，伴局灶性坏死，ER/PR（−），HER2/neu（−），Ki-67 40%。前哨淋巴结阴性（0/4）。

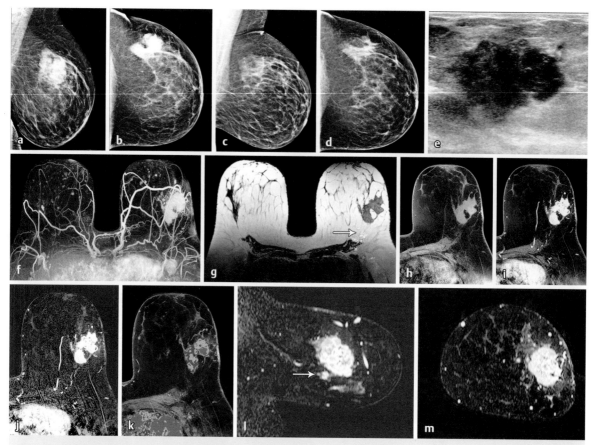

图 8.71　基底样-三阴性。48 岁，患者左乳可触及肿块，MLO/CC 位 MG 图（a、b），与 5 个月前图像对比（c、d），可见 2 点方向进展性结构扭曲 / 不对称。对应位置超声显示不规则低回声肿块，边缘不清楚（e）。MIP 图显示相应位置的强化肿块，血供增加，腋窝淋巴结肿大（f）。肿块 T2WI 呈等信号，肿块后方与胸肌之间可见水肿（g，箭）。平扫图像（h）显示肿块等信号，增强图像呈不均匀强化和流出型曲线（i～k）。矢状位和冠状位重组图像显示病灶（l、m）。病理：IDC，3 级，ER/PR（-），HER2/neu（-），腋窝淋巴结阳性（2/17）。

8.6.5　炎性乳腺癌

炎性乳腺癌（inflammatory breast cancer, IBC）临床表现为急性发作的乳腺肿大、红斑、压痛和典型的皮肤增厚，描述为"橘皮"或"橘皮样"。IBC 没有特异性的组织学特征，不是公认的浸润性癌形态学亚型。诊断时腋窝淋巴结肿大常常很明显。IBC 的标志性表现是组织学真皮淋巴管中出现癌栓，导致临床皮肤的改变。潜在的浸润性乳腺癌通常是高级别 IBC-NST，具有高度的血管生成、淋巴管生成和脉管生成特征。这种侵袭性癌很罕见，占美国所有乳腺癌患者的 2.5%[54]，伴或不伴有患侧乳腺可触及的肿块。由于急性乳腺炎和其他罕见肿瘤如淋巴瘤和肉瘤可能与 IBC 有相似表现，因此组织学诊断对于准确诊断是必要的。皮肤钻孔活检（punch biopsy）可判断真皮淋巴管内瘤栓，通常被用来确认恶性诊断。恶性肿瘤常表现为弥漫浸润型，伴或不伴额外的单发 / 多发肿块。

影像学表现

乳腺 X 线检查对 IBC 患者的诊断价值有限。患者乳房压痛总是影响达到最佳的乳房压迫状态，常导致图像质量不佳，还有一些患者无法忍受检查。弥漫性小梁增厚、乳腺水肿和皮肤增厚，均可导致乳腺密度增加，进一步降低了乳腺 X 线的诊断效能。

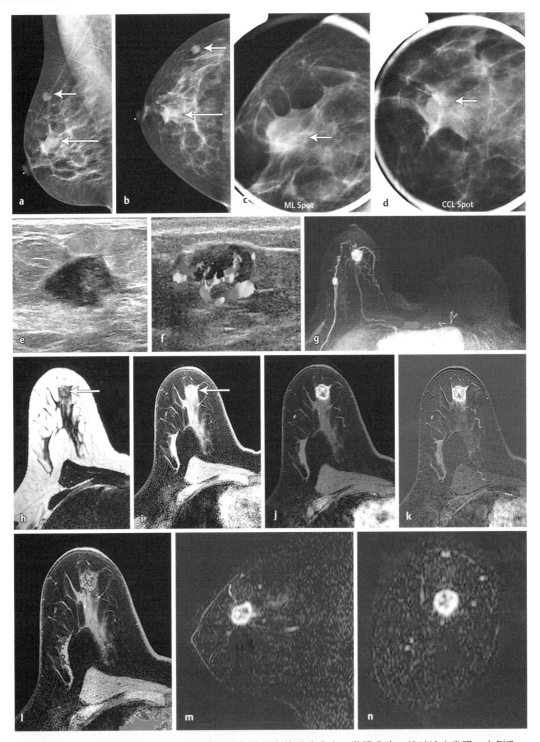

图 8.72 基底样型-三阴性。36 岁，有左乳切除及自体重建病史：常规乳腺 X 线随访中发现，右侧乳内淋巴结增大（短箭），此外乳晕后区还有 1 枚边缘遮蔽状的肿块（长箭）（a、b），在局部点压图上显示更清楚（c、d）。超声显示乳晕后区肿块呈不规则形状，混合回声（e），乳内淋巴结增大伴有明显的血供增加（f）。MIP 图像显示强化肿块和增大的淋巴结（g）。肿块 T2WI（h）呈高信号，平扫（i）呈等信号，增强后可见边缘强化伴有中心强化，呈流出型（j～l）。矢状位和冠状位重组图像显示病灶（m、n）。病理：IDC 3 级，ER/PR（－），HER2/neu（－）。前哨淋巴结阴性（0/6）。

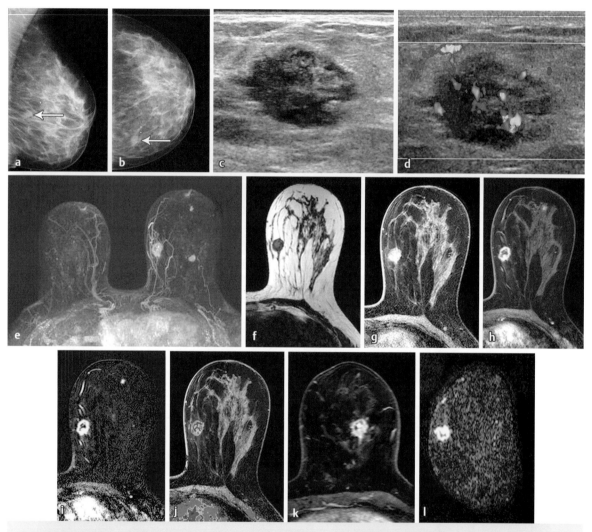

图 8.73　基底样型–三阴性。乳腺 X 线筛查，MLO/CC 位图（a、b）显示左乳 9 点后带 1 枚卵圆形肿块（箭），超声显示不规则，微小分叶状肿块，血供增加（c、d）。MIP 图像显示 3 枚肿块；第一枚：最大的肿块，位于 9 点方向，与乳腺 X 线和超声检查结果一致；第二枚：乳晕后区不规则小肿块；第三枚：在 3 点方向（e）。9 点方向的肿块 T2WI 呈等信号（f），平扫呈高信号（g），在增强和减影图像上，肿块呈边缘强化伴中心强化（h、i）。动态特征图示不均匀流出型曲线（j）。矢状位和冠状位重组图像显示病灶（k、l）。对 3 点肿块进行超声引导活检，病理为 IDC，3 级。9 点肿块病理：IDC，3 级，1.5 cm 大小。ER/PR（−），HER2/neu（−），Ki-67 80%。前哨淋巴结阴性（0/4）。患者接受新辅助治疗（NACT）。

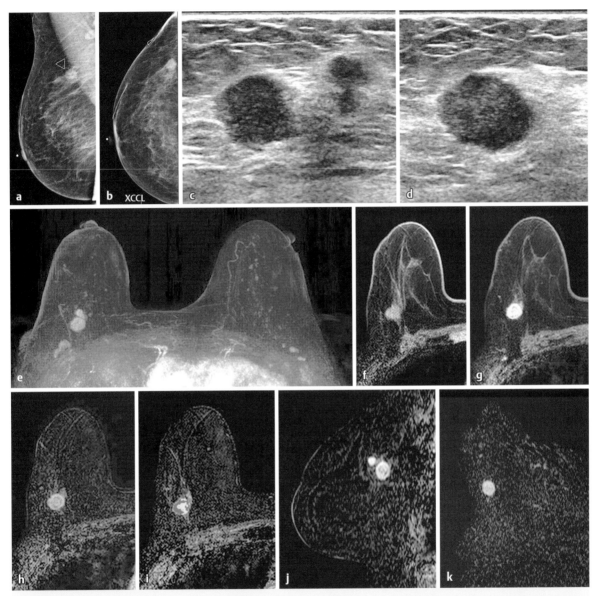

图 8.74　基底样型-三阴性。患者表现为右乳可触及肿块，乳腺 X 线（三角形皮肤标记处）显示 2 点方向后带圆形
肿块（a、b）。前带线性皮肤标记表示既往良性活检的部位。超声于相应位置可见一低回声肿块，边缘不清晰，前
方伴有较小的卫星病灶（c、d）。MIP 图像（e）显示肿块及周围卫星灶，并可见腋窝淋巴结肿大。平扫（f）显示肿
块呈等信号，边缘强化伴中心强化，呈牛眼征，呈流出型（g～i）。矢状位和冠状位重组图显示病灶（j、k）。病理：
IDC，2 级，1.4 cm 和 3.0 mm，ER/PR（-），HER2/neu（-）。前哨淋巴结阴性（0/2）。

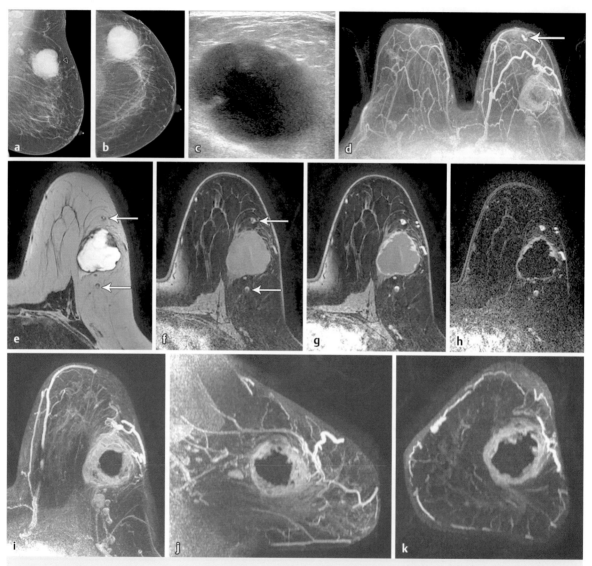

图 8.75　基底样型–三阴性。58 岁，患者左乳 2 点方向可触及肿块伴疼痛，MLO/CC 位 MG 图显示高密度肿块（三角形皮肤标志物）（a、b）。超声表现为无回声肿块，5.5 cm，壁厚、内壁结节和厚分隔（c）。MIP 图像（d）显示肿块强化，血供增加，乳晕后区强化的卵圆形肿块为乳头状瘤，随访稳定（箭）。在 T2WI 上（e）可见肿块内充满液体，壁厚，在 T1WI（f）上呈等信号。肿块前后的乳内淋巴结形态正常（箭）。增强和减影图（g、h）显示肿块边缘强化，内见坏死。横断位、矢状位和冠状位薄层 MIP 图像显示病灶（i～k）。病理：IDC，3 级，广泛坏死，局灶性肉瘤样分化，ER/PR（－），HER2/neu（－）。前哨淋巴结阴性（0/2）。

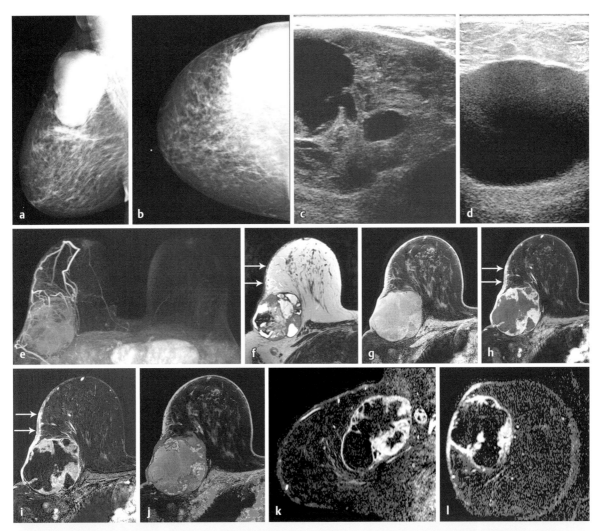

图 8.76 基底样型–三阴性。患者右乳 2 点方向后带可触及大肿块，MLO/CC 位 MG 图显示高密度分叶状肿块（a、b）。超声显示 9.5 cm 肿块，伴囊性（坏死）和实性成分（c、d）。MIP 图像（e）显示相应位置的强化肿块，伴血供增加，在 T2WI 可见 1 枚含囊实性成分的复杂肿块，外侧皮下水肿（f，箭）。肿块在 T1WI 平扫上呈等信号，可见外侧皮肤增厚（g）。增强图像和减影图像（h~j）显示肿瘤边缘和内部强化，伴有流出型曲线，外侧皮肤强化（箭）。矢状位和冠状位重组图像显示病灶（k、l）。病理：IDC，3 级，伴有广泛坏死，伴有内部 DCIS，肿瘤直接延伸至皮肤并伴有破溃，ER/PR（–），HER2/neu（–）。腋窝淋巴结阳性（12/20）。

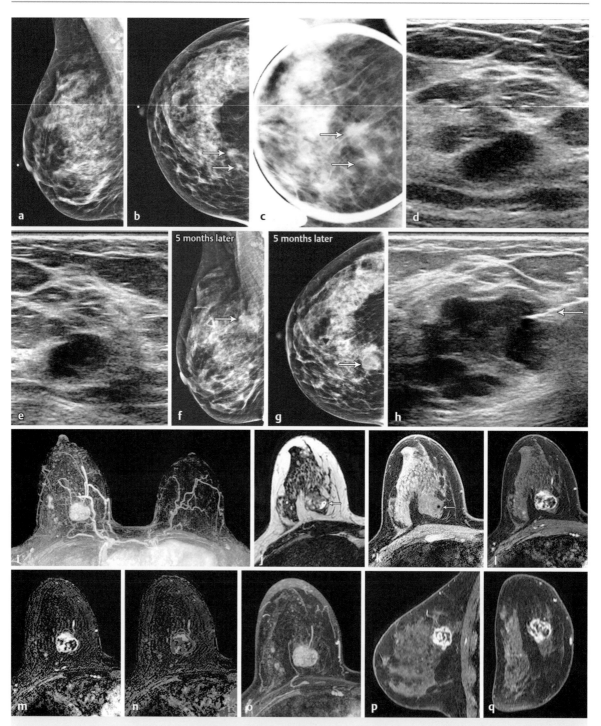

图 8.77 基底样型-三阴性。乳腺 X 线筛查，MLO/CC 位 MG 片（a、b）显示右乳 2 枚相邻肿块，CC 位图像显示最佳（箭），并进一步用点压片（c）和超声（d、e）评估。病灶看上去无回声，但边缘不清楚，被误诊为"囊肿"。5 个月后，患者右乳触及肿块，MLO 位和 CC 位显示肿块增大，部分边缘遮蔽状（f、g），超声显示不规则低回声肿块。在超声引导下对肿块进行活检，活检针如图所示（h，箭）。MIP 图像（i）显示右乳相应位置的强化肿块，伴右乳血供增加，肿块在 T2WI 上呈高信号，点状低信号代表活检标记夹（j，箭）。T1WI 平扫上，肿块呈等信号，并可见标记夹（k，箭）。增强和减影图像（l～n）显示肿瘤边缘强化，内部呈不均匀强化，提示中央坏死。横断位、矢状位和冠状位重组图像显示病灶（o～q）。病理：IDC，3 级，广泛化生改变（软骨肉瘤），ER/PR（－），HER2/neu（－），Ki-67 60%。前哨淋巴结阴性（0/3）。

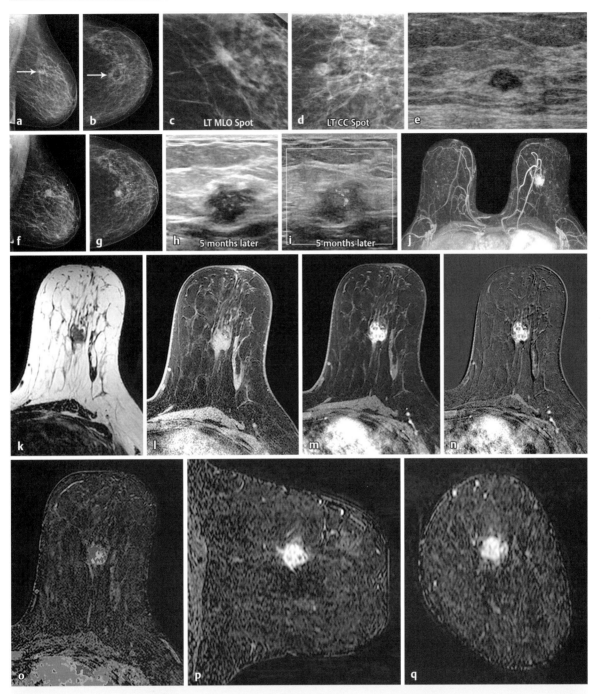

图 8.78 基底样型-三阴性。MLO/CC 位 MG 图（a、b）显示左乳 12 点方向可见肿块（箭），使用点压图（c、d）和超声检查（e）进一步评估病灶。病变被诊断为"可能是纤维腺瘤"，建议 6 个月乳腺 X 线随访。5 个月后，患者触及左乳肿块，用 BB 皮肤标志物，MLO 位和 CC 位图像显示不规则肿块，较上次乳腺 X 线检查（f、g）增大。相应位置超声可见 1 枚不规则低回声肿块，血供增加（h、i），随后在超声引导下活检。MIP 图像（j）显示相应位置的强化肿块，血供增加，肿块在 T2WI 和 T1WI 图像上均呈等信号（k、l）。增强和减影图像（m、n）显示肿瘤内部不均匀强化，动态特征图（o）显示主要为上升型和平台型。矢状位和冠状位重组图像显示病灶（p、q）。病理：IDC，3 级，ER/PR（-），HER2/neu（-）。前哨淋巴结阴性（0/4）。

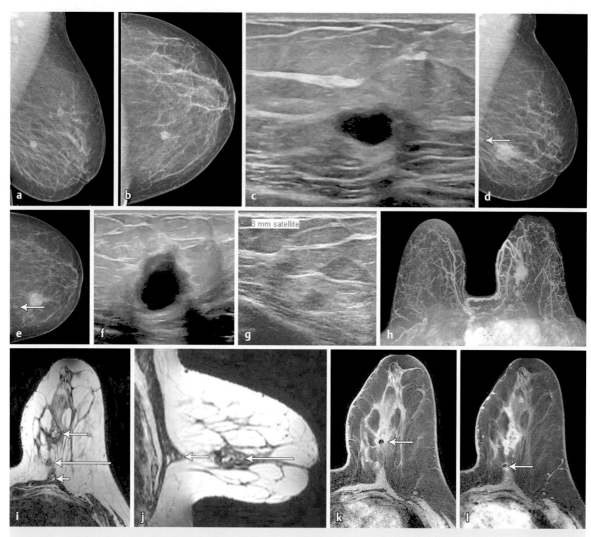

图 8.79　基底样型-三阴性。乳腺 X 线检查，MLO/CC 位 MG 片（a、b）在 CAD 上显示左乳 9 点方向可疑肿块（左乳上方有假阳性标记）。进一步的超声检查（c）显示 1 枚卵圆形无回声肿块，被误诊为"囊肿"。7 个月后，患者触及肿块，MLO 和 CC 位图显示肿块较前次增大，边缘不清楚，在病变后方发现 1 枚新的小肿块（d、e，箭）。超声于相应位置可见 1 枚厚壁的不规则无回声肿块伴后方回声增强（f）和后方微小分叶状的卫星灶（g），随后均在超声引导下活检。在 MIP 图像（h）上不仅能看到强化的肿块，还能看到强化的卫星灶。横断位及矢状位 T2WI 图像（i、j）显示肿块内部高信号代表坏死（箭），等信号卫星灶（长箭），乳后水肿延伸至胸肌前方（短箭）。第一枚标记夹位于病灶后方（箭），在 T1WI 平扫上呈等信号（k），在增强（l）上可见位于卫星病灶的第二枚标记夹。（续）

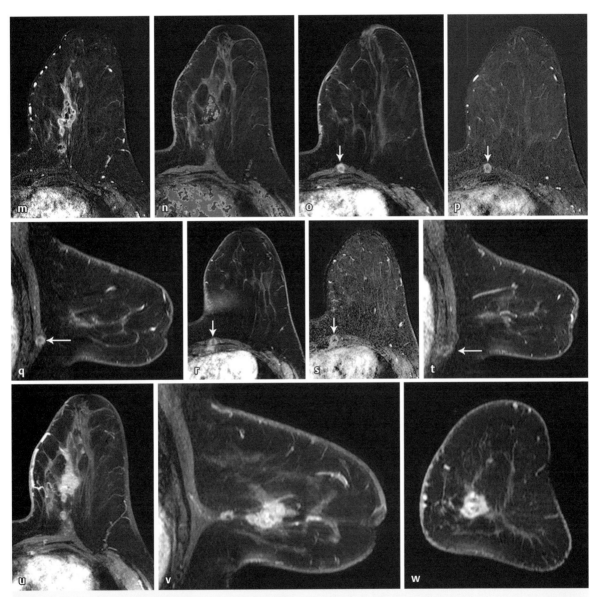

图 8.79 （续）减影和动态特征图（m、n）显示肿瘤内部不均匀强化，呈流出型曲线，异常强化灶向前、向后延伸。两处胸肌侵犯（o~t，箭）。重组图像显示病灶（u~w）。病理：IDC，3 级，ER/PR（－），HER2/neu（－），Ki-67 80%。前哨淋巴结阴性（0/3）。

尽管有这些局限性[56]，但关于潜在的团块，结构扭曲、钙化和腋窝淋巴结肿大的这些证据是显而易见的[55]。超声常有助于确认原发性恶性肿瘤和评估腋窝、锁骨上和锁骨下区域淋巴结。在 90% 以上病例中，高分辨率超声可定位靶病灶，从而实施经皮穿刺活检[57]。MRI 作为一种更高级的检测手段，不仅可用于寻找原发性乳腺恶性肿瘤和评估疾病范围，还可用于评估对侧乳腺。典型表现包括皮肤增厚［大于正常皮肤厚度（0.5～2 mm）］，平扫 T2WI 序列显示皮下、瘤周、胸前或弥漫性水肿[57-59]。T1WI 增强常见皮肤强化和弥漫性非肿块病变，该表现反映了恶性肿瘤的浸润[60]。弥漫分布的多发、不规则、融合状、不均匀强化肿块在许多病例中可见。85%～100% 的 IBC 病灶表现为快速强化伴流出型或平台型曲线（图 8.80 和图 8.81）[58, 59]。皮肤强化并不是

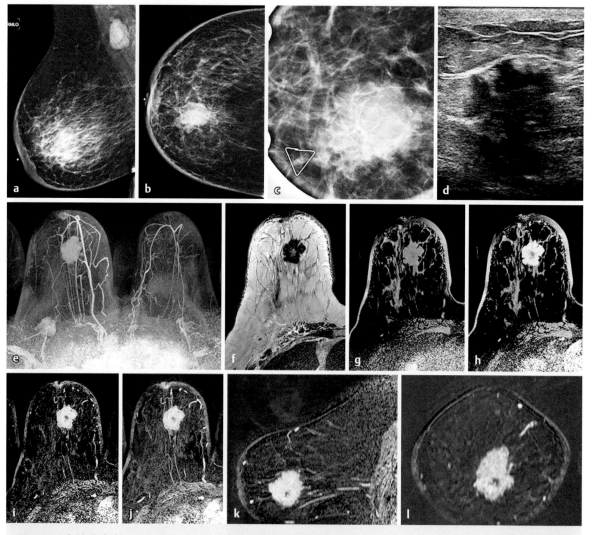

图 8.80　炎性乳腺癌。患者表现为右乳胀疼痛并伴有乳晕周围红斑。MLO/CC 位 MG 片（a、b）显示右乳前带2.5 cm、边缘部分遮蔽状的肿块，伴弥漫性皮肤增厚和腋窝淋巴结肿大。MG 点压图（c）显示卵圆形肿块（三角形皮肤标志物），超声（d）于相应位置可见 1 枚低回声、不规则肿块伴微分叶。MIP 图像（e）显示均匀强化肿块及腋窝异常肿大淋巴结。所示病灶 T2WI 图像（f）呈低信号肿块，伴广泛皮肤增厚和皮下 / 胸前水肿。平扫 T1WI（g）显示等信号肿块伴广泛皮肤增厚，增强图像（h、i）显示肿块显著强化。重组图像显示病灶（j～l）。病理：IDC，3级，ER/PR（－），HER2/neu（＋）。腋窝淋巴结阳性。患者接受新辅助化疗。

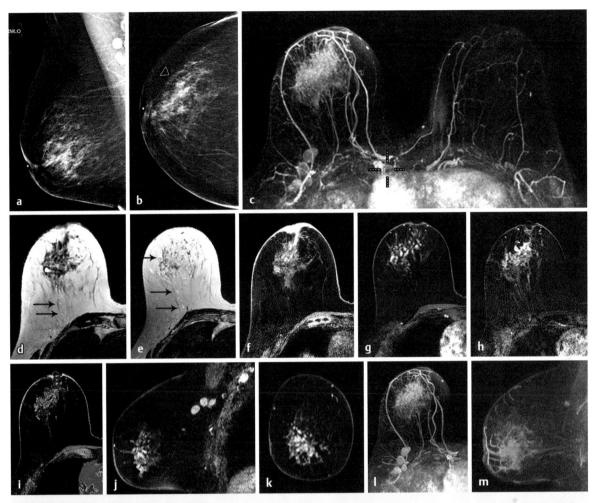

图 8.81 炎性乳腺癌。患者表现为右乳房肿大、红斑和可扪及的"增厚"感。MLO/CC 位 MG 图（a、b）显示前带整体不对称（三角形皮肤标记），伴有前带皮肤增厚和腋窝淋巴结肿大。MIP 图像（c）显示前带广泛的非肿块强化和几枚肿大的腋窝淋巴结。T2WI 图像可见瘤周及和乳后水肿，提示高侵袭性病变（d、e，箭）。平扫 T1WI（f）显示乳晕后区前带周围皮肤增厚，增强图像（g～i）显示前带弥漫性非肿块强化，呈流出型。矢状位和冠状位重组图像（j、k）、横断位和矢状位薄层 MIP 图像显示病灶（l、m）。病理：IBC，6.7 cm，3 级，导管和小叶混合特征，广泛的淋巴血管侵犯，累及真皮淋巴管和血管，淋巴管侵犯，ER/PR（+）。腋窝淋巴结阳性（6/21）。

IBC 所特有的，除了放疗后和手术后的改变外，还可能见于乳腺炎及局部晚期皮肤癌。炎性乳腺癌患者预后较差；20% 的患者早期出现远处转移，55%～85% 的患者转移累及腋窝或锁骨上淋巴结[60]。生存期平均为 12～36 个月，治疗通常包括新辅助化疗、乳腺切除术和胸壁放疗[61]。

8.7　罕见肿瘤亚型

8.7.1　叶状肿瘤

叶状肿瘤在美国很少见（＜1% 所有乳腺肿瘤），通常出现在 40～52 岁的女性，但在亚洲女性更常见（所有乳腺肿瘤的 7%），发病年龄更早（平均 25～30 岁）。肿瘤起源于导管周围间质，特点是具有双层上皮的双相性纤维上皮性肿瘤。有上皮内衬的间质乳头状生长形成"叶状"突起，其间有裂隙"囊性"间隙。与纤维腺瘤（也是一种纤维上皮病变）不同，这些肿瘤间质细胞密度更高，并具有局部侵袭性。叶状肿瘤组织学类型多样，良性（75%）、交界性（16%）和恶性（9%）的鉴别诊断有一定挑战性[62]。这种分类是基于多种因素，有丝分裂指数，间质细胞密度和过度生长，肿瘤边缘特征，有无异质性成分和坏死。叶状肿瘤生物学行为的预测是不确定的；一般来说，良性肿瘤不会转移，广泛切除后局部复发率约为 20%，而交界性肿瘤有较小的转移率（＜5%），局部复发的可能性更大。恶性叶状肿瘤有约 22% 的转移率，并容易局部复发（27%）。

叶状肿瘤的典型临床表现为 40～60 岁的女性，有快速增大、质硬、无痛的乳腺肿块。

影像学表现

叶状肿瘤在乳腺 X 线和超声上的典型表现是无钙化的肿块，呈圆形、卵圆形或分叶状，边缘清楚。当病变很小时，无法与纤维腺瘤鉴别。据报道，肿瘤增大和直径 3 cm 及以上，提示恶性可能性更高[62]。关于叶状肿瘤的 MRI 特征的文献报道较少，现有的描述也各不相同。报道过的特征有圆形、卵圆形或分叶状肿块，边缘清晰，T2WI 和 T1WI 信号混杂。肿块内常见分隔、囊变、裂隙样结构和出血，动力学表现各异，可表现为缓慢-上升型、快速-平台型和快速-流出型[63]。提示恶性的特征包括体积大、形态不规则、T2WI 低信号／等信号、T1WI 高信号（出血）、囊变（肿瘤坏死）、ADC 低（间质细胞增生）[64-66]。良性和恶性叶状瘤的案例见图 8.82 和图 8.83。

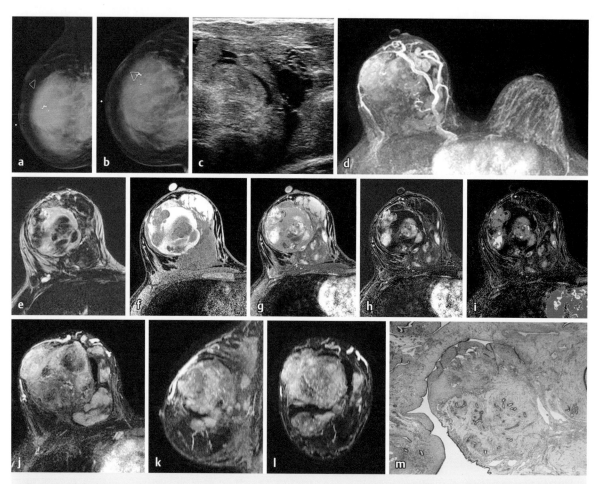

图 8.82 叶状肿瘤（良性）。30 岁，右乳有 1 枚 8 cm 的肿块。MLO/CC 位 MG 图（a、b）显示 1 枚边缘清楚的肿块，占据了右乳的大部分（三角形皮肤标记），伴有内部良性钙化。超声显示混合回声肿块，内部血管影，并伴有多个低回声区域（c）。MIP 图像上可见 1 枚边缘清楚的巨大强化肿块，伴有血供增加（d）。平扫 T2WI（e）和 T1WI（f）显示肿块内部信号混杂。增强图像（g～i）显示裂隙样和囊样间隙，病变部分内部不均匀强化，可见流出型曲线。矢状位和冠状位重建图像显示病灶（j～l）。病理：良性叶状肿瘤。纤维上皮病变伴显著的叶状结构（m），最大直径为 9.8 cm，手术切缘阴性。乳内淋巴结阴性（0/1），腋窝淋巴结阴性（0/1）。

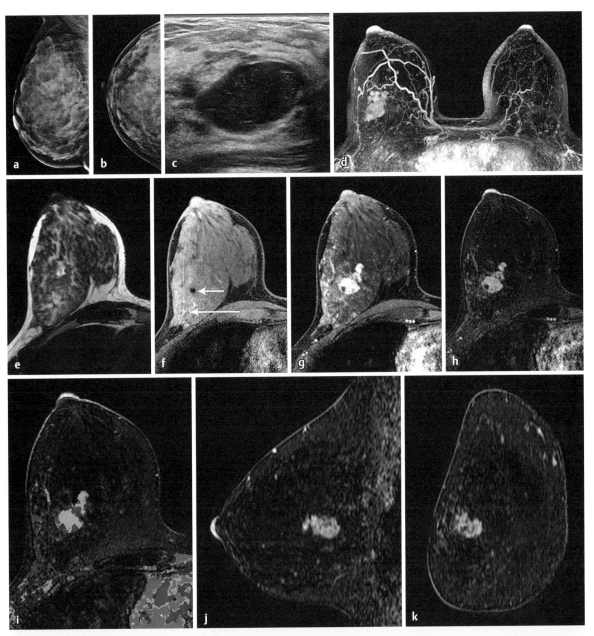

图 8.83 叶状肿瘤（恶性）。41 岁，右乳 9 点方向可触及肿块。MLO/CC 位 MG 图（a、b）显示乳腺组织极度致密，但未见异常。超声检查（c）发现 1 枚卵圆形、低回声肿块，与可触及的病灶相对应，MIP 图像（d）可见 1 枚不规则肿块，前方相邻卫星灶。T2WI（e）未见明显异常，T1WI 平扫图像（f）可见既往活检的标记夹（短箭），乳腺后外侧有局灶高信号区域代表液性信号（长箭），此处后续序列中可见 BPE。增强图像（g～i）呈均匀强化，主要呈上升型曲线，肿瘤前内侧浸润。矢状和冠状位重组图像显示病灶（j、k）。病理：恶性叶状肿瘤，最大径 2.5 cm，切缘阴性，存在显著叶状结构，有明显的细胞异型性和局灶性高有丝分裂活性。局部广泛切除，切缘阴性。

8.7.2 化生性癌

这种肿瘤很罕见（小于所有乳腺癌的 1%），是上皮细胞或肌上皮细胞起源的。该病变包括一组混合上皮细胞和间充质细胞分化的异质性肿瘤，由全部或部分鳞状细胞或梭形细胞、产基质的细胞和真正的恶性间叶成分（癌肉瘤）组成。分子特征与基底样癌相似但又不同，类似于 claudin-low 型乳腺癌。这些肿瘤多为中级别或高级别三阴性，p63（+）肿瘤，患者预后总体比三阴性癌更差。

影像学表现

典型表现为乳腺 X 线上圆形或卵圆形肿块，边缘清楚，偶有骨样钙化、段样及线样多形性钙化，以及超声上微分叶、混合回声肿块。

MRI 常表现为较大的 T2WI 高信号肿块，增强快速强化，中央坏死和边缘强化常见。MRI 是判断病变范围最准确的影像学方法。大多数乳腺"肉瘤"实际上是化生性癌，并且只有在切除整个病变后才能有把握地做出最终诊断[67]。转移多为血行转移至肺和肝。下图为一例化生性癌（图 8.84）。

8.7.3 梭形细胞瘤

这种罕见的肿瘤（占所有乳腺癌的不足 1%）又称多形性梭形细胞肉瘤，属于乳腺肉瘤的范畴，不仅包括多形性梭形细胞瘤，还包括血管肉瘤、骨肉瘤、脂肪肉瘤、平滑肌肉瘤、横纹肌肉瘤和恶性纤维组织细胞瘤。乳腺肉瘤可能是继发在曾接受放疗的区域，通常为血管肉瘤，常发生乳腺癌治疗 5～7 年后。这些肿瘤生长迅速，分级高，细胞角蛋白阴性，恶性梭形肿瘤细胞排列成漩涡状或鱼骨样。

影像学表现

典型的乳腺 X 线表现包括大的无钙化肿块、圆形或卵圆形、边缘清楚或模糊。超声表现为边缘不清的实性低回声肿块，后方回声增强和内部血流增加[68]。乳腺 X 线及超声很难鉴别乳腺叶状肿瘤与原发性乳腺肉瘤及良性纤维上皮病变。MRI 表现为 T2WI 高或等信号肿块，增强快速强

化，中央坏死和上升型曲线（图 8.85）。一项关于原发性乳腺肉瘤的多中心研究（n=42）未发现任何特征性的影像学表现。总体来说，MRI 表现为不规则的肿块［81.8%（9/11）］，边缘不规则或毛刺状，中等或不均匀强化。T2WI 呈高信号或等信号［66.7%（6/9）］。动力学分析表现为早期信号快速强化，延迟期流出[69]。治疗通常包括广泛的局部切除或乳腺切除术。不常规进行腋窝淋巴结活检，因为淋巴结转移罕见。血行转移至肺、骨髓和肝是最常见的。化疗的效果尚不清楚。

8.7.4 纤维瘤病

纤维瘤病又称腹外韧带样瘤、韧带样瘤、韧带样纤维瘤病，是一种局部侵袭性的成纤维细胞和肌成纤维细胞增生，无转移潜能，通常发生于胸肌筋膜。该肿瘤不同于间质纤维化（也称为局灶性纤维病、纤维肿瘤、局灶性纤维化和纤维性乳腺病），是一种良性肿瘤，其特征是纤维间质增生伴乳腺导管和小叶闭塞与萎缩[70]。患者通常表现为乳后有一个可触及的、质硬的无痛肿块，肿块可能固定在胸肌上。

影像学表现

乳腺 X 线摄影上典型表现为乳腺后方靠近或附着于胸肌的致密肿块，形状和边缘各异。超声表现为低回声肿块，边缘清楚、不规则或成角，边缘高回声。MRI 上，肿块 T2WI 信号各异，增强表现为缓慢-上升型和快速-平台型/流出型曲线[71]。下图为一例韧带样纤维瘤病（图 8.86）。

8.8 总结

在本章中，我们回顾了侵袭性乳腺癌的影像学特征，重点阐述了其 MRI 上形态学和动力学的多种表现。此外，我们还讨论了乳腺癌影像学上、临床、组织学和分子特征方面的异质性，因为它们与患者的预后相关。随着未来研究的开展，浸润性乳腺癌的影像学表型，特别是应用先进计算机分析的 DCE-MRI，很可能提供更独立的预后和预测标志物，是现有生物标志物的补充，从而改进患者的治疗。

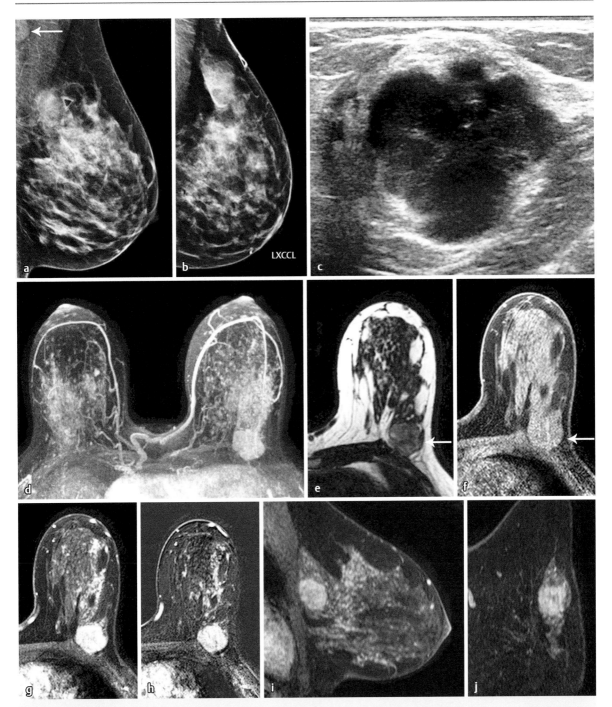

图 8.84 化生性癌。患者触及肿块，MLO/XCCL 位 MG 图显示左乳 1 点方向后带圆形肿块（a、b），左侧腋窝淋巴结肿大（a，箭）。超声显示肿块呈复杂低回声，边缘微分叶（c）。第 1 期增强获得的 MIP 图像，显示强化肿块和显著 BPE（d）。肿块在 T2WI 上呈高信号（e，箭），在 T1WI 平扫上呈等信号（f，箭）。增强图像（g、h）呈均匀强化。矢状位和冠状位重组图像（i、j）显示病灶。病理：IDC，3 级，大小 3.4 cm，ER/PR（微弱 +），HER2/neu（－），Ki-67 30%，伴低到高级别 DCIS，实性和筛状型。腋窝淋巴结阳性（2/12）。

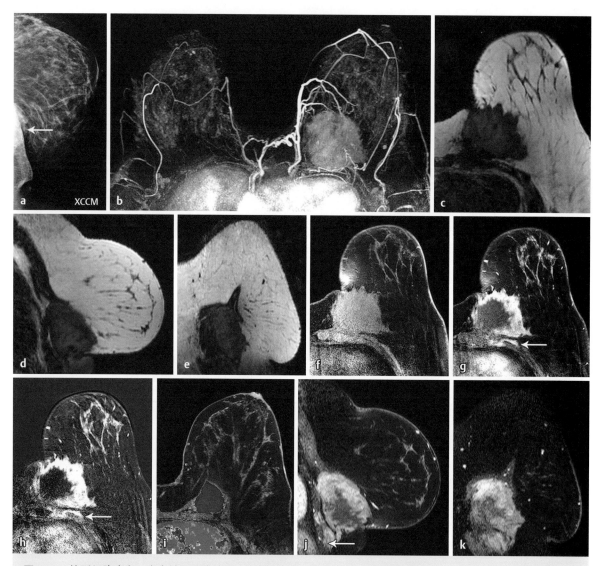

图 8.85 梭形细胞病变。患者触及乳腺肿块，XCCM 位 MG 图显示左乳后带内侧肿块，边缘部分可见（a）。在第 1 期增强 MIP 图像可见 8.0 cm 强化肿块，伴有血供增加（b）。MPR T2WI（c～e）图像显示靠近胸肌的不规则肿块。肿块在 T1WI 平扫上呈等信号，肿块与胸肌之间的脂肪间隙消失（f）。增强和减影图像（g～i）显示边缘强化、中央坏死，呈上升型曲线，胸肌强化提示肿瘤侵犯（箭）。矢状位重组图（j）和冠状位图（k）显示胸肌侵犯（箭）。病理：梭形细胞病变符合纤维瘤病。B-catenin 显示核阳性。

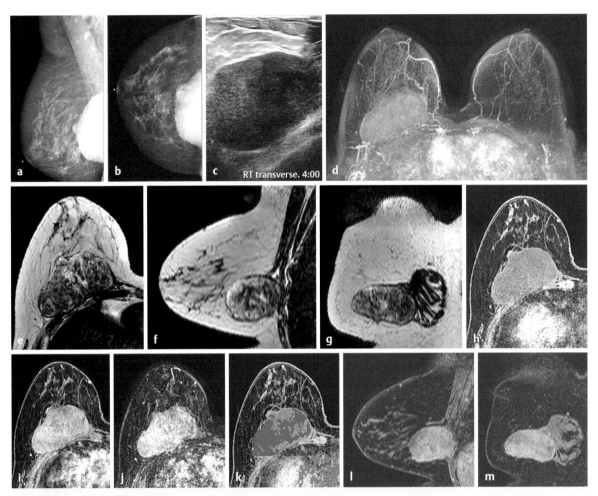

图 8.86　韧带样纤维瘤病。患者触及乳房肿块，MLO/CC 位 MG 图显示右乳下方肿块（a、b），超声显示 5.8 cm×8.7 cm 边缘清晰的混合回声肿块（c）。MIP 图像显示肿块内部均匀强化，紧贴胸肌（d）。T2WI 的 MPR 重组图像（e～g）显示肿块内混杂信号，似乎源自胸肌，但不累及相邻肋骨的肋软骨和肋间肌。肿块在 T1WI 平扫上（h）呈等信号，增强和减影图（i～k）上均匀强化，呈上升型动力学。矢状位和冠状位重组图像显示病灶（l、m）。病理：广泛切除，韧带样纤维瘤病，10.5 cm。

参考文献

本篇文献详见 https://www.sstp.com.cn/video/20240926/1/list.html。

9

MRI 首先发现病变的处理

Hiroyuki Abe

耿小川　汪登斌　译

摘要

乳腺 MRI 检查发现病变后，下一步要做的是区分其是良性可能大的病变，还是可疑病变，因为前者无需活检，而后者需活检明确性质。需要考虑的因素包括形态学特征、动力学特征、患者的危险因素和 MRI 检查的指征。良性可能大的病变可以短期随访，而可疑病变则需进一步确定经皮活检方式。MRI 引导活检是主要的活检方式，但依据病变类型也可实施超声引导活检或立体定位活检。选择活检方式时必须仔细分析相关的影像。仅 MRI 可见，而其他影像学检查均无异常的可疑病变应在 MRI 引导活检。MRI 引导活检的难度取决于病变位置。一旦实施活检，医生应确定病理结果是否与影像学检查结果一致。乳腺影像医生丰富的经验对于整个决策流程至关重要。

关键词：MRI 引导活检、MRI 靶向超声、第二眼超声、短期随访、套管、闭孔器、穿刺针。

9.1 引言

目前，MRI 检测乳腺病变比传统检查手段更敏感，并且对于乳腺疾病筛查非常有价值。MRI 有助于乳腺癌的分期、发现卫星病灶、评估病变范围。由于 MRI 的敏感度非常高，MRI 不仅可以检出恶性病变，还能检出良性病变。MRI 诊断的主要挑战是准确地鉴别无需活检的良性病变和需要活检的恶性病变。

表 9.1 是乳腺 MRI 中阴性、良性和良性可能大病变的影像学特征简述。一般来说，恶性肿瘤的特征包括肿块体积较大（大于 15 mm）、形状不规则、边缘毛刺状或不规则形、不均匀强化或厚壁边缘强化（又称环形强化）、早期快速强化。肿块表现为均匀强化、内部暗分隔和上升型曲线则倾向为良性。在评估乳腺病变时，不仅需评估形态学及动态增强特征，患者的危险因素，如基因突变、乳腺癌家族史、乳腺癌个人史等，也都需要考虑在内，以决定是否需要活检。

表 9.1 正常、良性和可能良性病变的 MRI 表现

正常	腺体周边强化
	结节状的实质强化
	淋巴结
良性病变	多发大小、形态相似的病变
	薄壁、规则的环形强化
	不强化病变
	皮肤病变
良性可能大的病变	肿块伴内部暗分隔
	缓慢强化的、边缘清楚的肿块
	含脂病变
	小的线样强化（无分支）

乳腺 MRI 检查可能会影响治疗方案。例如，有腋窝淋巴结转移的 CUP 综合征（carcinoma unknown primary，原发癌灶不明）患者，在乳腺中发现的强化病灶，其恶性概率较高。同样，乳腺癌术后切缘阳性或肿瘤紧邻切缘的患者，或者新诊断的乳腺癌患者，进行 MRI 评估时发现了异常，很可能需要进一步明确病变性质。与已知乳腺癌在同一个象限的病变很可能是卫星灶，需要进一步评估。乳腺 MRI 老片非常重要，可以对比随访间期内的变化，新发的或随访进展的病变有助于癌灶的诊断。

参见相关案例（图 9.1～图 9.13）。

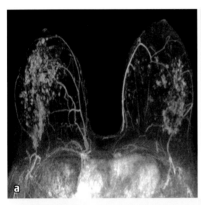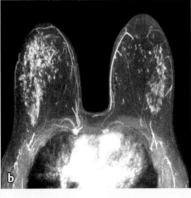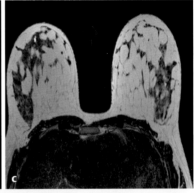

图 9.1 结节状的实质强化。MIP（a）和横断位 T1WI 减影图像（b）显示双乳多发点状强化，其在双乳的分布不对称，但横断位 T2WI（c）图像上证实它们分布在双乳腺体内。

图 9.2 乳内淋巴结。横断位 T1WI 减影图像（a）显示左乳后部偏内侧见一点状强化病变，内见小灶不强化区（箭），相同层面横断位 T2WI（b）证实为脂肪信号（箭），提示乳内淋巴结的脂肪门结构。

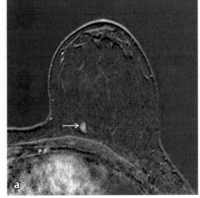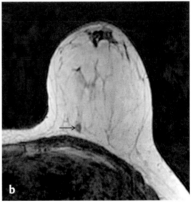

图 9.3 多发大小、形状相似的病变。减影薄层 MIP 图像显示左乳多发形状大小相似的肿块（箭），随访 3 年稳定。

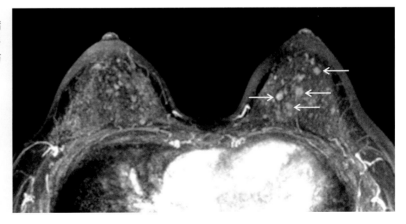

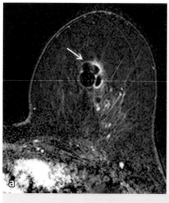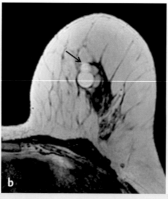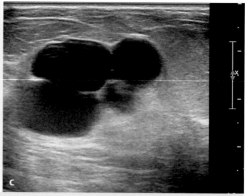

图 9.4　薄壁、规则的环形强化。横断位 T1WI 减影图像（a）提示左乳环形强化灶（白箭），壁薄且光滑。横断位 T2WI 图像（b）显示病灶呈均匀水样信号（箭）。超声（c）证实为单纯囊肿。

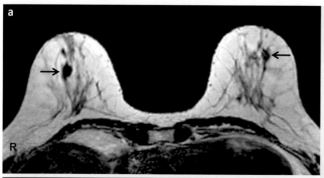

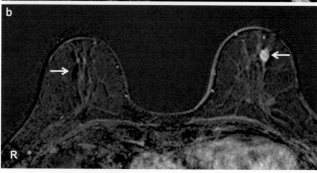

图 9.5　不强化病变，与强化病变相对比。横断位 T2WI（a）显示双乳各见 1 枚低信号肿块（黑箭）。横断位 T1WI 减影图像（b）显示右乳肿块不强化（白箭），符合良性病变表现（纤维腺瘤），左乳腺肿块表现为厚壁环形强化（白箭），提示恶性病变。左乳肿块经病理活检证实为浸润性导管癌。

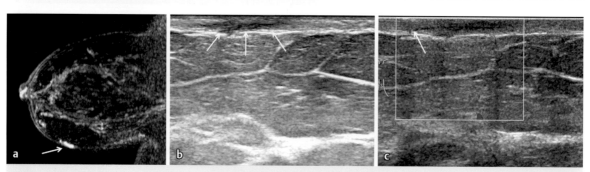

图 9.6　皮肤病变，皮肤的强化病变通常是良性的。横断位 T1WI 减影图像（a）显示乳腺下部皮肤一处强化病灶（箭）。超声（b）证实为典型的皮脂腺囊肿，位于皮肤内（白箭）。超声（c）显示病灶内有少许血流（白箭），提示有轻度炎症。

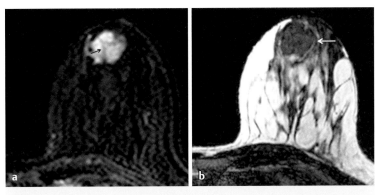

图 9.7　强化肿块的内部暗分隔。横断位 T1WI 减影图像（a）显示左乳前部一个卵圆形、强化肿块，内部见暗分隔（短黑箭）。横断位 T1WI 减影图像（b）显示边缘清楚的低信号肿块。超声检查显示病灶呈均匀的低回声，提示纤维腺瘤，病理活检证实为纤维腺瘤。

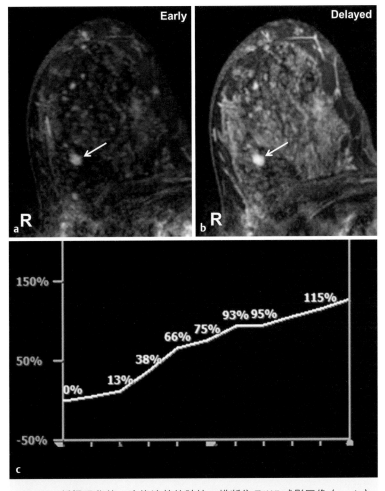

图 9.8　缓慢强化的、边缘清楚的肿块。横断位 T1WI 减影图像（a、b）显示右乳边缘清楚的卵圆形肿块（白箭），呈渐进性强化表现，延迟期（b）显示病灶强化明显增加，显著高于早期（a）。时间-信号强度曲线（c）呈早期缓慢强化，延迟期上升型曲线。超声随访肿块 2 年稳定。

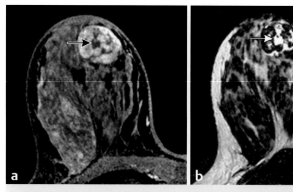

图 9.9　含脂肪的病变。横断位 T1WI 减影图像（a）显示右乳 1 枚边缘清楚的肿块，内部不均匀强化。T1WI 显示不强化区域（a，黑箭）对应横断位 T2WI 图像为脂肪信号（b，白箭）。符合错构瘤表现。

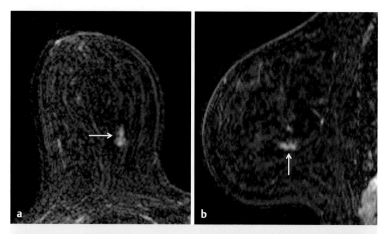

图 9.10　小的线样强化（无分支）。在一名高风险患者（有明确乳腺癌家族史）中，横断位和矢状位 T1WI 减影图像（a、b）显示线样强化病灶，无分支，长度小于 1 cm。活检证实为良性病变。

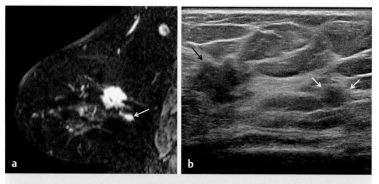

图 9.11　用 MRI 对确诊乳腺癌进行分期评估，意外发现卫星灶。一名47 岁女性，经活检证实为右乳浸润性小叶癌，行乳腺 MRI 进行乳腺癌分期。矢状位 T1WI 减影图像（a）发现卫星灶（白箭），位于肿瘤的后方和下方。MRI 靶向超声检查（b）显示卫星灶（白箭）位于恶性肿瘤（黑箭）后方。该卫星灶经手术病理证实为浸润性小叶癌。与恶性肿瘤在同一象限的病灶，除非具有典型良性表现，否则均考虑为恶性。

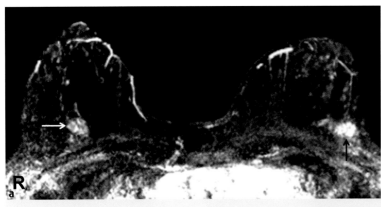
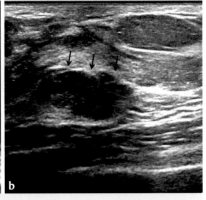

图 9.12　用 MRI 对确诊乳腺癌进行分期评估，意外发现对侧乳腺病变。一名 47 岁女性，经活检证实为左乳浸润性导管癌（黑箭），1 级。横断位减影 MIP（a）意外发现右乳肿块（白箭），MRI 靶向超声（b）亦可见该肿块（黑箭），超声引导活检证实为 DCIS，1 级。

图 9.13　高危人群筛查发现的典型恶性病变。61 岁，BRCA1 基因突变。横断位 T1WI 减影图像（a）显示左乳新发 1 枚强化结节（白箭），形态不规则。MRI 靶向超声（b）发现对应的肿块，不规则形，内部低回声伴有厚的高回声晕（黑箭）。

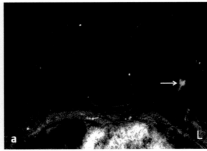
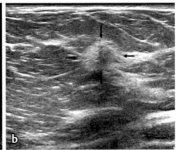

9.2　良性可能性大病变的随访

目前尚无系统性方法对良性可能性大病变和可疑病变进行准确鉴别。研究显示，经验丰富的影像科医生评估为 BI-RADS 3 类的病灶中，有 2%～3% 的恶性概率。当评估为 BI-RADS 3 类时，一般需要 6 个月随访 MRI，只要病灶不变化，则可继续按照 6 个月、12 个月和 24 个月的随访间隔进行随访。连续随访 2 年无变化通常足够诊断为良性。若病灶缩小或强化程度降低，或者随访消失，也可以将其降级为良性。但降级需谨慎，因为病灶影像学特征的变化可能会受到以下因素干扰：注射速率 / 对比剂剂量，磁场强度差异，甚至患者的体位的差异。相反，当病灶增大或其时间-信号强度曲线变为可疑类型时，需要进行活检。参见相关案例（图 9.14 和图 9.15）。

9.3　如何处理 MRI 首先发现的可疑病变

任何可疑病变均应进行经皮穿刺活检。根据病变类型（点状强化、肿块或非肿块强化）的不同，工作流程和活检方式可能会有所不同，但主要是以 MRI 引导活检为主。在某些情况下可以使用传统影像学引导活检，因为 MRI 引导活检昂贵、费时，某些患者可能会感到不适。

首先，医生应查看患者最近一次的乳腺 X 线检查，以寻找可能与 MRI 对应的病变（微小钙化或不对称致密）。如果发现适合活检的病变，则应考虑进行立体定位活检。如果乳腺 X 线未发现对应病变，下一步则进行 MRI 靶向超声检查。超声对于 MRI 不同类型病变（点状强化、肿块、非肿块强化）的检出率存在差异。一般来说，肿块的检出率最高，但点状强化和非肿块强化常难以显示。有研究报道，肿块、点状强化和非肿块强化

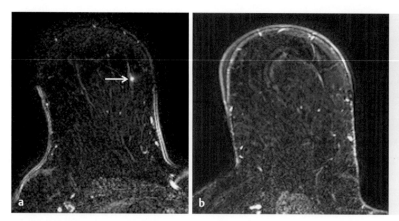

图 9.14　短期随访变化，良性病变。47 岁，*BRCA1* 基因突变、有乳腺癌家族史，进行筛查性 MRI 检查。横断位 T1WI 减影图像（a）提示新发点状强化（箭）。短期（6 个月）复查 MRI（b）显示病变消失，诊断为良性。

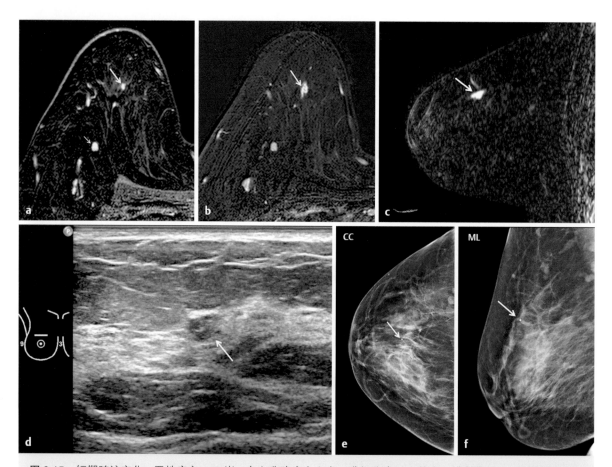

图 9.15　短期随访变化，恶性病变。49 岁，有左乳腺癌个人史，进行乳腺 MRI 筛查。横断位 T1WI 减影图像（a）提示新发点状强化（箭）。同侧乳腺可见 1 枚随访稳定的乳内淋巴结（小短箭）。患者 6 个月后复查 MRI。横断位和矢状位 T1WI 减影图像（b、c）提示病灶增大、环形强化（箭）。MRI 靶向超声（d）发现 MRI 对应位置可见 1 枚 5 mm 的结节（箭）。乳腺 X 线（e、f）显示病灶区域放置了标记夹（箭）。超声引导活检证实为浸润性导管癌，3 级，伴高级别 DCIS。手术病理证实浸润癌大小为 3 mm，淋巴结转移阴性。

的超声和 MRI 符合率分别为 67%、46% 和 12%，总体符合率为 57.5%（1 266/2 201）。

9.3.1　点状强化

首选 MRI 引导活检，因为 MRI 靶向超声较难发现对应病变。当点状强化非常靠近标志的解剖结构或病变时，也可以尝试进行 MRI 靶向超声检查。标志结构可以是已知的肿块、囊肿、血清肿或乳头等。如果标志结构距离靶病灶较近，可以进行 MRI 靶向超声检查，锁定标志结构区域进行病变检出及活检。

9.3.2　肿块

值得对 MRI 所有肿块病变进行 MRI 靶向超声检查。

9.3.3　非肿块强化

医生应当查看最近一次的乳腺 X 线检查，看看是否有任何相关的病变，如钙化或局灶性不对称。如果最近没有做过该检查，则应完善此项检查。超声难以检出 MRI 上小的非肿块病变，但可检出大的非肿块强化病变。尤其是对于较大的、病理为 DCIS 的非肿块病变，可能伴有浸润癌成分，而浸润癌成分可能会被超声检出。

9.4　MRI 靶向超声

首次在 MRI 上发现的病变再次进行超声复查通常被称为第二眼超声检查。但笔者认为第二眼超声检查这一说法并不准确，因为此超声通常是第一次超声检查，因此称为 MRI 靶向超声更能准确表达这一过程。

在进行 MRI 靶向超声检查时，操作者应充分了解病变的位置、形状及大小。鉴于患者在 MRI 上为俯卧位扫描，在超声上为仰卧位扫描，因此需要考虑病变位置的变化。此外，还应考虑患者的乳腺大小和形状。病变位置（象限、钟面和距乳头的距离）、病变特征及尽可能地寻找病变附近且 MRI 亦可见的标志物，以上是超声检出 MRI 对应病变的有价值的指示信息。MRI 首次发现病灶在超声上常常较为隐匿，因此放宽超声可疑病

变的标准可能有助于检出相应病灶。多普勒超声非常有助于检出病灶，因为目标病变可能血管丰富，从而增加了与 MRI 上病灶关联的可能性。当确定了目标病灶后，应进行超声引导活检，除非超声能够确定其为良性病变。研究显示，MRI 靶向超声对于恶性病变（75.8%，380/501）的检出率高于良性病变（52.4%，829/1 581）。参见相关案例（图 9.7、图 9.9、图 9.11～图 9.13 和图 9.15）。

超声引导活检位置一定要放置标记夹。理想的标记夹在乳腺 X 线和 MRI 上都可见。放置标记夹指示了乳腺 X 线及 MRI 上病灶活检的位置。超声引导活检后，进行乳腺 X 线检查的目的是评估标记夹（活检位置）与 MRI 上病灶位置的一致性（图 9.15）。如果乳腺 X 检查发现活检夹与 MRI 上病灶位置明显偏离，很可能是因为超声没有活检到目标病灶，需要 MRI 引导活检。超声引导活检后，也可以进行 MRI 检查（T1WI 平扫）以确定活检后标记夹的位置。

应评估病理结果与影像结果的一致性。如果两者不一致，则应考虑再次 MRI 引导活检或手术切除活检。当结果一致且为病理为恶性时，应进行外科会诊。如果结果一致且病理为良性，可以在 6～12 个月进行 MRI 随访，以排除假阴性的活检结果。在 MRI 随访过程中，除了检查标记夹与病灶的关系外，还可以评估病灶的变化。

9.5　MRI 引导活检

9.5.1　适应证

仅 MRI 可见的可疑病变都应进行 MRI 引导活检。由于患者已经做过乳腺 MRI 增强检查，因此 MRI 引导活检的检查非常安全。不同病灶的活检难度不一，主要取决于病变位置。本节稍后将讨论具有挑战性的病例（多发病变、乳腺后部病变、小乳腺、内侧象限病变、浅表病变、假体植入后的乳腺）和活检当天病变不可见的问题。

9.5.2　知情同意书

在患者签署 MRI 引导活检的知情同意书时，

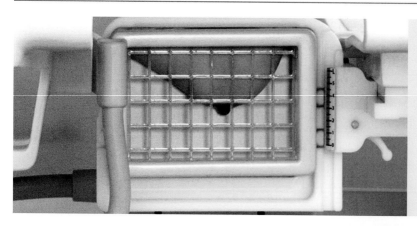

图 9.16 带有活检网格的乳腺线圈（感谢 Hologic，Inc Marlborough，Massachusetts）。

需要对患者详细告知活检流程，以减轻患者的心理压力并提高配合度。除了告知患者活检流程外，还必须告知患者存在病灶不可见而取消活检的可能性。另外，必要告知患者存在一些可能的并发症，包括血肿、皮肤淤青和极少数情况会形成脓肿。

9.5.3 患者体位和 MRI 扫描技术

患者俯卧位于检查床上，与诊断性 MRI 检查体位相同。用两块网格板将目标乳腺压迫、固定。MRI 虽然无法显示网格板，但可清晰显示网格板对于皮肤的压痕（图 9.16）。压迫力度不宜过大，防止影响血液循环而降低目标病变的强化程度。

根据具体的临床情况，用于活检的乳腺检查线圈不一定采用诊断用的检查线圈。但线圈不同可能会导致目标病变的影像学表现和之前的检查有些差异。因此，记住病变邻近结构的特征有助于明确病变位置，如相邻脂肪小叶的形状和腺体组织的轮廓特征。因此，乳腺的位置放置要与之前检查一样。为了让病变处于最易活检的位置，可以使用与立体定位活检相同的定位技术，如适度牵拉、调整乳腺组织的位置，但只有在绝对必要时才应使用此技术，因为相邻结构的特征也会发生变化。

定位相扫描完成后，进行矢状位非脂肪抑制T1W 序列扫描（如果定位相层厚足够薄，也可以重组矢状位图像）（图 9.17）。下一步，应利用上述图像估算目标病变相对于网格的位置。目标病变必须在网格的覆盖范围内。由于只能注射一次

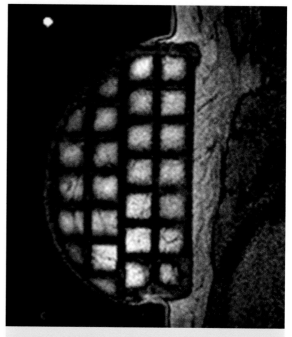

图 9.17 矢状位 T1WI 图像显示的网格。应评估目标病变相对于网格的位置。目标病变必须在 x-y 轴上的网格范围内。

对比剂，因此注射对比剂必须是在确认患者的体位是正确的前提下进行。继而获得增强前、后的T1WI 图像。增强序列的扫描参数及对比剂注射量、注射速率应与前次的诊断性 MRI 相同。增强序列的扫描期数可以减少，比如只扫描 3 期，而非 5 或 6 期，因为延迟期图像对于显示目标病变并不重要。在放置带有闭孔器（obturator）的套管（introducer）后，需再次扫描增强序列，以确认套管位置和深度是否正确。活检后还需再次扫

描增强序列，用于观察活检后目标病灶的变化。

9.5.4 引导设备

一般来说，有两种类型的引导装置，网格装置和柱-杆装置（pillar-and-post device）。前者需从乳腺外侧或内侧水平方向进行穿刺，后者可采用角度穿刺法。下文介绍网格装置的使用方法。

活检系统的网格的一面放置在乳腺的外侧或内侧表面上，具体放置在哪一侧取决于活检计划。为了定位目标病变，网格必须有一个基准标记，该标记在 T1WI 图像上可见。一些网格具有用于 CAD 系统的内置标记以帮助定位，而其他类型的网格需要手动放置基准标记。常用维生素 E 胶囊作基准标记，将其放置在其中一个网格开口中，但不在目标病变附近。

9.5.5 定位

虽然市售的 CAD 系统可以通过识别进针位置和深度来提供定位信息，但我们仍需掌握不依靠 CAD 操作的技术。因为有的医院可能没有购买 CAD，又或者出现 CAD、PACS 系统或工作站故障而导致 CAD 无法使用的情况。

显示器上网格方位和它在患者身体实际方位是不同的。因此，常用示意图来记录目标病变的位置以避免出错（右或左乳腺，外侧或内侧）（图 9.18），确定进针位置。首先在 MRI 图像上确定目标病变，将光标放在病变上，系统会自动计算出矢状位增强／减影图像上相应网格位置，观察网格的皮肤压痕，确定进针的网孔位置。操作者计算网格上穿刺点和基准标记（维生素 E 胶囊）之间间隔的网格数后，就可以在网格上确定进针网孔了。穿刺针的进针位置可以通过检查光标在预定进针网格中的位置来确定，因此确定了网格内的 x，y 坐标。病变的深度，可以通过测量横断位／冠状位重组增强图像上病变与皮肤的距离来确定，也可以通过计算矢状位图像上从皮肤到目标的图像层数，然后将层数乘以层厚来确定，前种方法要简单得多（图 9.19）。

9.5.6 局麻和取样

穿刺活检前，应进行局部麻醉。皮肤消毒后，注射 1%～2% 利多卡因进行浅表麻醉，注射 1% 利多卡因加 1∶100 肾上腺素进行深部麻醉。因为皮肤通常是最敏感的，要在皮肤上打出一个含有利多卡因的皮丘，肾上腺素用于深部麻醉以减少

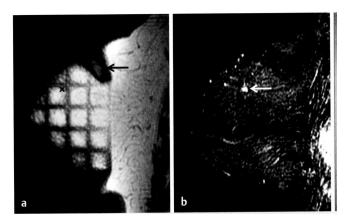
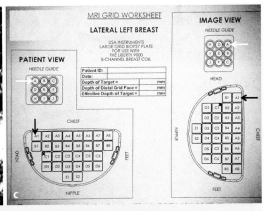

图 9.18 通过网格示意图进行定位。矢状位非脂肪抑制 T1WI 图像（a）显示了一个带有基准标志物（黑箭）的网格图。目标病变是矢状位 T1WI 减影图像（b）上的一个小的强化结节（白箭），将光标放在目标病变上后，系统自动出现一个 "x" 标记，指出网格图像上需要活检的网格位置（a）。（c）示意图包含两大部分：右侧是在显示器上的方向的视图（图像视图），左侧是一个实际的网格板方向的视图（患者视图）。此外，在进行活检的网格内还会放置一个由 9 个小孔组成的小网格导轨，它位于在示意图的上方，每个孔标记一个字母。首先，一个基准标志物（黑箭）和目标病变（x）的位置被标记在图像视图上，并与监视器上的实际图像相关联。然后在图像视图上标记小网格导轨的孔（白箭）"A"。最后，将图像视图上的标记转换在患者视图上。

手术出血（除非患者有肾上腺素的禁忌证）。浅表麻醉应避免使用肾上腺素，因为肾上腺素可能发生组织坏死。在一些活检设备中，麻醉可以在进行组织取样同时注射。

局部麻醉后，使用套管针从网格孔进行穿刺。在套管针穿刺之前，可以先在皮肤上做一个切口。有的活检设备用锋利的套管针刺破皮肤，所以不用作皮肤切口。将带有穿刺针的套管的一边旋转，一边推进，以便穿入腺体内（图 9.20）。当套管针放置到计划深度时，要观察由于腺体回弹导致套管周围的皮肤"隆起"。有皮肤"隆起"表明套管深度不够，还需要进一步推入。为避免此种情况，可将套管针进入的深度比预定深度更深一些。放好套管针后，将套管内穿刺针移出，并替换为塑料闭孔器（obturator）（图 9.21）。闭孔器影像学表现为套管内的低信号，可以用于观察套管的位置，确定位于目标病变处（图 9.22）。准确定位后，就可以进行组织取样（图 9.23）。抽出闭孔器，替换为手持式活检装置进行取样，通常要获得 6～12 个样本。与立体定位活检不同，这里的活检针由影像科医生手动握持，并允许活检针相对自由地移动。取样时务必小心，避免在取样时意外"推入"或"拉回"活检针。由于 MRI 引导活检不能像超声引导活检那样实时观察。因此，活检定位不如超声或立体定位活检准确。因此，首选粗的空芯针（如 9 号针）以避免取样不足或偏离目标病灶取样。取样后，活检针从套管中取出，并插入闭孔器。然后进行扫描以确认活检取样位置正确，以及活检后变化，如血肿（图 9.24）。随后，将标记夹通过套管放在活检区域（图 9.25）。当存在较大血肿时，可以进行抽吸后再在适当的位置放置标记夹。下一步，撤掉网格板，将乳腺松开，压迫活检部位。止血后，清洁

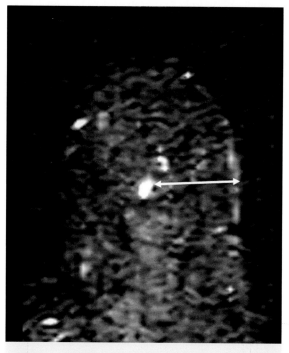

图 9.19　用横断位 T1WI 减影图像测量从皮肤表面到目标病灶的距离（箭）。

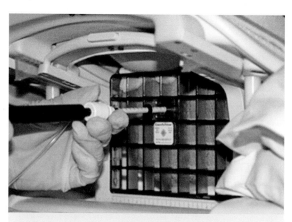

图 9.20　带有穿刺针的套管插入腺体内（感谢 Hologic, Inc Marlborough, Massachusetts）。

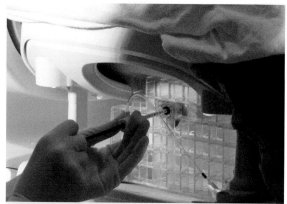

图 9.21　穿刺针替换为塑料闭孔器。

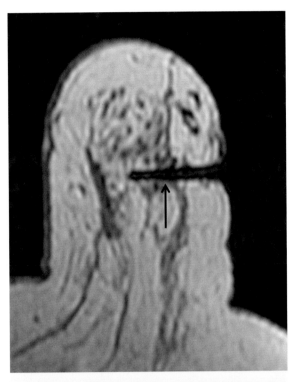

图 9.22 在横断位非脂肪抑制 T1WI 图像的确认扫描时，塑料闭孔器表现为线样低信号影（箭）。

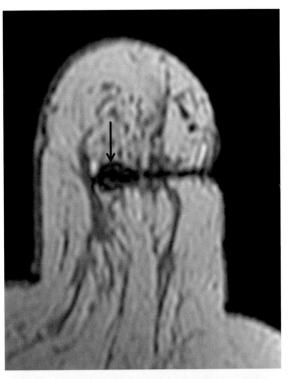

图 9.24 活检后图像（横断位非脂肪抑制 T1WI 图像）显示活检腔（箭），闭孔器显示为线样低信号影。

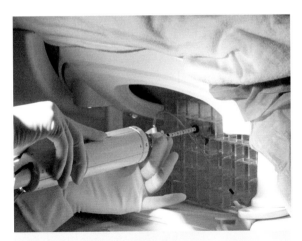

图 9.23 使用手持设备进行活检。

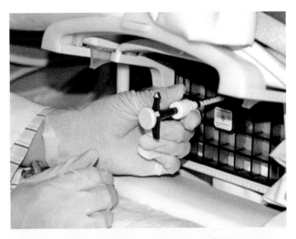

图 9.25 通过套管放置一个标记夹（感谢 Hologic, Inc Marlborough, Massachusetts）。

皮肤，用无菌手术条贴在皮肤切口处，加压包扎活检部位。

活检完成后，拍摄两个体位的乳腺 X 线片，以记录标记夹的放置。标记夹很少移位，因为在活检过程中对乳腺压迫力度较轻，不像立体定位活检使用中度的压迫，继而引起"手风琴效应"可能促进夹的移动。活检后对患者的书面医嘱包括 24 小时内不进行剧烈活动，根据需要在活检部位放置冰袋，并在患者离开 MRI 检查室前再次交代清楚。

9.6 具有挑战性的案例

9.6.1 多发病变

在增强扫描之后，只有一次机会对多个目标病灶进行活检。目标病灶都位于一侧乳腺时，可以使用相同或不同的进针方式进行活检，外侧或内侧进针。若对侧乳腺的病灶可从外侧进针，可同时对其活检。但当对双乳多发病灶进行一次活检时，不能从乳腺内侧进针，因为内侧进针需要将另一侧乳腺移位、固定，防止遮挡视线。若平扫就可以看到病灶，可以在多次扫描后进行数次活检，因为每次活检都不用注射对比剂。这种情况下，由于乳腺可以进行重新固定，可以从内侧活检两侧乳腺内病灶。每个病灶的活检均应使用新的真空抽吸装置。另外，尽量在活检同侧乳腺时放置不同类型的标记夹。

9.6.2 乳腺后部的病变

乳腺后部病变有时活检困难，因为乳腺的后部可能难以被网格覆盖。解决方案如下：移除线圈的衬垫，让乳腺尽可能多进入线圈内，用网格固定，或让患者的身体倾斜一定角度，使乳腺尽可能多放置在线圈内。如果目标病灶部分区域能够达到，则至少活检这部分区域。如果实在无法进行活检目标病灶，则考虑在 MRI 引导下对病灶进行钩丝定位，然后进行手术切除活检。定位时，可以对后部较深处的病灶倾斜一定角度来进行定位，此时不需要网格引导。

9.6.3 乳腺偏小

真空辅助旋切针（vacuum-assisted needle）通常包含一个位于侧面的长 2 cm 的针槽，以及约 0.8 cm 长的针尖，因此当乳腺放置在网格内轻度压迫时，乳腺压迫厚度应至少为 2.8 cm。对于较小的乳腺，可以使用具有较短的针槽（1.2 cm）和钝而较短的针尖（图 9.26）的活检针，但仍需要至少 1.7 cm 的厚度。此时，要尽量减轻对乳腺的压迫，或者卷叠乳腺组织来达到所需的厚度。

当对偏小的乳腺进行活检时，还应避免活检皮肤。可能由于乳腺厚度较薄，导致活检针的部

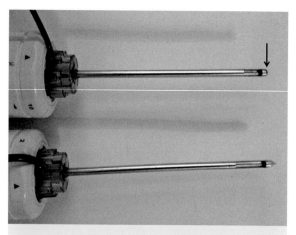

图 9.26 两种类型的活检针。上部是带有短槽（1.2 cm）和钝尖（箭）的细针，另一个是带 2 cm 刀槽和锐尖的常规针（感谢 Hologic, Inc Marlborough, Massachusetts）。

分针槽位于乳腺外，此时进行真空辅助活检可能导致大片皮肤被切除。为避免此种情况发生，即使与病灶位置略有偏差，整个穿刺针的针槽应该全部保持在乳腺内。只要目标病灶在穿刺路径内，都可以对其进行活检。在活检前，还应进行肉眼评估，以确认针槽完全在乳腺内。然而，由于套管的存在，可能很难判断针槽是否完全在乳腺内。为了避免意外的皮肤活检，需要在图像上精确测量乳腺的厚度，并计算好活检针的位置。

9.6.4 乳腺内侧病变

一些活检线圈的设计只允许从内侧对乳腺前部病变进行活检。当需要从内侧进针，对乳腺中央区或后部病变进行活检时，患者可能要转一些角度。如果这些尝试都失败了，则可能需要从外侧穿刺，但如果病变位于乳腺的极内侧，则有可能穿透乳腺。在这种情况下，应该使用带有钝尖的活检针。

9.6.5 浅表病变

对于乳腺较小的患者，当目标病变贴近皮肤时，应避免意外损伤到皮肤。如前所述，活检时避免损伤皮肤的关键是将整个针的针槽置于乳腺内。目标病变应位于针槽的中心，病变深度必须大于针槽长度的一半以上，以避免损伤皮肤。当

图像上测量的目标病变与皮肤之间的距离小于针槽长度的一半时，活检针应超过目标位置，以避免皮肤损伤。另一方面，当浅表病变在穿刺点对侧的皮下时，有穿透对侧皮肤的风险。为了避免这种情况，应该使用钝尖的活检针。

9.6.6 假体

乳腺假体植入不是 MRI 引导活检的禁忌证。如果植入物位于穿刺针轨迹之外，病灶可以进行活检。如果病灶紧邻植入物，则不能进行活检，替代方案是在病变位置放置定位钩丝，放置钩丝需谨慎，不能穿透植入物。备选方案也可以在 MRI 引导下，在皮肤表面放置一个体表标志物。在这种情况下，影像科医生和乳腺外科医生之间的密切沟通是非常重要的。

9.6.7 活检时病灶不可见

活检时病变看不到可能原因是病灶为假阳性（如背景实质强化），或者病灶确实真实存在，但由于扫描技术原因无法清楚显示。遇到这种情况时，首先，要仔细查看当前所有的 MRI 图像，并与上次的 MRI 比较，以明确确实病灶不可见。如果病变在平扫图像可见，则可以使用平扫图像进行定位。下一步，扫描延迟期增强图像，看看能否寻找到病灶的相关征象。如果乳腺压得太紧，应松开再扫描。如果前次 MRI 图像上病灶非常可疑，即使本次检查病灶不可见，也可以参考病灶邻近的标志物进行活检。如果影像科医生不同意这种这种方法，应取消活检，此时，应该 6 个

月后复查 MRI。随访方案与 BI-RADS 3 类病变相同。

9.6.8 活检结果为良性的病灶的随访

当 MRI 引导下乳腺病灶活检的病理结果是良性，且活检前的 MRI 表现也偏向良性时，即影像学-病理一致为良性，建议随访 MRI，因为可能存在假阴性病例（表 9.2）。Li 等报道了 177 个影像学-病理一致的病灶，最终确诊了 4 例恶性病变。Hayward 等也报道 84 例病变中确诊了 2 例恶性病变。随访间隔时间可为 6～12 个月。如果病变稳定或消失，则确认为良性。相反，如果病变增大，可能需要由影像科医生决定是否再次活检。

9.6.9 活检结果为高危病变

当活检病理证实存在高危病变，如不典型导管增生、小叶原位癌、不典型小叶增生和复杂的硬化性病变时，手术切除时可能升级为恶性肿瘤。在 MRI 上首先发现的病变的升级率在 12.5%～50%（表 9.3）。因此，所有经 MRI 引导活检证实为高危病变的病例均需手术咨询。

9.7 总结

对于 MRI 首先发现的病灶，采用多种检查方式进行处理是非常重要的。必须仔细阅片后才能决定进行活检还是随访。如果病变需要进一步评估，应首先进行微创检查。同时，每种检查方式必须是有临床意义的。不必要的检查（例如，一个小的非肿块强化灶进行 MRI 靶向超声检查）是

表 9.2 MRI 引导活检影像学-病理一致为良性病例的随访结果

项　　目	病例数	活检设备	随访时长，月［均值（范围）］	缩小或消失	稳定	增大	再次活检病例数	再次活检恶性病例数	距离上次活检平均间隔时长（月）	假阴性百分比
Li 等	117	9G，真空辅助	24（7～53）	155	14	8	17	4	6（2～12）	3.4
Hayward 等	84	9G，真空辅助	33.1（0.4～100.8）	62	21	1	4	2	15（6～24）	2.4
Shaylor 等	113	9G，真空辅助	27（5～63）	69	42	2	3	1	24	0.5

表 9.3 MRI 首先发现的高危病变

项　目	高危病灶	高危病灶比例	升级率	升级病灶大小 mm [均值（范围）]	活检设备
Liberman	ADH	6.3%（15/237）	38.5%（5/13）	10（7～28）	MR 9G
Han	ADH、LCIS、ALH、RS、PL	14%（21/150）	25%（4/16）	NA	MR 9G、10G
Norrozian	ADH、LCIS、ALH	9.3%（7/75）	16.7%（1/6）	NA	MR 9G
Malhaire	ADH、LCIS、ALH、RS、PL、OA	13.8%（10/72）	12.5%（1/8）	NA	MR 10G
Strigel	ADH	10.6%（51/482）	32.4%（11/34）	10（4～70）	MR 9G、14G US 14G 立体定位 9G、11G
Pavel	ADH、LCIS、ALH、RS、PL、FEA	19.3%（31/161）	50%（13/26）	24.3（2.8～45.8）	MR 9G

注：ADH，不典型导管增生；ALH，不典型小叶增生；FEA，扁平上皮不典型增生；LCIS，小叶原位癌；OA，其他不典型增生；PL，乳头状病变；RS，放射状瘢痕。

浪费时间。一旦进行了活检，活检的医生必须评估影像学-病理结果一致性。在 MRI 上发现病变后的决策过程是复杂的，需要一个经验丰富的、了解所有成像方式的医生进行决策。

推荐阅读

Abe H, Schmidt RA, Shah RN, et al. MR-directed（"Second-Look"）ultrasound examination for breast lesions detected initially on MRI: MR and sonographic findings. AJR Am J Roentgenol. 2010; 194(2): 370-377

Eby PR, Demartini WB, Peacock S, Rosen EL, Lauro B, Lehman CD. Cancer yield of probably benign breast MR examinations. J Magn Reson Imaging. 2007; 26(4): 950-955

Hayward JH, Ray KM, Wisner DJ, Joe BN. Follow-up outcomes after benign concordant MRI-guided breast biopsy. Clin Imaging. 2016; 40(5): 1034-1039

Li J, Dershaw DD, Lee CH, Kaplan J, Morris EA. MRI follow-up after concordant, histologically benign diagnosis of breast lesions sampled by MRI-guided biopsy. AJR Am J Roentgenol. 2009; 193(3): 850-855

Machida Y, Tozaki M, Shimauchi A, Yoshida T. Two distinct types of linear distribution in nonmass enhancement at breast MR imaging: difference in positive predictive value between linear and branching patterns. Radiology. 2015; 276(3): 686-694

Schrading S, Strobel K, Keulers A, Dirrichs T, Kuhl CK. Safety and efficacy of magnetic resonance-guided vacuum-assisted large-volume breast biopsy (MR-guided VALB). Invest Radiol. 2017; 52(3): 186-193

Shaylor SD, Heller SL, Melsaether AN, et al. Short interval follow-up after a benign concordant MR-guided vacuum assisted breast biopsy-is it worthwhile? Eur Radiol. 2014; 24(6): 1176-1185

Spick C, Baltzer PA. Diagnostic utility of second-look US for breast lesions identified at MR imaging: systematic review and meta-analysis. Radiology. 2014; 273(2): 401-409

Yamaguchi K, Schacht D, Sennett CA, et al. Decision making for breast lesions initially detected at contrast-enhanced breast MRI. AJR Am J Roentgenol. 2013; 201(6): 1376-1385

10

诊断性 MRI：在乳腺癌中的临床应用

Gillian M. Newstead

邵真真　汪登斌　译

摘要

乳腺 MRI 的目的是评估新诊断乳腺癌患者的已知恶性肿瘤的大小和范围，同时识别额外恶性病变的位置，并改进手术治疗计划。多灶性、多中心性、弥漫性和对侧肿瘤的检出有助于指导治疗计划。在本章中，我们讨论了术前应用乳腺 MRI 评估乳腺疾病的相关研究，越来越多的证据表明，术前 MRI 评估能够有效地降低再手术率。

目前，临床实践中，大多依赖乳腺 MRI 评估新辅助化疗（NACT，浸润性乳腺癌术前化疗）疗效，MRI 被广泛用于改善某些亚型乳腺癌的手术方案、无复发生存率和总生存率。此外，在治疗过程中通过减小肿瘤体积以获得保乳手术的机会。MRI 还可以更好地评估肿瘤大小、体积和表面积，从而更准确地反映总体肿瘤负荷，尤其是 NACT 期间监测肿瘤治疗反应。诊断性 MRI 也可用于肿瘤切除后残留肿瘤病灶的管理，以及乳腺癌保乳手术后疑似复发病灶的评估。

关键词： 已知肿瘤的磁共振成像、肿瘤测量、额外病灶的处理、保乳治疗后残留病灶的诊断、再手术率、MRI 降低再切除率、新辅助化疗监测、肿瘤复发。

10.1　引言

随着乳腺 X 线摄影筛查中发现的小乳腺癌数量不断增加，许多女性可以进行保乳手术，术前准确评估肿瘤范围是非常重要的。传统的乳腺癌治疗取决于两个主要因素：肿瘤组织学类型和 TNM 分期。前者根据组织分级和形态学进行分型，后者根据肿瘤大小、淋巴结状态和是否有远处转移进行评估。当筛查发现触诊阴性的乳腺癌时，主要采用手术治疗。每位肿瘤患者的完整影像学评估用于指导手术方案。在前 MRI 时代，外科和肿瘤治疗方案主要通过临床检查、乳腺 X 线摄影和超声成像来进行评估。在乳腺 X 线摄影中，精确评估肿瘤大小通常很难实现，尤其是对于乳腺组织致密的患者，这导致保乳术后切缘阳性率差异较大（5%～70%）[1]。在评估新诊断乳腺癌的肿瘤负荷方面，乳腺 MRI 具有较高的敏感性和准确性。MRI 不仅能够精确识别目标病变，无论是浸润性还是非浸润性，还能发现先前未发现额外肿瘤的位置和范围。已有大量研究表明，多灶性和弥漫性（多中心）乳腺癌是提示预后较差的独立因素，影响治疗决策[2, 3]。乳腺 MRI 可额外检出 15%（12%～27%）的同侧隐匿性恶性肿瘤和 4%（3%～6%）的对侧乳腺隐匿性恶性肿瘤[4-12]。MRI 对病变范围的准确评估可以很好地帮助患者筛选初诊时肿瘤负荷较大的患者，从而避免立即进行肿瘤切除术，并可以将治疗方式转变为乳房根治术或新辅助化疗。MRI 在评估切缘阳性的肿块切除术患者，怀疑肿瘤复发的患者及监测新辅助化疗疗效患者的肿瘤负荷方面起着重要作用。

10.2　已知乳腺癌患者的影像学检查

乳腺癌是一种异质性疾病，具有特征性的分子亚型和基因亚型，尽管乳腺癌的传统组织学分类具有有限的预后价值，但乳腺肿瘤的分子特征、细胞标志物和影像学表型，特别是 MRI 可以改变治疗方案。大多数乳腺癌在组织学上是多灶性的，MRI 可在同侧和对侧乳腺中发现大量的额外浸润性和非浸润性病灶。有研究连续收集 500 例乳腺癌，回顾性分析其组织厚切片，以确定乳腺肿瘤原位成分和浸润成分的分布。厚切片组织学分析方法已被证明是精确评估恶性肿瘤范围的最准确方法。该研究发现的乳腺癌病灶分布如下：

单灶 34%，多灶 36%，弥漫 28%，混合 2%。因此，MRI 以极高灵敏度可以额外发现其他成像方法无法显示的癌灶也就不足为奇了（图 10.1 和图 10.2）[13]。

与其他成像技术相比，术前 MRI 可以更准确地评估病变的范围，随着时间的推移，也可以改善预后和预测。基于影像表型的定量分析为提供基于 MRI 图像的预测和预后生物标志物打开了大门。生物标志物被定义为一种客观测量和评估的特征，作为正常生物或致病过程，以及治疗干预后的药理学反应的指标，有助于制订治疗决策。MRI 肿瘤特征已被证明与组织学和分子亚型相关，如第 8 章所示。尽管基因表达谱越来越多

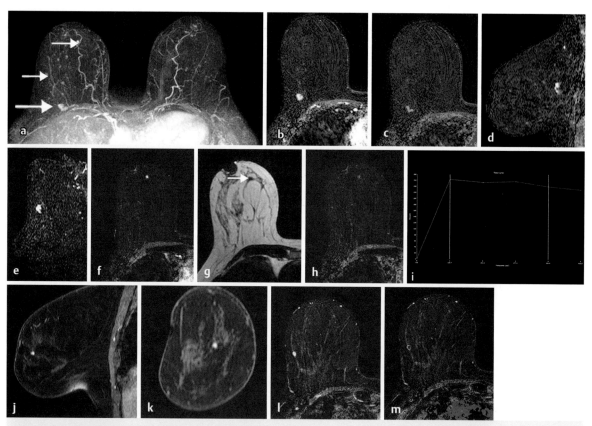

图 10.1　多中心病灶。51 岁女性，右乳新诊断的浸润性导管癌，1 级，MRI 用于病变范围评估。MIP 图像（a）显示右乳外侧后部乳腺癌（长箭）。右乳前部和外侧显示额外 2 个小肿块（短箭）。目标癌灶表现为不规则肿块（b），内部不均匀强化和流出型曲线（c），矢状位和冠状位图像（d、e）。减影图像显示额外发现的前部肿块强化（f），T2WI 呈等信号（g，箭）。时间-信号强度曲线呈平台型（h、i）。额外发现的外侧肿块显示为边缘清楚、均匀强化的良性表现（j～m）。乳腺前部肿块行 MRI 引导活检证实为浸润性导管癌，2 级，ER/PR（+），HER2（−）。该患者从乳腺肿瘤切除术改为乳房切除术。本例说明了在改变患者治疗方案前，应对额外发现的病灶进行组织学活检以明确性质。

图 10.2 对侧病灶。56 岁高危女性，左乳新诊断的 IDC 3 级伴 DCIS，建议 MRI 评估病变范围。MIP 图像（a）显示左乳外侧后部乳腺癌，右乳前部和外侧显示额外 2 个小肿块（箭）。在减影图像（b）上，左乳腺癌表现为不规则的肿块，时间-信号强度曲线呈不均匀流出型（c、d）。矢状位和冠状位重组图像显示病灶（e、f）。减影图像显示右乳前部 1 个不规则 5 mm 肿块，在矢状位图像（i）也显示不均匀强化和流出型曲线（g、h），减影图像（j～l）显示右乳内侧 1 枚边缘清楚的小肿块，表现为平台型曲线。对右乳额外发现的两个小肿块进行 MRI 引导活检，病理为小叶原位癌，经典型和多形性。患者要求双侧乳腺切除术，右乳病灶最终病理为小叶原位癌，大小为 7 mm，经典型和多形性。

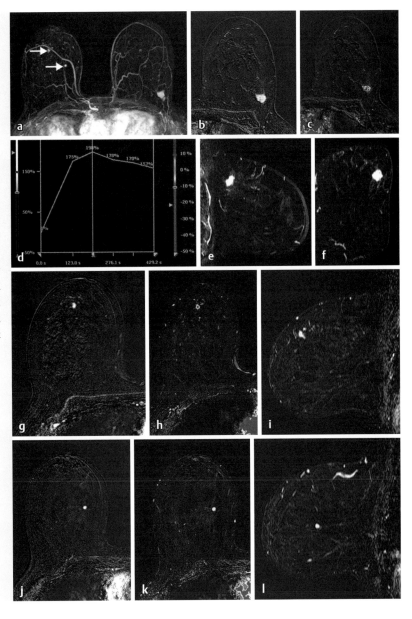

的用于治疗计划，免疫组化（IHC）标志物通常用来作为肿瘤生物学的替代指标。这些标志物包括雌激素和孕激素受体（ER 和 PR）的表达，肿瘤基因 HER2/neu 的过度表达，以及 Ki-67 的增殖率。影像学标志物需要确认其准确性和有效性，以验证其作为替代终点。这些测量指标应准确、可重复，并与靶病灶或治疗效果密切相关。定量影像组学已发展为的一门基于图像定量技术的学科，其临床应用包括癌症风险评估和复发风险预测，详见第 13 章。

术前行 MRI 检查可提高诊断准确性，从而促进患者临床管理的改变。然而，疾病的高估和低估都可能发生，在改变治疗方案之前，对 MRI 发现的可疑病变进行确诊活检是必要的。例如，只有经活检证实存在额外癌灶后，应根据 MRI 检查结果决定将手术方式从乳房肿瘤切除术改为乳房切除术（图 10.3 和图 10.4）。只有在多学科背景下仔细审查所有临床、影像学和组织学结果后制定治疗计划，癌症患者才会受益。个体化治疗方案有助于决定患者的最佳结局。

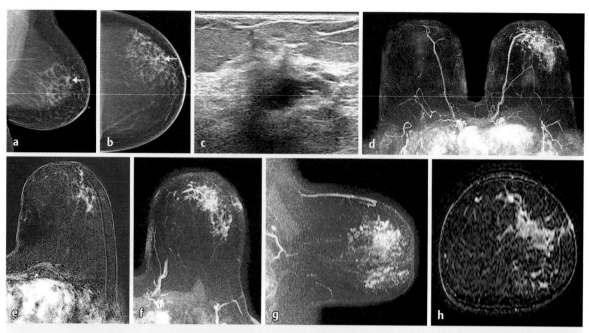

图 10.3　病变范围评估。71 岁女性，乳腺 X 线检查发现局灶不对称致密影，如 MLO 位和 CC 位图像所示（a、b，箭）。超声图像（c）显示 1 个边缘不清楚的不规则肿块。MIP 图像（d）显示左乳腺前部相应位置的区域性强化，其范围比乳腺 X 线摄影更大，如减影图像所示（e～h）。病理为左乳 IDC，2 级，具有小叶特征，ER（+），PR（-），HER2/neu（-），Ki-67 10%。腋窝淋巴结阴性（0/6）。

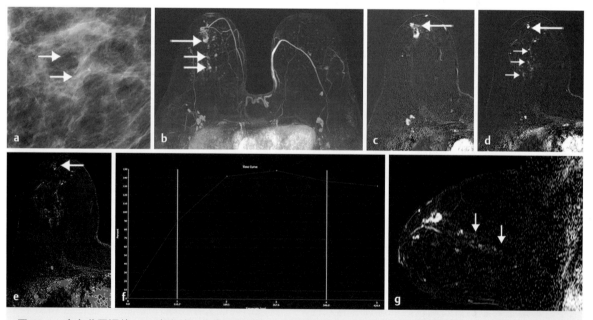

图 10.4　病变范围评估。63 岁女性，乳腺 X 线摄影 CC 位放大图像显示右乳前部点状钙化，立体定位活检结果为 DCIS（a，箭）。MIP 图像（b）显示活检部位（长箭）和周围广泛的非肿块强化（短箭）。减影图像（c、d）显示原活检部位前方小肿块（长箭）和广泛的非肿块强化（d，短箭）。动态特征图和时间-信号强度曲线（e、f）显示为平台型曲线，在矢状位图像上可显示右乳后部的非肿块强化（g，箭）。对后部非肿块强化行 MRI 引导活检，病理为 DCIS，中级别。乳房切除术后病理结果为 IDC，1 级，9 mm，伴低级别和中级别 DCIS，8 cm，筛状型、微乳头状型和乳头状型，ER/PR（+）。

10.2.1 肿瘤测量

肿瘤大小的准确测量对于外科和肿瘤科制定治疗计划是必要的，不仅是在初诊时，也体现在监测化疗疗效时。在大多数情况下，仅测量瘤灶及其卫星灶的最大径无法准确反映 MRI 上所展现的多灶性病变[14]。对肿瘤负荷的完整评估不仅需要测量肿瘤的大小，还需要测量整个肿瘤体积，包括浸润癌和原位癌。多灶性病变可以为原位癌，可以为正常组织间隔开的多发浸润癌，也可以为多发浸润性癌伴原位癌成分，需要仔细分析影像与病理的相关性。因此，乳腺癌患者可能受益于 MRI 准确检出多灶性和弥漫性病灶，否则这些病灶将无法被检测到。研究表明，多模态影像和经皮穿刺活检技术联合使用可以准确勾画出病灶位置和范围。计算机计算出的病灶体积和表面积能够更准确地评估肿瘤负荷，也可以使用更高级分析软件自动计算。在少数情况下，患者可能表现

为腋窝淋巴结肿大，活检证实转移性淋巴结可能来源于乳腺；然而，临床查体、乳腺 X 线检查、超声检查均为阴性。如果原发病灶确实起源于同侧乳腺，MRI 通常能够识别原发病灶（图 10.5 和图 10.6）。

MRI 经常检出导管原位癌（DCIS）和相关的浸润癌成分，而这些成分在乳腺 X 线摄影中未发现。Holland 等研究者报道，乳腺 X 线上隐匿性的 DCIS 见于 16% 的在大于 20 mm 的高级别 DCIS 中，以及 47% 的主要为微乳头状-筛状 DCIS 中[15]。仅通过乳腺 X 线摄影诊断的 DCIS 进行手术可能出现手术切除范围不准确，导致切缘阳性，需要实施再次切除手术。此外，5%～15% 的乳腺 X 线诊断的 DCIS 可能发现腋窝淋巴结转移；前哨淋巴结（SLN）活检在高侵袭性癌风险的 DCIS 患者中是合理的，如肿瘤较大、肿块型病变或高级别病变的患者[16]。MRI 能够

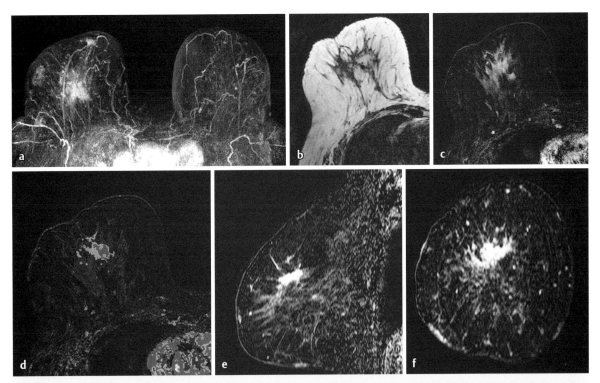

图 10.5　原发癌灶不明（CUP 综合征）。85 岁女性，患有斑片状皮脂腺病变，诊断为癌性病变，可能为乳腺来源。双侧乳房查体、乳腺 X 线摄影和超声检查均正常。MIP 图像（a）显示右乳中央区广泛非肿块强化，乳腺前部组织轻微收缩。T2WI 图像（b）显示前部组织变平，减影图像（c）显示前部和中央区弥漫性非肿块强化。动态特征图（d）显示不均匀流出型曲线。矢状位和冠状位图像所示（e、f）。病理：IDC，2 级，ER（+），PR（－），HER2/neu（－）。

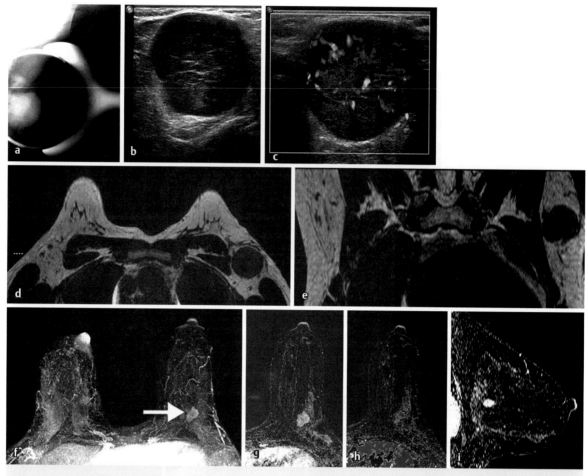

图 10.6　原发癌灶不明（CUP 综合征）。37 岁女性，左腋窝淋巴结肿大。左乳体格检查、乳腺 X 线摄影和超声检查均正常。左腋窝 X 线点压图像显示左腋窝淋巴结肿大（a），超声图像（b）显示更有优势，超声彩色多普勒图像（c）显示丰富血管信号。横断位和冠状位 T2WI 图像上可见肿大的淋巴结（d、e）。MIP 图像（f）显示显著的乳腺实质背景强化，以及左乳后部的强化肿块（箭）。该肿块在减影图像（g）上表现为明显强化，并且在动态特征图（h）上显示出流出型曲线。矢状图像显示肿块（i）。组织学显示为 IDC，3 级，具有鳞状特征，三阴性，Ki-67 80%。

检出 DCIS 的范围，并识别 X 线和超声上未发现的微小浸润灶（图 10.7 和图 10.8）。

10.3　保乳治疗（BCS）

对于早期乳腺癌的患者，保乳手术被作为乳房切除术的替代方法，是最常见的乳腺外科手术。乳房部分切除术或乳腺肿瘤切除术，包括肿瘤和周围正常乳腺组织手术切除。随机临床试验表明，在无病生存率和总生存率方面，乳腺肿瘤切除术后加放射治疗（RT）与乳房切除术一样有效[17-21]。成功的保乳手术要求切除整个恶性肿瘤且切缘阴性，因此明确肿瘤的真实范围是手术成

功的重要条件。然而，在目前的治疗方案下，关于 MRI 用于发现同侧或对侧隐匿性恶性肿瘤是否有益，文献结论不一致。

在考虑保乳手术的患者中，影响治疗选择的因素包括肿瘤大小、位置、乳头受累情况，以及是否存在多灶或多中心／弥漫性病灶。其他需要考虑的因素包括与乳房体积相关的肿瘤大小、整形选择和患者的选择。额外肿瘤的发现可能会导致比原计划更广泛的乳房肿瘤切除术，甚至乳房切除术。在临床实践中，大多数患者 MRI 检查前已经接受了经皮穿刺活检，活检后可见血肿（图10.9）。MRI 可以检测到先前诊断的 DCIS 区域的

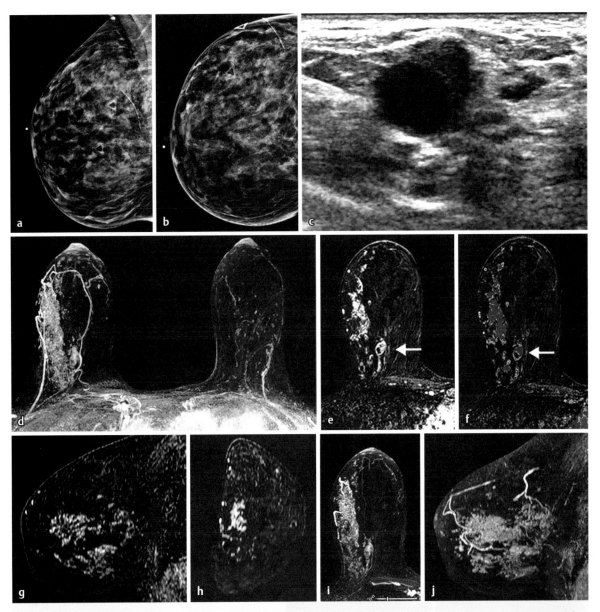

图 10.7 病变范围评估：DCIS。47 岁女性，既往有右乳腺良性病变切除活检病史，查体发现右乳腺"增厚"。乳腺 X 线片 MLO 和 CC 位（a、b）未见异常；线性标志物指示了既往活检部位的瘢痕，三角形标志物指示了触诊异常的部位。超声（c）显示 1 个边缘模糊的混合回声肿块，活检提示 DCIS。MIP 图像（d）显示右乳外侧从胸肌延伸至乳晕下的中度背景实质强化，以及段样分布的非肿块强化。减影图像（e、f）显示非肿块强化和超声活检的部位（箭），并在动态特征图（f）上显示为上升型曲线。矢状位和冠状位重组图像（g、h）显示非肿块强化，矢状位和横断位图像（i、j）显示病变范围。乳房切除术后病理结果为 DCIS，3 级，伴有坏死，ER/PR（−）。

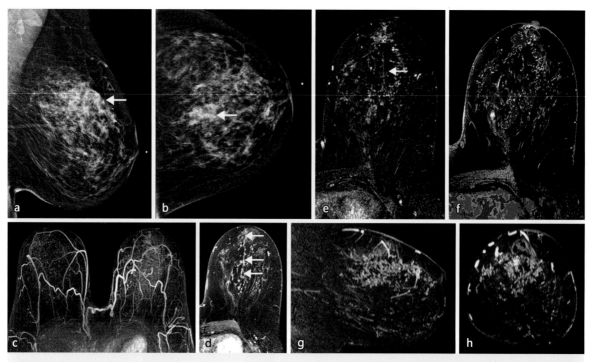

图 10.8　病变范围评估：DCIS。59 岁女性，左乳可触及一肿块。乳腺 X 线 MLO 位和 CC 位（a、b）显示不对称致密（箭），超声检查未显示异常。MIP 图像（c）显示左乳中央区弥漫分布的非肿块强化。T1WI 增强和减影图像显示导管的强化（d、e，箭）。动态特征图（f）显示病灶内上升型曲线。矢状位和冠状位重组图像显示病灶（g、h）。病理为 DCIS，高级别，实性型和筛状型，伴有中央坏死，ER/PR（−）。

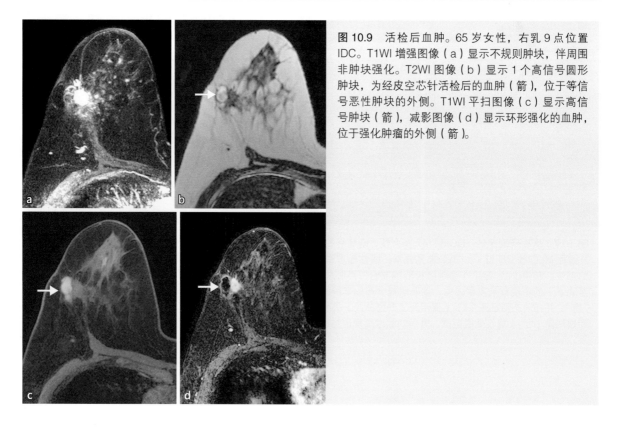

图 10.9　活检后血肿。65 岁女性，右乳 9 点位置 IDC。T1WI 增强图像（a）显示不规则肿块，伴周围非肿块强化。T2WI 图像（b）显示 1 个高信号圆形肿块，为经皮空芯针活检后的血肿（箭），位于等信号恶性肿块的外侧。T1WI 平扫图像（c）显示高信号肿块（箭），减影图像（d）显示环形强化的血肿，位于强化肿瘤的外侧（箭）。

隐匿性浸润癌成分，或腋窝淋巴结及内乳淋巴结肿大，所有这些都可能影响手术治疗计划。术前 MRI 检查尤其有助于检出乳腺 X 线隐匿的 DCIS。在一些病例中，乳腺 DCIS 在 MRI 上比乳腺 X 线检查的病变范围更广泛，甚至可以延伸到乳晕后大导管。影像科医生和手术医生之间仔细讨论术前 MRI 发现是患者取得良好预后的必要条件。最近的两篇论文研究了术前 MRI、MRI 引导下手术及术后的预后情况，结果显示，病变范围评估上的改善导致了治疗计划的改变（图 10.10 和图 10.11）[22, 23]。

　　MRI 对于其他相关征象的检出也非常有价值，见表 10.1。

　　术前 MRI 的重要作用包括识别肿瘤浸润至筋膜，确定肿瘤与筋膜的关系及肿瘤是否延伸至胸大肌、前锯肌和 / 或肋间肌。MRI 可以评估肌肉受累情况，这会影响肿瘤分期、手术计划和整体

表 10.1　恶性肿瘤相关征象

乳头回缩	腋窝淋巴结肿大
乳头侵犯	胸肌侵犯
皮肤回缩	胸壁侵犯
皮肤增厚	结构扭曲
皮肤侵犯：直接侵犯，炎性乳腺癌	

注：引自 Morris EA, Comstock CE, Lee CH, et al. ACR BI-RADS® MagneticResonance Imaging. In: ACR BI-RADS® Atlas, Breast Imaging Reporting and Data System. Reston, VA, American College of Radiology; 2013。

治疗方案。肌肉受累评估极难通过临床检查、乳腺 X 线检查或超声进行诊断，当然也不是完全不可能[24, 25]。对胸肌侵犯的诊断需要使用 MRI 进行仔细评估。靠近或侵犯胸肌前脂肪的异常强化

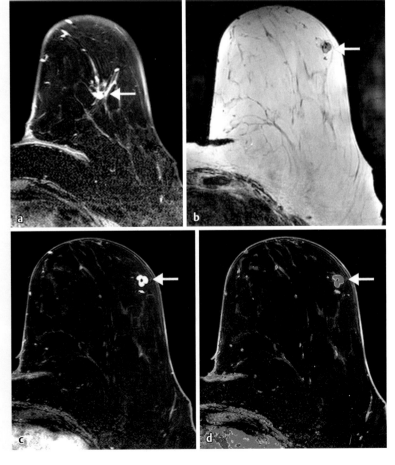

图 10.10　转移性乳内淋巴结。55 岁女性，左乳 IDC。T1WI 增强图像（a）显示不规则形强化肿块（箭）。T2WI 图像显示左乳前外侧高信号肿块（b, 箭）。增强图像（c）显示前部肿块边缘清楚，内部可见脂肪信号及皮质增厚（箭），动态特征图（d）显示为流出型（箭）。超声引导活检证实为转移性淋巴结。

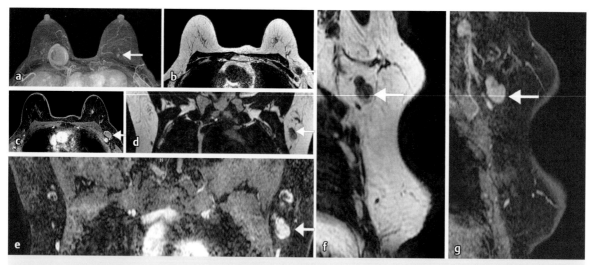

图 10.11 腋窝转移性淋巴结。48 岁女性，左乳腺 IDC，三阴性。MIP 图像（a）显示左乳腺后部乳腺癌（箭）。右乳内侧有化学位移伪影。T2WI 和 T1WI 增强图像均显示左侧腋窝淋巴结肿大。横断位（b、c，箭）、冠状位（d、e，箭）和矢状位（f、g，箭）图像显示病灶。

用于诊断侵犯是不充分的。肌肉内部的异常强化是诊断侵犯的必要条件，浅表的肌肉强化可以进行部分肌肉切除，如果肿瘤侵及肌肉全层则可能需要根治性乳房切除（图 10.12 和图 10.13）。

　　乳头和乳晕后导管受累可见于浸润性癌直接向前侵犯，也可见于 DCIS 沿导管线样延伸[26, 27]。如果发现有肿瘤，外科医生通常会切除乳头-乳晕复合体。MRI 可以检出表现为线样强化并延伸至乳晕后导管区域的 DCIS，此病变在乳腺 X 线摄影上是隐匿的（图 10.14）。皮肤强化提示恶性肿瘤侵犯皮肤。皮肤水肿和皮肤增厚可能是由于淋巴管阻塞，伴或不伴恶性肿瘤侵犯。恶性病变侵犯皮肤在临床上通常很明显，MRI 显示也很清楚（图 10.15 和图 10.16）[28, 29]。

10.4　额外病灶的处理

　　术前 MRI 额外检出浸润性癌或 DCIS，使得病变范围的评估更加准确，从而改变了手术治疗方案。当发现额外的可疑隐匿性点状强化或肿块时，通常需要 MRI 引导对其进行活检，若活检证实为恶性会改变手术治疗方案。确诊 DCIS 患者，额外检出可疑浸润癌通常会改变腋窝的手术治疗

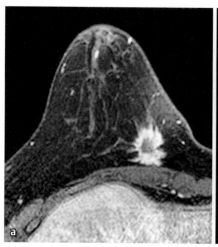

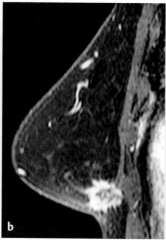

图 10.12　位于胸肌附近的 IDC。IDC，3 级，ER/PR（＋），HER2/neu（－）：横断位及矢状位 T1WI 增强图像显示边缘毛刺的强化肿块（a、b）。肿块位于乳腺后部，毗邻但未侵犯胸肌。矢状位重组图对胸肌侵犯的评估诊断很有帮助，而胸肌强化是诊断是否侵犯的关键，这在本例中未见。

图 10.13 IDC 伴胸肌侵犯。IDC，3级，ER/PR（−），HER2/neu（+）。横断位 T1WI 增强图像（a）显示一个不规则的强化肿块，内见极低信号在标记夹影。肿块毗邻胸肌，胸肌内可见强化（箭），提示侵犯。横断位 T1WI 增强图像（b，箭）和矢状位图像（c，箭）显示肌肉内异常强化。

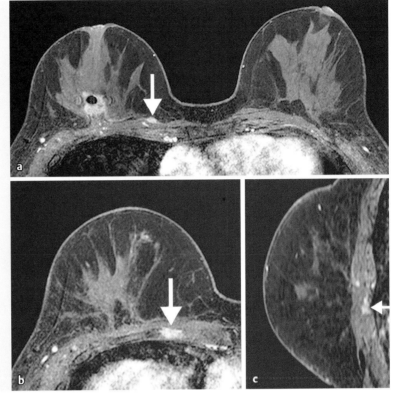

图 10.14 乳头受累。56 岁女性，IDC，2级，三阴性，Ki-67 15%。MIP 图像（a）显示 BPE 显著，左乳后部一个圆形、边缘不规则的强化肿块。左乳晕后区可见单支大导管线样强化（箭）。横断位及矢状位 T1WI 减影图像（b、c）显示广泛的段样强化，从已知浸润性癌位置延伸到乳头（箭）。MRI 引导对段样强化灶进行活检，病理为高级别 DCIS，实性型伴坏死。该患者由原来的肿瘤切除术改为乳房切除术。

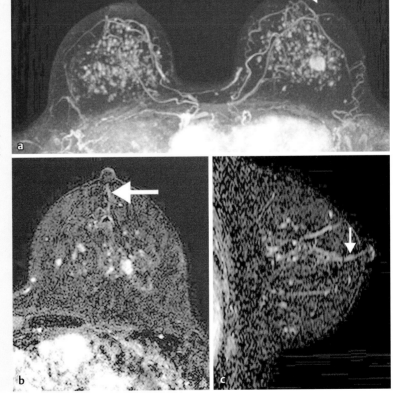

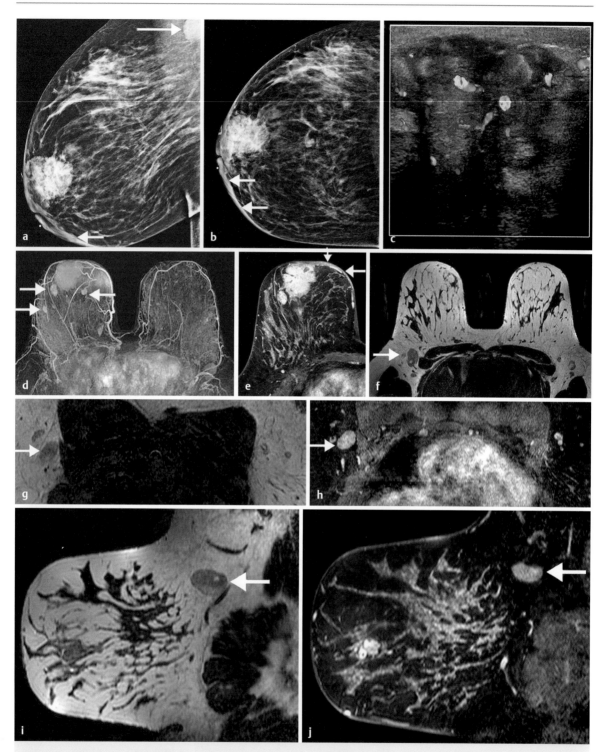

图 10.15　肿瘤直接侵及皮肤和腋窝淋巴结肿大。47 岁女性，右乳腺 IDC 伴小叶特征和高级别 DCIS 伴坏死，ER/PR（+），HER2/neu（−），Ki-67 30%。乳腺 X 线 MLO 位和 CC 位图像（a、b）显示乳晕下区域的圆形、边缘不规则肿块，邻近皮肤增厚（短箭）和部分可见的腋窝肿大淋巴结（a，长箭）。超声图像（c）显示不规则肿块，血流信号丰富。MIP 图像（d）显示 BPE 显著，乳晕后强化肿块和卫星病灶（箭）。T1WI 增强图像（e）显示不规则的肿块，并伴有邻近皮肤强化（箭）。皮肤钻孔活检（punch biopsy）证实血管周围恶性肿瘤细胞伴有淋巴细胞浸润。横断位 T2WI 图像显示右侧腋窝淋巴结肿大（f，箭）。冠状位及矢状位 T2WI 和 T1WI 增强图像显示右侧腋窝淋巴结肿大（g~j，箭）。

图 10.16 肿瘤直接侵犯真皮层。45岁女性，右乳腺 IDC，3 级，三阴性，12.0 cm，广泛中央坏死，直接侵犯真皮层，皮肤溃疡。腋窝淋巴结阳性（12/20）。横断位 T2WI 图像（a）显示混合信号肿块，伴有液化坏死，皮肤增厚和皮下水肿（箭），提示皮肤受累。T1WI 增强图像和减影图像（b、c）显示坏死性肿块和外侧皮肤弥漫性强化。动态特征图（d）显示坏死肿块的实性成分呈流出型曲线。

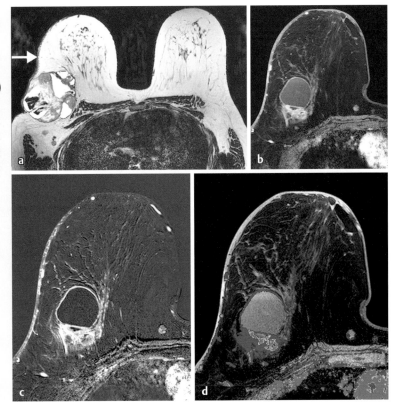

计划。在这种情况下，BI-RADS 3 类的评估通常不适用，因为需要明确诊断。

术前仅 MRI 可见的 DCIS 的手术定位，通常需要 MRI 引导活检，并放置标记夹来标记病变的范围。通常需要放置多根钩丝来勾勒影像学发现的病灶的范围，进而行复杂的手术切除。良好的预后需要外科医生、影像科医生和病理科医生在手术当天的密切合作。尽管 MRI 更好地显示了 DCIS 范围，但一些报道表明，MRI 这一能力并没有降低切缘阳性的数量[15]。从 MRI 图像体位到手术体位的转换是具有挑战性的，在手术室里是仰卧位，在 MRI 检查时是俯卧位。对于外科医生来说，特别是在试图切除多灶性病变时，使用俯卧位的 MRI 图像对病灶位置进行相关性分析可能是困难的。导致这一难题的原因是手术入路可能与目标 DCIS 病变的长径呈垂直方向，即使将病变准确定位，这也增加了病变完全切除的难度。图中显示了俯卧位和仰卧位乳腺组织位置之间的差异（图 10.17 和图 10.18）。

10.5 再次手术率

文献回顾显示，第二次手术切缘阳性率为 32%~63%，约 50% 的患者存在镜下残留病变[30, 31]。无论是对于浸润性癌还是非浸润性癌，肿瘤残留已被证明与同侧乳腺癌复发风险的增加相关，部分研究显示此类患者局部复发率增加[32, 33]。也有其他研究表明，复发率不会增加[34-36]。美国 4 家大型机构进行了一项回顾性观察性试验，该研究评估了 2003—2008 年诊断为乳腺癌，接受部分乳房切除术的 2 206 名女性，其中包括 2 220 个浸润性乳腺癌[1]。该研究目的是评估初次手术后再次手术率在医院间和外科间的差异。总体来说，22.9% 的患者接受了患侧乳房的再切除手术，其中 89.2% 的患者接受了 1 次再切除，9.4% 的患者接受了 2 次再切除，1.4% 的患者接受了 3 次再切除。得出的结论是，外科医生和机构之间的再次手术率存在差异；然而，此研究中再次手术率比之前报道的 36%~50% 要低一些[37, 38]。

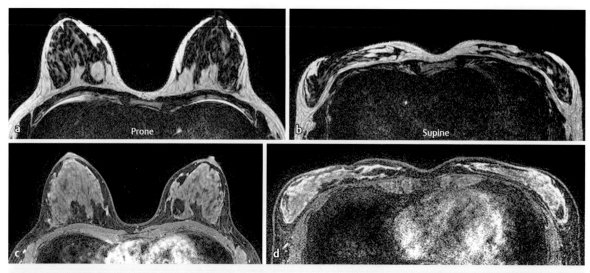

图 10.17 俯卧位。乳腺 MRI 检查使用俯卧位，而患者在手术室为仰卧位。我们使用仰卧位和常规俯卧位对一位正常乳腺的女性进行了 MRI 检查，以显示不同体位乳房外观的差异，如 T2WI 图像（a、b）和 T1WI 增强图像（c、d）所示。

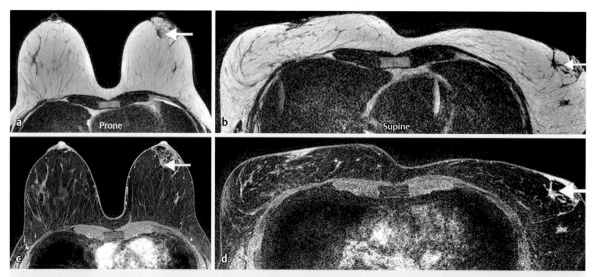

图 10.18 俯卧位和仰卧位。乳腺 MRI 检查使用俯卧位，而患者在手术室为仰卧位。我们使用仰卧位和常规俯卧位对一位左乳晕后区（箭）有术后瘢痕的患者进行了 MRI 检查，以显示乳房外观的差异，如 T2WI 图像（a、b）和 T1WI 增强图像（c、d）所示。

Morrowet 等报道，在 2009 年的 1 459 例患者中，初次保乳术后的再次手术率为 37.9%，其中 26.0% 的患者接受了局部再次手术，11.9% 的患者最终接受了乳房切除术[37]。

2016 年发表的另一项研究表明，2011—2013 年在纽约州接受保乳手术的女性中，近 1/4 的人需要在 90 天内再次手术[39]。再次手术率平均为 30%，从 2003—2005 年的 38.5% 下降到 2011—2013 年的 23.1%。值得注意的是，手术量较大的外科医生是较低的再次手术率独立相关因素，而手术量小的外科医生与 50% 的再次手术风险相关，这种差异在多因素分析中依然存在。

一种被称为"残腔环切"的改良手术技术是指对初始肿瘤切除后残腔的每个面的组织进行再次切除。最近的一项随机试验表明，该手术方法已被证明是成功的，与标准手术方法相比，"残腔环切"的切缘阳性率从 34% 降低到 19%，再次手术率从 21% 降低到 10%[40]。

10.5.1 MRI 在降低再次手术率方面的价值

术前乳腺 MRI 可以提供准确的病变范围，是否有助于降低再次手术率？关于术前乳腺 MRI 敏感性的提高是否能改善患者预后，以及使用 MRI 对新诊断乳腺癌进行分期的问题一直存在争议。关于术前 MRI 检查获益的临床相关文献显示，不同研究中再次手术率和局部复发率的结果差异较大。

发表于 2010 年在英国进行的一项名为 COMICE 的随机对照试验，比较了两组患者：一组接受了术前 MRI 检查，另一组接受常规诊疗。结果显示，MRI 组和非 MRI 组的再次手术率均为 19%[41]。这项试验受到了广泛的批评，一部分原因是采用了较老的 MRI 技术，另一部分原因是影像科医生和外科医生的经验各不相同。该试验的另一个问题是缺乏 MRI 引导活检设备，这一缺陷导致 MRI 组中 28% 的患者在未经术前确诊为恶性肿瘤的情况下进行了乳房切除术。MONET 试验发现，MRI 组的再次手术率（34%）高于非 MRI 组的患者（12%）。MRI 组阳性切缘率和再切除率的较

高，部分原因是手术偏差。该研究的评论者指出，总体来说，MRI 组切除的组织体积（69.1 cm³）远小于非 MRI 组的组织体积（90.2 cm³）。此外，在病理 DCIS 且 MRI 检查阴性的患者中，手术切除体积更小（40.3 cm³）[42]。2012 年开展的一项研究在活检证实恶性肿瘤后再改变治疗方案，结果显示使用术前乳腺 MRI 对再手术率显著改善。该研究中 MRI 组患者的再次手术率仅为 11%，而非 MRI 组为 25%，乳腺切除率没有增加[43]。近期研究表明，使用术前 MRI 降低了再次手术率[44, 45]。关于浸润性小叶癌（ILC）病变患者使用术前 MRI 的疗效的数据尤其具有说服力[46-48]。

值得注意的是，将再次手术率作为术前 MRI 临床疗效指标，受到手术实践差异的影响，这可能会掩盖 MRI 可能起到的其他作用[1]。在美国，术前 MRI 的建议存在明显的不一致性。一些外科医生和肿瘤科医生在手术前或常规新辅助化疗前要求 MRI 检查，而另一些外科医生和肿瘤科医生可能仅选择年轻女性或组织学活检为浸润性小叶癌（ILC）的女性进行术前 MRI 检查，而还有一些外科医生和肿瘤科医生不建议术前 MRI 检查。一些研究表明了术前 MRI 对选择接受部分胸部放射治疗的女性的关键作用[49, 50]。到目前为止，尚未证明有任何生存获益。ACRIN 目前正在开发一项前瞻性随机对照试验，研究术前 MRI 分期的短期和长期效益与成本分析[51]。

10.6 残留病变的诊断

在肿瘤切除部位是否存在阳性边缘最好使用 MRI 诊断。早期研究更倾向于在术后 28 天后进行 MRI 检查，而非术后立即进行 MRI 检查[52]。然而现在，患者通常会尽可能地尽早进行检查，一般在术后 2～3 周进行 MRI 检查，此时已获得病理报告并且与外科医生讨论了进一步的治疗方案。

10.6.1 影像学表现

正常的术后 MRI 表现通常包括术区血肿，表现为薄壁（< 3 mm）光滑的环形强化，常伴有局

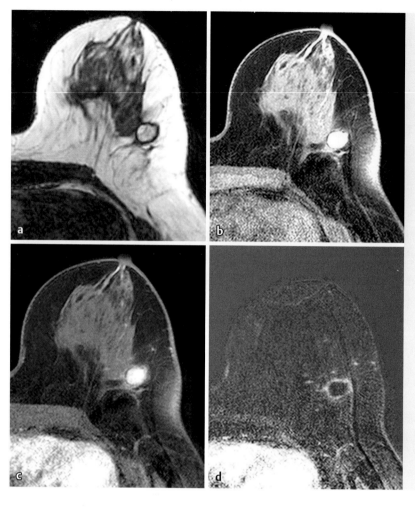

图 10.19　术后血清肿：无肿瘤残留。IDC 手术后，肿瘤紧邻切缘，术后 21 天术区可见 1 个血清肿。T2WI 图像（a）和 T1WI 平扫（b）显示左乳外侧 1 个卵圆形高信号血肿。增强图像（c）显示血肿内的高信号和乳晕后区的良性导管扩张。减影图像（d）显示血肿呈边缘强化（壁厚＜5 mm），伴有散在点状强化。再次手术切除没有发现任何肿瘤残留。

部皮肤增厚和水肿（图 10.19）。随着时间的推移，大多数良性表现会消失，但一些血清肿可能会持续多年。确定残余肿瘤的精确位置有助于再次手术方案的选择。可疑征象包括血肿壁不规则增厚（≥5 mm），邻近可见肿块或非肿块强化（图 10.20）。在远离手术区域的同侧或对侧乳腺中可能发现意外病灶，尤其是初次手术前未进行 MRI 检查时（图 10.21 和图 10.22）[53]。这种情况下，在钩丝定位和再次切除手术之前，可采用 MRI 引导放置标记夹来确认和标记额外肿瘤的位置。当在术区附近发现残留病灶时，无需进行 MRI 引导活检，可以进行钩丝定位来引导外科医生找到可能的残余肿瘤。

　　残余 / 复发肿瘤与脂肪坏死的鉴别诊断是最具挑战性的[54]。脂肪坏死被认为是由于手术创伤后血肿的局部反应引起的。脂肪坏死的组织学表现取决于病变所处的病程。早期阶段的血液和组织脂肪酶形成了脂肪的无菌化环境，导致空泡的形成，周围可见充满脂肪的巨噬细胞、异物巨细胞和浆细胞，在 MRI 上表现为不规则强化。在愈合阶段，坏死物质的周围发展为纤维化，并可能取代整个病变。脂肪坏死区域可能形成充满液体的空腔并最终钙化且无任何强化，但在某些情况下，有的病例强化可能会持续多年。脂肪坏死的强化可能与恶性肿瘤相似，尽管影像学上脂肪坏死区域可检出明确的脂肪成分，但在一些情况下，活检来证实为良性病变是必要的。在 SLN 活检前乳晕周围注射了放射性核素的一些女性中可能发现迟发性的乳晕周围脂肪坏死。两个病例如图所示（图 10.23 和图 10.24）。

图 10.20　术后血清肿：脂肪坏死。IDC 手术后，肿瘤紧邻切缘，术后 19 天显示了 1 个血清肿。T2WI 图像显示左乳外侧有一个巨大的含液体信号的血清肿。横断位 T1WI 增强图像（b）显示从血肿边缘的前部延伸的线样强化（箭），如横断位（c）和矢状位（d）图像所示（箭）。MRI 引导下活检证实为脂肪坏死和肉芽肿性改变。

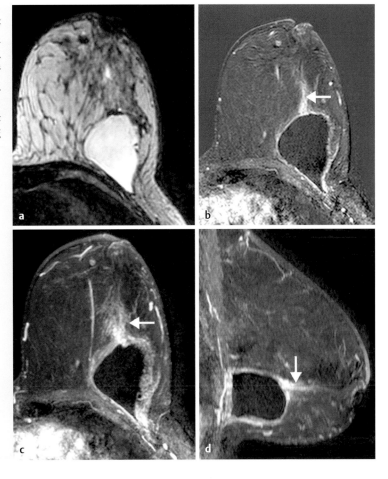

图 10.21　术后血清肿：肿瘤残留。60 岁女性，乳线 X 线筛查发现左乳范围为 7 mm 的成簇微钙化，病理 DCIS，呈实性型和筛状型，伴有坏死，ER/PR（+），前哨淋巴结活检阴性。无术前 MRI。患者随后接受了 3 次手术切除，切缘均阳性，然后进行 MRI 检查。横断位增强图像（a）显示术区局部组织缺失，弥漫性皮肤增厚、变形，左乳前内侧有 1 个巨大的血肿腔和外侧的非肿块强化，距离术区血肿较远（箭）。T1WI 平扫（b）显示血清肿呈高信号，减影图像（c）显示不规则的边缘强化和外侧后部的区域性强化（箭）。动态特征图（d）显示非肿块病灶呈不均匀的流出型曲线（箭）。该患者行乳房切除术后，病理证实 7.0 cm 的残留 DCIS，中等和高级别，实性型和筛状型，以及 3 mm 的 IDC，1 级。

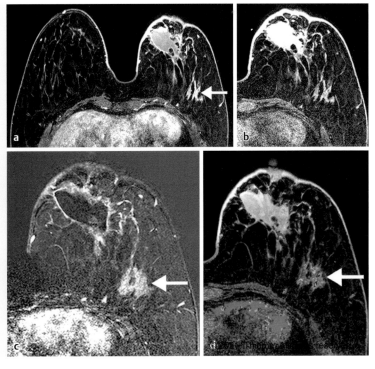

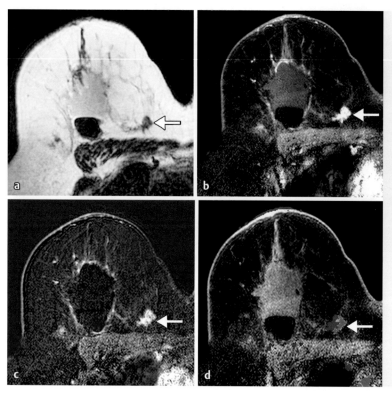

图 10.22　术后血肿：肿瘤残留。51 岁女性，该患者行右乳中后部 2.1 cm 的 IDC 手术，患者接受了 3 次切除术。无术前 MRI。横断位 T2WI 图像（a）显示 1 个较大的混杂信号的血清肿，以及右乳内侧的一个不规则低信号肿块（箭），T1WI 增强图像（b，箭）显示肿块显著强化。减影图像（c）也显示强化肿块（箭）和血肿周围的强化。动态特征图（d，箭）呈不均匀流出型曲线。该患者行乳房切除术后，病理证实为 IDC，2 级，伴局灶性 DCIS，呈实性型和筛状型，淋巴结转移阳性（1/16）。

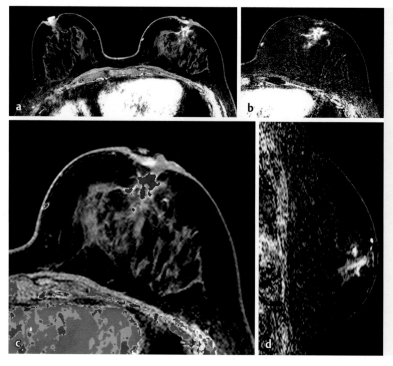

图 10.23　放射性核素注射后的乳晕后脂肪坏死。50 岁女性，左乳内后方三阴性 IDC，行保乳手术治疗后：术后 1 年进行常规 MRI 检查，横断位增强图像（a）和减影图像（b）显示局部组织缺失和左乳晕后区不规则强化。动态特征图（c）呈上升型曲线，矢状位减影（d）显示病灶。超声引导活检提示为脂肪坏死，3 年后行 MRI 检查显示强化灶消退。该患者在前哨淋巴结手术前在乳晕周围注射了放射性核素，这被认为是远离手术部位的脂肪坏死的原因。

图 10.24 放射性核素注射后的乳晕后脂肪坏死。50 岁女性，患者接受 BCS 治疗，右乳后外侧的 IDC，3 级，ER/PR（＋），进行保乳手术；术后 2 年进行常规 MRI 监测，MIP 图像（a）和减影图像（b）显示轻少量的组织缺失和右侧乳晕下不规则强化。动态特征图（c）显示为流出型曲线。超声引导活检提示脂肪坏死，随后 2 年的 MRI 显示强化灶消退。该患者在前哨淋巴结手术前在乳晕周围注射了放射性核素，这被认为是远离手术部位的脂肪坏死的原因。

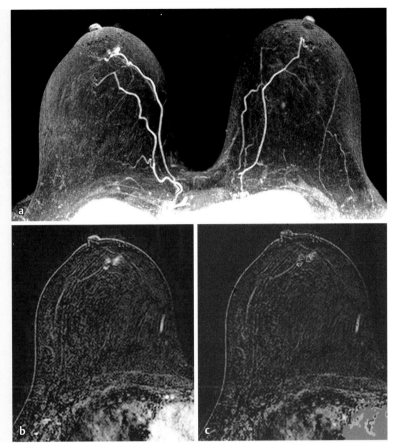

10.7 新辅助化疗监测

新辅助化疗（NACT，浸润性癌手术前的化疗）被广泛用于改善某些亚型乳腺癌的手术方案、无复发生存期和总生存期，在治疗期间减小肿瘤体积可获得更多的保守手术机会[55]。通过 MRI 尽可能早地监测治疗反应，并能够识别无反应的患者是极其重要的。肿瘤大小的变化已被证明是一种临床上有用的衡量肿瘤反应的指标，并可预测患者的生存率。MRI 是最准确的成像方法，用于手术前、化疗结束时监测治疗反应和评估残余病灶范围（图 10.25 和图 10.26）。

NACT 方案通常需要术前 MRI 和 2 次随后的 MRI 检查，即首次治疗后行第 2 次 MRI 检查，最后一周期治疗后手术前行第 3 次 MRI 检查。MRI 治疗反应的通常记录如下：既往病灶部位无任何强化被记录为完全缓解（CR）。肿瘤大小减少 30%

被记录为部分缓解（PR）。肿瘤大小减少＜30% 被记录为无反应（NR）。第一个化疗周期后进行的 MRI 评估通常为影像科医生评估早期反应提供了最佳机会。如果在第一次治疗后肿瘤没有反应或无影像学进展，可以考虑更换治疗方案，从而避免患者接受长期无效的化疗。使用计算机分析软件评估肿瘤体积和表面积，可以提供比传统的最大肿瘤直径线性测量更准确的评估[14, 56]。

接受治疗的肿瘤通常表现出两种不同的反应模式。肿块通常表现为向心性退缩，易于测量，治疗后病理–影像学一致性较好。弥漫性或多灶性病变及初始为非肿块强化的病变在治疗后，可能会不均质退缩，肿瘤总体体积减小，而肿瘤最大径没有显著变化[57-60]。ACRIN 6 657 试验中对乳腺内残留肿瘤负荷的预测表明，肿瘤体积和最大径的 MRI 测量优于临床测量，肿瘤体积的变化对第一周期 NACT 后的反应的预测价值最

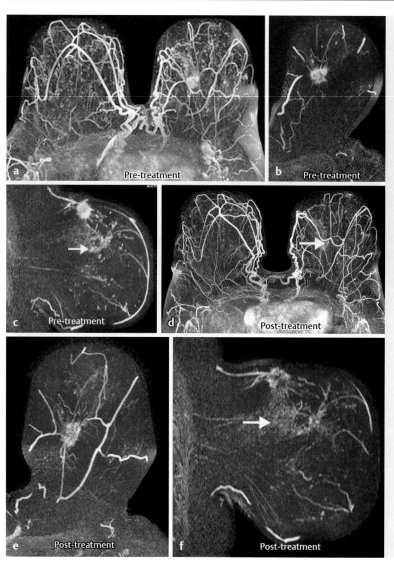

图 10.25　监测 NACT 反应。57 岁女性，IDC，3 级，三阴性，Ki-67 15%，左乳腺上方 2.1 cm 肿块，伴有 6.0 cm 的 DCIS。治疗前（Pre-treatment）MIP 图像（a）显示肿块强化，位于左乳 11 点位置，伴有前方非肿块强化。横断位图像（b）显示肿块边缘毛刺，矢状位图像（c）显示位于肿块前方和下方的区域性非肿块强化（箭）。治疗后（Post-treatment）MIP 图像（d）显示肿块强化减弱，横断位和矢状位减影 MIP 图像（e、f）显示 NACT 后部分缓解（> 30%），肿块及非肿块强化减弱，仍可见渐进性强化，如图所示（f，箭）。乳房切除术后病理：部分缓解，IDC，3 级，2.1 cm，广泛的治疗后变化和 < 5% 的肿瘤细胞。腋窝淋巴结阳性（7/11）。

大[61]。ACRIN 6657 试验最近的一项研究旨在评估术前测量在局部晚期乳腺癌患者中检测病理完全缓解（CR）和评估 NACT 后残留疾病的准确性。这些结果表明，MRI 测量肿瘤最大径比乳腺 X 线摄影和临床检查能更准确地评估术前肿瘤残留，可以改善手术计划。必须要注意的是，不能忽视残留癌的细微迹象。据报道，ILC 和 DCIS 可能出现残留肿瘤低估的情况，因为这些肿瘤的血管生成程度较低。仔细观察增强后最后一期减影图像可能会显示轻度强化，并且可能是残留病变的唯一提示。其他序列如扩散加权成像（DWI）联合 DCE 序列，可能提高 NACT 的诊断准确

性[62]。在第一次化疗之前，在肿瘤中放置 MRI 兼容的标志物是非常必要的。因为当治疗后影像学未发现病变时，该标志物是手术时必不可少的标记。目前，仍需要进一步的研究来评估 NAC 对所有分子亚型乳腺癌的潜在疗效。

10.8　肿瘤复发

众所周知，对于乳腺 DCIS 患者行全乳放疗可使局部复发率降低约 50%，而对 ER 阳性患者使用他莫昔芬治疗可使局部复发风险额外降低 50%[63]。放疗在低风险 DCIS 中的绝对优势尚不确定，对于其对生存率的影响也没有广泛的共

图 10.26 监测 NACT 反应。61 岁女性，IDC，3 级，HER2/neu 过表达型和高级别 DCIS，右乳上方 1.7 cm 不规则强化肿块，并延伸至内侧范围为 5.0 cm 的非肿块强化。治疗前（Pre-treatment）MIP 图像（a）、横断位图像（b）和矢状位图像（c）显示了不规则的肿块和内侧局灶性非肿块强化（箭）。治疗后（Post-treatment）MIP 图像（d）、横断位和矢状位薄层 MIP 图像（e、f）显示肿块稍缩小，非肿块强化范围没有变化（＜30%）。乳房切除术后病理：IDC 总范围为 2.1 cm，3 级，大小为 2.1 cm，Ki-67 23%，残余肿瘤为 70%。腋窝淋巴结阴性（0/7）。

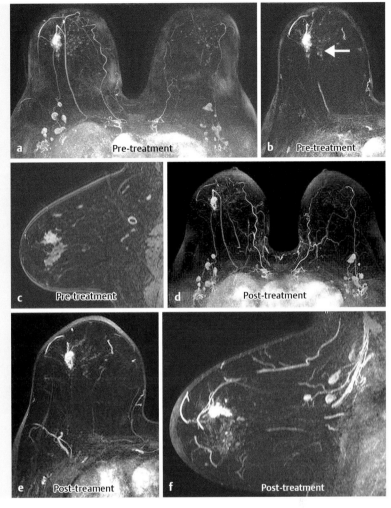

识。回顾性研究了低风险 DCIS 行保乳手术且无后续放疗的治疗方案，有证据表明同侧乳腺肿瘤复发率低[64]。在无放射治疗的情况下，保乳手术切缘阴性的低风险病例的复发率为 22.5%。若手术切缘阳性或肿瘤紧邻切缘，复发率会增加。HER2/neu 阳性的 DCIS 和 ER 阴性的 DCIS 预后较差的研究结果不一致。值得注意的是，无论采用何种治疗方案（乳房切除术、肿瘤切除术加放疗或单纯广泛手术切除），半数 DCIS 复发时具有侵袭性，20% 的病例在 10 年后出现远处转移[65]。MRI 容易检出复发性肿瘤（图 10.27），一般需与脂肪坏死进行鉴别诊断。由于正常乳房放射治疗后乳腺实质背景强化通常减弱，任何新的强化灶都应仔细评估。BCS 后，与复发相关的

肿瘤特征包括患者年龄小、病变大、核级别高、坏死伴或不伴微浸润，以及手术切除的充分性。复发性肿瘤中，具有临床症状的患者与无症状患者相比，通常预后较差。研究显示，治疗后 MRI 随访比乳腺 X 线摄影发现的第二小乳腺癌更多。当考虑到患者的年龄、影像学特征、肿瘤组织学和遗传学特征时，MRI 通常被加入随访监测方案中。Houssami 及其同事在 2009 年发表的一项显示，1 044 名肿瘤幸存者中，早期诊断第二肿瘤（浸润性或原位）使得患者获益。在早期诊断为复发性肿瘤的无症状女性中，其相对生存率提高了 27%～47%[65]。保乳手术后的肿瘤复发率相对较低，每年 1%～2%，而且随着化疗和激素治疗的不断改进，复发率继续下降。

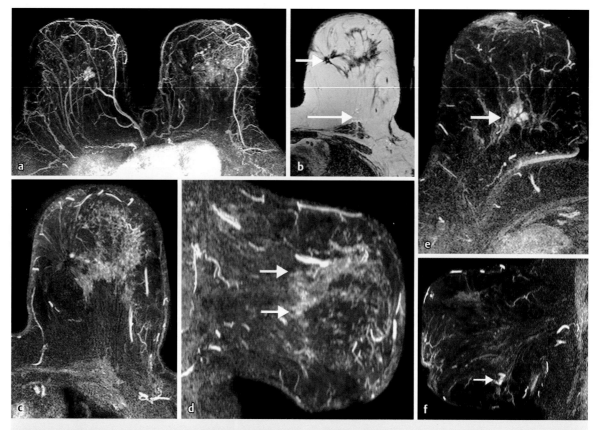

图 10.27 肿瘤复发。45 岁，10 年前接受 BCS 和放射治疗，诊断为左乳内上低级别 DCIS。在乳腺 X 线检查时，在术区部位附近出现新的钙化。立体定位活检显示 IDC，2 级，具有微乳头特征和 DCIS，中高级，实性型，ER/PR（+）。MIP 图像（a）显示左乳中央区和外侧的广泛非肿块强化（NME），以及右乳中央区的不规则强化肿块。T2WI 图像（b）显示左乳术区部位的瘢痕（短箭）和胸肌前的水肿，这是高侵袭性病变的标志（长箭）。横断位图像（c）显示左乳腺可见广泛的 NME，皮肤增厚伴有强化。矢状位图像（d）显示广泛的 NME（箭）。左乳房切除术后组织学显示 IDC 2 级，具有微乳头特征，DCIS 中等至高级别，实性型。横断位和矢状位图像（e、f，箭）显示 MRI 检出了乳腺 X 线摄影隐匿的右乳浸润性小叶癌。

10.9 总结

乳腺 MRI 在评估肿瘤大小、位置和恶性病变范围方面具有较高的准确性。多灶性、多中心性、弥漫性和对侧肿瘤的检出不仅有助于指导治疗计划，而且还提供了一个独立的阴性预后指标。目前临床上大多采用 MRI 评估 NACT 期间的反应。对于常规采用 MRI 评估病变范围虽然目前尚未达成共识，但更多证据表明，术前 MRI 对某些亚组患者是有利的。越来越多的证据表明，术前 MRI 在降低再次手术率方面是有效的。

参考文献

本篇文献详见 https://www.sstp.com.cn/video/20240926/1/list.html。

11

高级乳腺 MRI

Milica Medved

刘欢欢　罗　晨　武新洋　译

摘要

对于乳腺癌高危人群或复发高风险女性，建议每年进行一次乳腺 MRI 筛查。当前的筛查方案很大程度上依赖 DCE-MRI 所获得的信息，DCE-MRI 使用钆基对比剂（gadolinium-based contrast media, GBCM），具有一定风险。目前，高危人群的筛查率不足 50%，较多女性主要担心静脉内使用 GBCM 的风险。因此，开发非对比剂增强 MRI（non-contrast enhanced MRI）的筛查方案将是预防乳腺癌的重大进步。在此，我们讨论四种非对比剂增强 MRI 技术，有望成为乳腺 MRI 筛查方案的基础：① 扩散加权成像（diffusion weighted imaging, DWI），提供组织内水分子运动的信息；② 高频谱和空间分辨率（high spectral and spatial resolution, HiSS）MRI，可提供体素内水共振频谱结构的信息；③ 动脉自旋标记（arterial spin labeling, ASL），可用于量化灌注信息；④ 电特性断层成像（electrical properties tomography, EPT），可提供组织电导率和介电常数的信息。这些技术已应用于乳腺病变特征的研究中，并取得了可预期的结果。这些序列提供的病变特征信息可以作为 DCE-MRI 筛查的补充，往往能提高乳腺疾病诊断准确率。未来技术的进步有望使上述序列在乳腺疾病检出方面得到更广泛的应用。如果能形成一套有效的非对比剂增强 MRI 筛查方案，应用于非医院环境中，将降低成本、风险和不便，去除现行筛查方案的诸多障碍。

关键词：乳腺癌 MRI 平扫筛查、钆基对比剂、扩散加权成像、高频谱和空间分辨率 MRI、动脉自旋标记、电特性断层成像。

11.1 乳腺非对比剂增强 MRI

在本章中，我们将讨论四种乳腺非对比剂增强 MRI 技术：扩散加权成像、高频谱和空间分辨率 MRI、动脉自旋标记和电特性断层成像。目前 BI-RADS 中没有包含这些技术，但这些技术已作为乳腺病变表征的辅助工具进行了研究，并取得了可预期的结果。它们有望为 DCE-MRI 筛查中检出的病灶提供补充信息，可用于排除恶性肿瘤，从而提高筛查的准确率。这些序列或许能解决乳腺成像方面的其他挑战。乳腺癌非对比剂增强 MRI 筛查方案的制定将是一项重大进展。因此，这里讨论的技术也应该在病变检出方面进行评估。当前的乳腺癌筛查 MRI 方案基于 DCE-MRI，需要使用钆基对比剂（GBCM）。GBCM 的使用伴随着已知的临床风险，并为高危人群接受 MRI 筛查检查增加了不便。这些将在本章做简要讨论。

11.2 使用钆基对比剂的固有风险

GBCM 的即刻不良反应率很低，但不可忽视[1]。不良反应率因所用对比剂而异，通常低于 1%[2]。然而，钆喷酸葡胺（Magnevist®, Bayer Healthcare）的不良反应率高达 2.4%[3]。最常见的不良反应是注射时发生恶心和头痛[2, 4-6]。较少见的是静脉注射对比剂的外渗，在高压注射过程中发生率为 0.1%～0.9%[7-9]，可导致严重的组织损伤，如骨筋膜室综合征、皮肤坏死和溃疡。此外，GBCM 给药有时会发生严重的过敏反应，包括过敏性休克[10-18]，可以导致死亡[17]。GBCM 引起的这些过敏反应是不可预测的。然而，对于有过敏史的个体，如对食物或其他药物过敏，以及具有哮喘、皮炎和荨麻疹等病史的人群，过敏反应的风险更高[15, 19]。

肾源性系统性纤维化（nephrogenic systemic fibrosis, NSF）是 GBCM 一种罕见却严重的不良反应，通常在给药后数天至数月内发生[20, 21]。早期症状和体征包括皮肤变色、肿胀和疼痛。随后可出现皮肤和皮下硬化、硬结、僵硬、脱发、皮肤表面透亮、色素沉着和皮肤增厚。皮肤增厚可导致关节活动受限和四肢屈曲挛缩，导致严重的残疾[21]。虽然 GBCM 最初引入临床实践是作为肾功能受损患者的碘对比剂的更安全替代品，但在 2006 年，GBCM 被认为是该人群 NSF 的诱发因素[20, 21]。因此，美国 FDA、欧洲泌尿生殖放射学会和美国放射学会引入了 GBCM 使用指南，三个组织都建议慢性肾病和急性肾衰竭患者接受筛查，并推荐逐步改用低风险 GBCM[22]。

多家医学中心发表的研究表明，落实以上指南建议后不再有新增 NSF 病例[20]。然而，由于这些风险不能绝对排除，仍有许多女性因顾虑 NSF 而放弃乳腺 MRI 筛查[23]。

从 2014 年开始，文献报道了肾功能正常患者齿状核（DN）和苍白球（GP）中长期钆（Gd）积累的证据[24, 25]。随后，回顾性研究亦证实了这种效应[26-28]，并得到了组织学证实[29]。Gd 沉积在平扫 T1WI 图像上表现为 DN 或 GP 的高信号（图 11.1）[22]。Gd 沉积与 GBCM 类型的相关性已明确，并且与 GBCM 稳定性的已有数据一致[26-28]。一项体外研究表明，在 15 天的孵育后，线性非离子型 GBCM 的释放率高达 20%～21%，而线性离子型 GBCM 仅为 1.1%～1.9%，大环类 GBCM 则低于 0.1%[30]。客观看这些结果，并没有明确报道指出 Gd 在脑或身体其他部位沉积会导致临床症状，但仍有必要予以警惕。美国 FDA 最近建议，应当首先评估 GBCM 必要性，仅使用最低有效剂量，并考虑选用大环类 GBCM 替代线性对比剂[31]。自 2018 年 5 月起，美国 FDA 还要求所有 MRI 中心向首次接受任何 GBCM 的门诊患者提供用药指南[32]。自 2017 年 7 月起，欧洲药品管理局已限制大多数线性 GBCM 的使用或暂停授权[33]。

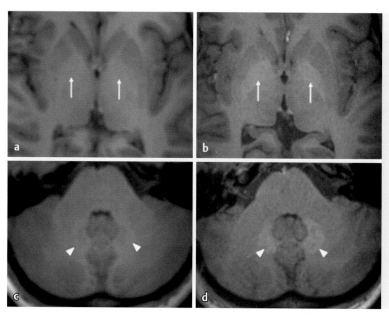

图 11.1 深部脑结构中的钆沉积。患者基底节（a、b）和小脑（c、d）横断位 T1WI 平扫图像，该患者曾多次使用 GBCM 进行 MRI 检查，显示双侧苍白球固有 T1 高信号（b，箭）和齿状核（d，箭头）。在几年前的头颅 MRI 检查中（a、c），这些相同的结构 T1WI 平扫并非固有高信号。总而言之，这些表现与反复使用 GBCM 所致的 Gd 沉积相吻合。苍白球和齿状核都属于大脑中最常受钆沉积影响的部位之一（经 Fraum 等许可转载[22]）。

11.3　高危女性乳腺 MRI 筛查利用不足

目前，美国癌症协会建议乳腺癌高风险女性（20%～25% 或更高的终身风险）除了每年进行乳腺 X 线摄影筛查外，还应每年进行一次乳腺 MRI 检查[34]。虽然在两项非营利性健康保险计划参与者样本中，乳腺 MRI 的使用从 2000 年到 2011 年增加了 18 倍，已达每 1 万名女性中 105 人[35]，但多项研究发现高风险女性的 MRI 筛查利用率仍然很低[35-37]。Stout 等对这种使用率进行了量化，发现使用率低至 50%[35]。Berg 等研究报道，只有 58% 的高危女性同意接受 MRI 筛查[23]。Berg 等报道了关于高风险人群乳腺超声筛查的 ACRIN 6666 研究中的 MRI 子课题的一部分数据，并总结了一份这些女性拒绝接受 MRI 筛查的主要原因清单（表 11.1）[23]。虽然幽闭恐惧症高居榜首，但对静脉内 GBCM 使用心存顾虑者也相当可观（7.1%）。此外，7.6% 的女性具有 MRI 检查禁忌证，包括由于缺乏静脉通路和 / 或肾功能受损对 GBCM 有禁忌证。另有 24.5% 的人将时间、日程

表 11.1　在 ACRIN 6666 研究的女性队列中，自述拒绝 MRI 筛查的主要原因分布情况[23]（该研究数据）

拒绝乳腺 MRI 筛查的主要原因	
幽闭恐惧症	25.4%
时间限制和 / 或其他优先事项	18.2%
医生不提供转诊或不相信 MRI 诊断价值	9.2%
患者不感兴趣或不想检查	7.8%
患者具有 MRI 检查的禁忌证	7.6%
患者不愿接受静脉注射	5.7%
患者担心筛查后额外的活检和检查	5.3%
MRI 预约的限制	4.1%
交通相关的问题	2.2%
钆基对比剂不耐受或担心不良反应，包括肾源性系统性纤维化	1.4%
原因不明	1.2%

安排和交通限制（基本上只是不便）列为主要原因。还有一些其他原因，如一旦最终发现病变为良性，则认为此前数次随访都是徒劳；低估自己的乳腺癌风险也是原因之一[38]。

如果能提高高危人群 MRI 筛查的参与率，那么她们将获得巨大收益，死亡率和发病率都将降低。显然，对于将 GBCM 使用作为首要顾虑的女性，选用非对比剂增强 MRI 筛查方案即可获益。这种平扫方案还能降低成本，克服不便。如果不使用对比剂，乳腺 MRI 检查当前多个步骤都可以省略：静脉通路建立、GBCM 注射、肾功能筛查和检测、医学观察，以及发生严重不良反应时所需的急救处理。这些变化将显著降低成本，并使得在非医疗机构中提供乳腺 MRI 筛查成为可能。如今很多商场已经能提供乳腺 X 线摄影检查。通过利用非对比剂增强 MRI 方案和远程放射诊断，乳腺 MRI 筛查也可同样简单易行。如此则交通时间缩短，预约更便捷，对检查可及性将是长足的进步。这一成本降低也将计入总的成本收益分析，有望使接受 MRI 筛查和从中受益的人群得到扩展。

11.4　扩散加权成像

11.4.1　概述

扩散加权成像（DWI）首次应用于 20 世纪 90 年代，用于缺血性和出血性急性卒中的鉴别诊断。此后，DWI 被用于各种脑部疾病，主要是脑白质疾病，监测脑肿瘤的治疗疗效。21 世纪初，DWI 首次用于脑外肿瘤成像[39-42]，包括早期乳腺癌成像[43-48]。如今，DWI 已成为公认的乳腺 MRI 技术，尤其作为疾病诊断工具，但也可用于大多数肿瘤成像[49]。

扩散是指一定容积内的粒子，如成像体素内的水分子，因随机布朗运动而产生位移的现象。在组织中，容纳水分子的细胞内和细胞外间隙可以视为不同的隔室，水分子既在隔室之内扩散，又在不同隔室之间扩散。细胞内水分子穿过细胞膜进入细胞外间隙的速度相对缓慢，因此对于 DWI 扫描的时间尺度而言，水分子被有效限制在

细胞内，即扩散运动受限。由于细胞所占据的空间，细胞外间隙本就呈不规则形态，其中水分子尚需从蛋白质和其他大分子中间穿行，因而扩散运动受到阻碍（尚未达到受限的程度），但仍比自由扩散缓慢。

尽管对在体水扩散定量测量的生物物理解释的共识尚存在一定的争议，但描述细胞内扩散受限和细胞外扩散受阻的简易模型已被认可[49]。因为细胞内扩散受限的信号在整体扩散导致的信号丢失中占比很少，DWI 主要对细胞外扩散敏感。一般认为，细胞外扩散率降低代表细胞外容积减小，有时是由于细胞密度的增高，后者是肿瘤性病变的病理特征（图 11.2）。扩散率与细胞密度、肿瘤的分级成反比。目前，DWI 已成为肿瘤检出或表征病灶特点的有效工具。

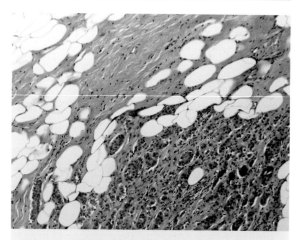

图 11.2 该病理切片显示浸润性导管癌（2/3 级，右下），邻近正常间质（左上）。斑点代表细胞核，在正常基质中稀疏排列。在肿瘤中，高细胞密度的侵袭性肿瘤侵犯基质，表现为细胞核的浓聚，病灶整体明显深染。

DWI 脉冲序列

目前，DWI 序列最常采用自旋回波平面成像（spin-echo echo-planar imaging, SE-EPI）。我们将在这里回顾自旋回波序列的要素、自旋回波序列在扩散加权中的应用和 EPI 在成像加速中的应用。自旋回波序列（图 11.3，顶部）使用 90° 脉冲将自旋激发到横向平面中，经过 TE/2 时间，自旋在局部梯度场作用下失相位后，施加 180° 脉冲。180° 脉冲使自旋在局部梯度不变的情况下重新聚相位，直到在 TE 时形成回波。在 DWI 中，额外增加一个较强的线性扩散编码梯度 G_{diff} 用于在 TE/2 期间使自旋进一步失相位（图 11.3，中部）。在 180° 射频脉冲之后，施加第二个扩散梯度脉冲 G_{diff}，其强度和极性与第一个一致。对于沿扩散编码方向没有改变位置的自旋，由于应用

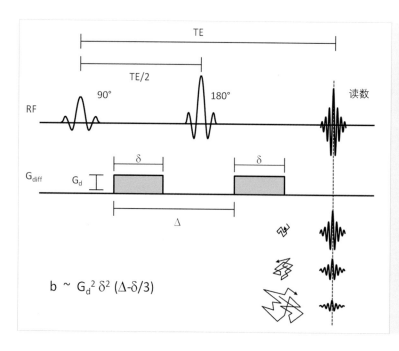

$$b \sim G_d^2 \delta^2 (\Delta - \delta/3)$$

图 11.3 自旋回波扩散加权脉冲序列的原理图。两个扩散编码梯度（G_{diff}）完全一致且极性相同。水分子的扩散引起的位移会导致回波时间（TE）剩余失相位和 MRI 信号的丢失。在临床应用中，DWI 采用自旋回波平面成像（SE-EPI）序列。RF：射频脉冲。

两个扩散编码梯度而产生的净相位变化为 0。对于在时间 Δ 内发生位移的自旋，净相位变化不为 0，且其值取决于沿扩散编码方向的位移。这就形成了因水分子随机扩散运动而未被补偿的剩余失相位，导致测得信号降低（图 11.3，底部）。扩散编码的强度通过参数 b 量化，参数 b 与 $G_d^2\delta^2$（$\Delta-\delta/3$）成正比，以 s/mm^2 为单位表示。更强的扩散编码 b 和更高的扩散率（D）导致 TE 时的剩余失相位更多，因此 DWI 信号更低。在最简单的模型中，DWI 信号随 b 呈指数衰减，衰减常数为 D：

$$S_{DWI} = S_{SE}\, e^{-Db} \sim (1-e^{-TR/T1})\, e^{-TE/T2} e^{-Db} \qquad (11.1)$$

其中，S_{DWI} 是 DWI 序列的 MRI 信号，S_{SE} 是 DWI 所基于的自旋回波序列的信号，T1 和 T2 是既定体素中的纵向和横向弛豫常数，TR 和 TE 是序列重复和回波时间。如等式（11.1）所示，S_{DWI} 除了随 b 呈指数衰减外，也随 TE 呈指数衰减。在临床 DWI 中，通常选择尽可能短的 TE 使信噪比（SNR）最大化。然而亦有证据表明观察到的扩散衰减常数会随 TE 而变化，TE 值越长，诊断效能越好[50]。

为实现快速 DWI，SE 序列经过改良，用以 TE 为中心的 EPI 回波链来采集。采用 SE-EPI 序列的 DWI 容易出现 EPI 相关伪影，如模糊和空间变形。通过增加带宽来减小有效回波间距可减轻化学位移伪影和图像变形[51]。并行成像可以实现类似的效果，通过缩短回波链来减少伪影和空间变形，但会增加空间分布不均匀的非线性噪声[51, 52]。半傅里叶成像通常用于缩短 EPI 回波链，但会降低 SNR。改变 k 空间填充路径（如分段 EPI）来缩短回波链能减少伪影，但会增加采集时间[52]。因此，应优化成像参数以平衡伪影、SNR 和成像时间。Partridge 和 McDonald 对协议优化思路做了精彩总结[53]。表 11.2 显示了芝加

表 11.2 芝加哥大学医学中心目前使用的 DWI 序列参数

项 目	1.5 T	3.0 T
脉冲序列	SE-EPI	SE-EPI
方向	横断位	横断位
视野（FOV）	$300 \times 300 \times 200\ mm^3$	$300 \times 300 \times 200\ mm^3$
空间分辨率	$2.5 \times 2.5 \times 2.5\ mm^3$	$2 \times 2 \times 2.5\ mm^3$
饱和带	无	心脏以上
TR/TE	15 000/63 ms	13 000/64 ms
EPI 回波链长度	43，单次激发	53，单次激发
脂肪抑制 / 反转延迟时间	SPAIR/90 ms	SPAIR/70 ms
水脂化学位移 / 带宽	6.4 pix/34.1 Hz	15.8 pix/27 Hz
半傅里叶因子	0.62	0.62
b 值（采集次数）	0（1）、50（1）、800（2）	0（1）、50（1）、800（2）
平均采集次数	2	2
线圈	16 通道乳腺专用线圈	16 通道乳腺专用线圈
敏感度编码（SENSE）	左右方向 3 倍并行采集	左右方向 3 倍并行采集
采集时间	5 分 14 秒	4 分 33 秒

哥大学医学中心目前用于乳腺 MRI 的 DWI 序列参数，包括 1.5 T 和 3.0 T。

技术注意事项

高 b 值图像（$b > 500$ s/mm²）之所以具有诊断价值，是因为肿瘤组织水分子扩散受阻而呈高信号。然而长 T2 的体素本身信号强度就高于背景，其高 b 值 DWI 图像同样呈高信号，与肿瘤的表现类似（图 11.4）。这种效应称为 T2 穿透效应，会降低 DWI 图像的诊断价值。为了把长 T2 组织与肿瘤区分开，建立了基于 b 值的扩散加权信号定量模型以排除 T2 对比，即计算 D 值，见方程（11.1）。由于"D"通常用于表示自由水扩散率，因此在组织中这个常数被称为表观扩散系数（apparent diffusion coefficient），即 ADC。ADC 是对组织中整体扩散运动的定量测量，细胞密度越高的区域（如肿瘤）ADC 越低[54]。原则上，ADC 可以根据 $b=0$ s/mm² 和一个更高 b 值（通常在 $800 \sim 1\,500$ s/mm²）下采集到的信号强度计算出来：

$$\mathrm{ADC} = -\frac{1}{b(>0)}\ln\frac{S_b(>0)}{S_b(=0)} \quad (11.2)$$

其中，$S_{b=0}$ 和 $S_{b>0}$ 分别代表在 $b=0$ 和更高的 b 值下测得的 DWI 信号。

在方程（11.2）引出了最佳 b 值的选择问题。当使用单个高 b 值扩散加权图像时，图像的 SNR 和 ADC 值计算的准确性之间需要平衡：较高的 b 值可以提高 ADC 值测量的准确性，但 SNR 会下降。此外，在 $b > 0$ 的图像中，SNR（低 b 值图像上更高）和对比噪声比（CNR，高 b 值图像上更高）之间也需要平衡，因为准确勾画病变轮廓才能准确测量 ADC 值。为了提高 SNR，厂商通常会提供不同 b 值差异化重复平均的选项，即在采集高 b 值图像时设定较多的重复激励次数。

此外，DWI 信号随 b 值的衰减通常不按照单指数模型规律进行衰减，因此从方程（11.2）计算的 ADC 取决于高 b 值 DWI 的选择（图 11.5）。微循环的灌注被广泛认为是引起不相干运动的因素，因此在非常低的 b 值（100 s/mm² 以内）下会

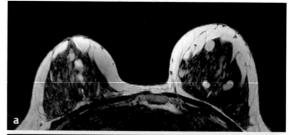
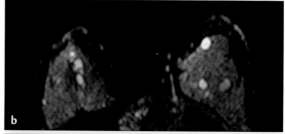
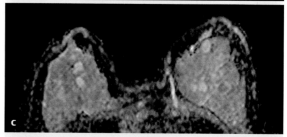

图 11.4 3 T T2WI（a）、DWI（$b=800$ s/mm²）（b）和 ADC 图（c）。38 岁患者，乳腺良性病灶和多个囊肿（在 T2WI 上与脂肪呈等信号）。由于 T2 穿透效应，在 $b=800$ s/mm² 图像中，囊肿相对于实质呈高信号，类似于恶性肿瘤的表现。ADC 图显示病灶的 ADC 值高于而非低于周围实质，排除了恶性肿瘤，提供了具有更高诊断效用的图像。

造成信号减低。事实上，已有研究者建立体素内不相干运动（intra-voxel incoherent motion, IVIM）模型研究低 b 值下 DWI 信号的快速衰减，以此作为非增强的量化方法评估组织灌注[55-57]。微灌注在乳腺实质中可以忽略不计[58, 59]，但在肿瘤中不能忽略[60]。为了去除灌注效应的影响，摆脱 ADC 值测量对 b 值选择的依赖性，现在 DWI 通常采用多个 b 值采集，并且只有 b 值在 $50 \sim 100$ s/mm² 及以上才用于通过指数模型计算 ADC 值。

均匀的脂肪抑制对减少伪影至关重要，具有双发射线圈和多发射线圈的新型扫描仪可以实现良好的脂肪抑制。DWI 序列脂肪抑制手段因厂商

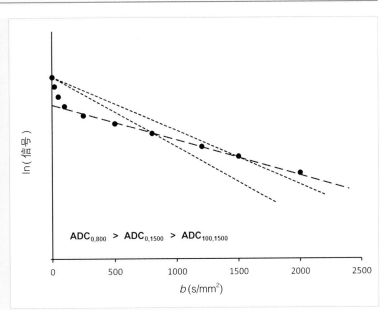

图 11.5 以对数刻度显示的随 b 值变化的 DWI 信号函数，可根据测量微灌注参数（实心圆）。点虚线表示采用两个不同的高 b 值的指数拟合，表明 ADC 依赖采集 DWI 所用的 b 值。与使用 $b=0$ 和 800 s/mm² 相比，使用 $b=0$ 和 1 500 s/mm² 获取的 DWI 数据计算的 ADC 值（对数刻度上的斜率负值）有所降低。也可以仅使用 $b \geq$ 100 s/mm² 获得的值（短划线）进行指数拟合。这样计算出的 ADC 值进一步降低，因为它排除了灌注效应，更能代表组织中的真实扩散速率。

而异，但通常依赖频率选择性脂肪抑制（90°）或反转（180°）射频脉冲。频率选择性激发在 3 T 上效果更好，因为 3 T 波谱上水和脂肪峰能更有效分离。乳腺 MRI 检查时，患者的规范摆位非常重要，避免组织褶皱可最大限度地减少局部磁化率差异和 B0 梯度，从而优化脂肪抑制效果。

钆基对比剂可在一定程度上缩短细胞外间隙的 T2 值，但不会影响细胞内，这可能会影响 ADC 值的测量。目前，通常在 DCE-MRI 序列之后采集 DWI，以避免因患者疲劳而在 DCE-MRI 成像时产生运动伪影。然而，对比剂的剂量和采集时间对 DWI 的影响难以控制和预估。为了实现标准化和改进 DWI 的定量评估，最好在增强前采集。

最近的一项研究引入了合成 DWI 的概念，它采用 ADC 和 T2 map 图来消除 T2 穿透效应，依据较低 b 值（例如，$b \leq 800$ s/mm²）DWI 图像进行信号推算以生成较高 b 值（例如，$b=1\,000$ s/mm²）DWI 图像[61]。这种方法看似有益：它使用高 SNR 图像来生成具有更高诊断效能的高 CNR 图像。但是高 b 值图像与较低 b 值图像的对比度本质上是不同的。即使在考虑灌注效应的情况下，由于组织中的水分布于不同隔室中，单纯扩散信号衰减本身也不是按照单指数模型进行的。因此，

由较低 b 值推算合成的 DWI 必须明确标注，并与真正在非常高 b 值扫描获得的 DWI 区分开来。该研究的学者确实在讨论中强调了这一点，仅在对比度不至于发生显著差异的有限范围内使用推算法。然而，未来更多人接受了该技术难免扩大推算范围，记住这一区别非常重要。

为了在临床实践可接受的时间内完成扫描，DWI 往往采用较低的空间分辨率。部分容积效应会降低 ADC 对非肿块病变的诊断效能。采用更高空间分辨率的 DWI 序列可以更好地表征此类病变。此外，根据固定的最佳 TE 值和固定的最佳 $b \geq 100$ s/mm² 值计算 ADC 图，以及在增强前采集 DWI，有助于实现 ADC 测量的标准化，进而提高 ADC 值用于诊断疾病的可靠性。这将有助于 DWI 采集和后处理的标准化[62-65]。迄今 BI-RADS 描述术语主要依赖 T1W-CE-MRI 图像。DWI 的标准化工作，将有助于未来将其加入乳腺疾病 BI-RADS 中描述。

正常纤维腺组织的特征

图 11.6 展示了 2 名在 1.5 T 和 3.0 T 上阴性结果患者的 DWI 图像和 ADC 图。一些研究尝试描述正常实质 ADC 值的范围和生理因素引起的变化[66-71]。尽管哺乳和绝经状态引起的变化亦已有人研究，但最重要的还是月经周期引起的变化。

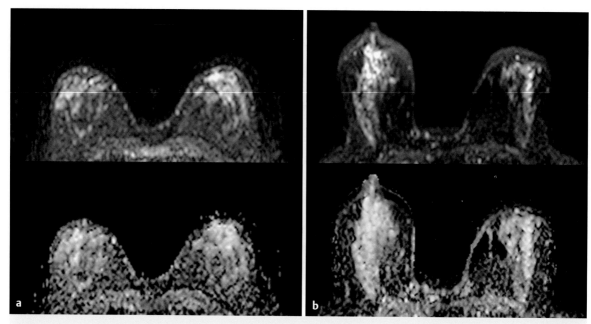

图 11.6　2 位阴性结果检查者的正常乳腺实质的 DWI（顶部）和 ADC 图（底部）（b=800 s/mm^2）。左侧（a）的图像采用 1.5 T 采集，右侧（b）的图像采用 3.0 T 采集。DWI 图像（b=800 s/mm^2）显示实质中的 DWI 信号强度差异很大，而 ADC 图消除了 T2WI 增强效应，信号更为均匀。

在月经周期的第 2 周，乳腺实质的 ADC 值有更低的趋势，因此会降低与肿瘤的对比[71]，但是这些变化较小，不影响 DWI 的应用[69, 72]。不同年龄、月经状态[68, 73]和哺乳期[74]的 ADC 值差异较大。总体而言，正常实质的 ADC 值范围仍然高于肿瘤性病变的范围（对于哺乳期女性，DWI 可能比单独采用 DCE-MRI 临床价值高）。因此，DWI 有望在任何年龄段和月经周期有助于准确诊断[72]。研究报道正常乳腺实质的平均 ADC 值为（1.51～2.09）× 10^{-3} mm^2/s[53]。

乳腺疾病的特征

DWI 在乳腺诊断中的临床应用基础是，肿瘤性病变的 ADC 值低于良性病变和正常纤维腺体组织。图 11.7 和图 11.8 展示的是一例良性病变（纤维腺瘤）和肿瘤性病变（浸润性导管癌，3 级）的 DWI 和 ADC 图。同样，图 11.9 展示了腋窝多个转移淋巴结的 DWI 图像。一项 2010 年的包括了 13 项研究和 964 个病灶的荟萃分析研究表明，DWI 的合并灵敏度为 84%（95% CI 0.82～0.87），特异度为 79%（95% CI 0.75～

0.82）[75]。该分析入组的研究中，平均 ADC 值范围为（0.87～1.36）× 10^{-3} mm^2/s，推荐的阈值范围为（0.90～1.76）× 10^{-3} mm^2/s[75]。另一项包括了 12 项研究的荟萃分析研究推荐的恶性肿瘤的阈值为 1.23 × 10^{-3} mm^2/s[76]。虽然 DWI 在每项研究中的诊断价值都很高，但肿瘤 ADC 值范围较宽，诊断阈值的不同说明了 ADC 测量值随序列参数和生理变化而有较大变异，因此乳腺 DWI 的标准化至关重要。例如，应采用固定的最佳 b 值来获取 DWI 图像。为了获得更高的可重复性，测量时必须注意避开坏死或出血区域。病变 ADC 值与同侧正常实质 ADC 值的标准化可能会有所帮助[77]。

虽然肿瘤的 ADC 值通常低于良性病变，但也有不少例外。例如，黏液癌细胞密度低，含有细胞外黏液，其 ADC 值会高于良性病变[78]。另一方面，良性乳头状瘤[79]及高危病变[80]的 ADC 值同肿瘤的 ADC 值一样低，或者更低。此外，导管原位癌（DCIS）的 ADC 值位于中等水平，并且与良性和恶性的 ADC 值范围有明显重

图 11.7　56 岁，左乳纤维腺瘤。病灶 在 3.0 T *b*=0（a）和 800 s/mm^2（b）的 DWI 均为高信号。在 ADC 图亦为高信号（c），提示为良性病变。右侧图放大显示了病灶周围区域，以便更好地评估形态和对比度。

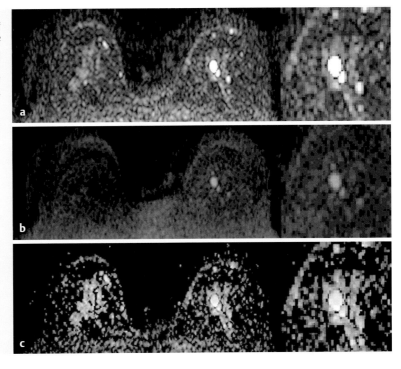

图 11.8　56 岁，左乳肿瘤（IDC，3 级）。病灶在 3.0 T *b*=0（a）和 800 s/mm^2（b）的 DWI 均为高信号。在 ADC 图为低信号（c），提示为恶性病变。右侧图放大显示了病灶周围区域，以便更好地评估形态和对比度。

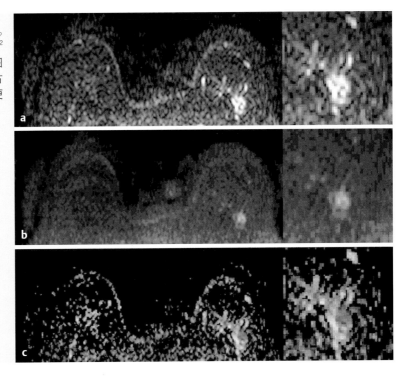

叠[79, 81]。因此，尽管 DWI 总体的诊断效能较高，但其对 DCIS 诊断的特异度和灵敏度较低，在一定程度上降低了其诊断效能。诊断乳腺病变时应考虑其他 MRI 信息和体格检查结果。关于乳腺 DWI 临床应用实践和误区，Woodhams 等[51]做了良好的综述。

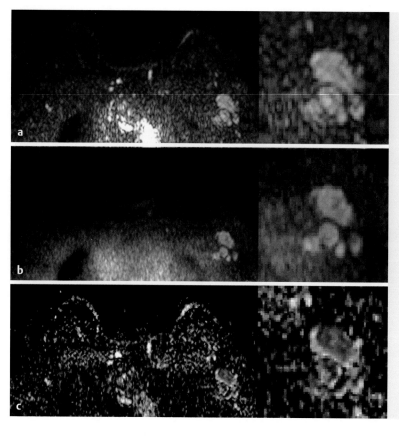

图 11.9　56 岁，左侧腋窝转移淋巴结。淋巴结在 3.0 T b=0（a）和 800 s/mm²（b）的 DWI 均为高信号。在 ADC 图为低信号（c），提示为恶性病变。右侧图放大显示了淋巴结周围区域，以便更好地评估形态和对比度。

其他应用

化疗药物的细胞毒性作用包括细胞凋亡、坏死及细胞溶解。治疗过程中随着细胞膜破坏及通透性增加，跨细胞膜交换速率逐渐增加，因此水的流动性随之增高。而这些变化在肿瘤缩小前已出现，可以被 DWI 所检测到，这也是 DWI 能用于早期评估新辅助化疗疗效的原理。多项研究确切地显示，早期 ADC 值的增加可以预测良好的治疗反应，并取得了有价值的结果[82-85]。此外，研究表明低 ADC 值可以作为治疗前预测肿瘤反应性良好的预测因子，也取得了有价值的结果[84, 86-88]。

一项使用 DWI 评估肿瘤残留的研究，入组了 70 个肿瘤样本，结果显示 DWI 与 DCE-MRI 准确率相同。由于 DWI 可以检出 DCE-MRI 阴性的残留灶，DWI 或可用来提高 MRI 诊断残余肿瘤准确率。

由于近年来对钆剂在组织内的沉积及对其临床后果不明确的担忧[26-28]，研究者欲建立有效的非增强乳腺癌筛查方案的兴趣日益浓厚。许多研究将 DWI 作为 MRI 平扫筛查序列，通常结合 T2WI 序列[90-95]。与乳腺 X 线摄影相比，这种方案效果更佳，但还无法达到 DCE-MRI 的筛查效果[95]。DWI 与乳腺 X 线摄影相结合进行筛查，乳腺癌检出率非常高，其 ROC 曲线下面积（AUC）高达 0.96[96]。

11.5　高频谱与空间分辨率 MRI（HiSS）

11.5.1　介绍

许多 MRI 波谱成像方法原本是用于低浓度代谢物（含量）的测量[96-102]。20 世纪 90 年代初，人们却以这些方法为基础，改造出高频谱和空间分辨率（HiSS）解剖及功能成像的技术[103]，并发展出水及脂肪波谱分析的新技术[104-108]。该技术最初用于神经影像[109]，在 21 世纪初首次应用于乳腺，自此发展出具有高诊断效用的图像[110-113]。在传统的波谱成像中，代谢物的谱峰发挥主要作用，体素大小要达到 1 cm³ 才能够获得足够信噪比（SNR）。然而在 HiSS MRI 中，发挥主要作用的是水质子，主要关注的是其结构信息，同时脂质子的共振信号也可以描述出来。使用 HiSS MRI 进行人类乳腺成像，体素大小约在 1 mm³ 量级，但更高空间分辨率成像亦已实现。

在很小体素内（约 1 mm³），可假定宏观 B0 梯度很弱且线性分布。即便如此，水分子的共振仍可表现为非洛伦兹型（non-Lorentzian）。原因之一是体素内存在多个水分子隔室；原因之二则是由脱氧血红蛋白或含铁血黄素、微小钙化、局部微解剖或组织边界产生的磁化率梯度所导致的谱线增宽。由于肿瘤性病变较正常乳腺组织不均质性更高，有理由认为，该处非洛伦兹线型更为显著，已有研究观测到这一点[111, 112, 114-116]。一般可以从谱线上清晰区分出多种波谱成分，其结果可重复，从中可获得亚体素隔室的信息[114]。已证实各隔室信号会随对比剂注射[104, 108, 117]（图11.10）和体内血氧水平的变化而改变[117]。这类亚体素信息并不能通过传统成像手段获得，因此 HiSS 可看作是一种功能性 MRI 技术。HiSS 数据集中的波谱信息可用于生成各类图像序列以提供各种不同的生理信息，其后处理方法目前是一个正在进行中的研究领域[118]。

11.5.2 图像采集与后处理

HiSS 成像一般以高空间分辨率二维多层平面回波波谱成像（multislice echo-planar spectroscopic imaging, EPSI）[96, 97] 序列实现，但也可以用多回波梯度回波序列。无论哪种情况，层面都是按照时间顺序采集的，而且每一层面都包含在多个不同时间点即回波时间（TE）采集的一系列 MRI 图像。这也就意味着对于指定层面，每条 k 空间填充线都需要在不同 TE 重复采集，每次采集都需要单独进行一次射频激励。每次射频激励后，通过一个可变的相位编码梯度采集 k 空间填充线。在单层面采集结束后，各 TE 采集的二维 k 空间矩阵以时间顺序汇总填充为一个三维 k 空间矩阵。尽管多回波梯度回波与部分 EPSI 序列在商业上可获得，但目前它们并未在 HiSS 成像中获得充分应用。相反，HiSS MRI 在飞利浦、GE 与西门子扫描仪的用户界面上是作为补丁实现的。我们有理由相信，未来仅凭临床可用序列即可实现 HiSS MRI 应用。

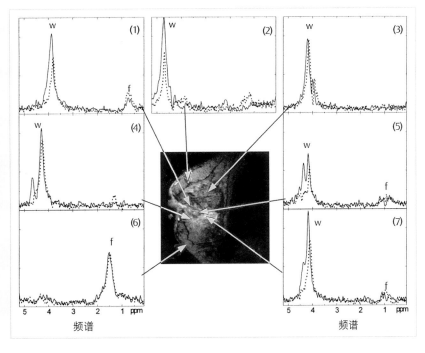

图 11.10 所选体素在注射对比剂前（虚线）后（实线）的代表性的频谱，显示出对比剂对不同水共振组的选择性作用。参考图像为乳房矢状位，内见导管癌（谱线 1、4、5、7 采样于此）。各谱线尺度一致，以相同的载波频率为基准，水峰与脂肪峰已标记。部分体素谱线在注射对比剂前后几乎毫无变化，提示图像间运动的影响已微乎其微（经 Du 等许可重新制图[105]）。

在每一回波时间（TE）对应的二维 k 空间上进行一次傅里叶变换，则可重建出一个层面的时间依赖性的 MRI 图像，而且也可以观察到每个体素内的 MRI 信号随时间的变化。这第一步二维重建可以与加速成像技术（如 sensitivity encoding，即 SENSE）结合，扫描同时在扫描界面上完成[120]。在 MRI 成像中，k 空间与重建图像都是复数值的矩阵，但是传统上只有 MRI 幅值图被显示并保存下来。当保留了完整的复数信息时，可以在时间方向再应用一步傅里叶变换，辅以适当校正，获得每一个体素内的质子波谱。从这一步开始下述一系列后处理步骤目前均不能在扫描界面完成，但可以通过启用研究选项实现在界面上安装自定义后处理算法。

进一步的图像后处理步骤可以从质子波谱中提取信息，并生成一系列 HiSS 衍生图像，其具体细节有文献予以详述[104, 105, 114, 115, 119, 121]。第一步，依据水和脂肪的波谱位置和化学位移[119]识别水峰和脂肪峰，作为 Lorentzian 峰（即基于模 Lorentzian 方程拟合）建模。有了这一步，即可减除基线，去除脂肪信号，分离出水的共振信号。从这样的纯水信号中，可以探寻出水的共振结构，得到各种各样的 HiSS 衍生图像。最常用的是 HiSS 水峰高度图像，用于解剖成像。其他用于形态学成像的类型包括水峰积分图像、脂肪峰高度图像与积分图像。图 11.11 显示肿瘤性病变的横断位水峰高度图像和积分图像，并比较两者的信噪比和病灶内对比度。额外生成的 HiSS 衍生图像可以捕捉到多种功能信息。这些信息包括 T2* 和 B0[118]、水峰不对称性[122]、傅里叶分量图（水峰在不同频谱的幅度图）[114, 115]、主要偏移峰值量（off-peak component, OPC）和幅度[111, 112]，以及水共振信号增宽的其他测量手段，如扩散-吸收分析所得参数[116]。

优势

在 HiSS MRI 中，后处理几乎可以实现脂肪信号的彻底去除而无需使用额外的射频脉冲。因此，可获得有效的脂肪抑制，往往优于传统成像（图 11.12）[119, 123]。亦可生成用于定量分析的图

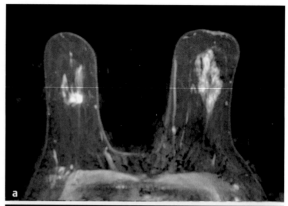

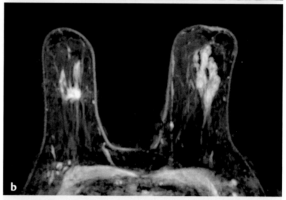

图 11.11　一位 73 岁女性双乳横断面的 HiSS 水峰高度图像（a）与 HiSS 水峰积分图像（b），右乳中部可见 IDC。后者信噪比更高，伪影更少；前者对比度更佳，对乳腺实质和 IDC 病灶的内部结构特征分辨更佳。

像，如乳腺密度分析。HiSS MRI 成像较传统脂肪抑制技术拥有双倍优势。首先，额外的脂肪饱和或反转射频脉冲会抑制部分水共振信号，磁化转移效应进一步降低了水的信号，而这类效应多变且很难建模拟合，因此很难对其进行定量图像分析。但是这些因素在 HiSS MRI 成像中都可以避免。第二，在波谱上用于脂肪抑制的选择性射频脉冲对 B0 不均匀性相当敏感，就会导致乳腺层面内脂肪抑制程度的差异，而 HiSS 波谱后处理已将 B0 变化考虑在内。最后，目前先进技术诸如 Dixon[124, 125] 及由此衍生出来的 IDEAL[126] 所使用的单个或多个脂质峰的波谱模型采用固定 T2* 值，可能产生水脂分离的不准确。这有可能给定量成像带来问题。在 HiSS 成像中，所有的波谱信息会被应用，水与脂肪信号的 T2* 值都被

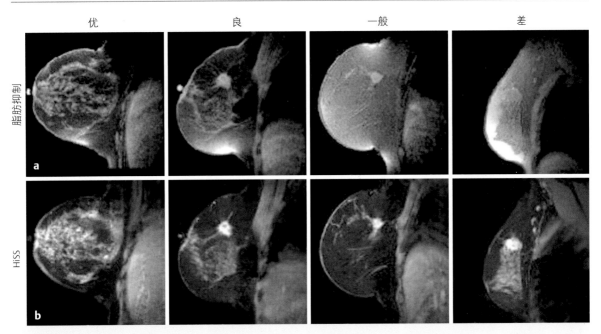

图 11.12　使用频率选择性反转的方法采集的传统 T1WI MRI 展示出脂肪抑制的效果的参差（a）。与之相比，HiSS 水峰高度图像脂肪抑制效果更佳且更稳定（b）（经 Fan 等许可转载[123]）。

考虑在内，两者都不作为固定参数。此外，HiSS MRI 保留具有频谱信息的全部脂肪信号，可以分析它们的分布与波谱特征，有望增加诊断信息或提高乳腺癌风险的评估效能[127, 128]。

传统成像用增宽的水分子共振峰的积分来生成图像，会造成信号部分流入周围像素内，产生模糊。因此 HiSS MRI 在水共振峰内分辨不同傅里叶频率的能力使其图像更为锐利。比如，当水峰频率的幅度得以分辨并选择性显示时，组织边界的模糊减轻了，图像质量得到了提高[119]。进一步而言，高频谱分辨率允许基于水共振结构缔造新型 MRI 对比度，因而成为一种功能成像。目前研究中关于 B0[118]、峰值不对称性[122]、FC 幅度[114, 115]、最强偏共振（即不同于主峰的）组分的频率偏移与幅度[111, 112]，以及源自扩散 / 吸收分析的水共振峰增宽度量，都是为了进一步提高诊断效能。此外，频谱信息可以对进展期病变及背景实质进行纹理分析，提高对病变的鉴别能力，诊断效能与 DCE-MRI 相仿或更优，即便是平扫 HiSS MRI[113]。HiSS MRI 对局部磁场也非常敏感，可实现准确的 B0 图测量，能够突出显示病

变的边缘，如图 11.13 所示[118]。即便水共振的结构未被直接检测到，如信噪比不足或频谱分辨率不足时，使用频谱成像仍在减少组织边界模糊与提高图像质量方面颇有裨益。

一般来讲，增强图像所固有的伪影并不会出现于平扫成像方法中，如由于对比扩散所致的模糊[110, 129]，或在数据采集期间由于对比剂浓度的变化所致的模糊。图 11.14 即示一例由于对比剂的使用导致图像质量降低。对比剂还会引入磁化率梯度，进一步削弱图像质量。由于近期发现了 Gd 在多个组织内沉积的问题[22, 24, 25]，因此在不牺牲诊断效能的情况下应当优先选用平扫成像。HiSS MRI 可能有助于实现这一目标。

应用

病变检测

迄今 HiSS MRI 最主要的应用是生成信号强度正比于纯水共振峰幅值的图像，其 CNR 在 HiSS 各种形态学图像中首屈一指。这些图像为重 T2* 加权，因此对比度很高，而不像 T2*WI 梯度回波成像存在图像变形和低 SNR。多个研究已对比了平扫 HiSS 水峰高度图像与传统用于疾病诊

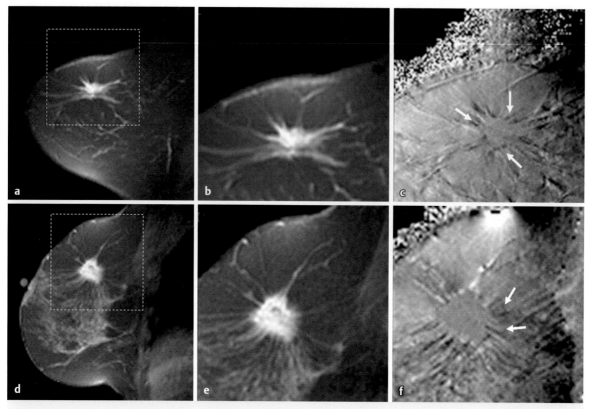

图 11.13 图示 2 例恶性肿瘤的 T1WI 脂肪抑制增强后图像：a 图，患者 1，浸润性导管癌。d 图，患者 2，浸润性导管癌伴导管原位癌。b 图与 e 图显示病灶及周边小范围区域，对应 a 图、d 图勾划的方形区。同一区域的 c 图与 f 图信号正比于 B0，由 HiSS 数据计算得出。B0 图像突出显示病灶边缘的毛刺征象，有助于病变的准确评估。部分毛刺仅在 B0 图像上能够观察到（箭头所指处）（经 Medvedl 等许可转载[118]）。

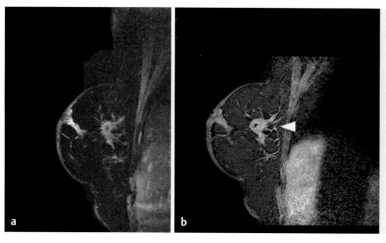

图 11.14 一位 69 岁浸润性乳腺导管癌女性的 HiSS MRI（a）及传统 T1WI 脂肪抑制增强图像（b），箭头所指处为病灶。与传统增强图像相比，HiSS 水峰高度图可以更好地显示出病灶周围的毛刺征，很可能是由于对比剂扩散致使病灶边缘模糊（经 Medved 等许可转载[110]）。

断的 T1WI 增强图像，结果显示前者图像质量更高[119, 121, 130] 且诊断效能相当[110, 113]。

尤为有趣的是 Bhooshan 等的研究，他们使用了具有神经网络的计算机辅助诊断系统（CADx），比较二维（单层面，单时间点）平扫 HiSS 水峰高度图与四维（多层面，多时间点）动态增强 T1WI 图像（DCE-MRI）对于乳腺良恶性疾病的鉴别诊断效能[113]。该研究扫描了 34 个恶性病变和 7 个良性病变，并且使用 fuzzy C-means 法自动化分割两种类型图像（图 11.15）。研究者从 HiSS 图像中获得病变形态学特征，从 T1WI 增强图像中同时获得病变形态学特征与动力学特征。ROC 曲线下面积 AUC 值被用作评价指标，两者 AUC 值分别为 0.92 ± 0.06（HiSS）和 0.90 ± 0.05（DCE-MRI），满足了 HiSS 诊断效能的一个非劣效性条件（图 11.16）。平扫 HiSS 成像诊断效能之高可能是由于减轻了边缘模糊，这是波谱成像和平扫成像的优势。其他原因可能是重 T2*WI 会在病灶内部形成不同于对比增强 T1WI 中的对比度。对 DCE-MRI 数据的分析纳入了完整的三维信号及其与时间的关系，即便如此，HiSS MRI 仍能够达到同等或高于 DCE-MRI 的诊断效能。随

着研究逐渐揭示 Gd 沉积于组织及由此产生的风险[22, 123]，HiSS MRI 的上述价值变得更为重要。

其他研究试图进一步通过分析完整的水共振波谱信息来提高平扫 HiSS MRI 的诊断能力。这些方法有的在水共振结构中评估空间分布差异[114, 115]，有的分析除主峰以外的最强水信号分量的性质[111, 112]，有的使用 Lorentzian 函数描绘水共振形状的总体偏差[116]。在肿瘤性病变中，水共振的非 Lorentzian 结构大多源自乏氧的肿瘤血管与钙化所致的局部磁化率梯度，因此包含了局部组织生理学相关的诊断信息。传统 MRI 不能获得这些信息，而且它们极有可能与其他指标互为补充，从而提高诊断效能。

在傅里叶分量成像（FC imaging）中，可以生成水共振峰内部特定频率上的频谱强度图，经分析发现在水共振峰形态明显不规则的体素簇的存在[114, 115]。聚类分析把空间相关性信息考虑在内，如图 11.17 所示的 5 个 IDC 病变。一项包含 23 个恶性病变与 9 个良性病变的研究中，当大量具有明显不规则性的体素簇被用作良恶性病变的分类器时，AUC 值达 0.83[115]。进一步而言，非空间相关的，逐个体素的水共振 OPC 分析同样被

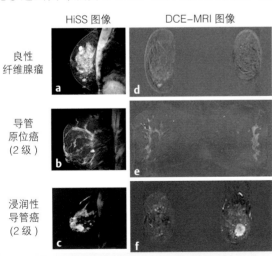

图 11.15 a~c 与 d~f 分别是 3 位乳腺病变患者的矢状面平扫 HiSS 水峰高度 MRI 与注射对比剂后第 1 分钟采集到的冠状位 DCE-MRI（从上到下：良性纤维腺瘤、乳腺导管原位癌 2 级，浸润性导管癌 2 级）。（经 Bhooshan 等许可转载[113]）。

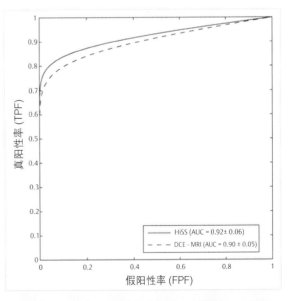

图 11.16 ROC 曲线展示了平扫 HiSS 图像与 DCE-MRI 鉴别乳腺病灶良恶性中的诊断效能（经 Bhooshan 等许可转载[113]）。

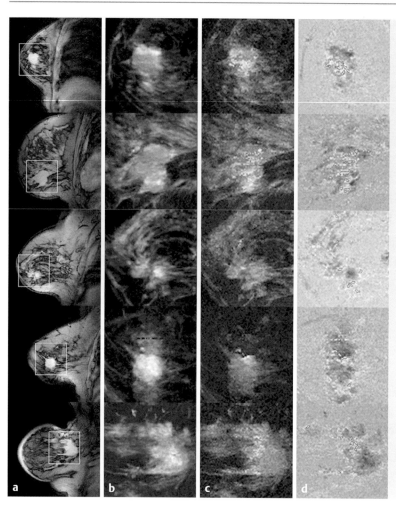

图 11.17　如图所示，（a）为经活检证实的 5 位 IDC 患者的 T1WI，且都由白色方框标记了病灶周围 5 cm×5 cm 的区域。标记区域的峰值频率（b）及水共振波峰 10 Hz 偏移处（c）傅里叶（组分/分量）图像，两者相减后，经图像信号强度标准化后获得图（d）。谱形不规则的体素簇用突出显示，代表了图（b）与图（c）对比得出的差异（经 Medved 等许可转载[115]）。

证明有效用[111, 112]。当选择含有前 10% 的主要非主峰分量振幅值（OPC）的体素，且以该位置上的 OPC 振幅均值作为分类器时，使用独立病例集（8 例良性，15 例恶性）进行良恶性诊断效能的 AUC 值达 0.86[112]。总体共振形态的分析（扩散分析 *vs.* 吸收分析）在相同数据集上 AUC 值达 0.90[116]。对主 ORC 频率偏差做相同类型分析的 AUC 值达 0.83[111]。虽然这些研究的样本量有限，但它们都清晰地阐明了平扫 HiSS MRI 的高诊断效能的潜能。

病变检测与其他应用

近期研究表明，只要稍降低频谱分辨率，即可在 6~7 分钟完成双侧全乳腺 HiSS MRI 成像[121]。这种行双侧全乳腺检查的能力为 HiSS MRI 开辟了新的应用领域，如病灶检测与乳腺密

度测量。图 11.18 展示了使用 HiSS 水峰高度图像的 MIP 图像的几个病例。使用 HiSS MRI 作为筛查工具具有极高价值，因为它可以在不使用对比剂的情况下检出病变，并可靠地呈现其特征。最近有报道在重复使用 GBCM 者发现 Gd 沉积于组织内，包括深部脑结构[22, 131]，从此任何大范围的乳房筛查项目可能都将需要平扫成像。既往研究探究了 DWI 用于乳腺非对比剂增强 MRI 筛查价值[90-95]，而 HiSS MRI 可以提供补充信息，有望提高诊断效能。

这种筛查 MRI 也可以根据乳腺密度进行分层，从而进行个体化乳腺风险管理。目前，乳腺数字化 X 线摄影将女性乳房密度分为 4 类，但这种方法有主观性强，并且不同类型之间有明显重叠[132, 133]。最重要的是，这种分类手段较为粗

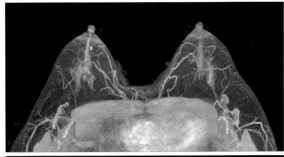
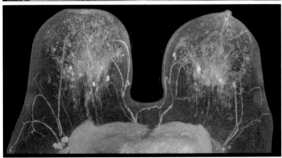
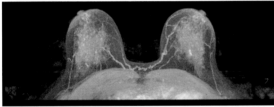
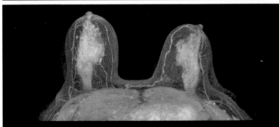
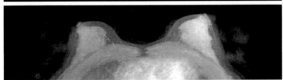

图 11.18 如图所示，5 位健康女性的 HiSS 水波峰高度平扫图像 MIP 图。乳腺的密度从上到下依次升高，所有图像 FOV 一样。

糙，很难提供定量信息。乳腺 MRI 能提供乳腺密度和腺体体积的三维定量信息，在癌症风险管理中具有更大潜在价值。HiSS MRI 能很好地用于风险管理，因为它对含水量低的体素也很灵敏，能够选择性可视化乳腺实质而不需用到可能影响水信号的脂肪抑制射频脉冲。

11.6 动脉自旋标记

动脉自旋标记（ASL）是一种在不使用对比剂的情况下对组织进行灌注定量分析法，结果以绝对单位表达[134]。ASL 最先应用于神经成像[135, 136]，如 MRA 及 MRI 功能成像，因为它可以凭借追踪动脉血流流入直接观察脑激活，而无需借由组织含氧量变化间接推算。ASL MRI 在感兴趣区近端的局部目标区域内施加一个反转脉冲，对动脉血中的水质子进行标记。这些经标记的水质子自选就会充当内源性对比剂，与成像区域内原有的水分子交换磁化矢量，从而降低其信号。从未经标记而采集的图像中减去标记后采集得图像即可获得 ASL 图像。在合适的条件下，该差值与局部血流成正比，可用来量化组织灌注[134]。

已有多种 MRI 序列可应用于 ASL，包括 EPI、单激发快速自旋回波序列（SS-FSE）、单激发梯度自旋混合回波序列（SS-GRASE）、真稳态自由进动序列（true-FISP），以及其他序列等[137-139]。在使用上述序列读出的基础上，有 4 种主要的速度编码方法：① 连续 ASL（CASL），第一个被引入的方法；② 伪连续 ASL（PCASL），相对 CASL 而言降低了 SAR 与磁化转移效应；③ 脉冲 ASL（PASL）包括流动敏感交替反转恢复（FAIR）；④ 速度敏感 ASL（VA-ASL）[134, 137, 140]。其中广为应用的方法是 PCASL，对硬件要求低，在各家主流 MRI 制造商常规临床扫描硬件上无需定制已可实现[134]。PCASL 沿流动方向应用一个大梯度，在靠近成像容积的特定的区域内使用一连串的层面选择性反转射频脉冲[137]。血流通过激励平面耗费的时间与血流速度成反比，因此反转的程度和信号降低程度也就与血流速度成正比[134]。

由于灌注所致的信号丢失只占到初始信号的 1%～2% 甚至更低，ASL 图像会在多次采集后平均计算，显著增加了图像时间，使其在应用于体部时扫描范围受限[134, 135, 137]。在神经成像中，标记的是颈动脉内血流，可以在脑的横断面观察到该效应。在乳腺成像中，标记的是胸壁后的区域，包括心脏，可以在乳腺的冠状面观察[141]。该技术其他部位的应用包括肾、脾、肺、肌肉及多种腺体成像[142]。

在乳腺领域，ASL 已用于对已知病灶恶性可能的评估，基于恶性病变较之良性病变及正常组织灌注更高[139, 141, 143]。在乳腺领域，灌注成像显示出优秀的诊断效能，但一般需要依赖钆基对比剂的使用，而该对比剂本身具有潜在风险。因此，可靠的无对比增强的乳腺病变灌注评估方法将会提供极高价值。两项较小的研究探索了使用 ASL 技术对乳腺病变进行灌注成像的可行性[139, 141]。Kawashima 等在 14 个乳腺肿瘤中使用 PASL EPI 测得了 13 个肿块型病灶的灌注参数，结果显示乳腺癌中基于 ASL 与基于 CT 的灌注值具有显著的相关性[141]。Buchbender 等使用 FAIR true-FISP 灌注成像证实乳腺癌较良性病变或正常组织拥有更高的灌注值（图 11.19）[139]。

11.7 电特性断层成像

人体组织的介电特性与水和钠离子含量密切相关[144]，因此正常组织与肿瘤组织间很可能存在不同。具体来说，癌变组织因含水量更高，其电导率与介电常数均应高于正常组织，该假设已经在多项研究中得到了验证。在与 MRI 成像相关研究中，研究者发现电导率与介电常数在神经胶质瘤中较周围正常脑组织高出 30%[145]，而在恶性结直肠肿瘤内则高于正常组织的 15%[146]。乳腺组织中，恶性肿瘤的电导率和介电常数分别为正常组织的 233% 和 577%[147]。

因此，组织的电特性的可视化可能有助于恶性肿瘤的检出[148]。EPT 依赖对 B1 射频场的精准测量，它描述的是发射线圈的空间灵敏度。B1 的幅度与相位信息对于介电常数与电导率的计算至关重要，目前临床应用中已使用了各种各样的序列，其中广为应用的是 T2WI FSE 序列[149-152]和稳态自由进动序列（steady-state-free-precession, SSFP）[153]。EPT 理论与实践的系统化研究自 2009 年开始就一直在进行[154]。EPT 已初步在神经影像中进行了测试[155-159]，而现在正在探究在体部成像方面的应用。在乳腺组织中，电导率与介电常数在理论上可以用于检测病变，然而较小的病灶可能漏诊，EPT 更适合用于病变性质评估。更准确地进行乳腺良、恶性鉴别诊断应该是当今乳腺 MRI 最紧迫的问题，而 MRI 对比

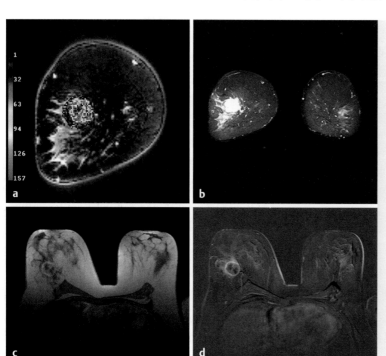

图 11.19 如图所示为右乳 IDC。病变内 ASL 灌注测量的伪彩图（a），显示出肿瘤周边灌注较高。冠状面及横断面 STIR（b）、T1WI FLASH 三维（c）及减影 T1WI 图像如图所示（d）（经 Buchbender 等许可转载[139]）。

新技术有望提高特异性，减少因病变难以定性而开展的活检。对乳腺癌治疗反应的评估及预后预测是乳腺 EPT 其他可能的应用。

乳腺方面的首次应用于 2012 年[160, 161]，并且很大程度上处于技术开发阶段[152, 162]。然而，在 2016 年 Kim 等的一份临床研究报道了浸润性乳腺癌的电导率与预后因子之间的相关性（图 11.20）[151]。大小超过 2 cm 的肿瘤，其高电导率与较高的细胞有丝分裂程度及高 Ki-67 值相关，后者是细胞增殖的标志物，常提示较差疾病预后。此外，HER2 过表达的肿瘤表现出较低的平均电导率。低电导率可能与 DCIS 中常见的微钙化相关，而 DCIS 又常与 HER2 阳性的乳腺癌相关[151]。

2015 年报道的老鼠模型研究中，Hancu 等比较了将组织的扩散特性与电特性作为肿瘤标志物的效能。尽管作者发现电导率与 ADC 之间呈中等相关（r=-0.65），但其对于病变良恶性鉴别的贡献并不大，而介电常数则显示出独立鉴别诊断能力，并且与 ADC 诊断效能相当[163]。这些发现很可能为将来人类在体 EPT 成像研究写下序曲。

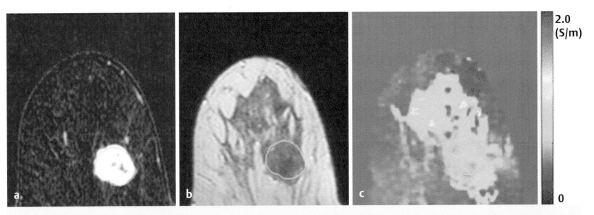

图 11.20　一位 67 岁女性，右乳内上可见一个 2.2 cm 的 IDC 病灶，伴淋巴血管浸润，其横断面 MRI 图像如图所示：T1WI 脂肪抑制增强图像上可见一个不规则的强化肿块（a）。T2WI 快速自旋回波图像显示与背景实质相比，肿块呈低-等信号（b）。电导率图显示与正常的实质相比，肿瘤内平均电导率值较低（c）（经 kim 等许可转载[151]）。

参考文献

本篇文献详见 https://www.sstp.com.cn/video/20240926/1/list.html。

12

乳腺 DCE-MRI 的半定量和定量分析

Gregory S. Karczmar and Federico D. Pineda

王　燕　李　锐　武新洋　译

摘要

影像科医生对动态增强磁共振成像（DCE-MRI）的常规临床解读基于对信号强度的主观评估，观察注射对比剂后的信号强度随时间的变化。本章回顾了半定量和定量分析，这些方法可以提供标准化 MRI 参数作为恶性肿瘤标志物，以此来帮助影像科医生更准确地诊断乳腺癌。DCE-MRI 的半定量分析提供了信号强化速率和对比剂流出时的强化衰减速率等参数。半定量方法在常规临床实践中实施起来相对简单，因为这些方法不需要专门的采集或复杂的计算。定量方法有可能通过校正影像科医生的专业水平、扫描设备及其性能和患者全身生理功能（如心输出量）的变化来标准化诊断。此外，定量方法试图将 MRI 参数直接与组织的内在特性联系起来，如血流量和毛细血管渗透性（permeability）。在本章中，我们讨论了一些广泛使用的 DCE-MRI 半定量和定量分析，包括三时间点法、经验数学模型的使用、隔室模型的使用、脉冲响应分析、参考组织法和定量测量所需的校准方法。

关键词：DCE-MRI、定量 MRI、两室模型、经验数学模型、Brix 模型、Patlak 模型、压缩感知、脉冲响应分析、参考组织方法。

12.1　半定量分析

影像科医生对 DCE-MRI 的常规临床解读基于对信号强度的主观评估，观察注射对比剂后的

信号强度随时间的变化。半定量分析有助于病变的鉴别诊断，并在乳腺 DCE-MRI 诊断中显示了出色的诊断准确性。半定量分析的优点是在常规实践中实施起来相对简单，因为分析方法主要侧重于常规临床图像的后处理，不需要专门的采集。

三时间点法（tree time-point, 3TP）是一种对信号强度随时间变化曲线进行分类的简便方法。3TP 采用 DCE 系列中的第一个时间点、"峰值强度"时间点（通常选择在对比剂注射后大约 2 分钟）和一个延迟时间点（大约在对比剂注射后 6 分钟）[1]。然后选择阈值对动态曲线的前后两段（即早期和延迟期）进行分类。分类的示例见图 12.1。分类数据可以在计算机辅助可视化工作站上以彩色叠加于常规图像上显示（逐个体素）[2]。例如，

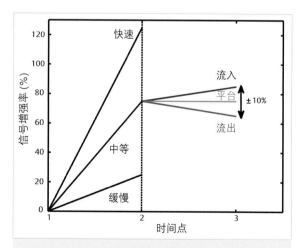

图 12.1　病变动态增强特征分类的 3TP 法示意图

可以在不同体素之上叠加红色、绿色或蓝色，分别代表流出型、平台型和上升型等延迟期曲线类型。还可以根据早期强化的慢速、中等及快速来调整颜色强度，以反映早期强化特征。这为影像科医生提供了一种无需手动放置感兴趣区（ROI），即可肉眼评估病变血流动力学的方法。Kelcz 等评估了 3TP 辅助阅片在乳腺癌检出中的表现，发现该方法的敏感性为 87%，特异性为 84%[3]。

虽然已有证据表明这种病变动态特征的分类方法有诊断价值，但 Jansen 等[4] 工作发现，BI-RADS 描述恶性病灶的曲线形状可能因 MRI 扫描仪和采集参数的不同而存在显著差异。因此，使用 3TP 等方法获得的结果在不同机构之间可能不一致，因为曲线形状可能取决于所使用的扫描仪、参数设置和选择的特定阈值。

Chen 等[5] 使用稳健的、自动化的分割方法来找到早期强化最高的病变区域。从每个病变的该区域提取 4 个动态特征：峰值强化、流入率（uptake rate）、流出率（washout rate）和达峰时间（time to peak enhancement, TTP）。TTP 定义为信号强度达到最高的时间。流入率和流出率的计算取决于 TTP 和峰值强化的确定。Chen 等发现，自动分割的分类准确性高于手动放置 ROI。在这些参数中，TTP 的 ROC 曲线下面积（AUC）最大（0.85 ± 0.04）；流入率和流出率的 AUC 值分别为 0.71 ± 0.05 和 0.79 ± 0.05。这些结果表明，这些动态特征可能在病变分类中具有诊断价值。

Hylton 及其同事引入了信号增强比（signal enhancement ratio, SER），以连续尺度量化病变动态曲线形状[6]。SER 的定义基于对曲线形状的基本解读。SER 定义为：

$$SER = \frac{S_{early} - S_0}{S_{delayed} - S_0} \quad (12.1)$$

其中，S_0 是平扫即基线病变信号强度，S_{early} 是在增强早期（注射对比剂后 1～2 分钟）测量的信号强度，$S_{delayed}$ 是延迟期（注射对比剂后约 6 分钟）的信号强度。SER 被认为可以描述曲线形状，因为它表明从流入到流出的转折点是发生在

S_{early} 之前、$S_{delayed}$ 之后还是两者之间。SER 已被证明具有诊断价值，先前的研究报道其敏感性达 95%，但特异性仅为 47%[7]。据报道，SER 还可用于评估肿瘤对治疗的反应，并已显示与再分布率常数 kep 这一肿瘤生理学参数相关[8-10]。这些结果显示了将 SER 添加到标准临床实践中的潜在价值。然而，SER 受到早期和延迟期具体时间选择的影响，因此时间分辨率将影响测得的 SER。

强化开始时间（time to enhancement, TTE）是另一种可能具有临床实用性的非参数半定量指标。顾名思义，TTE 测量病变开始强化的时间。然而，为了可靠地测量 TTE，需要进行高时间分辨率的成像。从快速成像序列中测量 TTE 的一个优点是，可以团注对比剂首次到达乳腺的时间为参照测量 TTE，从而减少对心输出量等变量的依赖，并获得更能描述病变生理情况的数据。在 Pineda 等[11] 的初步研究中，以 6～10 秒的时间分辨率进行扫描，结果发现 TTE 在良性和恶性病变之间存在显著差异，其在乳房动脉开始强化后的平均值分别为 15.5 秒和 6.9 秒。Mus 等[12] 在一项回顾性研究中评估了 TTE（以主动脉开始强化时间为参照）的诊断价值，该研究使用每期 4.32 秒时间分辨率采集的图像。他们发现 TTE 比动力学曲线类型诊断效能明显更佳。当使用 TTE 阈值（低于此阈值的病变被认为是恶性的）为 12.96 秒进行诊断时，单独使用 TTE 的 AUC 高达 0.86。

12.2 经验数学模型

作为药代动力学模型方法的替代方法，纯数学模型也常用于分析 DCE-MRI 数据。这些纯数学模型不对肿瘤的潜在生理特征做任何假设，而是以仅用很少参数的函数来表征对比剂流入和流出随时间的变化。借助数学模型，实现时间-信号强度曲线的平滑和数据的插值。这种方法可能有其优势，因为肿瘤极具异质性，简单的隔室模型可能与肿瘤微环境中对比剂分子的真实时空分布不一致。例如，如果对比剂在初期快速流入，随后以较慢速度持续更长时间的流入，那就与两室模型不一致。对于噪声严重和／或时间分辨率

低的 DCE-MRI 数据，使用基于经验数学模型（empirical mathematical model, EMM）的拟合曲线有助于计算参考组织的动脉输入函数（arterial input function, AIF）[13-15]，改进了生理参数的测量，并有助于计算时间-信号强度曲线的"曲线下面积"、TTP 和初始流入率。

目前，已经开发了几种数学模型来分析 DCE-MRI 数据。Fan 等开发了一个五参数 EMM 来分析来自前列腺癌和人类乳腺癌动物模型的 DCE-MRI 数据[15, 16]。这个 EMM 可以生成 5 个参数来描述病变动态特征。Jansen 等引入了一种改进的三参数 EMM 来描述临床乳腺 DCE-MRI 中病变的信号强度变化[17, 18]。在三参数 EMM 中，给出了信号强化百分比（percent signal enhancement, PSE）随时间变化的函数：

$$PSE(t) = A(1 - e^{-\alpha t}) e^{-\beta t} \qquad (12.2)$$

其中，A 是强化的上限，α 是流入率（每分钟），β 是流出率（每分钟）。该 EMM 还允许计算 TTP、流入段斜率和流入段曲线下面积等导出参数。一项使用 EMM 分析 100 名患者图像的研究结果显示，一些原始参数和导出参数在良性和恶性病变之间存在显著差异[17]。一些 EMM 参数在不同肿瘤亚型之间也显示出显著差异。研究显示，相对于 BI-RADS 术语对曲线形状的描述，EMM 具有增加 DCE-MRI 诊断特异度的潜力。EMM 另有一项优势，可为病变分类提供连续变量，这意味着该模型可以通过调整阈值实现所需的敏感度和特异度，这是离散的曲线形态分类无法实现的。另一类通常用于描述 DCE-MRI 强化的函数是校正后 logistic 函数（即 sigmoid 曲线，也称 S 形曲线）。Moate 等[19]提出使用五参数校正 logistic 方程来描述乳腺肿瘤的强化特征，并证明该模型的参数对乳腺 DCE-MRI 具有诊断价值。Platel 等[20]使用该模型来拟合超快 DCE-MRI 采集期间的信号强度的变化。Orth 等[21]在乳腺癌临床前模型中使用两种校正后的 sigmoid 曲线来拟合来自双示踪实验的数据。虽然这些函数已被证明可以拟合增强曲线的形状，但各个参数与曲线形状之间的关系并不简单直接，且模型中引入更多参数意味着时间-信号强度变化过程需要采集更多数据方可精确拟合。Gliozzi 等[22]使用扩展的现象学普遍性（PUN）方法构建的 EU1 模型来分析时间-信号强度曲线。在这些纯数学模型中，EMM 对实验 DCE-MRI 数据的拟合最佳，并可用于拟合一系列对比剂浓度与时间的曲线。图 12.2

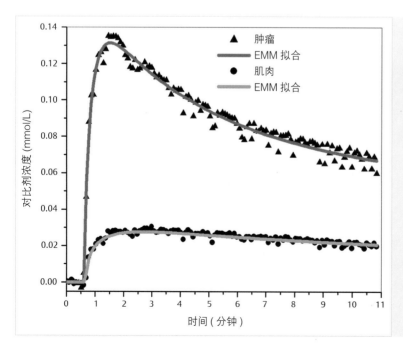

图 12.2　前列腺癌大鼠模型数据的时间对比剂浓度曲线及其 EMM 拟合。

示一例 4.7 T 上大鼠后肢植入前列腺癌模型（AT2.1 前列腺癌）（三角形点）和正常大鼠腿部肌肉（圆点）对比剂浓度曲线的 EMM 拟合。

12.2.1　定量分析

数据采集方法

本节讨论用于获取 DCE-MRI 数据标准化、定量分析所需信息的采集技术，特别是初始 T1 弛豫时间的测量和发射射频（RF）场（即 B1 场）图。该信息还可用于校正半定量参数。这些测量在大多数常规临床 DCE-MRI 采集中并不包含，因为常规临床读片通常基于图像的定性分析。然而，定量分析越来越受欢迎，因为它们可以进行标准化测量，并可以在不同的扫描仪、机构和患者之间进行比较。

T1 mapping

准确的 T1 mapping 对于准确计算每个成像体素中作为时间函数的对比剂浓度至关重要（本章稍后讨论）。在这里，我们总结了一些最常用的 T1 mapping 的方法。T1 mapping 方法还远不止于此。

可变翻转角的扰相梯度回波序列

这是乳腺 MRI 最广泛使用的 T1 mapping 方法之一。使用一系列可变翻转角（variable flip angles, VFA）的扰相梯度回波图像采集数据[23]。然后将每个体素中测得的信号拟合到作为翻转角函数的梯度回波信号模型，以获得 T1 时间的估计值：

$$S = M_0 e^{-\frac{TE}{T2^*}} \sin\acute{e}\, \frac{1-e^{-TR/T1}}{1-\cos\acute{e}e^{-TR/T1}} \quad (12.3)$$

其中，θ 是翻转角，TE 是回波时间，T2* 是横向弛豫时间。方程（12.3）中作为翻转角函数的信号变化取决于 T1 和已知参数 TR。VFA 方法允许在合理的扫描时间内采集大容积的 T1 mapping。VFA 方法的准确性受到方程（12.3）中使用的翻转角度的准确性、翻转角度的选择和数量，以及噪声的影响[24, 25]。实际翻转角度可以在整个视野（FOV）中随空间变化，并且由于发射射频场

（即 B1 场）的不均匀，实际翻转角度可能与扫描仪控制界面设定的角度明显不符。这个问题将在本章后面讨论。Cheng 和 Wright 的研究表明，当使用 3 个翻转角的 VFA 方法时，数据中的信噪比（SNR）为 150 时，估计 T1 值的偏差高达 10%（TR=5 毫秒）[26]。他们还发现改进 VFA 方法后使用 2 个翻转角也可以在较窄范围内准确估计 T1 值。使用 2 个以上的翻转角可在更宽的 T1 值范围内提供更好的结果。有趣的是，Cheng 和 Wright 研究表明使用 10 个不同的翻转角度并不会比 3 个翻转角度表现更佳，这可能是由于所增加的数据点（以较低翻转角度采集者）噪声严重所致。通过选择合适的翻转角度[25]和对 B1 场的了解，VFA 方法可以在合理的采集时间内获得准确的 T_1 mapping，使其成为对临床常规乳腺检查方案的合理补充。

反转恢复方法

反转恢复（inversion recovery, IR）序列被公认为非常准确的 T1 mapping 方法，通常用作 T1 值测量的金标准[27]。在 IR 序列中，首先应用 180° 脉冲使自旋反转，从而使净磁化反转。自旋恢复到初始磁化对齐的速率取决于其 T1 值。这意味着测量反转脉冲之后作为时间函数的磁化强度即可通过以下 IR 信号模型估测 T1 值：

$$M(T1) = M_0(1-2e^{-TI/T1}+e^{-TR/T1}) \quad (12.4)$$

其中，M（TI）是在给定反转时间（TI）下测量的磁化强度，TR 是重复时间，M0 是平衡磁化强度。方程（12.4）中可以纳入一个附加参数，以适配不理想的反转脉冲（即不是准确 180°）。使用 IR 进行 T1 值测量的主要缺点是它需要较长的采集时间。为了准确估计 T1 值，TR 必须足够长，以使磁化在反转脉冲后恢复平衡（即 TR≫T1）[28]。常用的经验法则是 TR 至少应为最长 T1 值的 5 倍。IR 因其采集时间之久而不适合应用于常规临床扫描，特别是乳腺检查，需要大 FOV 才能进行双侧全容积采集。为了克服 IR 的这一限制，已经开发了诸如 Look-Locker 反转和改进的 Look-Locker 反转（MOLLI）等序

列[29, 30]。使用这些序列，特别关注速度的心脏成像中也可快速采集 T1 mapping。然而，这些序列的应用仅限于小 FOV 的部位，因此它们乳腺成像中适用性和准确性的证据尚缺。

T1 值测量的参考组织方法

Medved 等[31]的研究表明，在某些条件下，可以通过参考组织（即具有已知 T1 值的附近组织）的信号计算感兴趣组织的 T1 值。这种方法的优点是，如果 FOV 中存在 T1 值均匀稳定（患者内部和患者间变异性低）的组织，则可能不需要完整的 T1 值测量，从而减少总扫描时间。该方法的依据是，在梯度回波采集中，如果翻转角大于 30° 且重复时间（TR）远小于成像组织的 T1 值，磁化高度饱和，则信号和 T1 的乘积近似为常数（$S \times T1 \approx$ 常数）。这意味着，如果参考组织和感兴趣组织之间的 T2* 差异相对较低（在颅脑以外部位该假设符合实际），并且 MRI 可检测质子密度大致相同，则以下关系可用于通过单次梯度回波采集获得感兴趣组织的 T1 值：

$$\frac{S}{S_{ref}} \approx \frac{T1_{ref}}{T1} \qquad (12.5)$$

其中，S 是在给定体素中测量的信号，ref 表示参考组织。在乳腺中，脂肪是理想的参考组织，因为它具有均匀的 T1 值。研究报道，1.5 T MRI 下测量的乳腺脂肪 T1 值为 265 ± 2 毫秒[32] 和 230 ± 10 毫秒[33]。在 3 T MRI 上，Rakow-Penner 等[34]测量结果为 367 ± 8 毫秒，Pineda 等[35]测量结果为 341 ± 31 毫秒。这些研究结果中的标准差相对较低，相同场强下不同研究结果相近，表明脂肪 T1 值在患者间和在整个乳腺内都稍有变化。参考组织法是测量 T1 最简单（可能也是最快）的方法，但如果不满足上述条件，则可能导致估计的 T1 值出现明显错误（如低翻转角时）。

B1 mapping

发射射频场（B1 或 B1+）的不均匀性在乳腺 MRI 中尤为显著，这是由于双侧乳腺成像所需 FOV 大，且在线圈中乳腺偏离中心（相对于磁体的中心）位置。Kuhl 等报道了 FOV 中 B1 场的显著差异，左右两侧乳腺之间的差异接近 2 倍[36]。这些差异可能导致 FOV 中图像信号强度的变异（例如，介电伪影的黑影），使用对比剂后病灶中信号强度的空间变异，以及用 VFA 序列测量的 T1 值不准确。Azlan 等在 3 T MRI 上绘制了几名健康志愿者的 B1 场，并在一项研究中模拟了由于 B1 梯度引起的强化差异[37]。他们发现左右两侧乳腺之间存在显著差异，在某些情况下 B1 相对于理论值降低 50%。该研究还表明，B1 降低会导致 SER 降低，可能使乳腺病变不易分辨。虽然 B1 场不均匀性的问题在所有场强中都存在，但场强越大 B1 场越不均匀。

多家制造商已采用双源并行射频激励与射频匀场方法相结合来减轻 B1 场的变[38]。Rahbar 等比较了使用单源和双源射频采集的乳腺 B1 mapping[39]。他们发现与单源激励相比，使用双源平行激励虽然整个左乳与右乳之间的平均 B1 值差异有所减轻，但在许多位置上实际翻转角度和理论值之间仍有显著差异。

B1 场不均匀对 DCE-MRI 中定量参数的计算有显著影响[40]。使用 VFA 方法，计算组织的初始 T1 值需要准确获知所用的翻转角。研究表明，使用 VFA 法实际翻转角和理论值之间相对误差不超过 15% 时，即可在测得的 T1 值中引入 2 倍的相对误差（即翻转角 10% 的误差将导致测得 T1 值 20% 的误差）。对比剂浓度是从对比剂注射前和对比剂注射后的 T1 值计算出来的。因此，ROI 中翻转角估计误差会影响其计算。事实上，当重复时间（TR）短、翻转角较低时，很小的翻转角误差就会导致很大的浓度计算偏差。乳腺 DCE-MRI 序列往往符合上述条件，因此准确了解实际翻转角度对于准确测量对比剂浓度至关重要。本节概述了可用于乳腺成像 B1 场不均匀性校正的 B1 mapping 方法。

实际翻转角成像

Yarnykh 开发的实际翻转角成像（actual flip angle imaging, AFI）方法可用于在体测量 B1 mapping[41]。该方法根据两个不同重复时间（TR）采集的两个梯度回波信号的比值计算出每个体素中的实际翻转角。执行此序列时，必须确保横向磁化被充分毁损并且已达到稳态磁化，否则会影响 AFI 技术的准确性[42]。此序列中使用的两个 TR 都应小于 FOV 中 T1 最短组织的 T1 值。此外，该序列最佳表现所需翻转角较大（40°～80°），会降低 SNR，可能产生受激回波伪影，还会导致层面轮廓失真。一些供应商提供内置 AFI 选项来获取 B1 mapping；若未提供，则可能需要脉冲编程知识方可实现。

B1 mapping 的参考组织方法

Sung 等和 Pineda 等建议使用脂肪作为参考组织，通过扰相梯度回波采集的 VFA 序列来一并获得 T1 和 B1 mapping[35, 43]。如上所述，乳腺内脂肪是理想的参考组织，因为它的 T1 值均匀。如果体素的真实 T1 值已知（如从总体平均值获得），则可以使用理论翻转角度（扫描界面所示值）将 VFA 数据拟合到梯度回波信号模型［方程（12.3）］，从而计算出翻转角校正因子（与 B1 成正比）。该校正因子（κ）由下式给出：

$$\kappa = \frac{\cos^{-1}(e^{-TR/T1_t})}{\cos^{-1}(e^{-TR/T1_m})} \qquad (12.6)$$

其中，t 和 m 分别表示参考组织（脂肪）的真实 T1 值和测得的 T1 值。这些方法识别出脂肪体素，并为每个脂肪体素计算 κ 值。FOV 中其余体素（乳腺实质）的 κ 值可基于其周边脂肪体素 κ 值内插而求得。然后将 VFA 数据再次拟合到信号模型，这次使用乳腺中每个体素实际的翻转角度，从而得到准确的 T1 mapping。这种方法提供的 T1 mapping 接近金标准 IR T1 mapping，即使是致密型乳房的患者也不例外[35]。这种获得 T1 和 B1 mapping 的方法仅基于假设翻转角校正因子不随翻转角度改变的情况下，这一假设在 VFA 序列常用的角度范围内是合理的[44]。

其他 B1 mapping 方法

在体 B1 mapping 的其他方法包括饱和双角度方法（saturated double-angle method, SDAM）[45]、双重聚焦回波采集模式（dual refocusing echo acquisition mode, DREAM）[46] 和 Bloch-Siegert

位移[47]。Nehrke 等比较了射频匀场与 DREAM、AFI 和 SDAM[48]，发现 DREAM 优于其他方法却能显著减少采集时间。Bloch-Siegert 位移 B1 mapping 具有对 TR、T1 和翻转角等因素不敏感的优势（DREAM 对 T1 和 T2 有依赖性但较弱），并且已被证明可以提高乳腺检查中纵向 T1 测量的准确性。事实上，有可能将 DREAM 和 Bloch-Siegert 方法结合起来，以产生一种新的、更准确的方法。DREAM 和 Bloch-Siegert 两种 B1 mapping 方法的缺点之一是需要使用专门序列扫描，需借助尚未广泛应用的研究软件补丁才能实现。

12.3　计算对比剂浓度

虽然增强后 DCE-MRI 采集的信号是对比剂浓度的函数，但其他因素也会影响这些图像中的信号强度变化。对比剂注射后引起的 T1 值缩短（在快速交换体系中），由以下方程描述：

$$\frac{1}{T1(c)} = \frac{1}{T10} + R1c \qquad (12.7)$$

其中，T1（c）是存在浓度（c）的对比剂时组织的 T1，T10 是相应组织未注入对比剂时的初始 T1，R1 是对比剂的弛豫率，该值在对比剂相关文献中广泛使用并描述。从方程（12.7）很容易看出，对于相同浓度的对比剂，组织的初始 T1 越大，其 T1 变化越大（因此在 T1WI 中信号强化更高）。除了初始 T1 和对比剂的弛豫率和浓度外，DCE-MRI 扰相梯度回波序列的 TR 和翻转角［如方程（12.3）］也将影响在这些图像中看到的信号强化。为了获得不受采集参数和组织初始 T1 值影响的图像，常规 DCE-MRI 图像被转换为对比剂浓度图像。

如上所述，每种对比剂的 R1 可以在文献中查到[49, 50]，并且可以使用上述方法之一测量组织的初始 T1 值。一旦 R1 和 T10 已知，估算对比剂浓度的最后一步是测量增强后变短的 T1 值。理想情况下，应在使用对比剂后获取一系列 T1 图来直接测量 T1（c）。但这对 T1 mapping 序列的采集速度要求非常高，因为对比剂浓度变化很快，尤其是在注射后不久的时间内。该方法可用于一些较小部位[51]。即使所用 T1 mapping 技术足够快，但采集的许多图像由于 SNR 低或图像对比不足（如低翻转角时），也不具有诊断价值。替代方法是根据常规临床序列中的信号变化和对比前初始 T1 值来估计对比后的 T1 值。这样，常规临床图像用于常规诊断，将图像进行后处理可获得每个增强时间点的 T1 估计值。

在一个扰相梯度回波序列中，作为时间函数的 PSE［来自方程（12.3）］可以表示为：

$$PSE(t) = \frac{S(t) - S_0}{S_0} = \frac{(E_1 - E_{10})(\cos é - 1)}{(E_{10} - 1)(E_1 \cos é - 1)} \quad (12.8)$$

其中，$E_{10} = \exp(-TR/T10)$，$E_1 = \exp(-TR/T1)$，T10 是初始 T1 值，T1 是增强后的 T1 值，我们做出一般的简化假设，即可以忽略 T2* 弛豫。可以求解方程（12.8）以获得 T1 的非线性解析：

$$\frac{1}{T1(t)} = \frac{1}{TR} \log \left\{ \frac{PSE_t[E_{10}(1 - \cos é)]}{1 + \cos é[PSE_t(E_{10} - 1) - 1]} \right\} \quad (12.9)$$

方程（12.9）表明，可以根据在常规临床序列中测得的信号强化、实际翻转角和初始 T1 值估计增强后 T1 值。然后可以将增强后 T1 的值代入方程（12.7）以获得每个时间点对比剂浓度的估计值。

另一种更简单的方法是使用参考信号来估计 T1 值的变化（如上面的 T1 mapping 部分所述）[15, 31]。如上所述，这种方法依赖 FOV 中存在 T1 值已知且均匀的"参考组织"和以下假设：TR < T1、翻转角足够大（大于 30°），以及参考组织和感兴趣组织之间的 T2* 差异较低。在这些假设下，信号和 T1 的乘积近似为常数（$S \times T1 \approx$ 常数）。因此，信号的变化与 T1 的变化直接且线性相关。在这些条件下，作为时间函数的对比剂浓度可以写为如下函数：

$$C(t) \approx \frac{1}{R1T1_{ref}S_{ref}(t = 0)}[S(t) - S(t = 0)] \quad (12.10)$$

用参考组织法，对比剂浓度可以根据 DCE-MRI 中的信号变化，通过直接测量或使用总体平均值

计算参考组织的初始 T1 值。这种方法已经得到应用，以肝、肌肉作为参考组织[31]，在乳腺中则使用脂肪作为参考[15]。除了上述提及的情况，该方法还依赖感兴趣组织和参考组织的翻转角相同。乳腺成像使用的 FOV 相对较大，其 B1 场的变化可能会限制计算的准确性。

12.3.1 动脉输入函数

AIF 是静脉注射对比剂后动脉血供中对比剂浓度［CA（t）］随时间变化的函数。局部 AIF 是可疑病变或身体特定部位供血动脉（如内乳动脉）中的 CA（t）。依据隔室模型（例如，两室模型）计算的生理参数（如 K^{trans}）需要准确测量 AIF。

对比剂的 AIF 在同一受检者多次检查之间和不同受检者之间可能会有很大差异。心输出量的变化是导致 AIF 变化的主要因素。在健康个体中，心输出量从 4.0 L/min 到 8.0 L/min[52]，而在健康状况不佳的患者中，其范围可能更大。肿瘤附近的局部 AIF 可能更加多变。Fan 等[14]表明，在大鼠后肢生长的肿瘤中，使用参考组织和动脉测量的局部 AIF 峰值幅度的标准差约为均值的 40%（$n = 8$）。Yang 等[53]使用多参考组织方法发现骨转移中 AIF 在患者内和患者间差异很大。对于 AIF 首过段的曲线下面积，受试者内变异系数（相对标准差）为 11%（范围：0.2%～20.8%），受试者间变异系数为 24%，数值范围为均值的 50%～200%。Lavini 和 Verhoeff[54]证明，在上矢状窦直接测量的 AIF 具有非常大的患者间变异，AIF 幅度的相对标准差为 57% 以上（取决于检查序列），变化范围宽达 5 倍。这些数据表明 AIF 变异很大。如果没有充分考虑到这点，可能会产生诊断错误，使对比剂动力学导出的定量参数如 K^{trans} 和 V_e（血管外细胞外间隙容积分数）产生较大误差。在一些患者中（尤其是许多与平均值相差超过一个标准差的患者），这些误差会导致 MRI 漏诊癌灶，而在另一些患者中，良性病变会被误诊出高灌注 / 渗透性的恶性特征。

有以下几种方法用于测量 AIF。

人群 AIF

人群 AIF 是通过测量多个患者的动脉对比剂浓度并产生人群平均值而构建的。DCE-MRI 数据定量分析（如两室模型）可以采用 AIF 的简化函数。最常用的人群 AIF 是由 Parker 等开发的[55]，使用两个高斯函数之和加上一个由 sigmoid 函数调制的指数函数，来拟合对比剂两次通过的 AIF：

$$C_p(t) = \sum_{n=1}^{2} \frac{A_n}{\sigma_n \sqrt{2\sigma}} \exp\left[-\frac{(t-T_n)^2}{2\sigma_n^2}\right] + \frac{á\exp(-\hat{a}t)}{1+\exp[-s(t-\sigma)]} \quad (12.11)$$

其中，A_n、T_n 和 σ_n 为第 n 个高斯函数的标度常数、中心和宽度；α 和 β 是指数函数的振幅和衰减常数；s 和 τ 分别是 sigmoid 型曲线的宽度和中心。目前已经发表了一些具有不同函数形式的其他人群 AIF。30 多年前，Tofts 和 Kermode[56] 推导出了双指数衰减函数形式的人群 AIF。虽然双指数 AIF 模型易于使用，但它缺乏动力学曲线的初始上升阶段。几年后，Su 等[57] 在双指数 AIF 模型中增加了从对比剂开始注射到对比剂浓度峰值之间的线性上升阶段，使之成为分段函数。1999 年，Simpson 等[58] 引入上升期构建 AIF 模型，将 surge 函数与指数函数相结合，其中指数模型后来被 Yankeelov 等[59] 修改为 surge 函数与双指数函数相结合。所有这些 AIF 模型，除 Parker 模型外，都只能用于描述对比剂循环的首次通过，而忽略了二次通过。最近，Wang 等[60] 开发了一种新的八参数数学模型（比 Parker 的 10 参数模型少了 2 个参数）：

$$C_p(t) = A_1 n(1+t) \exp(-\beta t)$$
$$\left(1 + \sum_{n=1}^{2} \frac{A_n}{T_n\sqrt{2\pi}} \exp\left[-\frac{(t-T_n)^2}{2\sigma_n^2}\right]\right) \quad (12.12)$$

其中，A 和 A_n 为标度常数，T_n 和 σ_n 为第 n 阶高斯函数的中心和宽度，β 为描述对比剂流出的指数衰减常数。请注意，对于这个模型，在 $t=0$ 时 $C_p(t)=0$。

参考区域的方法

开发这些方法的目的是从已知生理特性的正常组织中测量对比剂浓度随时间的变化来推导 AIF。参考组织方法最初用于 PET 数据的分析，以避免在测量血浆 PET 示踪剂浓度时采血过多[61]。Kovar 等首次将其改进用于 MRI[62]。参考组织方法不需要测量动脉内的高对比剂浓度。该方法所用的相对均匀的正常组织体积足够大，因而信噪比（SNR）高，而且可以为每个受试者提供局部 AIF，参考组织可以选择靠近癌灶的区域。MRI "参考组织法" 的初版[62] 基于文献中参考组织的容量转移常数（K^{trans}）和血管外细胞外间隙容积分数（V_e）。假设参考组织（如肌肉）的对比剂浓度时间函数 $[C_R(t)]$ 可以用 "两室模型" 很好地近似[63-65]，则由 $C_R(t)$ 可以计算 AIF $[C_p(t)]$。可以近似地认为：

$$C_p(t) = \frac{1}{K^{trans}} \frac{dC_R(t)}{dt} + \frac{C_R(t)}{V_e} \quad (12.13)$$

其中，K^{trans} 为容量转移常数，V_e 为肌肉内血管外细胞外间隙容积分数。后来，Yankeelov 等[59] 开发了一种 "参考区域方法"，基于两室模型的积分形式，不明确计算 $C_p(t)$。参考组织/参考区域初版模型依赖文献中的 K^{trans} 和 V_e 值可能会导致问题，因为这些参数可能在受试者之间存在显著差异，甚至在正常组织（如肌肉）中也存在差异。较新的参考组织和参考区域的方法避免依赖 K^{trans} 的文献值，通过分析多个参考区域的对比剂动力学，达成一个一致的 AIF[53, 59, 66]。这些方法鲁棒性更高，尽管这种方法的早期版本使用了 V_e 的文献值来计算 AIF。

最近的一项研究，患者同时接受低剂量（0.015 mmol/kg）和标准剂量（0.085 mmol/kg）的 DCE-MRI 扫描，结果显示注射标准剂量对比剂（减少 T2* 和水交换效应）后参考组织计算出的 AIF 与使用低剂量对比剂后直接从股动脉测量出的 AIF 有很强的相关性[60]。然而，参考组织方法需要多次计算，并可能产生显著的系统误差和随机误差[67]。因此，该方法必须慎用，尤其在信

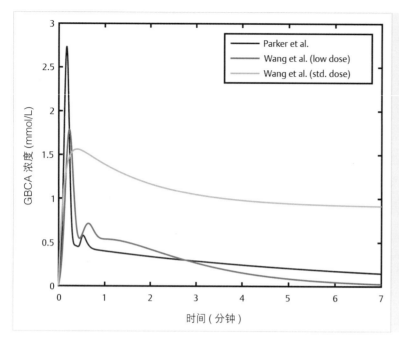

图 12.3 Parker 等[56]和 Wang 等[61]提出的 AIF 模型示意图。

噪比（SNR）不高的情况下不应选用（图 12.3）。

12.4 药代动力学分析

12.4.1 Tofts 两室模型

两室模型最初由 Kety[65] 开发，由 Tofts[65, 68] 等改进用于 MRI，是目前应用最广泛的 DCE-MRI 数据分析模型。简单 Tofts 模型假设对比剂分子在两个分别已混匀的隔室（血浆和血管外间隙）之间进行交换（图 12.4）。交换速率由"正向转移速率常数" K^{trans}（每分钟）决定。简单 Tofts 模型假设信号强化仅来自细胞外血管外间隙（EES）的对比剂分子，假定血浆对强化的贡献可以忽略不计。该模型假设低分子量钆复合物 MRI 对比剂不会进入细胞。最近的一些研究表明存在一些细胞内吸收[69]，但一般认为细胞内对比剂浓度过低，不会影响 DCE-MRI 数据[70]。扩展 Tofts 模型[64] 纳入了术语 V_p 以描述血浆容积：

$$C(t) = V_p C_p(t) + K^{trans} \int_0^t C_p(\tau) \exp\left[\frac{-K^{trans}(t-\tau)}{V_e}\right] d\tau \tag{12.14}$$

其中，t 为时间，K^{trans} 为血浆与细胞外血管外间隙之间的容量转移常数，V_e 为血管外细胞外间隙

容积分数，$C_p(t)$ 为 AIF-血浆对比剂浓度。方程（12.14）是基于以下假设，当大剂量的对比剂迅速团注进入组织（如肿瘤）时，对比剂从毛细血管扩散到 EES，随后当对比剂随血液流出组织时，$C(t)$ 按指数模型衰减，时间常数为 K^{trans}/V_e。在实际情况下，AIF 即 $C_p(t)$ 上升不是很陡峭，因此 $C(t)$ 由 $C_p(t)$ 和该指数衰减的卷积得出。$C_p(t)$ 与血管内对比剂浓度 $C_b(t)$ 的关系可以通过血细胞比容（Hct）表示为：

$$C_p(t) = \frac{C_b(t)}{1 - Hct} \tag{12.15}$$

人的血细胞比容各不相同，在成人中通常约为 0.45，在癌症患者中通常更低。在 Yang 等的一项研究中，16 例前列腺癌患者的平均血细胞比容为 0.365（范围：0.264～0.477）[71]。

12.4.2 Brix 模型

Brix 模型[72] 用于乳腺肿瘤 DCE-MRI 数据分析。它基于 Morales 和 Smith[73] 提出的交换模型（而上述模型是基于 Kety 模型的）；除了 K^{trans}（每分钟）（在该模型中仅代表渗透性）、V_e 和 V_p 外，它还有一个独立的参数，相对血流 F/r（每分钟）。参数 r 是血管和组织之间的体积分数，不随

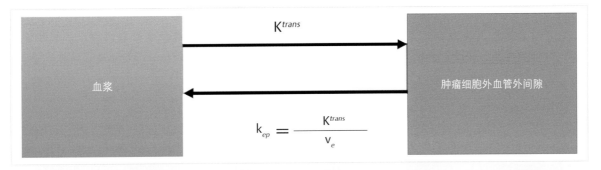

图 12.4 两室模型示意图；对比剂从血浆到肿瘤 EES 的转移用容量转移常数 K^{trans} 描述，对比剂从 EES 回流到血浆的速度用 K_{ep} 给出。

时间变化：

$$V_p \frac{dC_c(t)}{dt} = \frac{F}{t}\left[C_p(t) - C_c(t)\right] - K^{trans}\left[C_c(t) - C_e(t)\right] \tag{12.16}$$

$$V_e \frac{dC_e(t)}{dt} = K^{trans}\left[C_c(t) - C_e(t)\right] \tag{12.17}$$

$$C_t = V_p C_p + V_e C_e \tag{12.18}$$

C_c 是感兴趣组织内血浆中对比剂的浓度。该模型的完整推导见 Brix 等[72]的文献。

12.4.3 Patlak 模型

Patlak 模型[74, 75]最初是为了描述对比剂的血-脑交换而开发的。该模型基于以下假设[75]：① 对比剂只来源于血浆，血浆对比剂浓度可能随时间而变化；② 对比剂可以从血浆进入不同隔室，可以在隔室之间交换，也可以从不同隔室返回血浆；③ 对比剂可以从血浆或不同隔室单向进入不可逆室，不再离开。Patlak 模型可以看作是基于 Tofts 模型的一个特例，该模型中，最终不会有对比剂从 EES 净回流到血浆。这意味着组织中的对比剂浓度可以表示为：

$$C_t(t) = V_p C_p(t) + K^{trans} \int_0^t C_p(\hat{o})\,d\hat{o} \tag{12.19}$$

一般来说，Patlak 模型中的假设不适用于乳腺肿瘤，特别是不存在从肿瘤腔室到血浆的净回流的假设。然而，如果数据分析仅限于对比剂到达乳腺后的时间段，并且高采集的数据时间分辨率很高（例如，使用第 3 章描述的超快序列），单

向模型如 Patlak 模型可能是有价值的。也就是说，当血浆中对比剂浓度远远大于组织内时，对比剂进入血浆的回流可以忽略，即可采用 Patlak 模型以此相对简单的方法测量 K^{trans}。然而，如果不满足这些条件，回流不可忽略，则得到的 K^{trans} 的估计可能有偏倚。

12.4.4 快门速度模型

通常认为临床批准的 MRI 对比剂只分布于细胞外，也有一些例外[76]。对 DCE-MRI 数据的分析通常假设水分子可以跨细胞膜快速交换，因此所有的水分子，包括细胞内的水分子都有相同的机会接近对比剂（通常是钆）。因此，当对比剂进入组织时，该假设认为所有水分子的纵向弛豫同等缩短。这意味着估测水质子和对比剂分子之间的相互作用不超过快速交换范围。然而，这个近似只适用于水在细胞内、外环境之间的交换速率（水质子在细胞内停留的平均时间的倒数，$1/\tau$）远大于细胞内和细胞外水质子纵向弛豫率之差的情况：

$$\frac{1}{\tau} \gg R1_{(\text{细胞内})} - R1_{(\text{细胞外})} \tag{12.20}$$

或表示为：$\tau \ll \dfrac{1}{\dfrac{1}{T1_{(\text{细胞内})}} - \dfrac{1}{T1_{(\text{细胞外})}}}$

当不满足方程（12.20）时，快速交换范围不再适用，对比剂缩短 T1 的效应被削弱，即对比剂的有效弛豫率降低了。当细胞外对比剂分子

浓度很高时（假设细胞内浓度为 0），细胞外水的 T1 值非常短，此时该效应尤为重要。在这种情况下，跨细胞膜水分子交换速度不足以将纵向弛豫速率维持在快速交换范围内。因此，对比剂对细胞内水分子弛豫率的影响远小于对细胞外水分子弛豫率的影响，从而降低了对比剂的有效弛豫率。这对药代动力学参数的测量有重要影响。例如，乳腺癌血流量高，毛细血管渗透性高，其较高的细胞外对比剂浓度可导致 Tofts 模型计算的 K^{trans}[77] 被显著低估。反过来，正常组织血流量和毛细血管渗透性较低，适用快速交换近似，K^{trans} 的测量则较为准确。Springer 及其同事[76-79] 的研究表明，考虑了水交换效应的模型（称为"快门速度模型"）可以提高 DCE-MRI 诊断的准确性，尤其是在乳腺癌病例中。特别是癌组织中由于水交换而引起的 K^{trans} 测量误差比正常乳腺实质组织大，K^{trans} 的"真值"与测量值之间的差异可作为乳腺癌的有用标志物[80]。DCE-MRI 数据的快门速度模型还提供了"细胞内水生命期"的估计——对于水质子在细胞内平均停留时间的测量。许多临床前和临床研究表明，当细胞发生转变时，"细胞内水生命期"反映了细胞的生理学变化[81, 82]，这可能是一个有用的肿瘤生物标志物。

12.4.5 无模型脉冲响应分析

DCE-MRI 数据常用 Tofts 模型分析，提取生理学参数。理想情况下，人们希望研究对比剂相对肿瘤本身的流入和流出，避免因使用不适当的生理学模型和不正确的 AIF 而造成系统误差或偏倚。因此，研究者渴望将 AIF 的影响从对比剂的流入和流出动力学中剥离出来。如果将组织看作一个系统，其对 AIF 给出的响应具有线性特征，不随时间变化且符合因果关系，就可以做到这一点。对比度浓度随时间的曲线 $[C_t(t)]$ 可以认为是 AIF $[C_p(t)]$ 与脉冲响应函数 $[C_\delta(t)]$ 之间的卷积，数学表达为：

$$C_t(t) = C_p(t) C_\delta(t) = \int_0^t C_p(\hat{\delta}) C_\delta(t-\hat{\delta}) d\hat{\delta} \quad (12.21)$$

理论上，AIF 可以从对比剂浓度曲线解卷积，从而确定脉冲响应函数来表征组织对比剂的流入和流出。然而，解卷积方法对实验噪声非常敏感。因此，很难从实验 DCE-MRI 数据中准确测量脉冲响应函数。在实际应用中，常对方程（12.21）进行数值曲线拟合，以确定特定对比剂动力学模型的脉冲响应函数 $C_\delta(t)$。例如，在 Tofts 模型中，脉冲响应函数呈简单指数衰减：

$$C_\delta(t) = K^{\text{trans}} \exp\left(-\frac{K^{\text{trans}}}{V_e}t\right) \quad (12.22)$$

其中，K^{trans} 为血浆与 EES 之间的容量转移常数，V_e 为血管外细胞外间隙容积分数。然而，这种来自 Tofts 模型的简单指数衰减函数可能不适用于正常乳腺组织和乳腺癌。Fan 和 Karczmar[83] 介绍了一种一般的经验方法来将 AIF 与 C(t) 解卷积。解卷积方法如图 12.5 所示，概括如下：① 实验测得的 C(t) 用上述 EMM 拟合；② 由参考组织方法导出 AIF；③ 通过将 AIF 从 C(t) 的 EMM 拟合中解卷积来计算脉冲响应函数。

由于计算的复杂性，脉冲响应分析尚未广泛应用于临床 DCE-MRI 数据。然而，Schabel[84] 证明了其联合脉冲响应分析（Gamma 毛细血管通过时间模型）对脑肿瘤生理的敏感性，与其他建模方法相比可能有优势。

12.4.6 组织同质性的绝热近似模型

组织同质性的绝热近似模型（adiabatic approximation to the tissue homogeneity, AATH）最初是由 St Lawrence 和 Lee 提出的，用于分析脑中的水分交换[85]。该模型假设脑实质组织中对比剂浓度变化相对于毛细血管中更缓慢。该模型包括一个参数（Tc），即血液从毛细血管床的动脉端流至静脉端所需的时间（即通过时间）。该模型可表示为：

$$C_t(t) = F_p C_p(t) R_{\text{AATH}}(t) \quad (12.23)$$

其中，F_p 为血浆流量 [mL/mL 组织·min]，R_{AATH} 为 AATH 脉冲响应函数，如下：

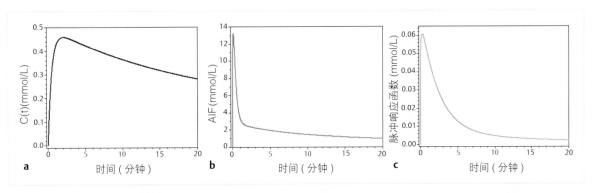

图 12.5 感兴趣组织中 GBCM 浓度示例图（a）、AIF（b）和脉冲响应函数（c）。

$$R_{AATH}(t) = \begin{cases} 0 & t \leq 0 \\ 1 & 0 < t \leq T_c \\ E\exp\left[\dfrac{-EF_p}{V_e}(t - T_c)\right] & t > T_c \end{cases}$$

（12.24）

式中 E 为提取分数，为对比剂在首次通过毛细血管床时，从血管内空间被提取到细胞外血管外间隙部分的占比。对于 $t > T_c$，AATH 模型［方程（12.22）］的脉冲响应函数与 Kety 模型相同[86]。Fusco 等[87]认为，在高时间分辨率成像时，AATH 模型对临床乳腺 DCE-MRI 数据的拟合可能优于 Tofts 和 Brix 模型，但由于样本量相对较小（N=4）等原因其结果尚不足以下定论。

12.5 药代动力学分析要求

为了获得可靠的、无偏倚的药代动力学参数估计，DCE-MRI 采集需要满足一定的要求。这些需求取决于所使用的模型及所采用的分析方法。一般来说，需进行高时间分辨率扫描，以分析对比剂从血浆到组织的转移。此外，对比剂注射后增强图像的总扫描时间必须足够长，以准确测量对比剂从组织中流出的相关参数。

Knight 等[88]研究了时间分辨率和总扫描时间对仿真前列腺血流模拟模型的药代动力学参数估计的影响。他们发现，如果时间分辨率低于 16 秒／幅图像，则流入参数存在较大的低估误差

（高达 40%）；而流出率在研究的时间分辨率范围内没有变化（2～24 秒／幅图像）。如果时间分辨率高于或等于 8.1 秒／每幅图像，且总扫描时间大于或等于 360 秒，K^{trans} 估计值的误差 < 14%。如果时间分辨率至少为 16 秒／副图像，且总扫描时间大于或等于 360 秒，V_e 的误差低于 12%。

Kershaw 和 Cheng[86]表明，在使用 AATH 模型时，为了确保偏差最小（误差小于 5%），时间分辨率至少为 1.5 秒；如果不需要高精度地计算通过时间（transit time），则时间分辨率可以放宽到 6 秒。

Planey 等[89]研究表明，在使用参考区域模型分析临床乳腺 DCE-MRI 时，可以放宽对时间分辨率的要求。他们发现，与时间分辨率为 16 秒的临床实际采集数据相比，采用时间分辨率为 36 秒的模拟数据分析获得的药代动力学参数误差小于 20%。Heisen 等[13]的一项临床前研究也表明，采用参考组织方法可放宽药代动力学分析对时间分辨率的要求。例如，当以低时间分辨率（60秒）采集数据时，使用参考组织法 AIF 计算 K^{trans} 的误差（1%～5%）显著低于人群 AIF 法（误差15%～20%）。

这些结果表明，理解扫描方案对估计药代动力学参数的影响十分必要。如果数据的时间分辨率太低，或者扫描时间不够长，估计的参数可能会有很大的偏倚和误差。虽然常规临床采集方案所用时间分辨率不足以进行药代动力学分析，但可以采用参考区域方法等分析方法来减少动力学

参数计算的偏倚。

12.6 最具诊断价值的药代动力学参数汇总

多项研究分析了药代动力学参数在鉴别良恶性病变及在预测新辅助化疗反应中的价值。表 12.1 总结了部分研究示例、病例数、使用的药代动力学模型及研究结果。

12.7 DCE-MRI 的未来

DCE-MRI 是迄今最强大的乳腺癌早期检测工具。未来几年，随着更多高密度乳腺和 / 或乳腺癌风险升高的女性接受 MRI 筛查，DCE-MRI 的临床应用有望大幅扩展。然而，目前的 DCE-MRI 方法在临床上已经十分重要，但仍需要提高其敏感度和特异度，特别是随着接受 MRI 筛查的女性数量不断增多。因此，研究人员和制造商付出了巨大的努力来改进 DCE-MRI 数据的采集和分析。许多实验室的工作取得了重大进展，现在有非常多新的方法。未来几年的挑战将是制定标准化的临床方案。虽然每个医院和学术中心使用的方法可能不同，但必须将其协调一致，最终达成不受患者一般生理和解剖、扫描设备、数据采集和分析的方法影响的统一的诊断标准。这一统一化的过程将需要不同实验室和临床机构的合作为患者提供最佳的解决方案。

表 12.1 乳腺 DCE-MRI 药代动力学分析应用的代表性临床研究总结

研　　究	模　　型	病例数	研　　究　　结　　果
Radjenovic et al [90]	Brix	52	K^{trans} 和 K_{ep} 在高级别肿瘤中显著增高（3 级 *vs.* 1 级和 2 级）
Furman-Haran et al [91]	Tofts	121	K^{trans} 鉴别良性病变和 IDC 的敏感度为 93%，特异度为 96%；高级别 DCIS 的 K^{trans} 高于低级别 DCIS 的 K^{trans}
Padhani et al [92]	Tofts	25	2 个周期新辅助化疗后 K^{trans} 预测临床和病理反应，ROC 曲线下面积（AUC）为 0.94
Vincensini et al [93]	Tofts	92	K_{ep} 在恶性病变中明显较高，敏感度为 95%，特异度为 85%
El Khouli et al [94]	扩展 Tofts	95	K^{trans}（AUC=0.76）和 K_{ep}（AUC=0.92）在良恶性病变中有显著差异
Schabel et al [95]	扩展 Tofts	74	K^{trans} 和 K_{ep} 对病灶分级表现良好，AUC 分别为 0.88 和 0.89。结合这两个参数时，敏感度和特异度分别为 91% 和 85%，AUC 为 0.92
Ah-See et al [96]	Tofts	28	K^{trans} 和 K_{ep} 的变化与 NAC 的最终临床和病理反应相关。K^{trans} 的变化预测病理无反应，敏感度 94%，特异度 82%，AUC 为 0.93
Li et al [97]	Tof、扩展 Tofts、快速交换体系	28	Tofts 模型下，一个 NAC 周期后，病理完全缓解和无缓解者 K_{ep} 差异显著，AUC 为 0.78

注：DCIS，导管原位癌；IDC，浸润性导管癌；NAC，新辅助化疗。

参考文献

本篇文献详见 https://www.sstp.com.cn/video/20240926/1/list.html。

13

未来应用：乳腺 MRI 的影像组学和深度学习

Maryellen L. Giger

陈艳虹　译

摘要

　　有效的癌症诊断和治疗依赖临床、分子、影像和基因组数据等多种检测信息的整合。将精准医学计划应用于影像主要包括发现和转化两方面的研究，以便将当前的放射学应用从一般患者的水平转换为针对个体患者的精确应用及患者医疗决策。在过去的几十年中，研究人员一直在开发用于计算机辅助诊断（computer-aided diagnosis, CAD）和临床图像上乳腺病变定量分析的图像分析方法。影像组学（radiomics）是计算机辅助诊断的扩展，目前正在不断发展，主要涉及计算机图像分析，试图进一步将定量图像数据与其他组学数据相关联，如临床、病理和基因组学数据。此外，影像数据（影像组学）与基因组学数据的整合，称为影像基因组学（radiogenomics），旨在研究肿瘤影像组学表型与该肿瘤基因组学之间的关联。本章讨论影像组学向临床实践的转化，除了需要定量影像组学特征的开发之外，还需要一个多阶段的发现和转化过程。

　　关键词：乳腺影像组学、计算机辅助诊断、机器学习、影像基因组学、深度学习。

13.1　引言

　　有效的癌症诊断和治疗依赖临床、分子、影像和基因组数据等多种检测信息的整合。这种整合有望促进针对个体患者的精准医疗。将精准医学计划应用于影像主要包括发现和转化两方面的研究，以便将当前的放射学应用从一般患者的水平转换为针对个体患者的精确应用及患者医疗决策。

　　在过去的几十年中，研究人员一直在开发用于计算机辅助诊断（computer-aided diagnosis, CAD）和临床图像上乳腺病变定量分析的方法[1]。影像组学（radiomics）是 CAD 的扩展，目前正在不断发展，主要涉及计算机化图像分析，试图进一步将定量图像数据与其他组学数据（如临床、病理和基因组数据）相关联[2]。影像数据（影像组学）与基因组学数据的整合，称为影像基因组学（radiogenomics），旨在研究肿瘤影像组学表型与该肿瘤基因组学之间的关联[3-5]。影像组学表型（特征）与重要的临床、分子或基因组生物标志物高度相关，可以用作为患者监测和评估治疗反应的诊断或预后工具，从而扩大了医学影像作为癌症治疗非侵入性技术的效用，就像虚拟数字活检（virtual digital biopsy）一样。

　　有必要回顾 CAD 的目标，旨在减少检出错误、判读错误、观察者之间与观察者内部的差异和/或提高乳腺影像阅片效率[6]。如果计算机输出以有效和高效的方式呈现，并且被影像科医生正确使用，则可以实现这些目标。然而，CAD 的发展潜力不局限于影像科医生的阅片过程，未来将在影像组学中的发挥作用，如用于评估预后和治疗反应的影像生物标志物（表型），以及影像基因组学和癌症（疾病）探索。需注意的是，CADe

指计算机辅助检测，CADx 指计算机辅助诊断，这两种方法都要求影像科医生利用计算机分析结果来辅助他们的解读图像。

需要注意的是，使用 CAD 和影像组学，从数字医学图像中提取与疾病特征无关的特征，基本上只是提取的信息。通过研究这些计算机视觉技术在 CAD 及其延伸应用，获得了（癌症）患者管理和疾病理解方面的知识。正如本章将要讨论的那样，影像组学向临床实践的转化除了定量影像组学特征的开发之外，还需要一个多阶段的发现和转化过程。

在发现阶段，人们试图找到图像（通过定量影像组学）与临床数据、分子数据、基因组数据和预后数据之间的关系。这种发现是一项多学科数据的挖掘工作，涉及影像科医生、医学物理学家、统计学家、肿瘤学家、计算机科学家、工程师和计算遗传学家等研究人员。这种研究与基因组学处理癌症基因组项目的大量生物学信息类似，放射学界需要继续对大量人群的图像进行全面收集、注释、分析和评估。

在应用阶段，人们旨在开发用于风险评估、筛查、检测、诊断、预后、治疗反应、复发风险和其他临床任务的预测模型，将在本章的稍后部分进行讨论。影像组学有助于"虚拟数字活检"在不适宜进行实际活检时使用，如筛查和反复评估治疗反应（图 13.1）。

13.2 肿瘤及其微环境的定量影像组学

在影像组学的一般定义中，将图像转换为可挖掘的数据，可以让影像科医生解读图像并为不同的特征分配数值评级，如病变形状的圆形度或增强强化程度。然而，影像科医生对基于图像的肿瘤特征的评估通常是定性的，且不同影像科医生之间具有差异，评估过程耗时。因此，利用计算机分析方法和机器学习方法从图像中定量、客观、自动地提取特征，即定量影像组学，是有益的。这些特征可以用于描述肿瘤（包或不包括其微环境）或正常区域。本章的其余部分将主要介绍定量影像组学。

鉴于深度学习在图像判读的一般任务中应用的增加，在基于病变分割的方法和基于深度学习的方法方面探索影像组学是有益的，然后寻找机会将这些技术融合到高级预测工具中（图 13.2）。

13.2.1 基于图像分割的 CAD/ 影像组学

在肿瘤或区域分割的计算机表征过程中，可实现影像组学流程的多步骤自动化（链条），包括肿瘤（或区域）分割、特征提取，以及将提取到的特征融合入肿瘤特征中（与特定临床问题相关）。

因为有影像组学，我们对肿瘤或区域的基于图像的表型感兴趣，因此我们可以使用 CADx 中的示例，而不是 CADe，因为目的不是检测。表

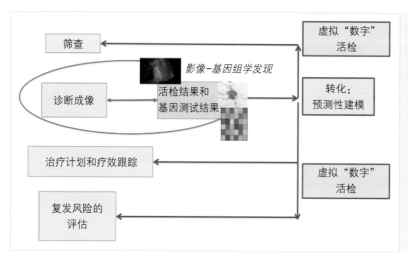

图 13.1　影像组学发现和转化的多阶段过程，包括定量影像组学特征的开发和验证，发现它们与其他"组学"的关系，以及转化成临床预测模型以用作"虚拟数字活检"，如在不适宜进行实际活检的情况下，进行筛查和评估治疗反应。

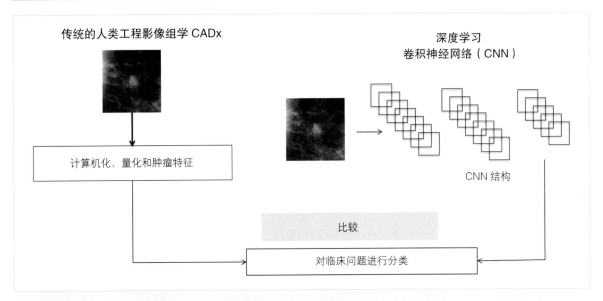

图 13.2　传统 CAD（左）和深度学习（右）的流程图比较。

13.1 列出了各种影像组学特征及其一般特征的类别及其潜在的临床应用。相关参考文献也已列出。但在过去几十年的文献中可以找到许多例子。

　　例如，定量肿瘤影像组学，即肿瘤表型，可以从乳腺 DCE-MRI 图像中自动提取，使用的方法和算法是从 DCE-MRI 图像中将肿瘤从周围背景实质中自动分割出来（图 13.3），并提取六种类别中的病变特征（图 13.4）：① 大小（测量肿瘤尺寸）；② 形状（量化三维几何特征）；③ 形态（边缘特征）；④ 增强纹理特征（描述第一次增强 MRI 上肿瘤增强的异质性）；⑤ 动力学曲线评估（描述动力学曲线的形状，并评估动态增强系列中，对比剂在肿瘤中流入和流出的生理过程）；⑥ 增强血流动力学差异（表征肿瘤内强化随时间变化的空间差异）。

　　请注意，多个数学特征可以用来表征这些表型，其中许多指标与特定的表型高度相关。本章稍后将讨论这些特征在特定临床任务中的使用。

　　形状、边缘和纹理等相关特征也可以使用计算机分析从 T2 加权（T2W）和其他常见及探索性 MRI 技术中提取，见表 13.1[7-12]。

　　对于其他任务，可以从正常组织区域中提取影像组学特征，以表征乳腺实质的密度和纹

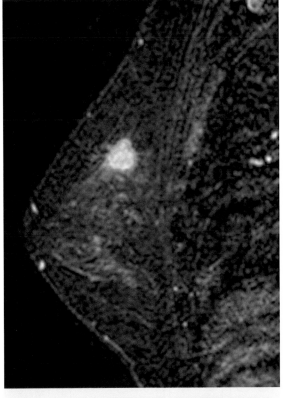

图 13.3　从四维自动计算机分割算法获得的肿瘤边界。该病例为 Luminal A 型，ER 阳性，PR 阳性，HER2 阴性，2 期，淋巴结阴性。通过计算机分析，MRI 影像组学数据：大小−有效径为 13.6 mm，形状−不规则度为 0.49，增强纹理（能量）为 0.001 85。

表 13.1 MRI 表型数学特征描述的代表性示例

肿瘤表型	数学特征	MRI 序列	参考文献
大小	体积		7, 8
形状	球形或不规则形	DCE	7, 9
	边缘锐利度	T2W	7, 9
形态学	纹理	T2W	9
	ADC	DWI	10
增强异质性	增强后纹理的傅里叶特征	DCE	13
增强	对比度	DCE	61
血流动力学	摄取	DCE	7, 61, 63
增强差异	最大增强-差异	DCE	11

注：ADC，表观扩散系数；DCE，动态对比增强；DWI，扩散加权成像；T2W，T2 加权。

理，以用于乳腺癌风险评估。在过去的几十年中，基于纹理的表型已被广泛使用，尤其作为描述肿瘤或区域内异质性的一种方法的使用迅速增加[13-15]。对乳腺 X 线图像上乳腺实质的纹理分析表明，高风险女性往往表现为致密型乳腺伴粗糙和低对比度模式（图 13.5），类似分析也已在乳腺 MRI 上进行[16-20]。

13.2.2 肿瘤和正常组织分类中的深度学习

让计算机从病变图像中提取特定病变特征（例如，使用数学特征来计算边缘锐度）的一个替代方法是将图像数据输入计算机，并让计算机直接从图像数据中学习。直接从图像数据中学习生成了用于基于内容的检索、CAD 和数据挖掘的深度学习方法[21]。请注意，深度学习的使用在多阶段（包括过滤、分割、特征提取和／或分类）的决策过程中都有帮助。

在 20 世纪 90 年代初期，卷积神经网络（convolutional neural networks, CNN）最初被引入到乳腺 X 线摄影中，辅助 CAD 使用感兴趣区域（ROI）进行学习，无需明确的人工干预[22]。Zhang 等使用 CNN 作为在后续特征提取之前过滤图像的一种手段（图 13.6）[23]。其他研究开始使用 CNN 将感兴趣区（ROI）分类为肿瘤或正常组织[24]。

尽管 CNN 通常依赖海量数据集进行训练，但研究已经表明，迁移学习技术（如基于 ImageNet 或其他经过训练的 CNN 的微调或特征提取）可用于减少对更大数据集的需求[25, 26]。在这种情况下，深度学习技术正在用于特征提取，并且在 CADx 任务上表现出强大的预测性能，而无需数据密集型计算[27, 28]。

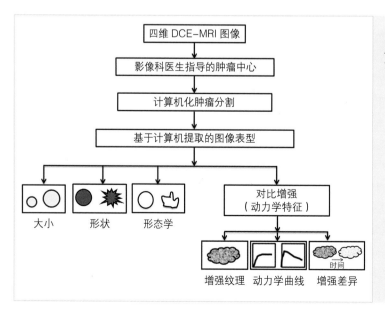

图 13.4 示意图说明了基于 MRI 的定量肿瘤表型的计算机提取（经 Li 等许可转载[48]）。

图 13.5 从数字乳腺 X 线摄影中提取的乳腺实质的影像组学表型，用于估计未来患乳腺癌的风险（经 Huo 等许可转载[16]）（a、b）。

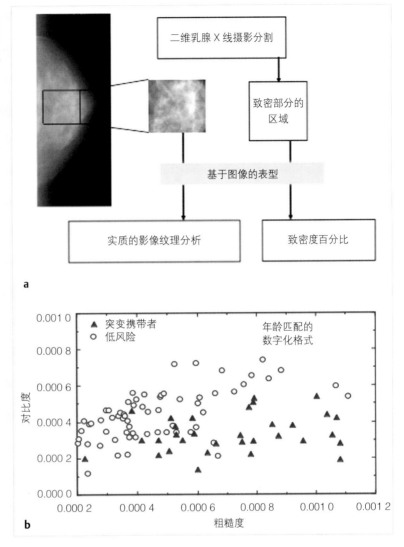

具体来说，对于使用 CNN 特征的影像组学，计算机分析涉及从预训练的 CNN 中提取一个或多个网络层，这些网络层的结果随后用作"特征"。然后这些 CNN 特征被进一步用于训练分类器。例如，预训练的 AlexNet 和 VGG19 网络，每个网络都在"日常"图像的 ImageNet 数据集上进行了训练。VGG19 模型的架构包括 5 个模块，每个模块包含 2 个或 4 个卷积层和 1 个最大池化层，然后是 3 个全连接层。VGG19 架构和 CNN 特征提取流程如图 13.7 所示。应该注意的是，每一层中作为初始特征的许多元素可能在整个数据集中表现为零方差，因此可能作为有用的特征被淘汰。

在一项使用 CNN 对乳腺良恶性肿瘤分类的研究中，VGG19 模型被用于 3 种影像学检查——乳腺 X 线摄影、超声和 DCE-MRI[29]。VGG19 模型有 3 个"RGB 颜色"通道供输入，有利于信息输入，如对比剂摄取后不同时间点的 3 幅 MRI 图像或新辅助治疗后 3 个不同时间点的 3 幅 MRI 图像。请注意，当在 3 个通道中使用不同的图像时，需确保输入图像的正确匹配。输出层，即特征，则使用支持向量机（support vector machine, SVM）合并结果，以开发针对特定临床问题的分类器。

随着乳腺 MRI 数据库的增加，从头开始训练 CNN 的深度学习将成为可能；然而，这可能需要数百万 MRI 数据。

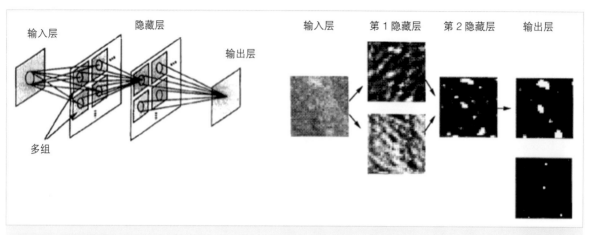

图 13.6　在医学影像中首次使用深度学习的研究中，卷积神经网络被用于检测乳腺 X 线摄影上的微钙化。CNN 被用来产生一个优化的图像过滤器，其输出被用于进一步处理（经 Zhang 等许可转载[23]）。

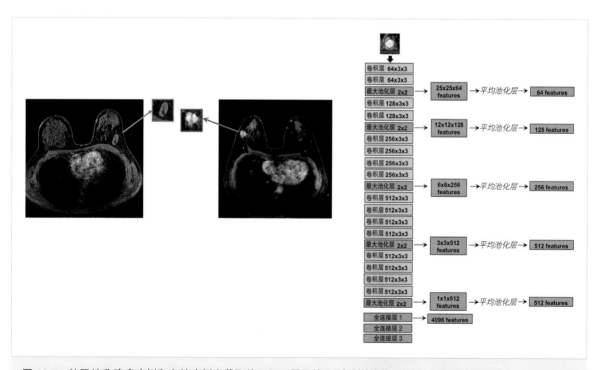

图 13.7　从恶性乳腺癌病例和良性病例中截取的 ROI，用于输入到预训练的 VGGNet 卷积神经网络。VGG19 模型的架构由 5 个模块组成，每个模块包含 2 个或 4 个卷积层和 1 个最大池化层。这 5 个模块之后是 3 个全连接层。从 5 个最大池化层中提取特征，在通道（第三个）维度上进行平均池化，并使用 L2 范数进行归一化。归一化的特征被连接起来形成我们的 CNN 特征向量。

13.2.3 传统 CADx 与深度学习的比较

通过比较基于分割的手工提取的影像组学特征（如在传统 CADx 中）和基于 CNN 的影像组学特征（如在迁移学习中），将有望进一步理解基于 CNN 的非直观特征。图 13.8 比较了使用基于分割的特征和基于 CNN 的特征的各种乳腺影像模型做出的诊断决策。虽然传统手工提取 CADx 特征和基于 CNN 的特征在评估恶性肿瘤的可能性方面表现都相对较好，但它们都不能对同一个乳腺病变做出正确的预测，而在联合运用时性能可以提高，情况与两位放射科专家的一致结果类似。

因此，可以用融合方法，将基于分割的方法和基于 CNN 的方法的分类器输出结果结合起来，如通过对单独的输出结果进行平均，得到与癌症可能性相关的联合输出结果。

13.2.4 影像组学特征的鲁棒性

尽管计算机图像解读在辅助影像科医生方面具有潜力，但也面临着许多挑战。扫描方案、MR 制造商和磁体强度的不同可能会导致图像数据的变化。经过充分的培训和经验积累，影像科医生可以调整他们对图像的判读，而计算机影像组学分析结果可能会因图像采集的差异而不同。因此，为了便于计算机图像分析在临床上应用，影像组学系统需要在不同条件下采集图像时生成一致的结果。特征值的调整可以通过在采集期间和特征提取之前图像数据的标准化或通过特征计算方法的调整来实现。在许多评估肺部影像组学特征的鲁棒性的研究中，研究人员研究了不同的稳定性方法[30]。定量成像的鲁棒性也是美国国家癌症研究所（National Cancer institute, NCI）的定量成像网络（Quantitative Imaging Network, QIN）[31] 和 RSNA 的定量成像生物标志物联盟（Quantitative Imaging Biomarker Alliance, QIBA）[32] 的一个关注重点。最近，新的鲁棒性指标已被证明可用于评估不同制造商成像系统之间影像组学特征的差异[33]。

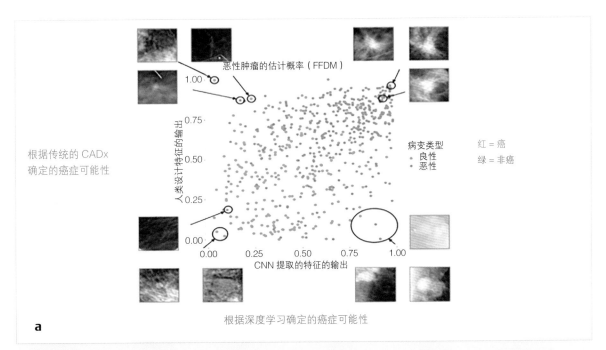

图 13.8 （a）用于全视野数字乳腺 X 线摄影的，基于 CNN 的分类器和传统 CADx 分类器结果的对角分类器一致性图。x 轴表示基于 CNN 的分类器的输出结果，y 轴表示传统 CADx 分类器的输出结果。每个点代表一个对其进行预测的 ROI。从左下角到右上角的对角线附近或沿对角线的点表示分类器一致性高；远离对角线的点表示一致性低。一致 / 不一致的极端示例的 ROI 展示在图中。（续）

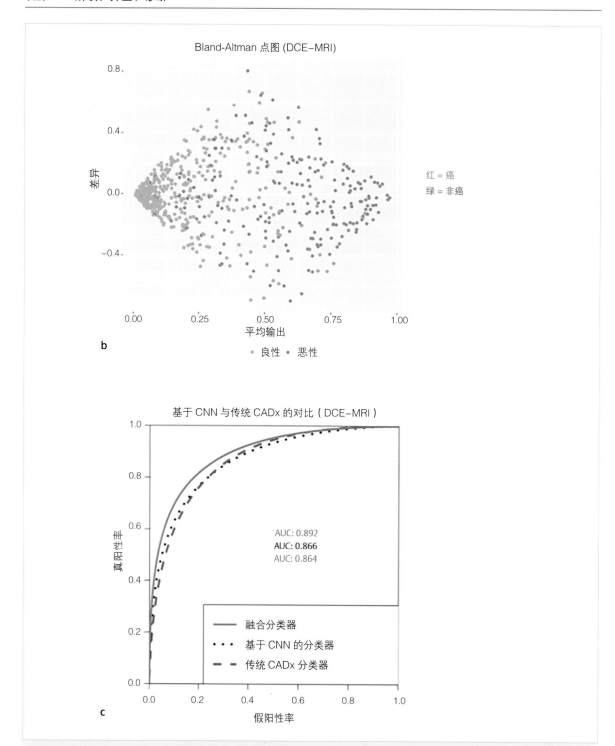

图 13.8 （续）（b）DCE-MRI 模态的 Bland-Altman 图，说明基于 CNN 的分类器和基于 CADx 的分类器之间的分类器一致性。y 轴显示两个分类器的 SVM 输出之间的差异；x 轴显示两个分类器的平均输出。平均输出也是融合分类器的输出，这些图还有助于可视化良性和恶性分类之间的潜在决策边界。（c）拟合的双正态 ROC 曲线，比较基于 CNN 的分类器、基于 CADx 的分类器和融合分类器的性能。实线代表融合分类器。点虚线表示使用池化特征的基于 CNN 的分类器。短线虚线表示使用手工提取特征的传统 CADx 分类器（经 Antropova 等许可转载[29]）。

为了确保影像组学分析的鲁棒性，必须研究当前特征的差异，以便进一步探索数据调整方法。关于评估不同 MRI 扫描仪和成像方案的特征差异性的研究有限[34]。一项研究使用来自两个不同制造商的扫描仪获取了乳腺 DCE-MRI 图像，来研究 MRI 影像组学特征（表型）的等效性及其在区分乳腺癌的淋巴结状态和分子分型方面的表现[34]。

每个病例都使用乳腺 MRI 影像组学工作站进行计算机特征提取。优效性检验用于评估在区分淋巴结和激素受体状态的预后预测任务中特征表现的差异，ROC 曲线下的面积（AUC）作为评估指标。使用非劣效性检验进一步评估未能显示出统计学上有差异的特征。最后，建立分类模型以评估临床任务。进行了留一法交叉验证和独立测试以评估模型表现的鲁棒性。在预后预测任务中，特征表现出不同程度的鲁棒性。在淋巴结状态分类的两个特征（肿瘤形态和肿瘤异质性）中观察到性能最佳一致性——ΔAUC 90%CI 下限的绝对值 < 0.05。

定量乳腺影像组学特征在其平均值和不同 MRI 扫描仪的性能方面表现出不同的鲁棒性。非劣效性测试可以揭示在分类任务中具有鲁棒性高的影像组学特征。在实践中，一些诊断效能差异较大的特征需要在不同 MRI 扫描仪采集图像时进行调整。

13.3 基于计算机图像的癌症风险

乳腺 X 线摄影上的腺体密度与乳腺癌风险相关，导致 DCE-MRI 被推荐用于乳腺癌高危女性的筛查。如本章前面所讨论的，与乳腺癌风险相关的影像组学特征包括乳腺密度和腺体实质纹理模式。然而，大多数类似研究都是在数字乳腺 X 线摄影上进行的[22, 35]。需要更多的研究来了解 DCE-MRI 上的乳腺背景实质强化（BPE）如何与乳腺腺体密度和乳腺癌风险相关[36-38]。表征 DCE-MRI 上的正常乳腺组织在评估乳腺癌风险方面变得更加重要[39, 40]。

在一项针对 92 名无症状女性的高风险人群

的研究中，将 DCE-MRI 上的乳腺 BPE 与全视野数字乳房 X 线照片（FFDM）上的实质密度和纹理进行了比较[41]。MRI 上的乳腺体积计算使用体积增长算法计算，并分为纤维腺体区和脂肪区。使用模糊 C 均值（fuzzy c-means, FCM）聚类对乳腺纤维腺区域内增强动力学曲线进行提取和分类，生成 BPE。在相应的 FFDM 图像上，计算了乳腺 X 线摄影上乳腺腺体密度和纹理。两种成像模式腺体密度测量之间的相关性分析得出的相关系数为 0.80（$P < 0.000\,1$）。从增强动力学分析来看，70% 的增强曲线显示上升型，并在最后一个增强时间点达到峰值，89% 的大多数增强曲线在第 4 或第 5 个增强时间点达到峰值。研究发现致密型乳腺具有更高的峰值强化，平均为 116.5%，而脂肪型乳房的平均峰值强化为 66.0%。致密型乳腺伴较粗糙、低对比度的乳腺 X 线摄影模式往往在峰值时间点具有更强的 BPE。因此，BPE 可能在评估乳腺癌风险方面具有潜在作用。

13.4 高通量 MRI 表型分析用于乳腺肿瘤的诊断和不同分子亚型的预后判断

在大数据分析中使用定量影像组学需要有一个有效且高效的流程将获取的乳腺 MRI 图像转换为一组定量表型描述（如本章前面所述，如图 13.4 所示）。乳腺 MRI 工作站将四维 DCE-MRI 图像作为输入并输出影像组学特征。

需要强调的是，为一项临床任务选择的影像组学特征可能对另一项临床任务没有那么有用。但是，如果一个人的"大数据"数据集足够大，则可以针对不同任务评估特征。下一部分将展示此类示例，重点介绍在癌症基因组图谱/癌症成像档案（TCGA/TCIA）数据集上进行的 MRI 表型研究[42-44]。

虽然影像学用于乳腺癌的临床分期可以对患者进行初步管理，但正是活检确定的"病理"分期推动了进一步的决策。为了强化 TNM 分期系统，研究人员正在开发影像学生物标志物，如乳腺 MRI，以帮助预测病理分期，从而为患者管理和适当的治疗提供信息，如新辅助化疗、手术和 / 或放疗。

利用从 TCGA 和 TCIA（美国国立卫生研究院 NCI 支持的癌症研究资源[42, 43]）收集到的浸润性乳腺癌去标识数据集，TCGA 乳腺表型组[44]研究了计算机提取的病变定量 MRI 影像组学特征与预后、复发风险相关的各种临床、分子和基因组学标志物（包括基因表达谱）的关系。来自 TCGA 的 91 例经活检证实的浸润性乳腺癌的 DCE-MRI 图像被用于分析，如图 13.9 所示。在这些病例中，评估了定量 MRI 影像组学特征相对于病理分期和肿瘤亚型的预测能力。

肿瘤特征是根据：① 影像科医生测量的大小；② 计算机提取的定量影像组学特征。然后，建立模型来预测肿瘤病理分期和淋巴结受累情况。结果显示，肿瘤大小是病理分期最有力的预测因子，但反映生物学行为的影像组学特征也具有预测作用（例如，I/II 期 *vs.* III 期的 AUC 为 0.83）[45]。研究得出的结论是，计算机提取的 MRI 表型有望预测乳腺癌的病理分期和淋巴结状态。

根据受体状态［雌激素受体（ER）、孕激素受体（PR）和人表皮生长因子受体 2（HER2）］，乳腺癌可分为不同的亚型。结合基因表达谱，乳腺癌还可以分为分子亚型，如正常型、Luminal A 型、Luminal B 型、HER2 过表达型和基底样型[46, 47]。不同亚型的癌症具有不同的预后，且对不同的疗法有不同的反应。因此，研究者探究了定量 MRI 影像组学特征与各种分子亚型之间的相关性[14]。基于 MRI 的肿瘤表型能够通过分别区分 ER（±）、PR（±）、HER2（±）及三阴性癌 / 其他分型，来区分分子预后指标。肿瘤表型和受体状态之间具有统计学意义的关联。侵袭性高的肿瘤可能在更大，并且在其增强图像纹理中定量地表现出更强的异质性。即使在控制肿瘤大小这个变量后，在增强纹理（熵）和分子亚型（正常型、Luminal A 型、Luminal B 型、HER2 过表达型、基底样型）之间观察到统计学上显著的趋势（图 13.10）。总之，计算机提取的 MRI 表型有望用于高通量区分乳腺癌亚型，并可能产生用于评估预后的定量预测特征。

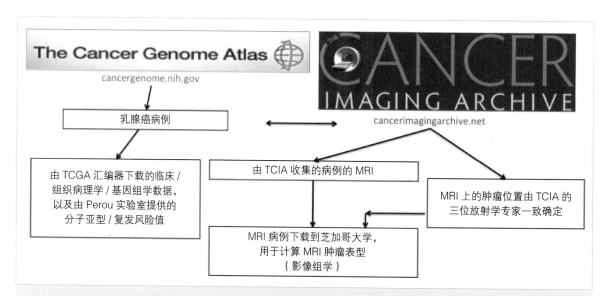

图 13.9 来自癌症基因组图谱（TCGA）和癌症成像档案（TCIA）的侵袭性乳腺癌的数据集和一些相关分析的示意图，这些癌症研究资源由美国国立卫生研究院的国家癌症研究所（NCI）支持，由 TCGA 乳腺表型组进行研究，旨在研究计算机提取的病变定量 MRI 影像组学特征与预后和复发风险相关的各种临床、分子和基因组学标志物（包括基因表达）之间的关系。

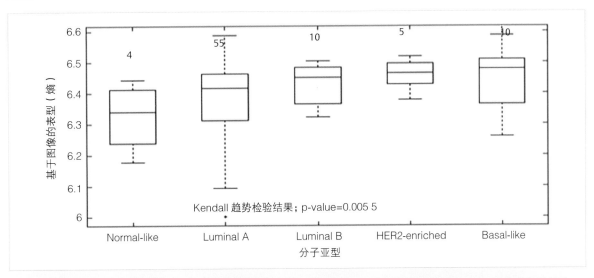

图 13.10 增强纹理（熵）的 MRI 表型与分子亚型之间的关系。增强纹理是根据第 1 期增强 MRI 图像进行计算的，从而定量表征肿瘤内对比剂的异质摄取。图中所示的是熵和分子亚型之间的统计学显著趋势（Kendall 检验的 P 值为 0.006）（经 Li 等许可转载[14]）。

13.5 高通量 MRI 表型分析用于乳腺肿瘤评估复发风险

通过使用计算机视觉和机器学习来进一步分析 MRI 上的乳腺肿瘤，已经产生了用于评估乳腺癌复发风险的预测方法[48, 49]。

研究人员开发了多基因检测方法，将乳腺癌表达谱与癌症复发风险联系起来，包括 21-gene Oncotype DC 检测、50-gene PAM50 检测和 70-gene MammaPrint 微阵列检测[47, 50-53]。为了研究定量 MRI 影像组学特征与乳腺癌复发风险之间的关系，在 TCGA 乳腺表型组内使用这些多基因检测的研究版本进行了关联研究[47]。图 13.11 说明了计算机提取的 MRI 特征和微阵列复发模型之间的关系[48]。多元线性回归分析表明，MRI 影像组学特征（包括肿瘤大小和强化的异质性）与多基因检测复发评分之间存在显著关联[48]。这些计算机提取的 MRI 影像组学研究表明，基于图像的表型具有评估癌症复发风险的潜力。

13.6 高通量 MRI 表型分析用于乳腺肿瘤预测治疗反应

正如本章反复提到的，计算机提取的表型

特征可以被提取，但可以用于多种临床任务。对于评估治疗反应及预测无病生存期，研究人员正在评估从乳腺 MRI 中提取的各种计算机特征——一些是半自动化提取的，一些是自动提取的[54-59]。需注意，有一种方法是在不同治疗时间点（如治疗前和治疗早期）重复对乳腺癌 MRI 图像进行定量影像组学分析，以研究这些特征及其随时间的变化以进行治疗反应的评估。MRI 图像是在多个治疗时间点采集的，因此在新辅助治疗期间可能需要使用图像配准方法来跟踪乳腺内的相似区域[60]。

例如，使用来自 ACRIN 试验 6657[55] 的 DCE-MRI 图像数据集，研究人员使用了半自动化方法[56-58] 和自动化方法[59, 61] 来研究肿瘤对新辅助化疗的反应。功能性肿瘤体积（functional tumor volume）[57] 或类似的最大增强肿瘤体积（most-enhancing tumor volume）[59] 与无复发生存期相关。在预测复发和与无复发生存相关的任务中，产生最大增强肿瘤体积的自动定量影像组学方法可用作基于图像的生物标志物。

13.7 MRI 表型和基因组学

如前所述，将影像学数据（影像组学）与基

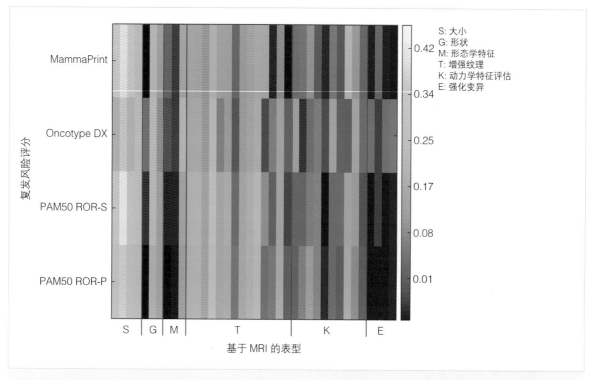

图 13.11 基于 MRI 的表型与 MammoPrint、Oncotype DX、PAM50 ROR-S 和 PAM50 ROR-P 的复发预测模型的相关性。与蓝色相比，黄色表示更高的相关性。不同的基因检测（复发预测模型）作为本研究中的"参考标准"（经 Li 等许可转载[48]）。

因组数据（即影像基因组学）及其他"组学"相结合，可以研究影像学肿瘤表型与肿瘤基因组测序之间的关联[3-5, 62]。对其显著相关性的了解将推动医学影像作为癌症治疗的非侵入性技术的使用，如"虚拟数字活检"。

再次使用来自 TCGA 和 TCIA[42, 43] 的浸润性乳腺癌数据集，TCGA 乳腺表型组[44] 研究了计算机提取的定量放射 MRI 病变特征与从 TCGA 下载的基因组特征（包括 DNA 突变、miRNA 表达、蛋白质表达、通路基因表达和拷贝数变异）的关联[5, 62]。研究采用无监督聚类分析，发现基于影像组学特征的聚类与分子亚型重叠（图 13.12）。

从影像组学-基因组学研究中，发现影像组学与两种基因组特征的关联：通路的转录活性和miRNA 表达（图 13.13）。请注意，这些关联正用于"发现阶段"，在此阶段，人们试图了解乳腺癌的影像组学表型[5, 62]。例如，发现通路转录活动与所有 6 种类型的 MRI 肿瘤影像组学表型（大

小、形状、边缘形态、强化纹理、血流动力学和增强-方差动力学）在统计学上显著相关，表明它们可能正在调节肿瘤影像组学的各个方面。较大的肿瘤与大多数较高的通路活性相关，因此可以推断许多通路在肿瘤生长期间被上调。此外，由于通路转录活性大多与肿瘤边缘锐利度的形态表型呈负相关，因此可以推断遗传通路的转录活性与肿瘤边缘模糊之间存在正相关，这可能是肿瘤侵犯周围组织的标志。其他已确定的影像基因组学关联表明，miRNA 可能介导肿瘤中血管生成的生长和异质性。

总体而言，研究人员发现了一些高度特异性的影像-基因组学之间的关联。这种发现可能会获得未来对癌症的理解，以有助于设计新的治疗方法和患者管理，通过"虚拟数字活检"进一步优化医疗实践中肿瘤的活检，这有利于对整个肿瘤进行分析评估异质性，且基本上是非侵入性的，并且可重复进行，如监测治疗疗效。

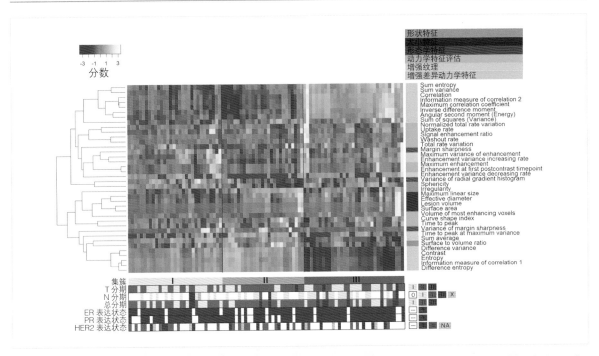

图 13.12 基于不同数据平台的肿瘤样本聚类分析。在热图中，肿瘤样本（热图中的列）通过亲和传播聚类（APC）分组为由红线划分的簇。所有特征（热图中的行）都通过基于欧几里得距离和完整链接函数的层次聚类进行组织，左侧显示了树状图。所有特征都经过转换和标准化以获得 Z 分数，在此基础上进行聚类和绘制热图。肿瘤的病理阶段和分子受体状态显示在影像组学成像数据的热图中（经 Zhu 等许可转载[5]）。

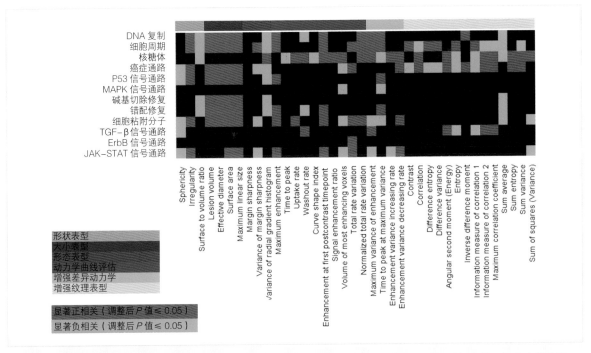

图 13.13 热图：影像组学表型与某些癌症相关遗传路径的转录活性之间具有统计学意义的相关性。行为遗传路径，列为影像组学表型（经 Zhu 等许可转载[5]）。

13.8　总结和概述

本章概述了定量影像组学和深度学习在乳腺癌影像学和患者诊疗中的潜力。乳腺癌诊断和治疗的未来将受益于：① 通过定量影像组学从乳腺 MRI 中提取的客观信息；② 从通过影像组学和其他组学（如基因组学）之间的发现获得新知识。新的 MRI 影像组学预测模型，作为"虚拟数字活检"，可能会在临床活检不可行的阶段辅助患者诊疗。

13.9　致谢

M.L.G. 感谢她在芝加哥大学实验室的许多现任和前任成员，包括 Hui Li PhD、Karen Drukker PhD、Natalia Antropova、Kayla Mendel、Ben Huynh、Li Lan MS、Sasha Edwards MS、John Papaioannou MS 和 Chun-Wai Chen MS，他们通过参与讨论和研究做出了贡献。

M.L.G. 还感谢 NIH 的 NCI 和 NIBIB 对她的研究的资助支持。

M.L.G. 是 R2 Technology/Hologic 的股东，是 Quantitative Insights 的联合创始人和股权持有人，并从 Hologic、GE Medical Systems、MEDIAN Technologies、Riverain Medical、Mitsubishi 和 Toshiba 获得特许权使用费。

参考文献

本篇文献详见 https://www.sstp.com.cn/video/20240926/1/list.html。

索　引